广东科学技术学术专著项目资金资助出版

围手术期

器官功能评估与麻醉决策

主编

黑子清 | 罗晨芳

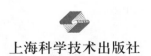

上海科学技术出版社

图书在版编目（CIP）数据

围手术期器官功能评估与麻醉决策 / 黑子清，罗晨
芳主编. -- 上海 ：上海科学技术出版社，2020.9
ISBN 978-7-5478-4949-1

Ⅰ．①围… Ⅱ．①黑… ②罗… Ⅲ．①围手术期②麻
醉学 Ⅳ．①R619②R614

中国版本图书馆CIP数据核字(2020)第091160号

围手术期器官功能评估与麻醉决策
主编　黑子清　罗晨芳

上海世纪出版(集团)有限公司
上海科学技术出版社　出版、发行
(上海钦州南路 71 号　邮政编码 200235　www.sstp.cn)
上海雅昌艺术印刷有限公司印刷
开本 787×1092　1/16　印张 19.75
字数 400 千字
2020 年 9 月第 1 版　2020 年 9 月第 1 次印刷
ISBN 978－7－5478－4949－1/R・2104
定价：108.00 元

内容提要

　　本书由中山大学附属第三医院麻醉科黑子清教授和罗晨芳教授主编,着重介绍围手术期器官功能评估与麻醉决策,内容丰富、翔实,分析透彻,实用性强。

　　本书以围手术期人体各系统的常见合并症为切入点,重点介绍了在相应合并症存在的情况下器官功能评价标准、危险分析及麻醉决策与处理,包括该合并症对麻醉的影响,器官功能评估流程,麻醉方式与药物,拔管时机的选择,以及麻醉原则及处理建议等。同时,就围手术期在相关合并症和并发症等存在情况下的麻醉管理措施进行说明。

　　本书内容编排独特,创新性强,以常见合并症为切入点,有利于麻醉医师在复杂病情下有的放矢地准确把握麻醉决策和麻醉管理措施,可为参与围手术期管理的麻醉医师团队、临床医师及医学院校师生提供重要参考和指导。

作者名单

主编

黑子清　罗晨芳

副主编

蔡　珺　周少丽

编者

（按姓氏拼音排序）

蔡　珺	陈潮金	陈惠欣	陈嘉欣	陈伟强	池信锦	邓颖青	高婉菱
葛　缅	关健强	谷　宇	何　叶	黑子清	胡静萍	黄　菲	黎尚荣
李显龙	李　响	李晓芸	刘德昭	刘　悦	罗晨芳	罗刚健	潘婧儒
沈　宁	宋福荣	谭　芳	王艳玲	吴惠珍	吴然良	吴　珊	邢纪斌
姚伟锋	张奕涵	张　政	周妮曼	周少丽			

主编简介

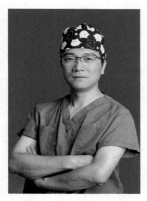

黑子清

医学博士、教授、主任医师,中山大学附属第三医院麻醉手术中心主任、麻醉学教研室主任、院长助理兼粤东医院常务副院长。广东省医学会麻醉学分会候任主任委员,中华医学会麻醉学分会委员,广东省医师协会加速康复外科医师分会副主任委员,广东省中西医结合学会疼痛专业委员会副主任委员,广东省医学会麻醉学分会器官移植麻醉学组组长,广东省医学领军人才,广东省医院优秀临床科主任,中山大学附属第三医院优秀医师,中山大学优秀博士生导师,2019年度麻醉领域顶级期刊最佳论文获得者。

研究方向:围手术期器官损伤的损伤机制及保护策略研究,危重患者手术预后的预测因子及影响因素研究,手术患者围手术期大数据研究及人工智能在麻醉领域的应用。主持国家自然科学基金7项,广东省自然科学基金重点项目2项,广州市科学研究计划重点项目2项,教育部博士点基金1项,广东省科技计划项目4项,广东省自然科学基金3项,广东省和广州市产学研重大专项各1项,其他项目9项。主持项目成果分别获广东省科学技术奖二等奖、中华医学科技奖三等奖、广州市科技进步奖二等奖和三等奖。以第一作者或通讯作者发表论文126篇,其中SCI收录81篇。主编《肝脏移植麻醉学》《麻醉学考点》《重型肝炎肝移植》,参编《移植肝脏病》。获实用新型专利19项,发明专利1项,国际专利1项。

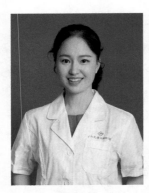

罗晨芳

医学博士,硕士研究生导师,中山大学附属第三医院麻醉科副主任医师。

2000年毕业于中南大学湘雅医学院,后师从黑子清教授攻读硕士和博士学位。擅长危重疑难患者麻醉,如器官移植、肝功能不全等重症患者的临床麻醉及围手术期综合处理,对重度创伤、高龄等患者的麻醉及围手术期处理有较丰富的临床经验。

主要研究方向:肝脏移植的围手术期病理生理及危重患者围手术期器官功能保护。主持国家自然科学青年基金项目1项,广东省自然科学基金项目1项,广东省科技计划项目3项,广东省卫生厅基金项目1项;参加国家级和省级科研课题十余项。获2008年广州市科技进步奖二等奖,2015年中华医学科技奖三等奖,2016年广东省科技进步奖二等奖。参编《肝脏移植麻醉学》《麻醉学考点》《神经外科麻醉与脑保护》等专著。以第一作者在国内外专业期刊发表学术论文20余篇,其中SCI收录4篇。

前　言

　　随着社会的发展,我国卫生医疗事业逐渐进步,人民生活条件稳步改善,2018年我国人口平均预期寿命已达 76.4 岁,60 岁及以上人口为 2.494 9 亿人,占 17.9%,其中,65 岁及以上人口为 1.665 8 亿人,占 11.9%,我国已进入老龄化社会,因而对卫生医疗工作也提出了更高的期望和要求。随着年龄的增长和伴随疾病的影响,人体不可避免会出现一个甚至多个器官功能的退化,导致患者的器官功能受损,甚至发生功能衰竭。全面仔细了解患者病情,争取正确评估患者器官功能,精心制订科学的围手术期策略并细心认真实施是围手术期患者安全的基础和医治成功的保证。

　　围手术期管理学,其核心是重要器官功能评估和功能保护及支持治疗。广大医学工作者和研究者长期以来从不同的学科和角度做了大量的观察和研究,总结了宝贵的经验,发表和出版了大量的文章和专著,充实和发展了围手术期管理学,提高了围手术期患者的安全性,使患者的康复得到了有效保障。医学专著和文献资料汗牛充栋、不计其数,即使投入大量的时间和精力,也很难在有限的时间内精准地找到有价值且针对性强的内容和资料并掌握这些知识。为此,我们组织了中山大学附属第三医院的麻醉医师,在查阅和研习大量相关文献的基础上,精心构建框架,以人体系统和器官功能为主线,从常见疾病入手,按照流行病学、器官功能评估、相关疾病的围手术期风险管理、基于循证医学的麻醉决策和方案的模式编写了《围手术期器官功能评估与麻醉决策》一书,希望能帮助麻醉医师和其他临床医学工作者掌握围手术期管理学,以期在围手术期复杂的病情下有的放矢地为患者提供更好的医疗服务,为卫生医疗工作贡献绵薄之力。

生命科学灿如星河,医学知识浩如烟海,科学技术日新月异,而编写者水平有限、经验不足,纵是敢竭鄙诚,恭疏短引,仍难脱挂一漏万之窘苦,敬请各位同行和读者费心指正。

黑子清　罗晨芳

2020 年 5 月

目 录

第一章

呼吸系统疾病

第一节
急性上呼吸道感染风险评估及处理

急性上呼吸道感染(upper respiratory infection,URI)是指喉部以上、鼻和咽部的急性感染,亦常用"急性鼻咽炎""急性咽炎""急性扁桃体炎"等名词诊断,或简称"上感"。

急性上呼吸道感染迁延不愈,也可以导致急性气管-支气管炎。急性气管-支气管炎(acute tracheobronchitis)是由生物、物理、化学刺激或者过敏等因素引起的急性气管和支气管黏膜炎症,其临床症状主要是咳嗽和咳痰,常发生于寒冷季节或气候突变时[1]。

一、流 行 病 学

急性上呼吸道感染是临床上最常见的疾病之一,冬春季节好发,主要通过含有病毒的飞沫传播,也可通过被污染的手和用具传播,多为散发性,在气候变化时可引起局部或大范围流行。急性上呼吸道感染70%~80%是由病毒引起[1]。由于病毒类型较多,人体对各种病毒感染后产生的免疫力较弱且短暂,并无交叉免疫,同时在健康人群中有病毒携带者,故一个人1年内可多次感染。

有研究[2]发现,在一般人群中,1年内急性上呼吸道感染的总发病率高达23.18%。最常见的急性上呼吸道感染发病人群多为小儿,小儿每年一般都会经历6~8次上呼吸道感染[3],成年人每年患急性上呼吸道感染的次数为2~4次。

Emanuel A等通过院前门诊(pre-admission clinics)分析了12 537例准备行手术治疗的患者后,发现有17.6%~29.4%的患儿在等待手术期间并发上呼吸道感染[4]。

二、病 因

急性上呼吸道感染有70%~80%由病毒引起,包括鼻病毒、冠状病毒、腺病毒、流感和副流感病毒,以及呼吸道合胞病毒、埃可病毒和柯萨奇病毒等。另有20%~30%的急性上呼吸道感染是由细菌引起,可单纯发生或继发于病毒感染之后,以口腔定植菌溶血性链球菌为多见,其次为流感嗜血杆菌、肺炎链球菌和葡萄球菌等,偶见革兰阴性菌[5]。同时,有资料报道,吸烟、高血压是发生急性上呼吸道感染的主要危险因素[6-8];大气污染[9]、生活燃料[10]、过度疲劳等也已明确与呼吸道感染有关。

三、功能评估及危险分级

(一)呼吸功能评估

急性上呼吸道感染在大多数情况下是自限性疾病,其主要症状包括发热、卡他症状、咳嗽、咽痛、头痛、呼吸不畅等,急性期可有明显声嘶、讲话困难、高热、咽喉充血水肿、喘息、局部淋巴结肿大和触痛等。

几项研究显示上呼吸道感染会对肺功能产生影响。Collier AM 等[11]对 55 例 2.5～11 岁儿童进行了连续 2 年的随访研究,结果发现上呼吸道感染患儿会出现用力肺活量(forced vital capacity,FVC)、第一秒用力呼气量(forced expired volume in first second,FEV1)、呼气流量峰值(peak expiratory flow,PEF)的降低。

Dueck R 等[12]的一项动物研究显示副流感病毒感染时功能残气量下降和肺内分流增加,麻醉后相关的肺部改变有所增强。

呼吸功能的评估可参考慢性肺功能不全(慢性阻塞性肺疾病等)的相关评估,包括呼吸困难分级、术前肺功能检查、动脉血气分析等,重点关注卡他症状、呼吸困难、气管炎、哮喘、结核、胸片异常等肺部疾病史。

(二)围手术期危险分级

1. 急性上呼吸道感染的严重程度分级 · 急性上呼吸道感染根据其症状严重程度可以分为轻、中、重三级[13](表 1-1-1)。

表 1-1-1　急性上呼吸道感染的严重程度分级

分　度	表　　现
轻度	仅出现鼻部症状鼻塞、流涕、喷嚏、轻咳
中度	涉及鼻咽部,出现咳痰、咽痛、多汗、头痛、乏力,扁桃体肿大Ⅰ～Ⅱ度,咽部充血,发热 37.3～38.0℃
重度	发热达 39～40℃或更高,伴寒战、头痛、全身无力、食欲减退、睡眠不安、频繁咳嗽、扁桃体化脓

2. 危险评分 · 为了充分评估合并上呼吸道感染的患者围手术期发生呼吸道并发症的风险,Lee BJ 等[14]提出了专门针对合并上呼吸道感染的患儿围手术期的风险评分,简称 COLDS 评分(表 1-1-2)。该评分标准由五部分组成:"C"指目前的症状和体征,按照上呼吸道感染的严重程度分别赋予不同的分值;"O"是指症状出现的时间,分为>4 周、2～4 周、<2 周三个区间;"L"表示肺部疾病;"D"是指维持通气的气道设备,包括气管导管、喉罩、面罩等;"S"代表手术类型。每部分由 1、2、5 三个分值组成,总分为 5～25 分,总分越大意味着风险越高。同时,该评分标准还采用"危险信号"的概念来表示 COLDS 评分与风险承受能力的对应关系。每个部分的最高得分(5 分)被认为是围手术期的一个"危险信号",COLDS 评分因此能够把"危险信号"的个数限定在可接受的范围之内,如 COLDS 评分≤12 分能够保证危险信号个数不超过 1 个;COLDS 评分≤16 分表示危险信号个数不超过 2 个;COLDS 评分≤19 分表示危险信号个数不超过 3 个。这种方法强调 COLDS 评分标准可作为一个灵活的个性化的决策工具,但不能作为一个通用的排除标准,因为尚无大样本的临床研究来证明。

除此之外,有学者建议使用国际儿童哮喘和过敏研究小组制定的量表(修订版)进行术前评估[15],但该量表主要还是针对哮喘进行的,而且该量表未涉及围手术期风险的分级,因此在此并不适用。

表 1－1－2　　上呼吸道感染围手术期风险评分（COLDS 评分）

	1 分	2 分	5 分
目前症状/体征（C）	无	轻度：如父母证实有上呼吸道感染和（或）鼻塞、流鼻涕、喉咙痛、打喷嚏、低热或干咳	中/重度：如脓痰、湿咳、肺部异常呼吸音、嗜睡或高热
开始出现症状（O）	>4 周以前	2~4 周	<2 周以前
肺部疾病（L）	无	轻度：呼吸道合胞病毒感染病史、轻度间歇性哮喘、1 岁以上的慢性肺部疾病患儿、打鼾或被动吸烟者	中/重度：如中度持续性哮喘、慢性肺部疾病（常表现为肺支气管发育不良）患儿、阻塞型睡眠呼吸暂停低通气综合征或肺动脉高压
气道装置（D）	无须面罩	喉罩通气或声门上通气	气管插管
手术（S）	其他（包括耳管）	小气道：如扁桃体切除术和（或）腺样体切除术、鼻泪管探头、软性支气管镜检查、拔牙	大气道：如腭裂、硬性支气管镜检查和颌面手术

四、并发症和预后

（一）围手术期意外和并发症

急性上呼吸道感染的病理生理改变主要表现在呼吸道分泌物增多和气道高反应性。尽管大多数上呼吸道感染（URI）属自限性疾病，但呼吸道感染后可以处于高反应性状态，并持续4~6 周[16]，呼吸道阻力增高可持续达 5 周。

合并上呼吸道感染时，气道处于高反应性，迷走神经兴奋性升高，围手术期的物理因素如插管刺激、拔管刺激、冷热变化、吸入刺激性气体等均可引起反射性咳嗽、支气管平滑肌收缩和分泌物增多。此外，上呼吸道感染还可以显著削弱呼吸道对细菌感染的抵抗力，从而容易使呼吸道继发急性化脓性感染，或使原有呼吸系统疾病加重[17-19]。

系列研究已经表明呼吸道感染是小儿麻醉中发生呼吸道并发症的危险因素。Parnis SJ 等[20]通过分析 2 051 例手术患儿的麻醉后指出，父母等监护人提供的"感冒"病史、咳痰、鼻黏膜充血都是预测麻醉风险的因素；Tait AR 等[16]分析了 1 078 例小儿（年龄为 1 月龄至 18 岁）不同手术的呼吸道并发症相关危险因素，结果显示，正在或近期（4 周内）患有上呼吸道感染的患儿的意外事件如屏气、低氧血症（SpO_2<90%）、严重呛咳等并发症的发生率明显高于非感染患儿。上述研究还表明，能预测活动期上呼吸道感染患儿呼吸道意外的独立危险因素有<5 岁且使用气管插管、早产儿（胎龄<37 周）、反复感染病史、父母有吸烟习惯、涉及呼吸道的手术、多痰和鼻黏膜充血。

据统计分析，患者术前有呼吸系统感染则术后呼吸系统并发症的发生率可较无感染者高出 4 倍；另外，Cohen MM 等在一项前瞻性研究中纳入了 1 283 例合并近期上呼吸道感染的患儿及 20 876 例无上呼吸道感染症状的小儿，结果发现有上呼吸道感染症状的患者的呼吸道并发症是无症状者的 2~7 倍，如果行气管插管，则升至 11 倍[21]。

上呼吸道感染患儿手术中的呼吸系统不良事件包括喉和支气管痉挛、气道梗阻、屏气、呛咳、低氧血症、拔管后喉炎甚至肺不张等，近期有上呼吸道感染病史的患者在全麻期间发生各类并发症的概率明显升高,且处于上呼吸道感染的急性期和康复期(2周之内)的患者,其围手术期各类呼吸道并发症的发生率存在较大的差异(表1-1-3)。

表1-1-3　急性上呼吸道感染围手术期并发症及发生率

并发症	判　断　标　准	发生率(%)	
		急性期 URI	近期 URI
多痰	麻醉诱导和维持期呼吸道分泌物增多、气道压增高需要予以吸痰保持气道通畅;麻醉恢复期(停麻醉药,出麻醉后监测治疗室)吸痰次数≥3次;术后闻及痰鸣音	23~25	14.9
舌根后坠	出现鼾音,或只见呼吸动作而无呼吸交换,SpO_2 呈进行性下降,放置口咽通气道或托下颌能缓解气道梗阻	—	4.4~7
屏气	呼吸暂停≥30 s	17.5~30.5	23.3
低氧血症	$SpO_2 \leq 90\%$	15.7~63.6	9~21
喉痉挛	轻者可表现为轻微吸气性喘鸣,重者声门紧闭出现完全性上呼吸道梗阻,SpO_2 呈进行性下降,面罩加压给氧不能缓解症状	0.6~4.4	1.3~7.6
支气管痉挛	呼气性呼吸困难,常伴哮鸣音,SpO_2 呈进行性下降,严重时可无哮鸣音及呼吸音	5.7~13.3	0.9~9
呛咳	异物(刺激性气体或液体等)进入气管引起反射性的剧烈咳嗽	9.8~42	5.7~17.9

其他呼吸道并发症,如多痰、舌根后坠、咽喉痛等在合并上呼吸道感染的患者中的发生率都比较高。目前已有不少相关的临床研究,由于篇幅限制,本文以围手术期喉痉挛和呛咳为例,列举部分上呼吸道感染患者围手术期喉痉挛和呛咳发生率的相关研究,仅供读者参考(表1-1-4)。

表1-1-4　部分上呼吸道感染围手术期喉痉挛和呛咳发生率相关研究汇总

作　者	研　究　对　象	喉痉挛发生率(%)	呛咳发生率(%)
Tait AR,等[16]	1 078 例 1 月龄到 18 岁的择期手术患儿行全麻手术	2.7~4.2	5.7~9.8
Baijal RG,等[22]	159 例上呼吸道感染症状明显的患儿	0.6	35.8
Von Ungern Sternberg 等[23,24]	831 例喉罩全麻手术的患儿,包括 223 例有近期上呼吸道感染病史的患儿	7.6	17.9
Gharaei B,等[25]	150 例合并上呼吸道感染的患儿分别行面罩全麻和喉罩全麻手术	3.2~3.7	19~42
Cohen MM,等[21]	1 283 例合并近期上呼吸道感染的患儿以及 20 876 例无上呼吸道感染症状的小儿	2.18	19.67

喉痉挛和支气管痉挛是围手术期最严重的并发症之一,Tait AR 等研究了 1 078 例 1 月龄到 18 岁的择期手术患儿行全麻手术的相关临床资料,发现近期有上呼吸道感染病史的患者(包括活动性上呼吸道感染)全麻期间喉痉挛的发生率高达 8.4%[16]。

喉痉挛多发生于全麻Ⅰ~Ⅱ期麻醉深度,喉头有异物刺激,如分泌物、血液、口咽通气道、插管和拔管的过程都是喉痉挛主要的诱发因素[26],轻度喉痉挛仅吸气时呈现喉鸣音,重度喉痉挛时吸气和呼气都出现喉鸣音,发生重度喉痉挛时声门紧闭气道完全阻塞。轻度喉痉挛者可在去除局部刺激后自行缓解;中度喉痉挛者可用双手托下颌,开放气道,面罩加压给氧治疗;重度喉痉挛者可用粗静脉输液针行环甲膜穿刺吸氧,或者静注肌松药迅速解除痉挛,然后加压给氧或行气管插管进行人工通气[27]。大多数喉痉挛发生后经过积极处理都能够得到缓解,并能继续手术,而不影响患儿的最终转归[28]。

上呼吸道感染时,在支气管平滑肌过度敏感的情况下,外来刺激如分泌物、气管插管、反流误吸、吸痰等都可引起支气管痉挛;手术刺激可引起反射性支气管痉挛;硫喷妥钠、吗啡等因可使气管及支气管肥大细胞释放组胺,也可引起支气管痉挛[29]。对轻度支气管痉挛者手控呼吸即可改善;严重支气管痉挛者不适合高浓度吸入麻醉药,因为药物很难在呼吸道中运输,而且在达到所需的支气管扩张效果以前可能已经出现严重的低血压;正确快速推注糖皮质激素,最好用氢化可的松琥珀酸钠 100~200 mg 静脉注射,或者是给予 β_2 受体兴奋剂治疗[30];缺氧和二氧化碳蓄积诱发的支气管痉挛,施行间歇正压通气即可缓解;对浅麻醉下手术引起的支气管痉挛,需加深麻醉或给肌松药治疗,通过加深麻醉(提高吸入麻醉药浓度、氯胺酮、异丙酚等)可以缓解大部分支气管痉挛[29]。

(二) 急性上呼吸道感染对预后的影响

尽管上呼吸道感染会增加围手术期呼吸事件的风险,但似乎近年来其发病率已经明显降低。在儿童和成人的麻醉病例中,并没有发现上呼吸道感染相关的严重的不良事件。

在一项前瞻性研究中纳入了 504 例择期手术全身麻醉患儿,研究发现对合并上呼吸道感染的非呼吸道相关手术患儿实施气管插管全身麻醉后,其围手术期出现≥1 种呼吸系统并发症的发生率是非上呼吸道感染组的 1.6 倍,出现≥2 种并发症的发生率是非上呼吸道感染组的 3.0 倍,但这些并发症的发生率在术后 48 h 内明显下降,尚不会严重影响患儿的麻醉恢复时间、住院时间和预后[31]。

大量的国外研究也表明,尽管合并急性期上呼吸道感染会增加围手术期呼吸系统并发症的风险,但 Tait AR 等研究了 1 078 例 1 月龄到 18 岁的择期手术患儿行全麻手术的相关临床资料,Elwood T 等研究了 109 例合并上呼吸道感染患儿的全麻手术,均显示大多数合并急性期上呼吸道感染的患儿还是能安全度过择期手术围手术期[16,32]。

五、麻醉决策和处理

(一) 急性上呼吸道感染对麻醉决策的影响

大多数上呼吸道感染属自限性疾病,但呼吸道一经感染后可以处于高反应性状态,并持续4~6 周[18]。急性上呼吸道感染对麻醉决策的影响主要表现在以下几个方面:① 是否需要延迟麻醉与手术;② 麻醉方式的选择;③ 必要的术前准备与评估;④ 麻醉药物的选择。

1. 是否需要延迟麻醉与手术·对合并上呼吸道感染的患者是否应该延迟麻醉手术的争论,目前逐渐形成共识,即取消手术应该是有选择性的。

多数研究显示活动期或近期上呼吸道感染小儿围手术期的麻醉危险性增加,但是大部分并发症都可以得到提前预见并妥善处理,不会有永久性损害。不加选择取消所有上呼吸道感染患者的手术可以免遭意外,但这样做也会给患者及其家属造成精神和经济上的负担[33]。

近年来,研究表明越来越多的麻醉医师赞成无并发症的轻症患者如果不行气管插管可以安全地完成手术而不会增加任何麻醉风险[34]。

对于有严重症状的患者,仍主张及时转内科治疗,手术应至少推迟 2 周进行。

病情介于这两种情况之间而平素健康的患者、存在高危因素者或无症状的近期感染的患儿能否进行手术,应视具体情况而定;如根据有无可识别的危险因素、手术的迫切性、麻醉医师的经验等决定是否进行麻醉。

对于有发热和咳嗽的呼吸道感染患者,不论听诊有无胸部体征,都不能在全身麻醉下行择期手术,否则容易出现术后肺部感染。

其中 Tait AR 等[16]提出了上呼吸道感染患儿术前评估与手术的流程(图 1-1-1),主要内容如下。

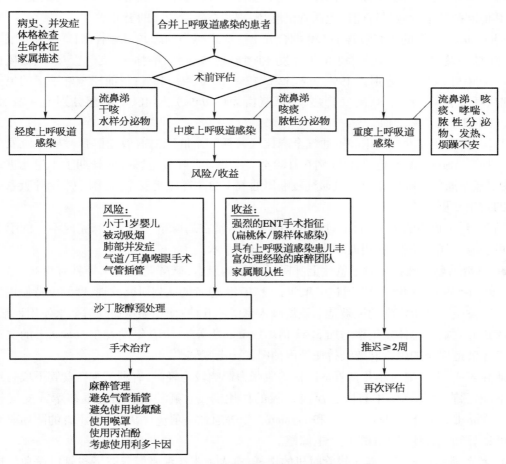

图 1-1-1　上呼吸道感染症状患儿术前评估流程

急诊手术,则无手术麻醉禁忌,但必须详细了解和掌握上呼吸道感染病情,以便更好地预测围手术期可能发生的并发症,并预先采取积极的措施将并发症减到最少。

有上呼吸道感染症状而无其他并发症,如表现为流清鼻涕、无发热的非肺炎患儿,其择期手术可如期进行。

有严重感染症状的患儿,如表现为脓性鼻涕、咳痰、体温超过 38℃、疲乏无力及有肺部感染征象,则需先行抗感染治疗,择期手术应至少延期 4 周。症状不严重,或近期有感染史,如果不需实施全身麻醉,则可以按计划手术。

症状不严重,或近期有感染史,需行全身麻醉且有以下高危因素者,应权衡风险和利益关系后决定。高危因素:哮喘发作史、需要气管插管、大量流鼻涕、鼻黏膜充血、父母吸烟、涉及气道的手术及早产儿。参考因素:手术的必要性和迫切性、家庭住址的远近、是否曾经被取消手术、麻醉医师和手术医师的技术能力等。如果风险远大于手术带来的好处,则手术应至少延期 4 周进行。

2. 麻醉方式的选择・Tait AR 等[16]分析了 1 078 例小儿(年龄为 1 月龄至 18 岁)不同手术的呼吸道并发症,发现急性上呼吸道感染的患儿行气管插管明显增加呼吸道并发症发生率,能行其他麻醉的手术应尽可能避免插管全麻,特别是在年龄较小的婴儿[16,35]。

Gharaei B 等[24]的研究包含了 150 例合并上呼吸道感染的患儿,分别行面罩全麻和喉罩全麻手术,结果发现行喉罩全麻手术的患儿发生呛咳、呼吸暂停、喉痉挛、支气管痉挛、低氧血症(<95%)、呕吐、咽喉痛分别为 19%、7%、32%、17%、20%、4%、18%;行面罩全麻手术的患儿发生呛咳、呼吸暂停、喉痉挛、支气管痉挛、低氧血症(<95%)、呕吐、咽喉痛分别为 42%、5%、37%、14%、20%、12%、20%。

Tait AR 等研究发现使用喉罩通气全麻比气管插管全麻能更有效地降低呼吸系统发生率的并发症[16];Sinha A 等通过对 90 例 6 月龄至 2 岁并发上呼吸道感染的择期手术患儿进行研究,发现喉罩通气下呼末正压机械通气较喉罩通气下自主呼吸更安全,且围手术期呼吸系统并发症的发生率更低[36]。

因此,对于短小的手术,能在局麻下做的手术尽量在局麻下完成,局麻完成不了的手术也要尽可能避免气管插管,使用面罩或喉罩通气全麻手术。

3. 麻醉药物的选择・对于急性上呼吸道感染的患者,麻醉药物的选择具有更高的要求。Von Ungern-Sternberg BS 等[25]通过一项包含 9 297 例患者的队列研究发现,麻醉维持使用地氟醚吸入时发生支气管痉挛的风险是七氟烷吸入麻醉的 6 倍;使用喉罩通气时如果使用地氟醚,则呼吸道并发症的总体发生率增加 5.43 倍。Lerman J 等于 2010 年发表在 Lancet 上的文章也强调上呼吸道感染的患者麻醉维持使用丙泊酚优于七氟醚[37]。

研究表明,七氟醚对小儿食管下段括约肌张力影响较为轻微,有利于维持食管下段括约肌功能的稳定,在小儿麻醉中有防止反流误吸的作用[38],七氟醚很少引起喉痉挛或支气管痉挛[39]。Von Ungern Sternberg BS[25]和 Lerman J[37]等通过一项包含 9 297 例患者的队列研究发现麻醉诱导和维持使用丙泊酚优于七氟醚。

4. 拔管时机的选择・对于拔管时机的选择,有人主张在深麻醉状态下拔管以避免气道痉挛,也有人仍主张清醒时拔管可以保证完整的咳嗽反射以充分清除气道分泌物,保护气道,但也有人认为清醒拔管更易发生低氧血症[40]。Kitching AJ[41]的研究表明用七氟醚麻醉时,清醒拔除喉罩并不增加并发症。在上呼吸道感染患儿仍缺乏关于拔管时机的随机对照研究,Tait 的临床研究表明清醒和深麻醉拔管的呼吸系统并发症相似[16]。

（二）建立在临床研究基础上的围手术期处理意见

1. 术前准备·术前准备时,应尽量改善患者的上呼吸道感染症状,必要时先行抗感染治疗,对于有发生围手术期肺部并发症危险因素的患者,应尽早进行纠正,包括减少二手烟的吸入[22]等。

研究发现对急性上呼吸道感染的患者给予布地奈德、盐酸氨溴索、地塞米松等雾化吸入,能有效减轻上呼吸道感染症状,减少气道分泌物[42-44]。静脉注射也会有一定效果。

Szefler SJ 等[42]的 Meta 分析显示 1990—2002 年发表的关于布地奈德的 9 项临床研究(总共 1 686 例患者),发现短期和长期使用布地奈德吸入治疗对缓解哮喘儿童的症状效果显著,能有效减轻上呼吸道感染症状,减少气道分泌物,且安全和耐受性良好。

韩泽利等[43]开展的一项研究包含了急性上呼吸道感染患儿 180 例,平均分成三组:采用常规抗炎组,常规抗炎组+雾化吸入地塞米松和盐酸氨溴索(沐舒坦)组,常规抗炎组+雾化吸入布地奈德(普米克令舒)组。结果表明,在常规抗炎的基础上,雾化吸入布地奈德对儿童急性上呼吸道感染的治疗有较好疗效。

王希云等[44]将 42 例急性上呼吸道感染患者随机分为观察组和对照组各 21 例。观察组予以地塞米松、α 糜蛋白酶、庆大霉素超声雾化吸入配合使用抗生素;对照组不予以地塞米松,其他用药相同。分析比较两组的疗效后得出结论:地塞米松超声雾化吸入对于减轻急性上呼吸道感染患者的咽部症状疗效显著。

合并上呼吸道感染患者在术前给予抗胆碱药是有益处的,能减少气道分泌物,引起迷走神经兴奋,有效降低气道高反应性[45]。

术前使用 β_2 受体激动剂(如沙丁胺醇)能有效降低总呼吸阻力和降低哮喘患儿围手术期发生支气管痉挛的可能[46]。

Von Ungern Sternberg BS[47]等通过对 335 例上呼吸道感染患者的研究发现插管前吸入沙丁胺醇(2.5~5 mg)可使围手术期呼吸系统并发症的风险至少减少 35%。

Silvanus MT 等[48]报道,对于气道高反应性的患者,术前 5 日联合应用甲泼尼龙和沙丁胺醇雾化吸入较单独应用沙丁胺醇更有效地减少麻醉诱导气管插管时的支气管痉挛。

在给上呼吸道感染的患者行气管插管前,为了减少围手术期呼吸道并发症的发生,应先对气道进行充分麻醉,沙丁胺醇、利多卡因、甲泼尼龙琥珀酸钠、抗胆碱药等都是临床上常用的药物[35,47,48]。Silvanus MT 对 31 例可逆性气流受限的患者进行研究,发现插管前无论是单用沙丁胺醇、甲泼尼龙琥珀酸钠,还是两者联合使用,都能有效减少插管后的哮喘发作。

2. 术中治疗及保护·合并上呼吸道感染患者气道敏感性较高,防止支气管痉挛急性发作,最重要的原则是在气管插管前对气道进行充分的麻醉。文献报道急性上呼吸道感染的患者行气管插管明显增加呼吸道并发症发生率,因此应尽可能避免,特别是在年龄较小的婴儿[16,35]。同时,插管不宜过深。

对于合并上呼吸道感染的患者,建议随时注意患者的术中及术后情况,全麻要维持足够的深度;术中充分补充晶体液,避免使用呼气末正压通气(PEEP);慎用新斯的明,争取最大限度减少并发症的发生。

刘秀莲[49]的研究纳入了 158 例合并上呼吸道感染需进行手术治疗的小儿,发现合并上呼吸道感染的患儿在气管插管后,向气管内注入氨溴索后,呼吸道状况明显改善,呼吸道分泌物(分泌物)逐渐减少或消失,痰液颜色变浅、清稀,量明显减少或逐渐消失,肺部呼吸音清晰、SpO_2 明显改善。刘晓欧[50]对 100 例伴有上呼吸道感染全身麻醉的患儿进行研究也得到了相似的结论。尚未发现国外有相关研究报道。

其他方法还在探索中。

3. **拔管期处理** · PACU 和术后 6 h 是合并上呼吸道感染发生肺部并发症的高危时期。

小儿全麻术后在 PACU 行麻醉复苏对提高患儿围手术期安全性具有决定性的重要意义[31]。需要麻醉医师和手术医师提高警惕,加强监护,及时并正确处理出现的并发症。

在麻醉管理中,痰液的处理十分关键,发现痰多及时予以吸痰,吸痰及拔管时保持一定麻醉深度,持续滴注利多卡因下拔管对减少拔管期痉挛有帮助[51]。

关于拔管时机的选择和拔管前准备方面,白玉玮[52]等指出在持续吸入 1%七氟烷的麻醉深度下拔除气管导管有助于减少拔管期呼吸系统并发症的发生。而 Baijal RG 等[53]比较了 880 例 3 岁以下患儿在深麻醉与清醒麻醉下拔管时肺部并发症的发生率,发现两者的差别并无统计学差异(18.5% vs. 18.9%, $P=0.93$)。王向丽[54]等研究发现全身麻醉术后的患者行气管内盐酸氨溴索喷雾可明显减少拔管后呼吸道反应。

(作者　陈潮金,审校　罗晨芳)

参考文献

[1] 陆再英. 内科学[M]. 7 版. 北京:人民卫生出版社,2008.

[2] 谭继云. 急性上呼吸道感染发病危险因素的调查研究[D]. 青岛大学,2013.

[3] Monto AS, Ullman BM. Acute respiratory illness in an American community. The Tecumseh study[J]. JAMA, 1974, 227(2): 164 – 169.

[4] Emanuel A, Macpherseon R. The anaesthetic pre-admission clinic is effective in minimising surgical cancellation rates[J]. Anaesth Intensive Care, 2013, 41(1): 90 – 94.

[5] Makela MJ, Puhakka T, Ruuskanen O, et al. Viruses and bacteria in the etiology of the common cold[J]. J Clin Microbiol, 1998, 36(2): 539 – 542.

[6] Lundbäck B, Lindberg A, Lindström M, et al. Not 15 but 50% of smokers develop COPD? — Report from the Obstructive Lung Disease in Northern Sweden Studies[J]. Respir Med, 2003, 97(2): 115 – 226.

[7] Iribarren C, Tekawa IS, Sidney S, et al. Effect of cigar smoking on the risk of cardiovascular disease, chronic obstructive pulmonary disease, and cancer in men[J]. N Engl J Med, 1999, 340(23): 1773 – 1780.

[8] Jaen Diaz JI, de Castro Mesa C, Gontan Garcia-Salamanca MJ, et al. Prevalence of chronic obstructive pulmonary disease and risk factors in smokers and ex-smokers[J]. Arch Bronconeumol, 2003, 39(12): 554 – 558.

[9] 王燕侠,牛静萍,丁国武,等. 空气污染对中小学生呼吸系统健康状况影响[J]. 中国公共卫生,2007,23(6): 666 – 668.

[10] 张明滨. 青岛市周边农村慢性阻塞性肺疾病危险因素的流行病学研究[D]. 青岛大学,2006.

[11] Collier AM, Pimmel RL, Hasselblad V, et al. Spirometric changes in normal children with upper respiratory infections[J]. Am Rev Respir Dis, 1978, 117(1): 47 – 53.

[12] Dueck R, Prutow R, Richman D. Effect of parainfluenza infection on gas exchange and FRC response to anesthesia in sheep[J]. Anesthesiology, 1991, 74(6): 1044 – 1051.

[13] 江载芳. 实用小儿呼吸病学[M]. 北京:人民卫生出版社,2010.

[14] Lee BJ, August DA. COLDS: A heuristic preanesthetic risk score for children with upper respiratory tract infection[J]. Paediatr Anaesth, 2014, 24(3): 349 – 350.

[15] Lewis S. ISAAC — a hypothesis generator for asthma? International Study of Asthma and Allergies in Childhood[J]. Lancet, 1998, 351 (9111): 1220 – 1221.

[16] Tait AR, Malviya S, Voepel-Lewis T, et al. Risk factors for perioperative adverse respiratory events in children with upper respiratory tract infections[J]. Anesthesiology, 2001, 95(2): 299 – 306.

[17] Empey DW, Laitinen LA, Jacobs L, et al. Mechanisms of bronchial hyperreactivity in normal subjects after upper respiratory tract infection [J]. Am Rev Respir Dis, 1976, 113(2): 131 – 139.

［18］Little JW, Hall WJ, Douglas RGJ, et al. Airway hyperreactivity and peripheral airway dysfunction in influenza A infection［J］. Am Rev Respir Dis, 1978, 118(2): 295-303.

［19］Aquilina AT, Hall WJ, Douglas RGJ, et al. Airway reactivity in subjects with viral upper respiratory tract infections: the effects of exercise and cold air［J］. Am Rev Respir Dis, 1980, 122(1): 3-10.

［20］Parnis SJ, Barker DS, Van Der Walt JH. Clinical predictors of anaesthetic complications in children with respiratory tract infections［J］. Paediatr Anaesth, 2001, 11(1): 29-40.

［21］Cohen MM, Cameron CB. Should you cancel the operation when a child has an upper respiratory tract infection? ［J］. Anesth Analg, 1991, 72(3): 282-288.

［22］Kim SY, Kim JM, Lee JH, et al. Perioperative respiratory adverse events in children with active upper respiratory tract infection who received general anesthesia through an orotracheal tube and inhalation agents［J］. Korean J Anesthesiol, 2013, 65(2): 136-141.

［23］von Ungern-Sternberg BS, Boda K, Schwab C, et al. Laryngeal mask airway is associated with an increased incidence of adverse respiratory events in children with recent upper respiratory tract infections［J］. Anesthesiology, 2007, 107(5): 714-719.

［24］Gharaei B, Aghamohammadi H, Jafari A, et al. Use of laryngeal mask airway in children with upper respiratory tract infection, compared with face mask: randomized, single blind, clinical trial［J］. Randomized Controlled Trial, 2011, 49(4): 136-140.

［25］von Ungern-Sternberg BS, Boda K, Chambers NA, et al. Risk assessment for respiratory complications in paediatric anaesthesia: a prospective cohort study［J］. Lancet, 2010, 376(9743): 773-783.

［26］Levy L, Pandit UA, Randel GI, et al. Upper respiratory tract infections and general anaesthesia in children. Peri-operative complications and oxygen saturation［J］. Anaesthesia, 1992, 47(8): 678-682.

［27］Rolf N, Cote CJ. Frequency and severity of desaturation events during general anesthesia in children with and without upper respiratory infections［J］. J Clin Anesth, 1992, 4(3): 200-203.

［28］Flick RP, Wilder RT, Pieper SF, et al. Risk factors for laryngospasm in children during general anesthesia［J］. Paediatr Anaesth, 2008, 18(4): 289-296.

［29］米勒. 邓小明, 曾因明译. 米勒麻醉学［M］. 7版. 北京: 北京大学医学出版社, 2011.

［30］刘俊国. 全身麻醉围麻醉期支气管痉挛的诱因及处理方法研究［J］. 求医问药(学术版), 2011, 9(12): 46-47.

［31］李娟. 轻中度上感对择期全麻患儿围术期呼吸系统并发症的影响及危险因素评估［D］. 遵义医学院, 2014.

［32］Elwood T, Morris W, Martin LD, et al. Bronchodilator premedication does not decrease respiratory adverse events in pediatric general anesthesia［J］. Can J Anaesth, 2003, 50(3): 277-284.

［33］Tait AR, VoepelLewis T, Munro HM, et al. Cancellation of pediatric outpatient surgery: economic and emotional implications for patients and their families［J］. J Clin Anesth, 1997, 9(3): 213-219.

［34］Tait AR, Reynolds PI, Gutstein HB. Factors that influence an anesthesiologist's decision to cancel elective surgery for the child with an upper respiratory tract infection［J］. J Clin Anesth, 1995, 7(6): 491-499.

［35］Becke K. Anesthesia in children with a cold［J］. Curr Opin Anaesthesiol, 2012, 25(3): 333-339.

［36］Sinha A, Sharma B, Sood J. ProSeal laryngeal mask airway in infants and toddlers with upper respiratory tract infections: a randomized control trial of spontaneous *vs.* pressure control ventilation［J］. Middle East J Anaesthesiol, 2009, 20(3): 437-442.

［37］Lerman J. Perioperative respiratory complications in children［J］. Lancet, 2010, 376(9743): 745-746.

［38］孙莹杰, 陈卫民, 张铁铮, 等. 七氟醚对小儿食管下段括约肌功能的影响［J］. 临床麻醉学杂志, 2003, 19(8): 451-453.

［39］Machotta. A. Anesthetic management of pediatric cleft lip and cleft palate repair［J］. Anaesthesist, 2005, 54(5): 455-466.

［40］Pounder DR, Blackstock D, Steward DJ. Tracheal extubation in children: halothane versus isoflurane. anesthetized versus awake［J］. Anesthesiology, 1991, 74(4): 653-655.

［41］Kitching AJ, Walpole AR, Blogg CE. Removal of the laryngeal mask airway in children: anaesthetized compared with awake［J］. Br J Anaesth, 1996, 76(6): 874-876.

［42］Szefler SJ, Lyzell E, Fitzpatrick S, et al. Safety profile of budesonide inhalation suspension in the pediatric population: worldwide experience ［J］. Ann Allergy Asthma Immunol, 2004, 93(1): 83-90.

［43］韩泽利, 周成勇, 严清红等. 布地奈德混悬液雾化吸入治疗儿童急性上呼吸道感染疗效分析［J］. 中国医药导刊, 2011, 13(12): 2146-2147.

［44］王希云. 地塞米松超声雾化吸入佐治急性上呼吸道感染效果探讨［J］. 海峡药学, 2005, 17(6): 151-152.

［45］Tait AR, Malviya S. Anesthesia for the child with an upper respiratory tract infection: still a dilemma? ［J］. Anesth Analg, 2005, 100(1): 59-65.

［46］Homer JR, Elwood T, Peterson D, et al. Risk factors for adverse events in children with colds emerging from anesthesia: a logistic regression ［J］. Paediatr Anaesth, 2007, 17(2): 154-161.

［47］von Ungern-Sternberg BS, Habre W, Erb TO, et al. Salbutamol premedication in children with a recent respiratory tract infection ［J］. Paediatr Anaesth, 2009, 19(11): 1064-1069.

［48］Silvanus MT, Groeben H, Peters J. Corticosteroids and inhaled salbutamol in patients with reversible airway obstruction markedly decrease the incidence of bronchospasm after tracheal intubation［J］. Anesthesiology, 2004, 100(5): 1052-1057.

［49］刘秀莲, 万腹眉, 刘湘琳, 等. 氨溴索在合并上呼吸道感染小儿麻醉中的应用［J］. 中国当代医药, 2012, 19(15): 65-66.

［50］刘晓欧, 黄光伟, 干诚, 等. 盐酸氨溴索在上呼吸道感染患儿手术全身麻醉中的应用［J］. 中华医院感染学杂志, 2013, 23(19): 4737-4739.

［51］李娟. 上呼吸道感染患儿手术的麻醉困惑［J］. 遵义医学院学报,2012,35(4)：350-354.

［52］白玉玮. 七氟烷吸入麻醉下拔管在先天性唇裂手术中的应用体会［J］. 河北医药,2012,34(20)：3097-3098.

［53］Baijal RG, Bidani SA, Minard CG, et al. Perioperative respiratory complications following awake and deep extubation in children undergoing adenotonsillectomy［J］. Paediatr Anaesth, 2015, 25(4)：392-399.

［54］王向丽,王春艳,李洁,等. 全身麻醉术后沐舒坦喷雾预防拔管后呼吸道反应［J］. 中外医疗,2008,27(35)：63.

第二节
哮喘及气道高敏反应风险评估及处理

气道高反应性(air way hyperreaction,AHR)是指患者在低水平刺激下比正常人易发生过度气道狭窄或支气管收缩[1]。它与气道慢性炎症密切相关,不仅发生在哮喘患者,而且发生在慢性支气管炎、肺气肿、过敏性鼻炎,以及上、下呼吸道感染的患者中。近年来,变应性鼻炎与哮喘、嗜酸性细胞支气管炎等下呼吸道疾病的相关性是国内外的研究热点,国外学者提出了多个新概念[2-4],如"同一气道,同一疾病"(one airway,one disease)、变应性鼻支气管炎(allergic rhinobrochitis)等。

哮喘是由多种细胞包括气道的炎性细胞和结构细胞(如嗜酸性粒细胞、肥大细胞、T 淋巴细胞、中性粒细胞、平滑肌细胞、气道上皮细胞等)和细胞组分(cellular elements)参与的气道慢性炎症性疾病。这种慢性炎症导致气道高反应性,通常出现广泛多变的可逆性气流受限,并引起反复发作性的喘息、气急、胸闷或咳嗽等症状,常在夜间和(或)清晨发作、加剧,多数患者可自行缓解或经治疗后缓解。故气道炎症和气道高反应性为其基本特征。

作为呼吸系统慢性疾病,哮喘威胁着世界约 3 亿人口的生命财产安全,鉴于此,多位世界知名专家于 1993 年组成了国际预防哮喘组织(Global Initiative for Asthma,GINA),并先后发布了 11 版 GINA 指南,最新版本为 2020 年 6 月。

一、流 行 病 学

尽管近年来哮喘发病率的增加可能与人们对哮喘的认知和诊断有关,其发病率和病死率在全世界范围内仍然呈惊人的速度逐年增加。流行病学调查结果显示:美国哮喘发病率从2001 年的 7.3%上升至 2010 年的 8.4%[5];加拿大安大略省哮喘患病率自 1996 年的 8.5%上升至 2005 年的 13.3%[6];我国于 1990 年和 2000 年的两次大规模儿童哮喘患病率调查发现儿童哮喘患病率由 0.91%上升到 1.54%[7],10 年间上升了 64.84%。而成年人流行病学调查结果显示,哮喘患病率因地区差异在 0.31%~3.38%不等,其中青海、云南和深圳哮喘患病率较低,辽宁、海南和北京等地患病率较高。据问卷调查显示,已被诊断或有喘息症状的患者占世界人口的 5%~16%[5]。世界各地哮喘患病率流行病学调查结果不等,儿童哮喘患病率为3.3%~29%,成人哮喘患病率为 1.2%~25.5%。

关于哮喘的病死率和经济负担各地报道不尽相同。一项对 1 075 例哮喘患者为期 25 年的前瞻性队列研究发现成人哮喘患者的病死率为对照组的 2.1 倍[8]。据世界卫生组织(World Health Organization,WHO)估计,每年由哮喘而导致的调整伤残生命年(DALYs)达 1 500 万,约占全球疾病负担的 1%。由于哮喘所带来的经济负担,无论是直接医疗费用(住院和药品费用),还是间接的非医疗费用(包括误工及非正常死亡)都非常大。WHO 报道,在全世界的范围内计算,哮喘相关的经济花费比肺结核和艾滋病的总数还高。哮喘疾病带给各国政府、家庭及患者十分沉重的经济负担,同时哮喘疾病对患者的日常活动和心理及社会功能都造成了很大的影响。

支气管痉挛是麻醉期常见的并发症之一,其在气管插管全身麻醉中的发生率比外围神经阻滞及椎管内麻醉高许多。据统计,哮喘病患者在气管插管全身麻醉中哮喘的发生率为 6.4%,在未插管麻醉的发生率小于 2%,而这一数据在普通患者中为 0.6% ~ 0.8%。虽然发生率不高,但发作急骤,病势凶险。在 ASA 呼吸系统索赔案中,2% 与支气管痉挛有关,其中 10% 的患者死亡。

二、病因学及发病机制

哮喘的病因和发生机制非常复杂,受到遗传和环境因素的双重影响。基因与基因或基因与环境之间的相互作用可导致哮喘的易感性,免疫系统发育状况及幼儿时期是否罹患感染性疾病等也可影响哮喘的发生。但目前哮喘的相关基因尚未完全明确。

哮喘的危险因素分为宿主因素和环境因素。宿主因素是指使个体易感或保护机体防止发生哮喘的因素,包括遗传易感性、气道高反应性、性别和种族;环境因素是指影响易感个体发生哮喘的敏感性,导致哮喘加重和(或)症状持续的因素。接触变应原和职业性致敏物质,病毒和细菌感染,饮食、烟草烟雾、社会经济状况和家庭人口数是主要的环境因素。接触变应原和呼吸道病毒感染(呼吸道合胞病毒、鼻病毒、流感病毒等)是导致哮喘恶化和症状持续的主要因素。新的 GINA 指南详细列出了能导致支气管收缩的药物或因素,包括阿司匹林、β 受体阻滞剂、可卡因、造影剂、双嘧达莫、海洛因、氢化可的松、白细胞介素 - 2、雾化治疗药物(丙酸倍氯米松、喷他脒、抛射剂)、呋喃妥因、非甾体抗炎药、普洛帕酮、鱼精蛋白、长春碱/丝裂霉素等。提示我们在临床工作中需谨慎用药,避免医源性因素导致哮喘发作或病情恶化。

支气管哮喘产生气道高反应性机制的研究已经取得很大的进展,但其确切机制目前仍然没有明确,参与的可能机制包括[9]:Th 细胞作用失衡,嗜酸性粒细胞等多种炎症细胞、炎症介质、黏附分子和细胞因子的作用,遗传因素,神经源性炎症,氧化应激状态等。此外,单纯变应性鼻炎无合并哮喘的患者进行鼻变应原激发后,下气道在没有直接接触变应原的情况下出现气道炎症和反应性增高,变应性鼻炎可加重哮喘患者的下气道症状,变应性鼻炎患者进行下气道激发后可引起炎症加重[2]。

三、功能评估及危险分级

(一)诊断标准

(1)反复发作喘息、气急、胸闷或咳嗽,多与接触变应原、冷空气、物理、化学性刺激,以及病毒性上呼吸道感染、运动等有关。

(2)发作时在双肺可闻及散在或弥漫性,以呼气相为主的哮鸣音,呼气相延长。

（3）上述症状和体征可经治疗缓解或自行缓解。

（4）除外其他疾病所引起的喘息、气急、胸闷和咳嗽。

（5）临床表现不典型者（如无明显喘息或体征），应至少具备以下 1 项试验阳性：① 支气管激发试验或运动激发试验阳性；② 支气管舒张试验阳性 FEV1 增加>12%，且 FEV1 增加绝对值>200 mL；③ 呼气流量峰值（pulsed electric fields，PEF）日内（或 2 周）变异率≥20%。

符合（1）~（4）条或（4）、（5）条者，可以诊断为哮喘。新的 GINA 指南在诊断分级方面将肺功能指标更具体化，气流受限的测定应根据 FEV1 和用力肺活量（FVC）的比值来定，成人 FEV1/FVC<75%~80%，儿童<90%为气流受限；吸入支气管扩张剂或使用激素后 FEV1 改善12%以上（或 200 mL），或 PEF 改善 15%以上都有助于哮喘的诊断。

（二）分期

根据临床表现，哮喘可分为急性发作期（acute exacerbation）、慢性持续期（chronic persistent）和临床缓解期（clinical remission）。慢性持续期是指每周均不同频度和（或）不同程度地出现症状（喘息、气急、胸闷、咳嗽等）；临床缓解期是指经过治疗或未经治疗症状、体征消失，肺功能恢复到急性发作前水平，并维持 3 个月以上（表 1-2-1、表 1-2-2）。

1. 分级

表 1-2-1　病情严重程度的分级（科研常用）

分　级	临　床　特　点
间歇状态（1 级）	症状<每周 1 次 短暂出现 夜间哮喘症状≤每月 2 次 FEV1 占预计值（%）≥80%或 PEF≥80%个人最佳值，PEF 或 FEV1 变异率<20%
轻度持续（2 级）	症状≥每周 1 次，但少于每日 1 次 可能影响活动和睡眠 夜间哮喘症状>每月 2 次，但少于每周 1 次 FEV1 占预计值（%）≥80%或 PEF≥80%个人最佳值，PEF 或 FEV1 变异率 20%~30%
中度持续（3 级）	每日有症状 影响活动和睡眠 夜间哮喘症状≥每周 1 次 FEV1 占预计值（%）60%~79%或 PEF 60%~79%个人最佳值，PEF 或 FEV1 变异率>30%
重度持续（4 级）	每日有症状 频繁出现 经常出现夜间哮喘症状 体力活动受限 FEV1 占预计值（%）<60%或 PEF<60%个人最佳值，PEF 或 FEV1 变异率>30%

表 1-2-2　控制水平的分级（临床常用）

	完全控制（满足以下 所有条件）	部分控制（在任何 1 周内 出现以下 1~2 项特征）	未控制（在任何 1 周内）
白天症状	无（或≤2 次/周）	>2 次/周	/
活动受限	无	有	/
夜间症状/憋醒	无	有	出现≥3 项部分控制特征

（续　表）

	完全控制（满足以下所有条件）	部分控制（在任何 1 周内出现以下 1~2 项特征）	未控制（在任何 1 周内）
需要使用缓解药物的次数	无（或≤2 次/周）	>2 次/周	/
肺功能（FEV1 或 PEF）	正常或正常预计值/个人最佳值的 80%	<正常预计值（或个人最佳值）的 80%	/
急性发作	无	≥每年 1 次	在任何 1 周内出现 1 次

2. 哮喘急性发作时的分级·哮喘急性发作是指喘息、气促、咳嗽、胸闷等症状突然发生，或原有症状急剧加重，常有呼吸困难，以呼气流量降低为其特征，常因接触变应原、刺激物或呼吸道感染诱发。其程度轻重不一，病情加重，可在数小时或数天内出现，偶尔可在数分钟内即危及生命，故应对病情做出正确评估，以便给予及时有效的紧急治疗（表 1 - 2 - 3）。

表 1 - 2 - 3

临床特点	轻　度	中　度	重　度	危　重
气短	步行、上楼时	稍事活动	休息时	
体位	可平卧	喜坐位	端坐呼吸	
讲话方式	连续成句	单词	单字	不能讲话
精神状态	可有焦虑,尚安静	时有焦虑或烦躁	常有焦虑、烦躁	嗜睡或意识模糊
出汗	无	有	大汗淋漓	
呼吸频率	轻度增加	增加	常>30 次/min	
辅助呼吸肌活动及三凹征	常无	可有	常有	胸腹矛盾运动
哮鸣音	散在,呼吸末期	响亮、弥漫	响亮、弥漫	减弱乃至无
脉率	<100 次/min	100~120 次/min	>120 次/min	脉率变慢或不规则
奇脉	无,<10 mmHg	可有,10~25 mmHg	常有,>25 mmHg	（成人）无,提示呼吸肌疲劳
最初支气管舒张剂治疗后 PEF 占预计值或个人最佳值	>80%	60%~80%	<60% 或 < 100 L/min 或作用持续时间<2 h	
PaO_2（吸空气,mmHg）	正常	≥60	<60	<60
$PaCO_2$（mmHg）	<45	≤45	>45	>45
SaO_2（吸空气,%）	>95	91~95	≤90	≤90
pH				降低

3. 相关诊断试验·肺功能测定有助于确诊哮喘，也是评估哮喘控制程度的重要依据之一。对于有哮喘症状但肺功能正常的患者，测定气道反应性和 PEF 日内变异率有助于确诊哮喘。痰液中嗜酸性粒细胞或中性粒细胞计数可评估与哮喘相关的气道炎症。呼出气成分如 NO 分压（FeNO）也可作为哮喘时气道炎症的无创性标志物。痰液嗜酸性粒细胞和 FeNO 检查有

助于选择最佳哮喘治疗方案。可通过变应原皮试或血清特异性 IgE 测定证实哮喘患者的变态反应状态,以帮助了解导致个体哮喘发生和加重的危险因素,也可帮助确定特异性免疫治疗方案。

(三) 术前肺功能检查对患者影响的研究分析

哮喘是一种病理生理学极为复杂的气道炎症性疾病,其主要病理生理学特征表现在 3 个方面:① 气道炎症反应;② 气道高反应;③ 气道的可逆性通气障碍。而术前肺功能检查能客观而定量地评价当时和近期患者通气是否受限及程度,它的变异性提示患者的病情是否稳定以及在任何情况下术前加强治疗的重要性(表 1-2-4)。

表 1-2-4 肺功能检查结果与预计术后肺功能不全的危险指标

肺功能检查项目	高度危险值
肺活量(VC)	<1.0 L
第一秒用力呼气量(FEV1)	<0.85 L
FEV1/FVC%	<60%
呼气高峰流量(PEFR)	<100 L/min
每分钟最大通气量(MVV)	<50 L/min

(四) 术前哮喘患者可能引起围手术期意外和并发症的循证分析

由于哮喘患者具有气道高反应性和气道慢性炎症等特征,且可能伴有一定程度的肺功能减退,这就决定了哮喘患者的围手术期并发症,尤其是呼吸系统的并发症均比普通人群要高,可达普通人群的 3 倍。其发生率与手术时的哮喘严重程度、手术类型、麻醉方式等因素密切相关。术中主要的并发症为支气管痉挛,术后包括呼吸道感染及肺不张。

一项对 105 例有呼吸道反应性疾病患者的调查研究结果显示,术中和术后支气管痉挛的发生率与性别、年龄、病程、哮喘的严重程度、麻醉和手术时间及 FEV1 无关。术中支气管痉挛的发生率插管全麻(8.9%)要高于不插管全麻(0%)及区域麻醉(2.2%);胸部和腹部手术支气管痉挛的发生率要高于其他手术(39.5%,10.4%);术后支气管痉挛的发生率静脉麻醉和区域麻醉均为 20% 左右;术前预防性吸入支气管扩张药有助于预防术中支气管痉挛的发生[10]。

研究显示术后肺部感染的发生率为 17.8%,对可能导致术后发生肺部感染的术前危险因素进行单因素及多因素 Logistic 回归分析,最终结果显示,年龄、吸烟、FEV1、血浆白蛋白和合并慢性阻塞性肺疾病/哮喘是腹部手术术后肺部感染的独立危险因素。Bapoje SR 等发现哮喘患者通常伴随呼吸道慢性感染,会引发气道阻塞和痰液引流不畅,从而增加肺部感染的风险[11]。同时有研究表明,FEV1% 指标小于 60% 是影响肺部感染的主要因素[12]。

有病例报道,哮喘控制不佳的患者在开胸手术中突发肺不张,药物及通气治疗无效,予术中纤维支气管镜检查见局部支气管痰栓堵塞,考虑为哮喘发作期黏膜分泌物增加及引流不畅所致。

四、麻醉决策和处理

(一) 麻醉相关术前评估及管理

1. 术前评估·有哮喘病史的患者在哮喘完全控制时方可行择期手术,Warner 等发现在控制良好的患者中围手术期出现支气管痉挛及喉痉挛的频率较普通人反而更低[13]，但在近两年中有哮喘发作史的患者中，术中哮喘发作的概率明显升高，且发作时间越近，围手术期支气管痉挛的发生率越高。当处理急诊患者时，以下因素可提示气道高敏感性：① 近期有上呼吸道感染病史（尤其是儿童）；② 过敏史；③ 哮喘高危物质接触史；④ 相关用药史（包含可导致哮喘及抑制气道痉挛的药物）；⑤ 夜间或晨起时呼吸困难。如若想进一步了解患者气道敏感性可询问其对冷空气、尘土是否耐受，是否有吸烟史及是否曾在全麻行支气管镜检查[14]。

对于明确有哮喘病史的患者，Warner 指出以下 3 点可预示围手术期支气管痉挛：正在进行抗支气管药物治疗；近期症状恶化；近期因哮喘就医。因此他们得出以下结论：① 无症状的哮喘患者（完全控制期）——低危；② 部分控制期的哮喘患者，术中不良事件的风险轻度增加；③ 未预料的支气管痉挛通常提示预后不佳[15]。

还有两种情况值得特别注意。既往因哮喘持续状态曾行气管插管的患者围手术期应提高警惕[16]。阿司匹林相关哮喘（aspirin-induced-asthma，AIA）的患者围手术期麻醉药物的选择应格外谨慎[17]。

2. 术前处理[18]

（1）支气管痉挛的患者应吸入 β_2 受体激动剂治疗。

（2）若患者合并哮喘并发症，术前建议使用强的松 40~60 mg/d 或氢化可的松 100 mg q8 h。FEV1 预计值<80%的患者均建议使用激素治疗。Kabalin 和他的助手研究了近 300 例术前使用激素控制的哮喘患者，提示围手术期哮喘控制良好，且未发现激素相关并发症，如伤口愈合延迟、感染和肾上腺皮质功能不全等。

（3）控制感染。

（4）纠正水电解质紊乱，β_2 受体激动剂可导致低钾血症、高血糖及低镁血症。若已存在上述电解质紊乱可降低其疗效并可导致心律失常。

（5）白三烯调节剂应持续使用。

（6）可使用物理治疗手法进行排痰。

（7）积极治疗并存疾病，如肺心病等。

（8）戒烟以降低碳氧血红蛋白水平。

（二）哮喘对麻醉决策的影响

1. 不同麻醉手术方式对哮喘患者的影响·哮喘导致的气道高反应性对围手术期气管痉挛是个很重要的危险因素。围手术期麻醉、手术等诸多因素均可诱发哮喘的发作，甚至发展成严重的支气管痉挛，威胁患者的生命安全。麻醉状态下相关潜在致死性并发症的发生率为 0.17%~4.2%[19]。虽然近年来麻醉技术水平有了很大的进步，但术中哮喘发作的概率并没有明显下降。

围手术期多种因素如麻醉手术前的高度紧张、恐惧，浅麻醉下插管、拔管、吸痰，气管导管过深，分泌物的刺激，硬膜外麻醉平面过广，二氧化碳气腹，消毒剂，含胶乳（latex）的化学制品，手术刺激等均可成为哮喘发作的诱发因素。气管插管全麻术中支气管痉挛的发生率显著高于不插管全麻和区域麻醉；胸腹部手术支气管痉挛的发生率高于其他手术。其中浅麻醉状态下气管插管即使对无症状的哮喘患者也十分危险，Groben 等发现局麻下气管插管前后哮喘患者的 FEV1 可下降 50%[20]。相对地,喉罩则被证实可降低相关风险[21],但对于哮喘发作频繁或较难控制的患者,于实施头颈部、胸部、上腹部手术时,仍以选用气管插管全麻最为安全[22]。

通常认为区域麻醉(椎管内麻醉及区域神经阻滞)对围手术期支气管痉挛的发生无明显影响。但 Shono 的一篇病例报告引起了我们的注意,他报道了一例支气管哮喘的患者在行持续硬膜外麻醉的过程中症状消失,麻醉结束 55 min 后再次出现哮喘症状[23]。局麻药吸收后是否能降低哮喘患者围手术期气道痉挛风险?随后一篇随机安慰剂对照的研究证实了我们的猜想[24],Hunt 等给 50 例轻中度哮喘患者进行了为期 8 周的利多卡因吸入治疗并取得了预期疗效。但高位硬膜外麻醉可阻滞胸交感神经,副交感神经相对兴奋,可诱发哮喘。

此外,随着腹腔镜技术的广泛开展,因 CO_2 气腹引起的支气管痉挛时有报道[25],在排除其他诱因后最有效的治疗是停止充气、排出 CO_2 并使用药物控制痉挛。此外,手术操作刺激肺旁感受器可引起支气管平滑肌痉挛,术中输血、体外循环开放后也可引起支气管痉挛。

总之,单独区域麻醉或复合全身麻醉可为哮喘患者带来相关的益处,无论是术中气道风险减低,还是术后疼痛治疗都十分实用。当区域麻醉不适用时,预防气道梗阻、吸入麻醉药、丙泊酚及充足的肌松可将相应风险降至最低[14]。

2. 麻醉药物对哮喘患者的影响

(1)麻醉辅助药:地西泮、咪达唑仑具有较高的血浆蛋白结合率,游离状态的药物基本不影响平滑肌对钙离子的敏感性。Kil 等发现口服 0.5 mg/kg 的咪达唑仑可稳定轻中度哮喘患儿在牙科诊疗中的氧合状态、呼吸频率及脉率[26]。且术前充分镇静有助于缓解患者焦虑、紧张的情绪,减少围手术期哮喘的发生。

氟马西尼对气管平滑肌基本无影响,可安全用于苯二氮䓬类受体的拮抗。氟哌啶、氯丙嗪和异丙嗪也具有气管舒张作用,可抑制电脉冲诱发的气管平滑肌收缩,但其具体机制尚不明确。

(2)吸入麻醉药:吸入麻醉药直接作用于气道,在临床使用浓度范围内就有直接扩张气管平滑肌的作用,且对远端小气管平滑肌的抑制作用大于近端大气管[27]。对哮喘患者,优先推荐使用吸入麻醉药,对于传统方法治疗无效的哮喘持续状态,吸入麻醉药往往也会取得良好的临床效果[28]。

Rooke 等对比了七氟醚、异氟醚和氟烷对哮喘患者气管插管的影响,发现七氟醚较异氟醚和氟烷更好地减低呼吸系统阻力[29]。七氟醚诱导插管可使轻中度哮喘患儿的气道阻力增加;正常患儿气道阻力下降。随后两组患儿气道阻力均轻度下降,气道顺应性无明显改变[30]。尽管如此,上述结果未给哮喘患儿带来不良影响[31]。

(3)静脉麻醉药:大多数静脉麻醉药如丙泊酚、依托咪酯、氯胺酮、羟丁酸钠等对气管平滑肌均有不同程度的舒张作用。$1 \sim 2$ mg/kg 丙泊酚即具有较强的舒张气管平滑肌的作用,主要通过抑制迷走神经张力,间接舒张气管平滑肌,可用于反射性支气管痉挛[32]。对致敏的气管平滑肌,具有更为强烈的舒张作用,尤其适合哮喘患者支气管痉挛的预防与处理。动物实验发现,丙泊酚不仅能缓解抗原诱发哮喘大鼠的支气管痉挛,还能明显抑制哮喘大鼠的气道渗出,丙泊酚的气管舒张作用部分和开放 ATP 敏感的钾通道有关。但其中含有的大豆油、卵磷脂等有使过敏性疾病患者气道阻力增加的可能性,其导致的气道痉挛偶有报道[33]。依托咪酯治疗支气管痉挛的作用和等效剂量的丙泊酚相似,但其预防支气管痉挛的作用不如丙泊酚[34]。依托咪酯可能更适合循环功能不稳定患者支气管痉挛的处理。

氯胺酮于1965年用于临床,1971年就有氯胺酮对气道平滑肌张力影响的报道,30多年来,氯胺酮对呼吸道影响的临床和基础研究不断加深,氯胺酮在哮喘持续状态及支气管痉挛治疗中所起的重要作用已得到国内外的一致认可。临床剂量的氯胺酮有直接舒张气管的作用,这与其较低的血浆蛋白结合率有关。氯胺酮主要通过兴奋交感神经、抑制迷走神经,显著抑制气道的反应性和炎症,舒张各种刺激因素诱发的气管平滑肌收缩,同时也具有直接舒张气管平滑肌的作用,这可能与抑制电压依赖性钙通道、开放钾通道、增加cAMP浓度、抑制PKC信号传导系统等有关[35]。另外,氯胺酮也可抑制内皮素诱导的气管平滑肌收缩,但其作用机制尚不明确。

(4)阿片类镇痛药:尽管阿片类药物可导致组胺释放,但临床证实其可安全用于哮喘患者。而且其对咳嗽反射的抑制可为哮喘患者带来益处[14]。与吗啡收缩气管平滑肌不同,芬太尼对气管平滑肌则有舒张作用,这可能与抑制气管平滑肌上的兴奋性受体有关。但吗啡收缩气管平滑肌的效应可被纳洛酮逆转。

(5)肌松剂:琥珀胆碱和阿曲库铵的组胺释放作用已被大量临床和实验室研究证实,其组胺释放量与患者的年龄、性别及药物的推注速度、剂量有明显关系,由此引发的支气管痉挛也时有报道。其余大部分非去极化肌松药用于哮喘患者是安全的,近年来的研究发现顺式阿曲库铵也可引起类似组胺释放作用(如皮肤红斑、低血压等),但尚无其导致支气管痉挛的报道。新斯的明和毒扁豆碱在哮喘患者中应慎用。

(三)预防哮喘和减少并发症的围手术期处理建议

哮喘患者的气道高反应特性决定了气管的收缩与舒张功能处于一种脆弱的平衡状态,围手术期预防和处理的关键是维持这一平衡。哮喘患者的麻醉处理应将预防放在首位。术前加强肺功能锻炼,以使FEV1提高15%;原治疗哮喘用药不必在术前停用;精神抑郁可诱发哮喘,术前可应用抗焦虑药如地西泮和咪达唑仑等;由于糖皮质激素发挥呼吸道局部效应需一段时间,所以预防性给药尤为重要(可提前3日用药);可用舒张呼吸道的药物缓解呼吸道阻塞程度;应用抗胆碱药减少呼吸道分泌物和拮抗迷走神经张力;有过敏性体质者使用抗组胺药。

气道高反应性患者麻醉期间支气管痉挛发作的诱因主要有以下方面:① 气管内插管不当。如浅麻醉下插管或拔管激惹气管黏膜肌肉,气管插入过深刺激隆突等均引起神经节后胆碱能纤维释放乙酰胆碱而诱发支气管痉挛,是主要的诱因[29];② 麻醉深度不够,不能有效抑制气管导管刺激或手术刺激引起的神经体液反射;③ 药物选择不当,如采用箭毒、吗啡或快速输注低分子右旋糖酐均可激惹肥大细胞释放组胺;④ 分泌物等对气道的刺激;⑤ 其他诱因,如硬膜外阻滞平面过广(交感神经阻滞,迷走神经功能相对兴奋)、输血、体外循环开放主动脉后等均可诱发气道痉挛。

防止支气管痉挛急性发作,最重要的原则是在气管插管前对气道进行充分的麻醉。全麻诱导前即刻吸入β_2受体激动剂或应用抗胆碱药是可行的方法;正确选择麻醉药物如应用异丙酚、氯胺酮和吸入麻醉药诱导及维持,但有过敏性体质者慎用异丙酚,禁用硫喷妥钠、吗啡、琥珀胆碱,尽量选用不释放组胺的肌松药;插管前静脉注射麻醉性镇痛药及利多卡因(1.5~2 mg/kg)可减轻呼吸道反应性,但也有资料报道插管前3 min 静脉给予1.5 mg/kg 利多卡因不能抑制插管诱发的哮喘患者支气管收缩,而在插管前15~20 min 吸入沙丁胺醇则可有效地抑制[36]。气管内注入利多卡因可引起支气管痉挛应避免。插管不宜过深。全麻要维持足够的深度;术中充分补充晶体液。避免使用 PEEP;慎用新斯的明,吸痰及拔管时保持一定麻醉深度,也可持续滴注利多卡因下拔管。

拔管时机和技巧是值得思考和关注的问题。"理想"的拔管指征有可能会导致支气管痉挛的发生。尽管有"早一点"或"迟一点"拔除气管导管的不同观点,但这并不是问题的关键。因为拔管时机应在麻醉医师的可控之中。支气管痉挛比呼吸肌力不够更难以控制[37]。对于哮喘患者,拔管前维持气道的"安宁"至关重要,拔管前使用丙泊酚、瑞芬太尼、利多卡因等可实现这一状态。在维持患者气道"安宁"的状态下逐渐恢复患者的呼吸功能达理想状态,然后迅速停用药物,刺激患者皮肤,待患者稍有体动或呛咳、吞咽反应后立即拔除气管导管,并给以面罩吸氧或适度辅助呼吸。

1. 可选用的药物·围手术期哮喘控制,可使用 GINA 指南建议的哮喘缓解用药,是指按需使用的药物。这些药物通过迅速解除支气管痉挛从而缓解哮喘症状,其中包括速效吸入 β_2 受体激动剂、全身用激素、吸入性抗胆碱能药物、短效茶碱等。

(1)激素:激素是最有效的控制气道炎症的药物。给药途径包括吸入、口服和静脉应用等,吸入为首选途径。吸入激素的局部抗炎作用强;通过吸气过程给药,药物直接作用于呼吸道,所需剂量较小。通过消化和呼吸道进入血液后药物的大部分被肝脏灭活,因此全身性不良反应较少。研究结果证明,吸入激素可以有效地减轻哮喘症状、提高生命质量、改善肺功能、降低气道高反应性、控制气道炎症,减少哮喘发作的频率和减轻发作时的严重程度,降低病死率。当使用不同的吸入装置时,可能产生不同的治疗效果。多数成人哮喘患者吸入小剂量激素即可较好的控制哮喘。过多增加吸入激素剂量对控制哮喘的获益较小而不良反应增加。由于吸烟可以降低吸入激素的效果,故吸烟患者须戒烟并给予较高剂量的吸入激素。严重急性哮喘发作时,应经静脉及时给予琥珀酸氢化可的松或甲泼尼龙。

(2)短效 β_2 受体激动剂(SABA):常用的药物如沙丁胺醇(salbutamol)和特布他林(terbutalin)等。这类药物松弛气道平滑肌作用强,通常在数分钟内起效,疗效可维持数小时,是缓解轻至中度急性哮喘症状的首选药物,也可用于运动性哮喘。如每次吸入100~200 μg 沙丁胺醇或250~500 μg 特布他林,必要时每20 min 重复1次。这类药物应按需间歇使用,不宜长期、单一使用,也不宜过量应用,否则可引起骨骼肌震颤、低血钾、心律失常等不良反应。压力型定量手控气雾剂(pMDI)和干粉吸入装置吸入不适用于重度哮喘发作。

(3)茶碱:具有舒张支气管平滑肌及强心、利尿、扩张冠状动脉、兴奋呼吸中枢和呼吸肌等作用。据资料显示,低浓度茶碱具有抗炎和免疫调节作用。作为症状缓解药,尽管现在临床上在治疗重症哮喘时仍然静脉使用茶碱,但短效茶碱治疗哮喘发作或恶化还存在争议,因为它在舒张支气管,与足量使用速效 β_2 受体激动剂比较无任何优势,但是它可能改善呼吸驱动力。茶碱静脉用药的负荷剂量为4~6 mg/kg,维持剂量为0.6~0.8 mg/(kg·h)。由于茶碱的"治疗窗"窄,以及茶碱代谢存在较大的个体差异,可引起心律失常、血压下降,甚至死亡,在有条件的情况下应监测其血药浓度,及时调整浓度和滴速。茶碱有效、安全的血药浓度范围应在 6~15 mg/L。影响茶碱代谢的因素较多(如发热性疾病、妊娠,抗结核治疗可以降低茶碱的血药浓度);而肝脏疾病、充血性心力衰竭以及合用西咪替丁或喹诺酮类、大环内酯类等药物均可影响茶碱代谢而使其排泄减慢,增加茶碱的毒性作用,应引起临床医师的重视,并酌情调整剂量。

(4)抗胆碱药物:吸入抗胆碱药物如溴化异丙托品、溴化氧托品和溴化泰乌托品(tiotropium bromide)等,可阻断节后迷走神经传出支,通过降低迷走神经张力而舒张支气管。其舒张支气管的作用比 β_2 受体激动剂弱,起效也较慢,但长期应用不易产生耐药,对老年人的疗效不低于年轻人。

本品有气雾剂和雾化溶液 2 种剂型。经 pMDI 吸入溴化异丙托品气雾剂,常用剂量为 20~40 μg,每日 3~4 次;经雾化泵吸入溴化异丙托品溶液的常用剂量为 50~125 μg,每日 3~4 次。溴化泰乌托品系新近上市的长效抗胆碱药物,对 M1 和 M3 受体具有选择性抑制作用,仅需每日 1 次吸入给药。本品与 β_2 受体激动剂联合应用具有协同、互补作用。本品对有吸烟史的老年哮喘患者较为适宜,但对妊娠早期妇女和患有青光眼或前列腺肥大的患者应慎用。

2. 术中支气管痉挛的处理·由于手术和麻醉因素的参与,目前还没有制定出针对术中哮喘发作的诊疗指南,但国际上多次修改的哮喘患者诊疗指南[38]对术中哮喘患者急性发作的处理有着非常重要的指导意义。

对于术中哮喘急性发作,首先是正确快速的诊断,去除诱因,其次是加压给氧,以避免缺氧,对于区域麻醉,肌松药有助于鉴别通气困难是支气管痉挛引起,还是呼吸肌紧张或咳嗽所致。通过加深麻醉(提高吸入麻醉药浓度、氯胺酮、异丙酚等)可以缓解大部分支气管痉挛,对于不能缓解的可以静脉给予或吸入拟交感类药物和抗胆碱药,在使用 β 受体激动药时应常规预备抗心律失常药如利多卡因;严重支气管痉挛不适合高浓度吸入麻醉药,因为药物很难在呼吸道中运输,而且在未达到所需的支气管扩张效果以前可能已出现严重的低血压;正确快速使用糖皮质激素,最好用氢化可的松琥珀酸钠 100~200 mg 静脉注射,但激素的抗炎治疗并不能立即减轻症状;伴低血压者给予麻黄碱,紧急时肾上腺素 0.1 mg 静脉注射;酌情慎用氨茶碱,不推荐和 β 受体激动药同时使用,吸入麻醉可以升高血浆中茶碱的浓度,可引起心律失常,必要时可分次小剂量(每次<50 mg,总量 250 mg);调整呼吸参数,保证有效的潮气量,必要时手控通气;利多卡因(5 mg/kg)雾化吸入可抑制组胺诱发的支气管收缩,缺点是先有激惹呼吸道引起呼吸道张力增高的过程,利多卡因和沙丁胺醇(1.5 mg)复合吸入则可以提供更好的呼吸道保护作用,效果优于单用利多卡因或沙丁胺醇雾化吸入。

(作者 宋福荣,审校 黑子清)

参考文献

[1] 杭燕南,庄心良,蒋豪. 当代麻醉学[M].上海:上海科学技术出版社,2002.

[2] Pawankar R, Takizawa R. Revisiting the link between allergic rhinitis and asthma[J]. Current allergy and asthma reports, 2007, 7(2): 77 - 78.

[3] Krouse JH, Brown RW, Fineman SM, et al. Asthma and the unified airway[J]. Otolaryngology — head and neck surgery: official journal of American Academy of Otolaryngology-Head and Neck Surgery, 2007, 136(5 Suppl): S75 - S106.

[4] Togias A. Systemic cross-talk between the lung and the nose[J]. American journal of respiratory and critical care medicine, 2001, 164(5): 726 - 727.

[5] Akinbami LJ, Moorman JE, Bailey C, et al. Trends in asthma prevalence, health care use, and mortality in the United States, 2001 - 2010 [J]. NCHS data brief, 2012, 94(94): 1 - 8.

[6] Gershon AS, Guan J, Wang C, et al. Trends in asthma prevalence and incidence in Ontario, Canada, 1996 - 2005: a population study[J]. American journal of epidemiology, 2010, 172(6): 728 - 736.

[7] 全国儿童哮喘防治协作组. 中国城区儿童哮喘患病率调查[J]. 中华儿科杂志, 2003, 041(002): 47 - 51.

[8] Ali Z, Dirks CG, Ulrik CS. Long-term mortality among adults with asthma: a 25-year follow-up of 1 075 outpatients with asthma[J]. Chest, 2013, 143(6): 1649 - 1655.

[9] Eder W, Ege MJ, Von Mutius E. The asthma epidemic[J]. The New England journal of medicine, 2006, 355(21): 2226 - 2235.

[10] Kumeta Y, Hattori A, Mimura M, et al. A survey of perioperative bronchospasm in 105 patients with reactive airway disease[J]. Masui The Japanese journal of anesthesiology, 1995, 44(3): 396 - 401.

[11] Bapoje SR, Whitaker JF, Schulz T, et al. Preoperative evaluation of the patient with pulmonary disease[J]. Chest, 2007, 132(5): 1637 - 1645.

[12] Fuso L, Cisternino L, Di Napoli A, et al. Role of spirometric and arterial gas data in predicting pulmonary complications after abdominal surgery[J]. Respiratory medicine, 2000, 94(12): 1171 - 1176.

[13] Warner DO, Warner MA, Barnes RD, et al. Perioperative respiratory complications in patients with asthma[J]. Anesthesiology, 1996, 85(3): 460 - 467.

[14] Groeben H. Strategies in the patient with compromised respiratory function[J]. Best practice & research Clinical anaesthesiology, 2004, 18(4): 579 - 594.

[15] Bishop MJ, Cheney FW. Anesthesia for patients with asthma. Low risk but not no risk[J]. Anesthesiology, 1996, 85(3): 455 - 456.

[16] Jagoda A, Shepherd S M, Spevitz A, et al. Refractory asthma, Part 1: Epidemiology, pathophysiology, pharmacologic interventions[J]. Annals of emergency medicine, 1997, 29(2): 262 - 274.

[17] Celiker V, Basgul E. Anaesthesia in aspirin-induced asthma[J]. Allergologia et immunopathologia, 2003, 31(6): 338 - 341.

[18] Enright A. Bronchospastic disease and emergency surgery[J]. Middle East journal of anaesthesiology, 2004, 17(5): 927 - 938.

[19] Bremerich DH. Anesthesia in bronchial asthma[J]. Anasthesiologie, Intensivmedizin, Notfallmedizin, Schmerztherapie: AINS, 2000, 35(9): 545 - 558.

[20] Groeben H, Schlicht M, Stieglitz S, et al. Both local anesthetics and salbutamol pretreatment affect reflex bronchoconstriction in volunteers with asthma undergoing awake fiberoptic intubation[J]. Anesthesiology, 2002, 97(6): 1445 - 1450.

[21] Kim ES, Bishop MJ. Endotracheal intubation, but not laryngeal mask airway insertion, produces reversible bronchoconstriction [J]. Anesthesiology, 1999, 90(2): 391 - 394.

[22] Burburan SM, Xisto DG, Rocco PR. Anaesthetic management in asthma[J]. Minerva anestesiologica, 2007, 73(6): 357 - 365.

[23] Shono S, Higa K, Harasawa I, et al. Disappearance of wheezing during epidural lidocaine anesthesia in a patient with bronchial asthma[J]. Regional anesthesia and pain medicine, 1999, 24(5): 463 - 466.

[24] Hunt LW, Frigas E, Butterfield JH, et al. Treatment of asthma with nebulized lidocaine: a randomized, placebo-controlled study[J]. The Journal of allergy and clinical immunology, 2004, 113(5): 853 - 859.

[25] Kersten JR, Kane K, Coon R. Bronchospasm during pneumoperitoneum[J]. Anesthesia and analgesia, 1995, 81(5): 1099 - 1101.

[26] Kil N, Zhu JF, Vanwagnen C, et al. The effects of midazolam on pediatric patients with asthma[J]. Pediatric dentistry, 2003, 25(2): 137 - 142.

[27] Sridharan G, Tassaux D, Chevrolet JC. Anesthetic gases for the treatment of acute severe asthma[J]. Revue medicale suisse, 2009, 5(229): 2499 - 2500, 2502 - 2504.

[28] Pabelick CM, Ay B, Prakash YS, et al. Effects of volatile anesthetics on store-operated Ca(2+) influx in airway smooth muscle[J]. Anesthesiology, 2004, 101(2): 373 - 380.

[29] Rooke GA, Choi JH, Bishop MJ. The effect of isoflurane, halothane, sevoflurane, and thiopental/nitrous oxide on respiratory system resistance after tracheal intubation[J]. Anesthesiology, 1997, 86(6): 1294 - 1299.

[30] Habre W, Scalfaro P, Sims C, et al. Respiratory mechanics during sevoflurane anesthesia in children with and without asthma[J]. Anesthesia and analgesia, 1999, 89(5): 1177 - 1181.

[31] Scalfaro P, Sly PD, Sims C, et al. Salbutamol prevents the increase of respiratory resistance caused by tracheal intubation during sevoflurane anesthesia in asthmatic children[J]. Anesthesia and analgesia, 2001, 93(4): 898 - 902.

[32] Ouedraogo N, Roux E, Forestier F, et al. Effects of intravenous anesthetics on normal and passively sensitized human isolated airway smooth muscle[J]. Anesthesiology, 1998, 88(2): 317 - 326.

[33] 汪晨, 劳宁, 徐淑兰. 异丙酚诱导致使支气管哮喘病人急性发作一例[J]. 临床麻醉学杂志, 2001(03): 172.

[34] Eames WO, Rooke GA, Wu RS, et al. Comparison of the effects of etomidate, propofol, and thiopental on respiratory resistance after tracheal intubation[J]. Anesthesiology, 1996, 84(6): 1307 - 1311.

[35] Heshmati F, Zeinali MB, Noroozinia H, et al. Use of ketamine in severe status asthmaticus in intensive care unit[J]. Iranian journal of allergy, asthma, and immunology, 2003, 2(4): 175 - 180.

[36] Maslow AD, Regan MM, Israel E, et al. Inhaled albuterol, but not intravenous lidocaine, protects against intubation-induced

bronchoconstriction in asthma[J]. Anesthesiology, 2000, 93(5): 1198 – 1204.

[37] Ie K, Yoshizawa A, Hirano S, et al. A survey of perioperative asthmatic attack among patients with bronchial asthma underwent general anesthesia[J]. Arerugi = [Allergy], 2010, 59(7): 831 – 838.

[38] Dones F, Foresta G, Russotto V. Update on perioperative management of the child with asthma[J]. Pediatric reports, 2012, 4(2): e19.

第三节
慢性阻塞性肺疾病风险评估及处理

慢性阻塞性肺疾病(chronic obstructive pulmonary disease,COPD),简称慢阻肺,是一组以气流受限为特征的肺部疾病,气流受限不完全可逆,呈进行性发展,与气道和肺组织对烟草、烟雾等有害气体或有害颗粒的慢性炎性反应增强有关,但是可以预防和治疗。COPD 主要累及肺部,但也可以引起肺外各器官的损害,急性加重和并发症可影响患者整体疾病的严重程度[1]。

一、流 行 病 学

我国对 7 个地区 20 245 例成年人进行调查,结果显示 40 岁以上人群中 COPD 的患病率高达 8.2%[2]。据"全球疾病负担研究项目(The Global Burden of Disease Study)"估计,2020 年 COPD 将位居全球死亡原因的第 3 位。世界银行和世界卫生组织的资料表明,至 2020 年,COPD 将位居世界疾病经济负担的第 5 位[1]。

二、病　　因

确切的病因尚不清楚。目前认为与肺部对香烟烟雾等有害气体或有害颗粒的异常炎症反应有关。这些反应存在个体易感因素(具有相关遗传易感基因)和环境因素的互相作用。其中,吸烟是引起 COPD 的重要发病因素,吸烟者慢性支气管炎的患病率比不吸烟者高 2~8 倍,烟龄越长,吸烟量越大,COPD 患病率越高。先天性 α_1 抗胰蛋白酶缺乏,已被证明与 COPD 的形成高度相关,存在于 1%~2% 的 COPD 的患者,多见于北欧血统的个体,我国尚未见正式报道[3]。

三、功能评估及危险分级

(一) 功能评估

1. 病史

(1)一般情况:呼吸系统疾病的症状如咳嗽、咳痰、咯血、喘鸣、呼吸困难,提示近期有肺部炎症等,择期手术应暂停。如已明确诊断患有 COPD 的患者,应了解其药物治疗及近期的临床情况变化,尤应注意最近是否出现病情急性加重;有加重者,延迟限期和择期手术,先改善肺功能。此外,应对患者的运动耐量进行评估:对于中青年患者,一次登楼>4 个楼面,或垂直高度>14 m,围手术期风险较小;对于老年患者和出现运动耐量明显下降者,如登楼垂直高度

<12 m 的患者,则应考虑进行肺功能相关检查。

（2）危险因素：有无吸烟史(应用累计吸烟量,即每天吸烟数乘以吸烟年数来评估风险)、职业暴露或环境有害物质接触史;既往是否有哮喘史、过敏史、儿童时期呼吸道感染及其他呼吸系统疾病;家族中有无 COPD 病史。

（3）并发症及对患者生活质量的影响：COPD 患者可合并有骨质疏松、骨骼肌肉疾病和肺癌等,合并有骨质疏松的患者在摆体位的时候应注意避免发生骨折。此外,COPD 后期出现低氧血症和(或)高碳酸血症,可合并慢性肺源性心脏病和右心衰竭。病情严重时可影响患者的生活质量,多为活动能力受限、劳动力丧失、抑郁和焦虑等。出现这种情况的患者要对其行动脉血气分析,以更好地了解缺氧的严重程度并予相应处理。

2. 体格检查

（1）视诊及触诊：中重度患者可见胸廓形态异常,如前后径增大、腹上角增宽和腹部膨凸等,常见呼吸变浅、频率增快、辅助呼吸肌参加呼吸运动,重症患者可见胸腹矛盾运动,呼吸困难加重时常采取前倾坐位。低氧血症患者可出现黏膜和皮肤发绀。伴有右心衰竭的患者可出现下肢水肿和肝脏增大。恶病质、营养不良的患者可使呼吸驱动力减弱、肌力下降并易患肺炎。COPD 患者合并营养不良相当普遍,尤其见于急性发作期和严重气道阻塞的患者。气道阻塞越严重,营养状况越差,GOLD 分级越高[4]。颈静脉怒张提示肺动脉高压可能。

（2）叩诊：肺过度充气可使心浊音界缩小,肺肝界降低,肺叩诊可呈过度清音。

（3）听诊：COPD 患者双肺呼吸音可减低,呼气延长,平静呼吸时可闻及干啰音,双肺底或其他肺野可闻及湿啰音,心音遥远,剑突部心音较清晰响亮。第 2 心音分裂伴肺动脉区成分突出提示肺动脉高压可能。

3. 实验室检查

（1）胸部 X 线：肺过度充气,肺野透亮度增高,肺门血管纹理呈残根状,肺野外周血管纹理纤细稀少等,是 COPD 的特征。并发肺动脉高压和肺源性心脏病时,除右心增大的 X 线特征外,还可有肺动脉圆锥膨隆、肺门血管影扩大及右下肺动脉增宽等。

（2）心电图（ECG）：明显的肺功能障碍导致的心电图改变包括：① 由肺膨胀过度而导致低电压和 R 波低平;② 肺动脉高压及肺心病的表现,如电轴右偏,肺性 P 波（P 波高于 2.5 mm）,右心室肥厚（在 V1 导联 R/S>1）,右束支传导阻滞。研究表明,约 30% 的 COPD 患者合并有肺动脉高压,而合并肺动脉高压是 COPD 患者一年死亡率增高的独立危险因素[5]。

（3）脉搏氧饱和度（SpO_2）监测和动脉血气分析：如果 SpO_2<92%,应该进行血气分析检查,其标准为海平面呼吸空气时,① PaO_2(氧分压)<7.3 kPa(60 mmHg)为呼吸衰竭,提示严重低氧血症,术后发生肺部并发症的危险性显著增加;② $PaCO_2$(二氧化碳分压)>6.0 kPa(50 mmHg)为高碳酸血症,有慢性 CO_2 潴留的患者通常是肺疾病晚期,其呼吸储备很小或没有,术后发生肺部并发症的危险性增加。

（4）肺功能检查（PFT）：可以测定肺机械力学及功能储备,为客观评价肺功能提供依据。肺功能检查对确定气流受限有重要意义,在吸入支气管舒张剂后,FEV1/FVC<70% 表明存在持续气流受限。然而,随着年龄的增长,肺容积和气流可能受到影响,应用 FEV1/FVC<70% 这个固定比值可能导致某些健康老年人被诊断为轻度 COPD,也会对<45 岁的成年人造成 COPD

的诊断不足,因此术前肺功能实验用于患者的评估时一定要因人而异。

（5）心肺联合功能评估（运动试验）：简易的运动试验包括登楼试验和 6 min 步行实验,一次不间断登楼 4 个楼面或者 6 min 步行 500 m 以上应可耐受开胸手术。但简易运动试验多作为初筛检查,更为准确的运动试验为平板运动试验或蹬车运动试验。观察指标为最大氧耗量（VO_{2max}）或峰值氧耗量（VO_2peak）,以及无氧阈氧耗量（VO_2AT）。其中,$VO_{2max}>20$ mL/（kg·min）,患者可以耐受任何手术；$VO_{2max}<10$ mL/（kg·min）为开胸手术禁忌。VO_{2max} 在 11~15 mL/（kg·min）则开胸手术术后并发症的概率大大增加,应根据手术种类、外科水平和围手术期管理水平适度调整手术指征。

（6）其他实验室检查：低氧血症（$PaO_2<55$ mmHg）时血红蛋白和红细胞可以增高,血细胞比容>0.55 可诊断为红细胞增多症。患者合并感染时,痰涂片中可见大量中性白细胞,痰培养可检出各种病原菌[1]。血清白蛋白低（<35 g/L）的患者发生术后肺部并发症的风险也相对增高[6]。

（二）围手术期危险分级

首先根据患者呼吸功能先进行呼吸功能评估（表 1-3-1）[7]。

表 1-3-1　呼吸功能不全患者围手术期危险分级

呼吸功能评定	MVV%	RV/TLC%	FEV1%
正常	>75	<35	>70
轻度损害	60~74	36~50	55~69
中度损害	45~59	51~65	40~54
重度损害	30~44	66~80	25~39
极重度损害	<29	>81	<24

其次,GOLD 2019 修订版（2019 GOLD REPORTS）建议,根据症状、气流受限程度、加重风险和合并症四方面对 COPD 患者进行病情评估。首先,采用 COPD 患者生活质量评估问卷（CAT）或呼吸困难指数评分（mMRC 评分）进行症状评估；其次,应用肺功能测定结果对气流受限程度进行严重度分级（表 1-3-2）；再次,依据加重发作史和肺功能测定进行加重风险评估,最近 1 年加重≥2 次者,或 FEV1 小于预计值 50%者,是加重的高危因素。最后,评估合并症。按照这种联合评估模式将患者分为 A、B、C 和 D 4 类（表 1-3-3）。一项研究表明,肺功能的严重程度与肺部并发症的发生存在显著相关性。轻、中度 COPD 患者手术较为安全,而重度以上者并发症发生风险较高,ASA 评分与并发症相关性无统计学意义。

表 1-3-2　肺功能 GOLD 分级

GOLD 分级	肺 功 能 检 查
I 级	FEV1/FVC<70%,FEV1≥80%预计值
II 级	FEV1/FVC<70%,50%≤FEV1<80%预计值

（续　表）

GOLD 分级	肺 功 能 检 查
Ⅲ级	FEV1/FVC<70%,30%≤FEV1<50%预计值
Ⅳ级	FEV1/FVC<70%,FEV1<30%预计值;或 FEV1>50%预计值伴慢性呼吸衰竭,可合并肺心病或右心功能不全

表 1-3-3　COPD 患者联合评估办法

分 级	特 征	肺功能分级	每年急性加重次数	CAT
A	低风险,症状少	GOLD 1~2	≤1	<10
B	低风险,症状多	GOLD 1~2	≤1	≥10
C	高风险,症状少	GOLD 3~4	2+	<10
D	高风险,症状多	GOLD 3~4	2+	≥10

四、麻醉决策与处理

1. 麻醉方式的选择

（1）周围神经阻滞或局麻：施行眼或四肢等外周部位手术时,最好选择周围神经阻滞或局麻,镇痛效果确切,不影响呼吸功能,是 COPD 患者的理想选择。由于膈神经阻滞可降低50%的肺功能,因此 COPD 患者禁忌使用可能阻滞膈神经的颈丛神经阻滞和肌间沟或锁骨上径路的臂丛神经阻滞。

（2）脊麻或硬膜外麻醉：是下肢手术合理的选择,且避免了机械通气,可以提高膈肌功能,增加术后 FRC 和 VC,能降低患者术后肺部并发症发生率,并能提供一定的术后镇痛,但应注意药物用量以免引起严重的低血压。患有严重 COPD 的患者依靠辅助肌(如肋间肌和腹肌)参与呼吸,脊麻可阻滞运动神经,可使 FRC 降低,使患者咳嗽及清除分泌物的能力下降,或加速呼吸功能不全或呼吸衰竭。硬膜外与全身麻醉联合可保证气道通畅并提供适宜的通气,以防止低氧血症及肺不张。

（3）全身麻醉联合硬膜外麻醉、胸椎旁阻滞或前锯肌平面阻滞：应成为 COPD 患者开胸手术的首选麻醉方法,可以减少术中肌松药、镇静药和麻醉性镇痛药的用量,从而减少此类药物残留对呼吸功能的影响。此外,术后可通过置管进行完善镇痛。与静吸复合麻醉相比,联合麻醉方法对 COPD 患者呼吸肌肌力的影响程度较小,从而减少 COPD 患者术后呼吸衰竭的发生。

2. 麻醉前用药及处理·常应用抗胆碱药,以减少气道分泌物,并预防继发于喉镜检查、气管插管等操作刺激迷走神经兴奋而造成的支气管痉挛。对于过度紧张的患者,可应用苯二氮草类药抗焦虑,注意控制剂量避免过度镇静和呼吸抑制。病情危重者,应在局麻下行桡动脉穿刺并置管以连续检测血压,保持围手术期血流动力学稳定。

3. 全身麻醉药物的选择·挥发性麻醉药可使支气管舒张,且维持适宜的麻醉深度,可以减低气道的高敏反应性。地氟烷有气道刺激性,吸入后能引起咳嗽,不宜作为 COPD 患者的首选。而七氟烷对气道反应性的抑制作用强,且血浆溶解度低,易于调节麻醉深度,是 COPD 患者很好的选择。

丙泊酚也有减轻气道反应性的作用。丙泊酚诱导能减少支气管痉挛的发生,使 COPD 患者的支气管舒张,并通过提高肺的动态顺应性以及降低气道峰值压和气道阻力来改善呼吸功能。

氯胺酮有支气管舒张作用,也可以作为麻醉诱导和维持用药。阿片类药物中,吗啡理论上可以增加血浆中组胺的浓度,但实际应用中吗啡引起支气管痉挛的病例并不多。芬太尼家族均没有组胺释放效应,其中瑞芬太尼由于其特殊的药理特性,是 COPD 患者术中理想的镇痛药。

肌松药尽量选择组胺释放较少的肌松药,如维库溴铵、泮库溴铵等,但临床上大量选用琥珀胆碱及阿曲库铵也未见呼吸道阻力增加的报道。短效肌松药和长效肌松药相比,与术后肺部并发症发生的相关性较小。因此,应选择短效的肌肉松弛剂,并且在拔除气管导管前应使用抗胆碱药(如新斯的明)对其作用进行拮抗。

4. **气管插管/喉罩置入及呼吸参数的调节**·喉罩气道(LMA)的使用能减少而不能消除支气管痉挛的风险,但当出现支气管痉挛吸气压超过 LMA 所能密封住喉的压力时,LMA 就失去了通气的能力。气管插管前应充分给氧,润滑导管,注意动作轻柔。对 COPD 患者,行机械通气时,宜使用小潮气量(<9 mL/kg,单肺通气<5 mL/kg)、慢频率(10~12 次/min,单肺通气<16 次/min)和长呼气期(吸/呼比 1∶3 以上),为防止气压伤,一般需限制气道压在 30 cmH_2O 以下,但这可能导致通气不足加重高碳酸血症。如果 pH 控制在 7.15 以上,$PaCO_2$ 控制在 80 mmHg 以下,患者可良好耐受,称之为允许性高碳酸血症。但如果患者合并有下列疾病时,允许性高碳酸血症被视为禁忌,包括颅内压增高、严重低血压、严重代酸、低血容量、难治性低氧血症、严重肺高压、使用 β 受体阻滞剂、合并冠心病。

5. **麻醉管理中的注意事项**·COPD 主要病理生理改变包括肺气肿、小气道病变及支气管慢性炎症。面罩通气及术中正压通气均可能引起肺气肿患者的进行性肺膨胀,肺膨胀过度将影响静脉的回心血量而引起严重的低血压甚至心搏骤停,这在低血容量或麻醉药物的扩血管效应协同作用下发生率明显增加。此外,肺气肿患者在正压通气时可能发生张力性气胸,要注意与进行性肺膨胀相鉴别。大多数中重度的 COPD 患者存在肺大疱,如果正压过大可能导致肺大疱破裂甚至发生张力性气胸和支气管胸膜瘘。

大部分 COPD 患者静息状态下存在高二氧化碳血症,术前须行动脉血气分析了解二氧化碳分压值,作为术中及术后调整呼吸参数的参考。重度 COPD 患者其呼吸驱动力来自高二氧化碳,若患者的 PaO_2<50 mmHg,$PaCO_2$>50 mmHg,其呼吸驱动力则可能来自低氧。因此,机械通气的患者,如果二氧化碳分压过低或氧分压过高都可能导致自主呼吸的抑制,延长拔管时间。

五、COPD 相关的围手术期并发症及预后

1. **围手术期并发症**·COPD 患者术前合并以下疾病。

(1)心血管系统疾病:如 1 个月内心绞痛、心脏手术史、充血性心力衰竭、6 个月内心肌梗

死、冠脉介入手术史、出血、须手术治疗的外周血管疾病、下肢静息痛、术前输红细胞超过 4 单位。

（2）神经系统疾病：昏迷、偏瘫、感觉受损、截瘫、四肢瘫痪、卒中、一过性脑缺血。

（3）呼吸系统疾病：呼吸困难、肺炎、需要呼吸机支持。

（4）肝病相关并发症：腹水、食管静脉曲张；肾病：急性肾衰、透析。

（5）感染：败血症、全身炎症反应综合征（SIRS）、感染性休克，以及肿瘤和烟酒嗜好等的发生率较非 COPD 患者高。

COPD 与患者部分术后并发症风险的增加相关，这些并发症及其增加率为：心搏骤停（1.2%）、心肌梗死（0.4%）、输红细胞超过 4 单位（0.9%）；器官腔隙感染（0.5%）、脓毒症（2.6%）、感染性休克（3.9%）；昏迷（2%）、神经受损（0.04%）、卒中（0.7%）；急性肾衰（1.3%）、肾功能不全（0.7%）；肺炎（5.1%）、再次插管（4.3%）、呼吸机支持超过 48 h（6.8%）；"二进宫"（5.7%）；深静脉血栓（1%）、肺栓塞（0.3%）；深部切口感染（0.7%）、切口愈合不全（0.8%）；浅表切口感染（1.8%）、泌尿系统感染（2%）等[8]。

2. COPD 对患者预后的影响·研究表明，术前合并有 COPD 的患者，与无 COPD 的患者相比，其中住院天数延长约 3 日，术后 30 日内死亡率明显增高约 15.6%[8]。

六、麻醉决策和处理

1. 术前

（1）戒烟：研究表明，术前戒烟 4 周以上可以减少伤口感染的危险性，并且可以通过改善纤毛功能、减少气道分泌及刺激性，从而降低术后肺部并发症发生率。术前戒烟时间短于 4 周反而可能导致围手术期风险的增加。类似研究表明，术前戒烟时间至少要达到 8 周才能使得术后肺部并发症的发生率降低。相反地，如果戒烟时间短于 8 周，则术后肺部并发症的发生率也增加[9]。

（2）控制肺部感染：急性细菌感染在择期手术前应进行治疗，以减少分泌物、降低气道反应性，治疗应依据痰革兰染色及培养结果。近期病毒性呼吸道感染，尤其在儿童，是支气管痉挛或喉痉挛的易发因素。

（3）清除气道分泌物：雾化器可以把药液变成温度接近体温的均匀而细微的气雾，随着吸气而进入呼吸道，达到湿润气道、局部消炎、稀化痰液、利于排痰，预防及治疗呼吸道感染的目的。术前雾化吸入能够有效地降低术后肺部并发症，此外，口服或静注盐酸氨溴索及胸部理疗（自主深呼吸、咳嗽、叩胸及胸部震动加体位引流）有助于分泌物的排出及增加肺容量，降低术后肺部并发症的发生率。

（4）气道解痉治疗：COPD 患者往往伴有支气管痉挛，术前应使用支气管扩张剂尽可能解除支气管痉挛，对于使用 β 肾上腺素能激动药及抗胆碱能药物控制不住的支气管痉挛，可以考虑使用糖皮质激素。

（5）呼吸功能锻炼：术前的呼吸功能锻炼可以改善肺功能，提高患者对手术的耐受性，同时为术后更加有效的锻炼奠定基础，进一步降低术后并发症的发生率。可根据主客观条件选择适合患者的锻炼方法（如上下楼锻炼、慢跑、蹲起运动、深呼吸运动、负荷呼吸锻炼、腹式呼吸和缩唇呼吸及有效咳嗽的培训等),以不产生疲劳和其他不适为原则。

（6）无创正压通气(NPPV)适应性训练：对心肺运动试验提示术后有发生呼吸系统并发症高危因素的患者,还应进行3日左右的适应性NPPV训练,目的在于让患者熟悉术后可能遇到的医疗环境,以及适应加压面罩的感觉。目前尚无充分证据说明术前短期NPPV训练有助于患者心肺储备功能的提高,但术前NPPV训练的确可以提高患者的依从性,有利于术后NPPV的实施。

（7）营养支持：肠道营养有困难者可考虑全静脉营养。

2. 术中·考虑到COPD患者的病理生理变化特点,术中管理重在加强对呼吸和循环的监测,避免因麻醉或手术因素对肺功能造成进一步损害,防治上述相关并发症。

（1）麻醉诱导：患者在麻醉诱导过程中不可避免接受手控通气,而患者气道条件不佳、麻醉医师经验不足等因素常导致不规则的手控通气,引起气流呼出受限及呼气末压力升高,使患者出现血流动力学不稳定的风险增高[10]。在全麻诱导过程中应力求平稳,避免患者兴奋和呛咳,手控通气时开放气道,呼吸节律及频率均匀,留意手中气囊充盈速度以及监护仪上呼末二氧化碳波形的变化。

（2）单肺通气：行肺叶切除、肺癌根治等手术的患者术中多需要行单肺通气,研究显示保护性肺通气策略加用低呼气末气道正压(5 cmH_2O)有利于维护氧合、保护通气侧肺,降低术后通气侧肺因机械损伤而发生肺水肿的风险[11]。研究表明,吸气压力峰值超过40 cmH_2O是诱发肺炎后肺水肿的一个独立因素[12]。当潮气量和气道压难两全时,应减小潮气量、控制气道压,维持气道峰压<35 cmH_2O和平台压<25 cmH_2O,允许高碳酸血症存在。此外,一项前瞻性研究表明,单肺通气时压力控制通气可能要比容量控制通气取得更好的氧合、更低的吸气峰压和平台压、更少的肺内分流。尤其对于那些用力肺活量降低的患者,压力控制通气更为适合[13]。

（3）气道管理：术中应及时彻底清除呼吸道分泌物,应用纤维支气管镜可及时处理,解除因血液或病理性液体和固体等造成呼吸道通气障碍,吸的过程之中要增加吸氧量,且要间断进行,以保证肺有足够通气。术中并发支气管痉挛时应查找病因或诱因,多为呼吸道刺激、缺氧和二氧化碳蓄积等,解除病因后支气管痉挛可自行缓解。若为哮喘发作所致的痉挛则加深麻醉,如加深仍不能缓解则应插入细导管喷入沙丁胺醇,也可并用氨茶碱及激素。

3. 术后

（1）体位：当麻醉清醒后就可以给枕,由平卧位改为半卧位。因为半卧位时膈肌下降,胸腔容积扩大,减轻腹腔脏器对肺的压迫,增加肺通气量,有利于术后呼吸道分泌物引流。

（2）吸氧：相对于传统观念对于氧含量低及长期PCO_2升高的患者不应采用过多的氧气治疗,因为可能导致出现"二氧化碳麻醉",目前认为通过机械通气氧疗对术后COPD患者提供充分的氧气以使氧饱和度达到90%是安全的。

（3）术后镇痛：是降低呼吸系统并发症的关键。研究表明,术后硬膜外镇痛能有效减少术后死亡率,以及心肌梗死、心律失常、肺不张、肺炎、呼吸衰竭等并发症的发生率。此外,以局麻药为主的硬膜外镇痛较全身镇痛可减少约1/3的术后肺部感染发生率。静脉镇痛使用的阿片类药物及不够完善的镇痛效果影响了患者的排痰能力，可能是其术后肺部并发症增加的原因[5,6,14]。

（作者　姚伟锋，审校　罗晨芳）

参考文献

[1] 中华医学会呼吸病学分会慢性阻塞性肺疾病学组.慢性阻塞性肺疾病诊治指南(2013年修订版)[J].中国医学前沿杂志(电子版)，2014,6(02)：67－80.

[2] Zhong N, Wang C, Yao W, et al. Prevalence of chronic obstructive pulmonary disease in China：a large, population-based survey[J]. Am J Respir Crit Care Med, 2007, 176(8)：753－760.

[3] Decramer M, Janssens W, Miravitlles M. Chronic obstructive pulmonary disease[J]. Lancet, 2012, 379(9823)：1341－1351.

[4] 吴红科.慢性阻塞性肺疾病病情程度与营养状况的相关性分析[D].广州医学院,2011.

[5] Spieth PM, Guldner A, de Abreu MG. Chronic obstructive pulmonary disease[J]. Curr Opin Anaesthesiol, 2012, 25(1)：24－29.

[6] Edrich T, Sadovnikoff N. Anesthesia for patients with severe chronic obstructive pulmonary disease[J]. Curr Opin Anaesthesiol, 2010, 23(1)：18－24.

[7] 中华医学会呼吸病学分会慢性阻塞性肺疾病学组.慢性阻塞性肺疾病诊治指南[J].中华结核和呼吸杂志,2007,30(1)：8－17.

[8] Gupta H, Ramanan B, Gupta PK, et al. Impact of COPD on postoperative outcomes：results from a national database[J]. Chest, 2013, 143(6)：1599－1606.

[9] Quraishi SA, Orkin FK, Roizen MF. The anesthesia preoperative assessment：an opportunity for smoking cessation intervention[J]. J Clin Anesth, 2006, 18(8)：635－640.

[10] Mitchell CK, Smoger SH, Pfeifer MP, et al. Multivariate analysis of factors associated with postoperative pulmonary complications following general elective surgery[J]. Arch Surg, 1998, 133(2)：194－198.

[11] Lohser, Jens. Evidence-based management of one-lung ventilation[J]. Anesthesiol Clin, 2008, 26(2)：241－272.

[12] van der Werff YD, van der Houwen HK, Heijmans PJ, et al. Postpneumonectomy pulmonary edema. A retrospective analysis of incidence and possible risk factors[J]. Chest, 1997, 111(5)：1278－1284.

[13] Tugrul M, Camci E, Karadeniz H, et al. Comparison of volume controlled with pressure controlled ventilation during one-lung anaesthesia[J]. Br J Anaesth, 1997, 79(3)：306－310.

[14] Licker M, Schweizer A, Ellenberger C, et al. Perioperative medical management of patients with COPD[J]. Int J Chron Obstruct Pulmon Dis, 2007, 2(4)：493－515.

第二章

循环系统疾病

第一节

高血压风险评估及处理

　　高血压是一种以动脉压升高为特征,可伴有心脏、血管、脑和肾脏等器官功能性或器质性改变的全身性疾病,它有原发性高血压和继发性高血压之分。在绝大多数患者中,高血压的病因不明,称为原发性高血压,占总高血压患者的95%以上。继发性高血压即继发于其他疾病的高血压。最常见的是由肾脏及肾上腺疾病所致的高血压,以及内分泌性高血压。

一、流 行 病 学

　　心血管疾病,包括心脏病、高血压和心力衰竭已经成为世界上心血管事件死亡的主要原因[1,2]。在美国,高血压目前影响近7 800万成年人,也是其他心血管疾病和卒中的一个主要可变危险因素[1]。2007—2010年美国根据国家健康数据营养评估调查,81.5%的人患有高血压,其中74.9%的患者正在接受治疗;尽管治疗后可以降低高血压、相关心血管事件和死亡风险,但只有52.5%的人得到控制[1,3-6]。目前,因高血压导致的心血管疾病占其中的46%,而这些患者中72%有卒中的风险,高血压被列为其主要危险因素,造成大约15%的人死亡[1]。

　　我国高血压发病率高达38%[7]。抽样调查结果表明,我国人群高血压知晓率为30.2%,治疗率为24.7%,控制率为6.1%。高血压的并发症较多且致死率高,并发症中以脑卒中为主,脑卒中发病率约是冠心病的5倍。高血压引起心脏病占总死亡的23.1%,高血压引起的脑血管病占总死亡的21.3%。由此可见,我国心脑血管病合并占总死亡的44.4%,是导致死亡的首位原因。

二、病　　因

　　目前高血压是全球性疾病,一般认为与生活节奏加快及不健康生活方式密切相关。围手术期常见原因如下。

　　1. 原发性高血压·占90%~95%,是遗传易感性和环境因素相互作用的,一些其他因素包括体重超重、口服避孕药、睡眠呼吸暂停低通气综合征等。

　　2. 继发性高血压·占5%~10%,血压升高是某些疾病的一种表现,主要见于肾脏疾病、内分泌疾病、血管疾病、颅脑疾病及妊娠期高血压等。

　　3. 紧张焦虑·主要由患者对麻醉、手术强烈的恐惧感所致,这类患者仅在入手术室后测量血压时才出现高血压,回到病房或应用镇静剂后,血压即可恢复正常。

　　4. 麻醉·麻醉期间发生高血压的原因较多,主要与麻醉方式、麻醉期间的管理及一些药物应用有关。例如：① 麻醉过浅或镇痛不全；② 浅麻醉下行气管插管或拔管；③ 缺氧或 CO_2 蓄积。

5. 手术操作·一些手术操作如颅脑手术牵拉、嗜铬细胞瘤手术肾上腺血流阻断前等，可引起短时的血压增高。对引起继发性高血压的肾血管病变、嗜铬细胞瘤、原发性醛固酮增多症等，术中都有可能发生严重的高血压，甚至心脑血管意外。

6. 其他·除上述原因外，较为常见的引起血压升高的原因还包括：① 液体输入过量或体外循环流量较大；② 颅内压增高；③ 升压药物使用不当；④ 肠胀气；⑤ 尿潴留；⑥ 寒冷与低温；⑦ 术毕应用纳洛酮拮抗阿片类药物的呼吸抑制作用；⑧ 术后伤口疼痛、咳嗽、恶心、呕吐等；⑨ 术后因麻醉对血管的舒张作用消失，血容量过多。

围手术期血压属于剧烈波动期，易出现血压的大起大落，焦虑、麻醉诱导、手术操作、大量血液损失等均会引起血压波动。外科系统对高血压危害认识不足，术前血压控制不良也是围手术期血压控制不佳的重要原因。

三、功能评估及危险分级

（一）高血压患者的评估

1. 确定有无高血压·测量血压是否升高应连续数日多次测血压，有 2 次以上血压升高超过 140 mmHg，方可谓高血压。

2. 鉴别高血压的原因·凡遇到高血压患者，应详细询问病史，全面系统检查，以排除症状性高血压。

实验室检查有助于原发性高血压的诊断和分型，了解靶器官的功能状态，且有利于治疗时正确选择药物。血尿常规、肾功能、尿酸、血脂、血糖、电解质（尤其血钾）、心电图、胸部 X 线和眼底检查应作为高血压患者的常规检查。

3. 靶器官受累情况·目前认为高血压是全身性疾病，体现在全身小动脉痉挛进行性发展及重要器官受累；长期高血压造成的靶器官伤害包括左心室肥厚、蛋白尿和（或）血肌酐轻度升高（106~177 μmol/L）；超声或 X 线证实有动脉粥样斑块；视网膜动脉局灶或广泛狭窄。

（二）围手术期危险分级

1. 用于分层的心血管危险因素·主要包括：男性>55 岁；女性>65 岁；吸烟；血胆固醇>5.72 mmol/L；糖尿病，早发心血管疾病家族史（发病年龄为男性<55 岁，女性<65 岁）。

2. 按照 WHO 建议使用的血压标准·凡正常成人收缩压应≤140 mmHg（18.6 kPa），舒张压≤90 mmHg（12 kPa）。亦即收缩压在 141~159 mmHg（18.9~21.2 kPa），舒张压在 91~94 mmHg（12.1~12.5 kPa），为临界高血压。高血压的危险因素分级见表 2-1-1。

（1）低危组：男性年龄低于 55 岁，女性低于 65 岁的 1 级高血压患者，10 年内发生心血管疾病的可能性小于 15%，如为临界高血压者危险性更低。该组患者对麻醉和手术的耐受程度与非高血压患者无明显区别。

（2）中危组：包括有不同水平的高血压和危险因素，一些患者血压水平不高但有多种危险因素，另一些患者相反，血压水平很高而无或有少量危险因素，10 年内发生心血管等并发症的比率为 10%~15%。该期麻醉手术的风险与靶器官的损害程度有关，舒张压高于 15.3 kPa

时麻醉风险更大,有心肌梗死病史择期手术应推迟 6 个月,有心脑血管损害的患者术中有可能发生脑血管意外和急性心律失常或心力衰竭。

（3）高危组：存在有 3 个危险因素的 1 级、2 级高血压患者或不伴有其他危险因素的 3 级高血压患者,10 年内发生心血管并发症的比率为 20%~30%。麻醉风险较大,所以在麻醉前应详细了解病情,做好充分准备,加强麻醉中的管理,减少麻醉中和术后的心血管并发症。

（4）极高危组：3 级高血压并有 2~3 项危险因素,预计 10 年心血管并发症的发生比率超过 30%,一般不宜做手术,否则术中、术后的死亡率高。

表 2-1-1　高血压危险因素分级

危险因素及病史	血压(mmHg)		
	(140~159)/(90~99)	(160~179)/(100~109)	180~　/110~
无其他危险因素	低危	中危	高危
1~2 个危险因素	中危	中危	极高危
3 个以上危险因素	高危	高危	极高危
有并发症	极高危	极高危	极高

3. 2003 第七次修订高血压指南(JNC7)·该指南不仅简化了高血压分级,更强调了收缩压的重要性(50 岁以上)。其理由是：① 单纯收缩期高血压(>140 mmHg/<90 mmHg,ISH)增加心血管事件 2~4 倍,预测心血管患者转归比单纯舒张期血压(<140 mmHg/>90 mmHg,IDH)更强；② 治疗老年人收缩期高血压,可降低脑卒中 25%~40%,降低冠心病危险 0~27%,降低心力衰竭 22%~55%[7]。

四、并发症和预后

（一）围手术期意外和并发症

大样本临床 Meta 分析表明,围手术期的血压控制不良与术后的心脑血管事件密切相关[8,9],包括脑卒中、心肌梗死、心力衰竭、肾功能不全乃至死亡的发生率都明显增加。未行规律治疗情况下,围手术期血压急剧波动时会产生重要器官供血异常,包括出血或缺血,严重者产生心脑血管意外,如心肌梗死、脑出血、卒中等并发症[10,11],是危害性很大的疾病,需紧急处理。国外统计高血压人群发生围手术期心脑血管事件的风险是普通人群的 3 倍[12-18]。最新研究发现,高血压还会导致认知功能障碍[19]。

1. 急性高血压·急诊手术患者中有相当比例属于急性高血压,更易发生心脑血管事件。围手术期 39% 的患者需要 2 种降压药才能有效控制血压；硝酸甘油使用比例在 60%,呋塞米使用率在 34%,围手术期乌拉地尔使用率在 34%。经严格的降压治疗,仍有 16% 的患者出现急性冠脉综合征,12% 的患者出现心力衰竭或肺部水肿[20-22]。

2. 心肌梗死·大量的回顾分析发现,围手术期低血压危险性远大于高血压,患者由于长时间高血压症状,器官对相对高的血压比较耐受；对于健康人可满足器官灌注的血压,对高血压患者而言是低血压,而且在麻醉诱导期以及手术刺激较轻及大量失血情况下血压会降得更低,这些患者对低血压耐受很差,围手术期脑卒中、心肌梗死的风险增加[23-26]。

3. 脑卒中·高血压患者发生低血压的比例大,发生脑卒中的危险显著增加,据统计,脑卒中的发生率达 2%[27]。

（二）预后

围手术期血压与患者预后相关。影响高血压患者心血管预后的重要因素详见表 2-1-2。

表 2-1-2　影响高血压患者心血管预后的重要因素

心血管危险因素	靶器官损害（TOD）	伴临床疾病
高血压（1~3 级） 男性>55 岁；女性>65 岁 吸烟	左心室肥厚 　心电图：Sokolow-Lyons>38 mV 或 Cornell>2 440 mm·mms 　超声心动图 LVMI：男 ≥ 125 g/m², 女 ≥120 g/m²	脑血管病：脑出血、缺血性脑卒中、短暂性脑缺血发作
糖耐量受损（餐后 2 h 血糖 7.8~11.0 mmol/L）和（或）空腹血糖异常（6.1~6.9 mmol/L） 血脂异常：TC≥5.7 mmol/L（220 mg/dL）或 LDL-C>3.3 mmol/L（130 mg/dL）或 HDL-C<1.0 mmol/L（40 mg/dL）	颈动脉超声 IMT>0.9 mm 或动脉粥样斑块 颈-股动脉脉搏波速度>12 m/s 踝/臂血压指数<0.9 估算的肾小球滤过率降低 [eGFR < 60 mL/（min·1.73 m²）]，或血清肌酐轻度升高：男性 115~133 μmol/L（1.3~1.5 mg/dL），女性 107~124 μmol/L（1.2~1.4 mg/dL）	心脏疾病：心肌梗死史、心绞痛、冠状动脉血运重建史、充血性心力衰竭
早发心血管病家族史（一级亲属发病年龄<50 岁）	微量白蛋白尿 30~300 mg/24 h，或白蛋白/肌酐比≥30 mg/g（3.5 mg/mmol）	肾脏疾病：糖尿病肾病、肾功能受损 血肌酐：男性>133 μmol/L（1.5 mg/dL），女性>124 μmol/L（1.4 mg/dL） 蛋白尿：>300 mg/24 h 外周血管疾病
腹型肥胖（腰围：男性≥90 cm，女性≥85 cm），或肥胖（BMI≥28 kg/m²）		视网膜病变：出血或渗出，视乳头水肿 糖尿病：空腹血糖 ≥ 7.0 mmol，餐后血糖 ≥ 11.1 mmol/L，糖化血红蛋白（HbA1c）36.5%

研究发现,围手术期血压剧烈波动,患者术后并发症发生率增加 3.2 倍[28,29]。除此之外,必须警惕围手术期低血压。Mutsuhito 等报道低血压与中风关系较大[10,27,30-32]。与此同时,高血压患者不停跳冠脉搭桥手术脑卒中、心肌梗死发生率远低于传统冠脉搭桥手术,原因在于手术期间低血压时间明显缩短[30-32]。

尽管研究已经发现,术前 SBP 是预测术后并发症发生率的一个重要因素,但是尚无数据明确指出术前治疗高血压是否可以降低围手术期风险。除非能够实施一项权威性的研究（可惜此类研究的实施十分困难）,否则我们建议应根据临床证据来指导高血压患者的术前治疗。

五、麻醉决策和处理

（一）高血压患者术前评估及术前准备

1. 实施手术与麻醉耐受性的评价

（1）高血压病程与进展情况：高血压病程越长,重要脏器越易受累,麻醉危险性越大；高血压病程虽短,但进展迅速者,即恶性高血压,早期就可出现心、脑、肾并发症,麻醉危险性很大。

(2)高血压的程度:1级、2级高血压(BP<180/110 mmHg),麻醉危险性与一般患者相仿,手术并不增加围手术期心血管并发症发生的风险。而3级高血压(BP≥180/110 mmHg)时,围手术期发生心肌缺血、心力衰竭及脑血管意外的危险性明显增加。

(3)靶器官受累情况:高血压伴重要脏器功能损害者,麻醉手术的危险性显著增加。对于高血压患者,应注意了解有无心绞痛、心力衰竭、高血压脑病、糖尿病,以及脂类代谢紊乱等合并症。

(4)拟行手术的危险程度:① 高危手术(心脏危险性>5%):急诊大手术,尤其是老年人;主动脉或其他大血管手术;外周血管手术;长时间手术(>4 h)、大量体液移位和(或)失血较多等。② 中危手术(心脏危险性<5%):颈动脉内膜剥离术;头颈部手术;腹腔内或胸腔内手术;矫形外科手术;前列腺手术等。③ 低危手术(心脏危险性<1%):内镜检查;浅表手术;白内障手术;乳腺手术等。

对于高血压患者,术前首先应通过全面检查明确是原发性高血压,还是继发性高血压,特别要警惕是否为未诊断出的嗜铬细胞瘤。伴有严重器官损害的患者,在实施外科手术前,应予以详细的术前检查,衡量手术与麻醉的耐受性,并给予积极的术前准备与处理。

2. 围手术期术前高血压患者处理流程(图2-1-1)

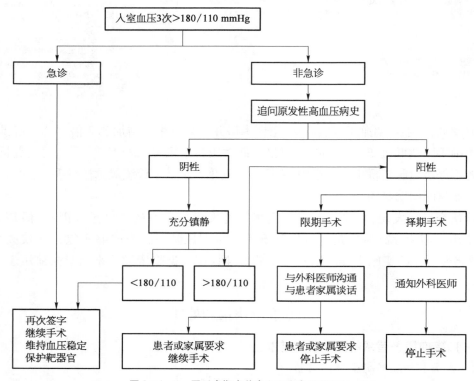

图2-1-1　围手术期术前高血压患者处理流程

3. 麻醉前准备

（1）控制血压：除紧急手术外，择期手术一般应在血压得到控制之后进行，并调整受损器官功能的稳定。择期手术降压的目标：中青年患者血压控制<130/85 mmHg，老年患者<140/90 mmHg 为宜。对于合并糖尿病的高血压患者，应降至 130/80 mmHg 以下。高血压合并慢性肾脏病者，血压应控制在 130/80 mmHg 甚至 125/75 mmHg 以下。但降压宜个体化，不可过度，以免因严重的低血压而导致脑缺血或心肌缺血。

对于急诊手术患者，可在做术前准备的同时适当地控制血压。血压>180/110 mmHg 的患者，可在严密的监测下行控制性降压，调整血压至 140/90 mmHg 左右。情况较为复杂的患者，建议请心血管内科医师共同商议解决办法。

（2）抗高血压药物的术前应用：除 ACEI 和血管紧张素 II 拮抗剂及利血平（至少停用 7 日）之外，其他所有抗高血压药物均应常规用至术前。在血流动力学稳定性建立之后，可将这些药物改为静脉用药。Coria 等发现术前使用 ACEI 的患者几乎 100% 发生诱导期低血压，如果在术日晨停用 ACEI，低血压的发生率约为 21%。Bertrand 等进行一项前瞻性的随机研究，研究结果表明：长期使用 ACEI 治疗的高血压患者，如果在术日晨仍然服用此药，全麻诱导后需要使用血管收缩药物来纠正的严重低血压事件的发生率高于那些术前一晚停药的患者。对于术日晨继续使用此类药物的患者，可选择血管加压素治疗难治性低血压。虽然没有对术日晨停药的远期不良影响进行评估，还是建议采用停药至患者可以进流食（不必卧床的患者）的方法或者将口服药物改为静脉或鼻胃管给药（术后继续禁食的患者）。对于长期使用利尿剂的患者，目前主张持续用至术日晨，因为治疗 1 周后，利尿剂的主要效应是小动脉舒张，而且术日晨突然停用利尿剂后，尿量的评估可能不够准确。

（二）围手术期高血压的麻醉管理

1. 麻醉前用药·高血压患者易于激动，术前应充分镇静。术前访视时做好安慰和解释工作，消除顾虑，手术前夜应保证有良好的睡眠。术前口服地西泮 5~10 mg，或劳拉西泮 2~4 mg，可产生较好的镇静效果。患者进入手术室并开放静脉、建立无创监测后，可根据血压、心率和麻醉需要给予咪达唑仑。对于服用利血平或普萘洛尔的患者，麻醉诱导前可给予阿托品，避免心动过缓。

2. 麻醉选择·高血压患者的麻醉选择，应根据病情和手术要求，选择对循环影响最小的麻醉方法和药物，同时提供较完善的镇静、镇痛效果，降低患者的应激反应。

（1）局部麻醉：较小手术选用局部浸润麻醉或神经阻滞时应注意麻醉药中不宜加用肾上腺素，阻滞需完全，并予以适当的镇静。重度高血压患者不宜选择颈丛阻滞，易引起血压升高。除低位脊麻和鞍区麻醉外，蛛网膜下隙阻滞一般不宜用于重度高血压患者，因其可引起血压剧烈波动。连续硬膜外阻滞对循环的影响虽较缓和，但阻滞范围较广泛时仍可引起血压严重下降，故必须控制好麻醉平面，注意容量补充，合理使用血管活性药物。

（2）全身麻醉：除短小手术外，大多数高血压患者手术选择全身麻醉较为安全，目前大多采用静吸复合全麻。吸入麻醉药常用于术中控制血压，尤其是异氟醚具有扩血管和心肌保护的双重作用，适合在高血压患者中使用。静脉麻醉药中，氯胺酮可使血压显著升高，心率加快，不宜用于高血压患者。丙泊酚的心肌抑制和血管扩张作用呈剂量依赖性，使用时需注意。咪达唑仑引起轻度全身血管扩张和心排血量下降。丙泊酚和咪达唑仑对心率影响均不明显。芬太尼及其衍生物对心血管系统影响较轻,不抑制心肌收缩力,一般不影响血压。由于其能降低交感神经活性,小剂量芬太尼或舒芬太尼可有效地减弱气管插管的高血压反应。肌松药的选择主要取决于患者的心、肾功能。因此,高血压患者麻醉以咪达唑仑、丙泊酚、舒芬太尼和肌松药复合低浓度吸入麻醉药的平衡麻醉较为适宜。

（3）联合麻醉:全身麻醉复合硬膜外阻滞适用于胸、腹及下肢手术。硬膜外阻滞可有效地阻断手术伤害性刺激,减轻应激反应,便于术后镇痛。但其存在一定的不足,如迷走反射存在,手术探查可致内脏牵拉痛、鼓肠、呃逆、恶心、呕吐等;阻滞平面过高可抑制呼吸循环功能;有时肌肉松弛不佳。全身麻醉可使患者舒适、意识消失、肌肉松弛,控制呼吸保证有效通气,满足相应手术要求。但浅麻醉时不能有效阻断伤害性刺激。两者复合应用可显著减少麻醉药物用量,利用各自优点,使麻醉更平稳。

3. 气管插管与拔管时高血压的预防·实施全身麻醉时,置入喉镜、气管插管和拔管时易引起高血压反应。插管应在麻醉深度足够的情况下进行,尽可能缩短喉镜置入持续时间。气管插管前可采用下述方法之一,以减轻高血压反应。

（1）使用强效吸入麻醉药 5～10 min,加深麻醉。

（2）单次使用阿片类药物（芬太尼 2.5～5 μg/kg;阿芬太尼 15～25 μg/kg;舒芬太尼 0.25～0.5 μg/kg;瑞芬太尼 0.5～1 μg/kg）。

（3）静脉或气管内使用利多卡因 1～1.5 mg/kg。

（4）予以 0.2～0.4 μg/kg 硝酸甘油静脉注射,同时有利于防止心肌缺血。

（5）静脉注射尼卡地平 10～20 μg/kg,或乌拉地尔 0.25～0.5 mg/kg,或艾司洛尔 0.2～1 mg/kg。

（6）静脉泵注右美托咪定 1 μg/kg,10～15 min 泵注完。

拔除气管导管时,尤其浅麻醉下更易引起血压的严重反跳。因此,在手术结束、尚未完全清醒前,就应开始实施术后镇痛,同时可实施一定深度麻醉下的拔管。较深麻醉下拔管技术,是与以往所强调的咳嗽、吞咽反射恢复、自主呼吸恢复、潮气量正常、患者基本清醒后再拔管的概念不同,它是微创麻醉的重要组成部分。其要点如下。

1）评估停止吸入麻醉药的时机。通常异氟醚在距手术结束前 30 min,安氟醚在 45 min,七氟醚在 10 min,地氟醚可在手术结束时,停止吸入。

2）术毕前 10 min 将气流量开大至 5～10 L/min 以加速吸入麻醉药的洗出,同时丙泊酚继续维持至术毕。

3）静脉注射芬太尼 1 μg/kg。给予肌松药拮抗剂的时机为 TOF 出现 2 个反应或开始有自主呼吸时拮抗肌松药残留肌松作用;拮抗药剂量:新斯的明 0.04～0.07 mg/kg,最大剂量 5 mg,阿托品剂量为新斯的明的半量或三分之一。

4）自主呼吸下呼吸次数<20 次/min,节律规则,$PETCO_2$ 有良好肺泡气平台,VT>5 mL/kg,呼吸空气 SpO_2>95%,胸、腹矛盾呼吸运动消失,即可拔管。

5）拔管前不刺激患者咳嗽,较深麻醉下吸尽气管及口咽部分泌物。

6）拔管后托起下颌,如舌后坠明显,可置入口咽通气道,如患者仍屏气,可用麻醉机面罩行辅助呼吸。

7）停止吸氧，观察患者吸空气后 SpO_2 改变，如能维持 $SpO_2>95\%$，则自主呼吸已基本恢复，持续给氧直至完全苏醒。

（三）特殊类型高血压的处理

高血压急症（hypertensive emergencies）是指原发性或继发性高血压患者，在某些诱因作用下，血压突然和显著升高（一般超过 180/120 mmHg），同时伴有进行性心、脑、肾等重要靶器官功能不全的表现。

高血压急症严重危及患者生命，需做紧急处理。但短时间内血压急骤下降，可能使重要器官的血流灌注明显减少，应采取逐步控制性降压。一般情况下，初始阶段（数分钟到 1 h 内）血压控制的目标为平均动脉压的降低幅度不超过治疗前水平的 25%。在随后的 2~6 h 内将血压降至较安全水平，一般为 160/100 mmHg 左右，如果可耐受这样的血压水平，临床情况稳定，在以后 24~48 h 逐步降低血压达到正常水平。降压时需充分考虑到患者的年龄、病程、血压升高的程度、靶器官损害和合并的临床状况，因人而异地制订具体的方案。

常用控制性降压方法如下。

1. 吸入麻醉药降压 · 吸入麻醉药物对心肌有较强的抑制作用，舒张血管平滑肌，使血压降低。其中，异氟醚对心肌抑制作用较轻，利于保证组织灌注，适用于术中短时间降压。如需长时间降压，多与其他降压药复合应用。

2. 血管扩张药降压 · 硝普钠降压快速、停药后血压迅速恢复，大剂量使用时应注意监测动脉血气，避免代谢性酸中毒，同时注意可能发生硫氰酸中毒。硝酸甘油的效应虽然稍差，但在预防、治疗心肌缺血方面非常有效。对于心率较快的患者，艾司洛尔是不错的选择，但禁用于支气管疾病患者。尼卡地平较适用于支气管疾病患者，降压作用同时改善脑血流量，尤其适用于颅脑手术。乌拉地尔具有自限性降压效应，使用较大剂量亦不产生过度低血压，是诱导中度低血压（MAP 为 70 mmHg）最合适的药物。拉贝洛尔不升高颅内压，能很好地维持生命器官的血流量，主要用于妊娠或肾衰竭时的高血压急症。

（作者　陈伟强，审校　黎尚荣）

参考文献

［1］Go AS, Mozaffarian D, Roger VL, et al. Heart disease and stroke statistics — 2013 update：a report from the American Heart Association ［J］. Circulation, 2013, 127(1)：e6 - e245.

［2］Murphy SL, Xu J, Kochanek KD. Deaths：final data for 2010［J］. Natl Vital Stat Rep, 2013, 61(4)：1 - 117.

［3］Yoon SS, Burt V, Louis T, et al. Hypertension among adults in the United States, 2009 - 2010［J］. NCHS Data Brief, 2012, 107：1 - 8.

［4］Egan BM, Li J, Qanungo S, et al. Blood pressure and cholesterol control in hypertensive hypercholesterolemic patients：national health and nutrition examination surveys 1988 - 2010［J］. Circulation, 2013, 128(1)：29 - 41.

［5］Kuznik A, Mardekian J, Tarasenko L. Evaluation of cardiovascular disease burden and therapeutic goal attainment in US adults with chronic kidney disease：an analysis of national health and nutritional examination survey data, 2001 - 2010［J］. BMC Nephrol, 2013, 14：132.

［6］Centers for Disease Control and Prevention. Racial /Ethnic disparities in the awareness, treatment, and control of hypertension — United States, 2003 - 2010［J］. MMWR Morb Mortal Wkly Rep, 2013, 62(18)：351 - 355.

［7］王文. 以钙拮抗剂为基础的联合方案适用于中国高血压治疗：《中国高血压综合防治研究》的设计背景及依据［J］. 中国高血压杂志, 2008,16(12)：1069 - 1071.

［8］Serruys PW, Morice Marie-Claude, Kappetein AP, et al. Percutaneous coronary intervention versus coronary-artery bypass grafting for severe coronary artery disease［J］. N Engl J Med, 2009, 360(10)：961 - 972.

[9] Arnold AP, Itoh Y, Melamed E, A bird's-eye view of sex chromosome dosage compensation[J]. Annu Rev Genomics Hum Genet, 2008, 9: 109 - 127.

[10] Kikura M, Bateman BT, Tanaka KA, Perioperative ischemic stroke in non-cardiovascular surgery patients[J]. J Anesth, 2010, 24(5): 733 - 738.

[11] Fayad AA, Yang HY, Ruddy TD, et al. Perioperative myocardial ischemia and isolated systolic hypertension in non-cardiac surgery[J]. Can J Anaesth, 2011, 58(5): 428 - 435.

[12] Pearse RM, Moreno RP, Bauer P, et al. Mortality after surgery in europe: a 7 day cohort study [J]. Lancet, 2012, 380 (9847): 1059 - 1065.

[13] Devereaux PJ, Chan MTV, Alonso-Coello P, et al. 3 Association between postoperative troponin levels and 30-day mortality among patients undergoing noncardiac surgery[J]. JAMA, 2012, 307(21): 2295 - 304.

[14] Devereaux PJ, Yang H, Yusuf S, et al. Effects of extended-release metoprolol succinate in patients undergoing non-cardiac surgery (POISE trial): a randomised controlled trial[J]. Lancet, 2008, 371(9627): 1839 - 1847.

[15] Fleisher LA, Eagle KA, Shaffer T, et al. Perioperative- and long-term mortality rates after major vascular surgery: the relationship to preoperative testing in the medicare population[J]. Anesth Analg, 1999, 89(4): 849 - 855.

[16] Mangano DT, Goldman L. Preoperative assessment of patients with known or suspected coronary disease[J]. N Engl J Med, 1995, 333 (26): 1750 - 1756.

[17] Noordzij PG, Poldermans D, Schouten O, et al. Postoperative mortality in The Netherlands: a population-based analysis of surgery-specific risk in adults[J]. Anesthesiology, 2010, 112(5): 1105 - 1115.

[18] Bhave PD, Goldman LE, Vittinghoff E, et al. Incidence, predictors, and outcomes associated with postoperative atrial fibrillation after major noncardiac surgery[J]. Am Heart J, 2012, 164(6): 918 - 924.

[19] Goldstein FC, Levey AI, Steenland NK, High blood pressure and cognitive decline in mild cognitive impairment[J]. J Am Geriatr Soc, 2013, 61(1): 67 - 73.

[20] Slama M, Modeliar SS. Hypertension in the intensive care unit[J]. Curr Opin Cardiol, 2006, 21(4): 279 - 287.

[21] Katz JN, Gore JM, Amin A, et al. Practice patterns, outcomes, and end-organ dysfunction for patients with acute severe hypertension: the Studying the Treatment of Acute hyperTension (STAT) registry[J]. Am Heart J, 2009, 158(4): 599 - 606.

[22] Awad AS, Goldberg ME. Role of clevidipine butyrate in the treatment of acute hypertension in the critical care setting: a review[J]. Vasc Health Risk Manag, 2010, 6: 457 - 464.

[23] Grobben RB, van Klei WA, Grobbee DE, et al. The aetiology of myocardial injury after non-cardiac surgery[J]. Neth Heart J, 2013, 21: 380 - 388.

[24] Johnson W, Nguyen ML, Patel R. Hypertension crisis in the emergency department[J]. Cardiol Clin, 2012, 30(4): 533 - 543.

[25] Reich DL, Bennett-Guerrero E, Bodian CA, et al. Intraoperative tachycardia and hypertension are independently associated with adverse outcome in noncardiac surgery of long duration[J]. Anesth Analg, 2002, 95(2): 273 - 277.

[26] Bateman BT, Schumacher HC, Wang S, et al. Perioperative acute ischemic stroke in noncardiac and nonvascular surgery: incidence, risk factors, and outcomes[J]. Anesthesiology, 2009, 110(2): 231 - 238.

[27] Mortazavi SM, Kakli H, Bican O, et al. Perioperative stroke after total joint arthroplasty: prevalence, predictors, and outcome[J]. J Bone Joint Surg Am, 2010, 92(11): 2095 - 2101.

[28] Howell SJ, Sear JW, Foex P, Hypertension, hypertensive heart disease and perioperative cardiac risk[J]. Br J Anaesth, 2004, 92(4): 570 - 583.

[29] Varon J, Marik PE. Perioperative hypertension management[J]. Vasc Health Risk Manag, 2008. 4(3): 615 - 627.

[30] Grossi EA, Bizekis CS, Sharony R, et al. Routine intraoperative transesophageal echocardiography identifies patients with atheromatous aortas: impact on "off-pump" coronary artery bypass and perioperative stroke[J]. J Am Soc Echocardiogr, 2003, 16(7): 751 - 755.

[31] Hilker M, Arlt M, Keyser A, et al. Minimizing the risk of perioperative stroke by clampless off-pump bypass surgery: a retrospective observational analysis[J]. J Cardiothorac Surg, 2010, 5: 14.

[32] Fragasso G, Cera M, Margonato A. Different metabolic effects of selective and nonselective beta-blockers rather than mere heart rate reduction may be the mechanisms by which beta-blockade prevents cardiovascular events[J]. J Am Coll Cardiol, 2009, 53(22): 2105.

第二节
代偿性心功能不全风险评估及处理

心功能不全(heart insufficiency)是由各种原因造成心肌的收缩功能下降,使心脏前向性排血减少,造成血液瘀滞在体循环或肺循环产生的症状,可分为无症状和有症状两个阶段,前者有心室功能障碍的客观证据(如左心室射血分数降低),但无典型充血性心力衰竭症状,心功能尚属美国纽约心脏病协会(NYHA)分级的Ⅰ级,属有症状心力衰竭的前期,如不进行有效治疗,迟早会发展成有症状心功能不全,而心力衰竭一般是指心功能不全的晚期,属于失代偿阶段,患者已经表现有明显的心力衰竭症状和体征。心功能不全多因风湿性心脏病、高血压、缺血性心脏病、心肌炎、主动脉瓣狭窄或关闭不全、室间隔缺损、肺源性心脏病、肺动脉瓣狭窄等引起[1]。

一、流 行 病 学

心功能不全是不同病因引起器质性心血管病的主要综合征,是临床常见的心血管病变,而心力衰竭是其恶化的主要表现。我国对35~74岁城乡居民共15 518人的随机抽样调查结果显示,心力衰竭患病率为0.9%,心力衰竭患者有400万,其中男性为0.7%,女性为1.0%。随着年龄的提高,心力衰竭的患病率显著上升,城市高于农村,北方明显高于南方。

有国外研究结果显示,人群中心力衰竭的患病率为1.5%~2.0%,65岁以上可达6%~10%;在过去的40年中,心力衰竭导致的死亡增加了6倍[2]。

二、病   因

据我国部分地区42家医院,对10 714例心功能不全住院患者病例回顾性调查发现,冠心病由1980年的36.8%上升至2000年的45.6%,冠心病居各种病因之首;高血压由8.0%上升至12.9%;而风湿性心瓣膜病则由34.4%下降至18.6%[3]。

三、功能评估及危险分级

(一)临床状况评估

1. 病史、症状及体征·详细的病史采集及体格检查可提供各种心脏疾病的病因线索。心功能不全患者多因下列3种原因之一就诊:运动耐量降低,液体潴留及其他心源性或肺心源性疾病,均会有相应症状和体征。接诊时要评估容量状态及生命体征,监测体质量,估测静脉压,了解有无水肿、夜间阵发性呼吸困难及端坐呼吸。

2. 二维超声心动图及多普勒超声·可用于：① 诊断心包、心肌或瓣膜疾病。② 定量或定性房室内径、心脏几何形状、室壁厚度、室壁运动，以及心包、瓣膜和血管结构；定量瓣膜狭窄、关闭不全程度，测量左心室射血分数（left ventricular ejection fraction，LVEF），左心室舒张期末和收缩期末容积（LVEDV，LVESV）。③ 区别舒张功能不全和收缩功能不全。④ 估测肺动脉压。⑤ 为评价治疗效果提供客观指标。

3. 核素心室造影及核素心肌灌注显像·前者可准确测定左心室容量、LVEF 及室壁运动。后者可诊断心肌缺血和 MI，并对鉴别扩张型心肌病或缺血性心肌病有一定帮助。

4. X 线胸片·提供心脏增大、肺淤血、肺水肿及原有肺部疾病的信息。

5. 心电图·提供既往 MI、左心室肥厚、广泛心肌损害及心律失常信息。有心律失常时应做 24 h 动态心电图记录。

6. 冠状动脉造影·适用于有心绞痛或 MI，需血管重建，或临床怀疑 CHD 的患者；也可鉴别缺血性或非缺血性心肌病。但不能用来判断存活心肌，而有心肌存活的患者，血管重建可有效改善左心室功能。

7. 心肌活检·对不明原因的心肌病诊断价值有限，但有助于明确心肌炎症性或浸润性病变的诊断。

（二）简易方法

6 min 步行试验：用于评定患者的运动耐力。6 min 步行距离 <150 m 为重度心力衰竭；150~450 m 为中重度心力衰竭；>450 m 为轻度心力衰竭。

（三）液体潴留及其严重程度判断

液体潴留对决定利尿剂治疗十分重要。短时间内体重增加是液体潴留的可靠指标。每次随诊应记录体重，注意颈静脉充盈的程度、肝颈静脉回流征、肺和肝充血的程度（肺部啰音、肝脏肿大），检查下肢和骶部水肿、腹部移动性浊音，以发现腹水。

（四）其他生理功能评价

1. 有创性血流动力学检查·主要用于严重威胁生命，并对治疗无反应的泵衰竭患者，或需对呼吸困难和低血压休克做鉴别诊断的患者。

2. 脑钠肽（brain natriuretic peptide，BNP）测定·有助于心力衰竭诊断和预后判断。Kern 等对 BNP 指导治疗心力衰竭的 Meta 分析中纳入 8 项 RCT 共 1 726 例患者，结果显示 BNP 指导治疗可显著降低 <75 岁患者的死亡风险[4]。John G 等开展 BNP 指导治疗慢性心衰的临床研究纳入 364 例患者，统计显示针对 ≤75 岁患者 BNP 指导治疗组患者 1 年死亡率降低 9.1%，3 年死亡率 BNP 指导治疗组、加强监护治疗组和普通临床治疗组分别为 15.5%、30.9% 和 31.3%[5]。

（五）心功能分级

1. 通用标准·美国心脏协会 1994 年增加了客观评定的标准，根据心电图、运动试验、X 线和超声心动图等客观检查做出分级。目前，临床上一般将心功能分 4 级，心力衰竭分 3 度。

（1）心功能 1 级（心力衰竭代偿期）：日常体力活动不受限制，一般活动不引起心功能不全征象。

（2）心功能2级（心力衰竭Ⅰ度）：体力活动轻度受限制，一般活动可引起乏力、心悸、呼吸困难等症状。

（3）心功能3级（心力衰竭Ⅱ度）：体力活动明显受限制，轻度活动即引起上述征象。

（4）心功能4级（心力衰竭Ⅲ度）：体力活动重度受限制，任何活动皆引起心功能不全征象，甚至休息时也有心悸、呼吸困难等症状。

2. 临床实用标准·根据心力衰竭发生和发展的过程，从心力衰竭的高发危险人群进展成器质性心脏病，出现心力衰竭症状直至难治性终末期心力衰竭，可分成 A、B、C、D 四个阶段，见表 2-2-1[6]。

表 2-2-1　心力衰竭发生发展的各阶段

阶　　段	定　　　义	患　病　人　群
A（前心力衰竭阶段）	患者为心力衰竭的高发人群，尚无心脏结构或功能异常，也无心力衰竭的症状和（或）体征	高血压、冠心病、糖尿病患者；肥胖、代谢综合征患者；有应用心脏毒性药物史、酗酒史、风湿热史或心肌病家族史
B（前临床心力衰竭阶段）	患者从无心力衰竭的症状和（或）体征，但已发展成结构性心脏病	左心室肥厚、无症状心脏瓣膜病、以往有心肌梗死史的患者等
C（临床心力衰竭阶段）	患者已有基础的结构性心脏病，以往或目前有心力衰竭的症状和（或）体征	有结构性心脏病伴气短、乏力、运动耐量下降者
D（难治性终末期心力衰竭阶段）	患者有进行性结构性心脏病，虽经积极的内科治疗，休息时仍有症状，且需特殊干预	因心力衰竭需反复住院，且不能安全出院者；需长期静脉用药者；等待心脏移植者；应用心脏机械辅助装置者

（六）风险评估

根据 Andersson C 等对心功能不全患者行非心脏手术的大样本研究，通过对纳入的 16 827 例行非心脏手术的心力衰竭患者术前资料进行统计分析，Andersson C 等提出下述风险评分表（表 2-2-2、表 2-2-3）以综合预测心力衰竭患者行非心脏手术术后 30 日死亡风险，可以作为临床对心功能不全患者术前评估的参考[7]。

表 2-2-2　影响因素风险评分

评估因素	得　　　　分
性别	女：0分；男：1分
年龄	≤55岁：0分；56~65岁：2分；66~75岁：4分；76~85岁：5分；>85岁：7分
BMI（body mass index）	过轻：4分；正常：3分；过重：1分；肥胖：0分
急诊手术	是：5分；否：0分
高危手术	是：3分；否：0分
肾脏损伤	是：1分；否：0分
脑血管疾病	是：1分；否：0分
胰岛素治疗	是：1分；否：0分

表 2 - 2 - 3　评估总分与死亡风险

总　分	死亡风险（术后 30 日）	总　分	死亡风险（术后 30 日）
<5	<2%	15~16	>20%~30%
5~8	2%~5%	17~19	>30%~50%
9~11	>5%~10%	20~	>50%
12~14	>10%~20%		

四、并发症和预后

（一）心功能不全可能引起围手术期意外和并发症的循证分析

Michael 等对心力衰竭患者行非心脏手术进行了一项多中心队列性回顾性研究,纳入 5 094 对进行配对的患者,分别为心功能不全组(CHF 组)和心功能正常组,其中心功能不全组患者为新发心力衰竭或慢性心力衰竭,术前 30 日有心功能恶化症状,统计结果显示慢性心力衰竭组与对照组术后 30 日内并发症总体发生率分别为 30.3%、22.3%[8],具体不同并发症发生率对比见表 2 - 2 - 4。

表 2 - 2 - 4　心功能不全组与对照组术后 30 日内并发症发生率对比

	术后 30 日发生率	
	慢性心力衰竭组	对　照　组
急性肾功能衰竭	2.4%	1.3%
长时间机械通气	7.7%	4.5%
肺炎	6.4%	3.8%
心搏骤停	2.9%	1.7%
非计划气管插管	7.4%	4.6%
肾功能不全	1.3%	0.8%
败血症	10.4%	7.6%
肺栓塞	0.7%	0.5%
深静脉血栓	2.1%	1.6%
尿路感染	4.6%	3.6%
周围神经损伤	0.1%	0.1%
术后输血	1.1%	1.0%
卒中	0.8%	0.7%
术中输血	1.8%	1.7%
心肌梗死	1.3%	1.2%
手术部位感染	6.7%	6.3%
切口裂开	1.5%	1.4%
昏迷	0.2%	0.2%

Bradley G 等对心力衰竭患者行常见非心脏手术的研究(此为美国心力衰竭患者行非心脏手术样本量最大的研究)中发现,在入选的 159 327 例患者中,18.4% 为心力衰竭患者,34.4% 为冠心病患者,47.2% 为两者均无,围手术期死亡率分别为 8%、3.1%、2.4%。与对照组和冠心病患者相比,心力衰竭患者围手术期死亡率及术后再入院发生率要高得多[9]。

Adrian F 等在心力衰竭患者行非心脏手术的研究中纳入 23 340 例患者,在进行风险校正后,心力衰竭患者院内死亡率为 11.7%,术后 30 日内再入院率为 20.0%。与普通人相比,年龄≥65 岁的心力衰竭患者行非心脏手术的术后死亡率和并发症发生率均显著增高[10]。

(二) 心功能不全对预后影响的循证分析

对心功能不全患者行非心脏手术预后的研究,主要围绕术后死亡率及再入院发生率两方面。Kristensen 等在 2014 年欧洲心脏病学会和欧洲麻醉学会针对非心脏手术患者心血管疾病评估与管理指南中提到,心功能不全对于非心脏手术患者围手术期来说是一个重要的危险因素[11]。国外相关研究中,Charlotte 等的研究纳入 16 827 例行非心脏手术的心力衰竭患者,统计显示术后 30 日死亡发生率为 10.6%[7]。Sean 等的研究中,纳入 38 047 例心力衰竭、心房颤动、冠心病行非心脏手术患者,其中心功能不全患者术后 30 日未校正死亡率为 9.2%[12]。

在前述 Hammill BG 等[9]这项囊括 159 327 例手术过程的研究中,统计显示心功能不全组与对照组术后 30 日内因各种原因再次入院的发生率有明显差异,分别为 17.1% 和 8.1%($P<$ 0.001)。在这 159 327 例手术中,心功能不全组和对照组不同手术过程后再入院发生率分别为:膝上截肢术 25.2% 和 18.9%,膝下截肢术 24.1% 和 19.9%,颈动脉内膜切除术 15.2% 和 8.7%,结肠癌切除术 18.0% 和 10.5%,髋关节置换术 16.6% 和 8.0%,膝关节置换术 9.9% 和 4.7%,腹腔镜胆囊切除术 16.4% 和 8.4%,下肢血管移植术 27.2% 和 16.2%,开放性腹主动脉修补术 14.8% 和 10.4%,开放性胆囊切除术 17.3% 和 11.8%,其他腹部癌症切除术 20.0% 和 13.3%,肺癌切除术 17.4% 和 11.3%,脊柱融合术 13.3% 和 7.7%。

五、麻醉决策及处理

(一) 麻醉决策

心功能不全患者常合并冠心病、高血压、心脏瓣膜病、心律失常、慢性阻塞性肺疾病等慢性病,围手术期手术创伤和应激反应可加重心脏的病理生理改变,因此充分的术前评估与准备是非常必要的。

1. 麻醉与手术时机·除上述通常采用的 NYHA 心功能分级(classification of NYHA heart function),临床常结合 Goldman 制订的心脏危险指数(cardiac risk index,CRI)[13](表 2-2-5)评估心力衰竭患者能否进行麻醉与手术。孙冠宇等对 200 例心功能不全患者非心脏手术的研究认为,如 CRI 总分≥26 分,只应施行紧急手术;总分在 13~25 分,术前应请心脏科医师会诊,考虑进行择期手术;总分<13 分,则手术的危险性小,与一般人无明显差别,多可经受各种手术[14]。

2. 术前准备·对于心功能不全患者,术前准备主要注意:① 术前积极强心,扩管,利尿治疗,以及尽可能改善患者的心功能,降低肺血管系统充血,降低肺动脉压力;② 注意电解质,特别是血钾、镁的浓度;③ 术前应在手术室必要的监测下用药;④ 麻醉前准备好可能用到的设备和药物[15]。

表 2 - 2 - 5　心脏危险指数(CRI)评估

项　目	指　标	CRI 评分
心梗	<6 个月	10
病史	>70 岁	5
体检	可闻第三心音奔马律,颈静脉充盈 主动脉瓣明显狭窄	11 3
心电图	非窦性心律或房性期前收缩 持续室性期前收缩 5 次/min 以上	7 7
一般情况	卧床,内科情况差(包括肝肾功能不全),主要指标:血钾<3 mmol/L,$HCO_3 < 20$ mmol/L,$PaO_2 < 60$ mmHg,$PaCO_2 > 50$ mmHg,BUN > 17.85 mmol/L,Cr>265.2 μmol/L,肝功能异常(sGOT 增高)或慢性肝病	3
手术方式	胸部手术、腹部手术、主动脉等大手术 急诊手术	3 4

3. 麻醉方式·根据手术部位及患者自身状况,麻醉方式选择遵循以下内容。

(1)区域阻滞:① 休克未纠正禁用椎管内麻醉;② 血容量足,心功能改善,病情稳定可考虑低位硬膜外麻醉,但须格外谨慎;③ 腰丛、股神经、坐骨神经阻滞可作为首选,但须注意药物总用量。

(2)全身麻醉:全身麻醉的诱导和维持应尽量在平稳的前提下进行,并选用对心功能影响小的麻醉药物,术中全面严密监测患者的生命体征[15]。

心脏病患者行非心脏手术应根据不同病种、患者不同身体状况、不同手术方式来选择不同的麻醉方法。甲状腺手术可选用颈丛神经阻滞,上肢手术可选用臂丛神经阻滞,腹部及下腹部以下部位手术,宜选用硬膜外阻滞,可以达到阻滞区域范围内完善镇痛,且对全身干扰尤其对呼吸系统的影响较小。术前肺功能较差的患者,宜选用椎管内麻醉,尽量避免气管插管,避免术后呼吸功能的进一步减退。开胸手术及上腹部手术创伤大,宜选用全麻复合硬膜外麻醉。

（二）建立在临床研究基础上的围手术期处理建议

1. 术前准备

(1)对于既往有心绞痛或术前 ECG 检查提示有心肌供血不足者,给予极化液静滴 1 周,酌情加用扩冠药。

(2)合并高血压者,应使血压控制在接近正常范围。频发室性期前收缩,应使用利多卡因、美西律等抗心律失常药,并注重改善冠脉灌注,增加心肌氧供的治疗。

(3)心房颤动患者,在改善冠脉血供和心肌营养的同时,应使心率控制在 100 次/min以下。

(4)房室传导阻滞和束支传导阻滞患者一般不做特别处理;可先做阿托品试验观察,如反应不好则考虑安装或准备好临时起搏器,以备急救。

(5)术前用于抗高血压、抗心律失常、扩张冠脉增加心肌血流、防治心绞痛和哮喘的药物,宜继续服用至术日晨。

(6)对并存的呼吸、肝、肾、内分泌和血液系统功能异常改变者,也应采取相应积极措施,使各主要脏器功能处于最佳状态。

2. 围手术期慢性心功能不全心力衰竭急性发作的处理

（1）药物治疗：围手术期慢性心功能不全患者可能由种种原因而导致急性心力衰竭发作。这些患者除应用心功能不全标准治疗外，宜积极应用正性肌力药、血管扩张药及利尿剂[16]。

1）正性肌力药：虽然有研究显示正性肌力药如氨力农和米力农治疗会增加死亡率，但目前仍然是围手术期急性心力衰竭处理的常用药物[17]。近年来，有研究发现一种新型非 cAMP 依赖的正性肌力药——左西孟旦，在治疗心力衰竭急性发作时不良反应较少。左西孟旦能够增加心肌细胞对钙离子的敏感性，并能打开血管平滑肌和心肌细胞的 K_{ATP} 通道，从而扩张血管并减轻心肌缺血，同时能增加收缩期对钙离子敏感性而在舒张期并不引起钙超载，从而增强正性肌力的作用并保护舒张功能[18]。与传统正性肌力药多巴酚丁胺相比，应用左西孟旦 6 h 后心力衰竭症状缓解明显，同时能降低慢性心功能不全患者围手术期心力衰竭急性发作后 1 个月内的死亡率[19]。

2）血管扩张药：静脉注射血管扩张药已长期应用于心排量降低的心功能失代偿性患者。血管扩张药降低心室舒张压和收缩期血管阻力，从而增加每搏量和心排量。在各类血管扩张药中，硝酸甘油最为常用，其在围手术期急性心力衰竭治疗中的应用效果已通过大量临床研究证实[16]。近年来相关研究发现，人工合成的脑钠肽（奈西利肽）也可用于急性心力衰竭的治疗。奈西利肽与 A 型和 B 型脑钠肽受体结合，作用于血管内皮和血管平滑肌细胞。通过增加 cGMP 使动静脉扩张，从而降低前后负荷。具有利尿和排钠及扩张冠状动脉的作用，并能降低肺动脉压，但很少影响率，与硝酸甘油相比，奈西利肽不会产生急性耐受，低血压等不良事件发生率更低[20]。但也有研究指出，奈西利肽并非绝对安全，近期已有数据显示了与其相关的肾功能衰竭和死亡[21]，因此美国食品药品管理局（Food and Drug Administration，FDA）只允许其用于急性心力衰竭发作，而不作为利尿剂或保护肾功能使用。

（2）容量治疗：慢性心功能不全患者围手术期心力衰竭急性发作时，容量治疗尤显重要。当心力衰竭患者并发容量不足引起的低血压时，应适当补充晶胶体或血液以补充容量纠正低血压，并严密监测治疗反应以防容量过荷[22]。术前长期使用襻利尿剂的患者可能会对通常剂量的利尿剂发生耐受，可增大剂量（如呋塞米 20 mg/h）或改用奈西利肽（0.005 ~ 0.01 $\mu g \cdot kg^{-1} \cdot min^{-1}$）。围手术期并发贫血的患者即使血流动力学处于稳定状态同样应引起警觉，因为他们更易发生容量超负荷[23]。

（3）其他治疗：当心力衰竭急性发作的患者不得不进行急诊手术时，可以通过气管插管并行正压通气来改善肺水肿。对于心力衰竭患者须行较大的手术时，可以通过有创的动脉血压监测和经食管超声来更全面地了解患者情况并指导用药。在药物治疗无法起效时，应适当进行侵入性治疗，包括心脏再同步化治疗、冠脉支架或搭桥，甚至是心脏移植[24]。

（作者　李响，审校　黎尚荣）

参考文献

[1] Westenbrink BD, Brugts JJ, Mcdonagh TA, et al. Heart failure specialization in Europe[J]. European journal of heart failure, 2016, 18(4):

347 – 349.

[2] Schocken DD, Arrieta MI, Leaverton PE, et al. Prevalence and mortality rate of congestive heart failure in the United States[J]. Journal of the American College of Cardiology, 1992, 20(2): 301 – 306.

[3] 中华医学会心血管病学分会. 中国部分地区 1980、1990、2000 年慢性心力衰竭住院病例回顾性调查[J]. 中华心血管病杂志,2002,30 (8): 450 – 454.

[4] Kern T, Kedan I, Kimchi A. Natriuretic Peptides and the Management of Heart Failure[J]. Reviews in cardiovascular medicine, 2015, 16 (2): 95 – 104.

[5] Lainchbury JG, Troughton RW, Strangman KM, et al. N-terminal pro-B-type natriuretic peptide-guided treatment for chronic heart failure: results from the BATTLESCARRED (NT-proBNP-Assisted Treatment To Lessen Serial Cardiac Readmissions and Death) trial[J]. Journal of the American College of Cardiology, 2009, 55(1): 53 – 60.

[6] 中华医学会心血管病学分会,中华心血管病杂志编辑委员会. 中国心力衰竭诊断和治疗指南 2014[J]. 中华心血管病杂志,2014,42(2): 98 – 122.

[7] Andersson C, Gislason GH, Hlatky MA, et al. A risk score for predicting 30-day mortality in heart failure patients undergoing non-cardiac surgery[J]. European journal of heart failure, 2014, 16(12): 1310 – 1316.

[8] Maile MD, Engoren MC, Tremper KK, et al. Worsening preoperative heart failure is associated with mortality and noncardiac complications, but not myocardial infarction after noncardiac surgery: a retrospective cohort study[J]. Anesthesia and analgesia, 2014, 119(3): 522 – 532.

[9] Hammill BG, Curtis LH, Bennett-guerrero E, et al. Impact of heart failure on patients undergoing major noncardiac surgery [J]. Anesthesiology, 2008, 108(4): 559 – 567.

[10] Hernandez AF, Whellan DJ, Stroud S, et al. Outcomes in heart failure patients after major noncardiac surgery[J]. Journal of the American College of Cardiology, 2004, 44(7): 1446 – 1453.

[11] Kristensen SD, Knuuti J, Saraste A, et al. 2014 ESC/ESA Guidelines on non-cardiac surgery: cardiovascular assessment and management: The Joint Task Force on non-cardiac surgery: cardiovascular assessment and management of the European Society of Cardiology (ESC) and the European Society of Anaesthesiology (ESA)[J]. European journal of anaesthesiology, 2014, 31(10): 517 – 573.

[12] Van diepen S, Bakal JA, Mcalister FA, et al. Mortality and readmission of patients with heart failure, atrial fibrillation, or coronary artery disease undergoing noncardiac surgery: an analysis of 38 047 patients[J]. Circulation, 2011, 124(3): 289 – 296.

[13] Goldman L, Caldera DL, Nussbaum SR, et al. Multifactorial index of cardiac risk in noncardiac surgical procedures[J]. The New England journal of medicine, 1977, 297(16): 845 – 850.

[14] 孙冠宇. 心功能不全病人非心脏手术麻醉探讨(附 200 例报告)[J]. 青岛医药卫生,2008,5: 321 – 324.

[15] 严际慎. 心功能不全病人非心脏手术前处理[J]. 医学新知,2006(1): 3 – 4,6.

[16] Didomenico RJ, Park HY, Southworth MR, et al. Guidelines for acute decompensated heart failure treatment [J]. The Annals of pharmacotherapy, 2004, 38(4): 649 – 660.

[17] Abraham WT, Adams KF, Fonarow GC, et al. In-hospital mortality in patients with acute decompensated heart failure requiring intravenous vasoactive medications: an analysis from the Acute Decompensated Heart Failure National Registry (ADHERE)[J]. Journal of the American College of Cardiology, 2005, 46(1): 57 – 64.

[18] Follath F, Cleland JG, Just H, et al. Efficacy and safety of intravenous levosimendan compared with dobutamine in severe low-output heart failure (the LIDO study): a randomised double-blind trial[J]. Lancet, 2002, 360(9328): 196 – 202.

[19] Moiseyev VS, Poder P, Andrejevs N, et al. Safety and efficacy of a novel calcium sensitizer, levosimendan, in patients with left ventricular failure due to an acute myocardial infarction. A randomized, placebo-controlled, double-blind study (RUSSLAN)[J]. European heart journal, 2002, 23(18): 1422 – 1432.

[20] Investigators PCF. Intravenous nesiritide vs. nitroglycerin for treatment of decompensated congestive heart failure: A randomized controlled trial[J]. Jama, 2002, 287(12): 1531 – 1540.

[21] Sackner-bernstein JD, Kowalski M, Fox M, et al. Short-term risk of death after treatment with nesiritide for decompensated heart failure: a pooled analysis of randomized controlled trials[J]. Jama, 2005, 293(15): 1900 – 1905.

[22] Cecconi M, Reynolds TE, Al-subaie N, et al. Haemodynamic monitoring in acute heart failure[J]. Heart failure reviews, 2007, 12(2): 105 – 111.

[23] Goldsmith SR. Current treatments and novel pharmacologic treatments for hyponatremia in congestive heart failure[J]. The American journal of cardiology, 2005, 95(9A): 14B – 23B.

[24] Metra M, Felker GM, Zaca V, et al. Acute heart failure: multiple clinical profiles and mechanisms require tailored therapy[J]. International journal of cardiology, 2010, 144(2): 175 – 179.

第三节
冠心病风险评估及处理

一、流 行 病 学

20 世纪 50 年代以来,冠心病成为西方发达国家致死的首因,国内冠心病发病率也呈逐年增加趋势。美国每年冠心病患者约 600 万例,发生心脏事件约 150 万例[1]。我国冠心病发病率 10 年增加 2~3 倍,40 岁以上人群中的患病率为 5%~10%。急性心肌梗死 10 年增加 2 倍以上,发病总趋势是北方高于南方[2]。非心脏手术人群中,3.9%患有缺血性心脏病,其中 16.4% 在围手术期发生心脏并发症[3]。

二、病 因 与 分 型

因冠状动脉病变引起的缺血性心脏病,简称"冠心病"。广义冠心病所包括的病因范围除动脉粥样硬化外,还包括冠脉的痉挛、栓塞、炎症、外伤和先天性畸形等,但非动脉粥样硬化性的病因十分少见(<10%),故狭义上的冠心病就是指冠状动脉粥样硬化性心脏病。

WHO 于 1979 年规定"缺血性心脏病的命名法及诊断标准",将其分为五型:心绞痛(劳力性心绞痛、自发性心绞痛),心肌梗死(急性心肌梗死、陈旧性心肌梗死),心力衰竭,心律失常,猝死。

我国现行分型法:隐匿型冠心病(无症状性心肌缺血);心绞痛型;心肌梗死型;心肌硬化型(心力衰竭或心律失常型);缺血性心肌病(充血型与限制型);X 综合征(微血管性心绞痛)。

本病病因至今尚未完全清楚,但认为与高血压、高脂血症、高黏血症、糖尿病、内分泌功能低下及高龄等因素有关。

三、功能评估及危险分级

(一)功能评估

1. 活动能力评估

(1)心功能分级:目前常用的心功能分级标准有美国纽约心脏病协会(New York Heart Association,NYHA)心功能分级与加拿大心血管病学会(Canadian Cardiovascular Society,CCS)心功能分级,详见表 2-3-1。

表 2-3-1　NYHA 心功能分级与 CCS 心功能分级

分级	NYHA 心功能分级	CCS 心功能分级
I	患有心脏疾病，但无体力活动受限。日常活动不会引起过度疲劳、心悸、呼吸困难或心绞痛	一般体力活动（如步行或登楼）不受限，仅在费力、快速活动或持续劳累时出现心绞痛
II	体力活动轻度受限。静息时无症状，日常活动可引起疲劳、心悸、呼吸困难或心绞痛	一般体力活动轻度受限。快速或餐后步行或登楼、上坡、寒冷、情绪激动或醒后数小时发作心绞痛。正常步速正常情况下登楼 1 层以上或平地步行 2 个街区出现心绞痛
III	体力活动明显受限。静息时无症状。低于日常活动量的行为即可引起疲劳、心悸、呼吸困难或心绞痛	一般体力活动明显受限。正常情况下平地步行 1~2 个街区或登楼 1 层即出现心绞痛
IV	无法从事任何体力活动。静息情况下即可出现心功能不全的症状或心绞痛症状，任何体力活动均可加重其不适	任何体力活动均受限，静息情况下即可出现心绞痛

（2）代谢当量评估：代谢当量（metabolic equivalent，MET）指的是 60 岁、体重 70 kg 的成年男性在静息状态下每分钟每千克体重耗氧量，即 3.5 mL。依据 MET 水平可将活动能力分为极佳（>10 MET）、良好（7~10 MET）、一般（4~6 MET）、低下（<4 MET）或未知。

表 2-3-2　常见日常活动与代谢当量对应表

代　谢　当　量				
<3 MET	3~5 MET	5~7 MET	7~9 MET	>9 MET
刮胡子	擦窗	挖土	铲土	搬运物品登楼 >40.8 kg（>90 磅）
穿衣	耙草	手动割草	搬运物品 27~40 kg（60~90 磅）	快速登楼
家务	电动割草	搬运物品 13~27 kg（30~60 磅）	挖坑	铲雪
文书工作	整理床铺	外观雕塑	划独木舟	重活
开车	搬运物品 6~13 kg（15~30 磅）	铲土	登山	壁球
静坐	整理货架（轻物）	锯木	平地慢跑（8 km/h）	滑雪旅行
站立	焊接/木匠	网球（单打）	自由泳	激烈篮球运动
高尔夫	社交舞蹈	滑雪（下坡）	高级健美操	快跑（>9.6 km/h）
编织	高尔夫（步行）	轻装背包出行	骑单车（19.2 km/h）	骑单车（>20.8 km/h）
步行（3.2 km/h）	航海	篮球		跳绳
骑脚踏车	网球（双打）	钓鱼		走上坡（8 km/h）
简单健美操	平地步行（4.8~6.4 km/h）	平地步行（7.2~8 km/h）		
	平地骑单车（9.6~12.8 km/h）	骑单车（14.4~16 km/h）		
	初级健美操	蛙泳		

（3）负荷试验：对于未知 MET 的患者可进行运动平板负荷试验。风险升高但心功能容量极好（>10 MET）的患者，无须进一步的运动试验和心脏影像学检查，可进行手术（Ⅱa，B）；风险升高但心功能容量未知的患者，在治疗可能改变的情况下，运动试验评估心功能容量是合理的（Ⅱb，B）；风险升高但心功能容量未知的患者可以考虑行心肺运动试验（Ⅱb，B）。

风险升高但心功能容量中到好（4≤MET<10）的患者，无须进一步的运动试验和心脏影像学检查并进行手术（Ⅱb，B）；风险升高且心功能容量差（MET<4）或未知的患者，在治疗可能改变的情况下，可以进一步行运动试验和心脏影像学检查评估心肌缺血（Ⅱb，C）。对非心脏手术的低危患者，常规使用无创负荷试验筛查无用（Ⅲ，B）。

表 2-3-3　代谢当量（MET）与运动平板试验的关系

心功能分级	氧耗量（mL/kg·min）	代谢当量（MET）	运动平板试验			
			改良 BRUCE 3 min 试验		经典 BRUCE 3 min 试验	
			步速（MPH）	坡度（%GR）	步速（MPH）	坡度（%GR）
正常或Ⅰ级	56.0	16	6.0	22	6.0	22
	52.5	15	5.5	20	5.5	20
	49.0	14	5.0	18	5.0	18
	45.5	13	4.2	16	4.2	16
	42.0	12				
	38.5	11	3.4	14	3.4	14
	35.0	10				
	31.5	9				
	28.0	8				
	24.5	7	2.5	12	2.5	12
Ⅱ级	21.0	6				
	17.5	5	1.7	10	1.7	10
Ⅲ级	14.0	4				
	10.5	3	1.7	5		
	7.0	2	1.7	0		
Ⅳ级	3.5	1				

2. 辅助检查

（1）静息心电图：静息心电图是筛查心肌缺血、心肌梗死最常用的无创检查。心肌梗死可出现有 Q 波及无 Q 波两种特征：有 Q 波提示透壁性心肌梗死，无 Q 波表示为非透壁性或心内膜下心肌梗死；T 波、ST-T 段及 R 波常出现改变，或呈传导异常。但心电图在相当一部分心肌梗死病人仍属正常，因此不能完全根据心电图改变来判断病情[4]。

破碎 QRS（fragmented QRS complex，fQRSc）指的是心电图上 R′SR 表现的 QRS 波形。近年来在提示心肌梗死预后方面逐渐得到重视。尤其是当有 2 个以上相邻导联出现 fQRSc 波形时，提示可能存在陈旧性心肌梗死[5]。

根据 2014 年欧洲心脏病学会（European Society of Cardiology，ESC）与欧洲麻醉学会（European Society of Anaesthesiology，ESA）共同修订的非心脏手术的心血管评估与管理指南中对稳定患者行择期非心脏手术的术前心功能评估检查的建议[6]，对有以下疾病之一：冠心病、明显心律失常、外周动脉疾病、脑血管疾病或其他明显的结构性心脏病的患者,除低危手术外,围手术期行静息 12 导联心电图(ECG)是合理的(Ⅱa,B)。除低危手术外,怀疑冠心病的无症状患者可考虑行静息 12 导联心电图(Ⅱb,B)。对接受低危手术的无症状患者,无须常规行静息 12 导联心电图(Ⅲ,B)。

(2) 静息超声心动图:静息超声心动图可根据室壁运动异常判断心肌缺血区域,并测量左心室射血分数、舒张期末容积,同时评估心脏整体与局部功能、乳头肌功能不全、室壁瘤、室间隔缺损、附壁血栓等。

射血分数有整体射血分数和局部射血分数之分。整体射血分数指左心室或右心室收缩期末射出的血量占心室舒张期末容量的百分比,是临床常用的心功能指标,主要反映心肌收缩力,在心功能受损时它比心排血量指标敏感。成人正常左心室射血分数(LVEF)为 $60\% \pm 7\%$,右心室射血分数(right ventricular ejection fraction, RVEF)为 $48\% \pm 6.0\%$。一般认为,LVEF<50% 或 RVEF<40% 即为心功能下降。心肌梗死患者若无心力衰竭,射血分数多在 40%~50%;如果出现症状,射血分数多在 25%~40%;如果在休息时也有症状,射血分数可能<25%[7]。

LVEF 是非心脏手术预后的一项独立危险因素。LVEF≤29% 的患者术后存活率与 LVEF>29% 的患者相比显著降低。对于原因不明的呼吸困难患者,围手术期评估左心室功能是合理的(Ⅱa,C)。对于出现严重呼吸困难或其他临床状态改变的心力衰竭患者,围手术期评估左心室功能是合理的(Ⅱa,C)。对既往有左心室功能障碍但临床稳定、1 年内未评估左心室功能的患者,可以考虑再次评估(Ⅱb,C),不推荐常规评估围手术期的左心室功能(Ⅲ,B)。

(3) 放射性核素心肌显影:由于坏死心肌血供断绝和瘢痕组织中无血管,^{201}Tl 与 ^{99m}Tc - MIBI 不能进入细胞,静脉注射这些放射性核素仅可被有功能的心肌细胞选择性摄取,其摄取量与心肌血流成正比,由此反映心肌血流灌注、显示心肌梗死的部位和范围。

由于在静息状态下正常心肌与缺血心肌的心肌血流灌注分布可能均为正常,目前常结合运动负荷或药物负荷试验(使用双嘧达莫、多巴酚丁胺、腺苷等)进行显像,仅对不适合进行负荷试验者进行单纯静息心肌显像。单纯静息心肌显像适应证如下:急性心肌梗死、严重不稳定性心绞痛、静息心电图提示明显心肌缺血、心功能不全、心肌炎。

1992 年日本高知医科大学的 Murai T 等对 201 例心电图呈现 Q 波的陈旧性心肌梗死患者进行双嘧达莫负荷铊 201 核素心肌灌注显像(dipyridamole-loading thallium 201 myocardial perfusion scintigraphy, D - MPS),发现 3 类异常心肌显像类型是提示心肌梗死的高危因素:显影剂部分再分布、弥散洗脱延迟与广泛部分缺损[8]。这 3 个高危因素与血管病变类型的相关性如表 2 - 3 - 4 所示。

表 2 - 3 - 4　D - MPS 异常显像类型与血管病变关系

异常心肌显像种类	三支血管病变	双支血管病变	单支血管病变
0	5%	13%	82%
1	15%	16%	69%
2 种或以上	72%	20%	8%

该研究进一步筛选出 201 例患者中接受了 PCI 或 CABG 冠脉再通治疗者,并统计此类患者中 D–MPS 显示的 3 类异常心肌显像与 39 个月内心脏相关死亡率及非致死心脏事件发生率的关系(表 2–3–5)。

表 2–3–5　D–MPS 异常显像类型与心脏事件的关系

异常心肌显像种类	接受冠脉再通治疗者	心脏病相关死亡率	非致死心脏事件发生率
0	2%	0	4%
1	5%	4%	12%
2 种或以上	42%	31%	42%

(4)冠脉 CT 血管造影(computed tomographic angiography,CTA):冠脉 CTA 是目前临床上广泛应用于了解冠状动脉情况的无创影像学检查。Sheth T 等对来自 8 个国家 12 个中心的 955 例具有动脉粥样硬化高危因素或确诊动脉粥样硬化的患者行非心脏手术的术前冠脉 CTA 数据进行研究,将造影结果分为正常、非阻塞性(狭窄<50%)、轻度阻塞(1～2 支血管狭窄≥50%)或重度阻塞(包括左前降支近段的两支血管、三支血管或左主干的狭窄≥50%),发现在围手术期出现心肌梗死的患者中,约 31%的冠脉 CTA 提示为重度阻塞,41%提示为轻度阻塞,24%提示为非阻塞性,4%为正常[9]。

(5)心脏核磁共振显像(cardiac magnetic resonance imaging,CMRI):结合含钆造影剂延迟显像,CMRI 可以敏感地发现心肌梗死后遗留的心肌瘢痕组织。Evrim B 等研究了 2000—2002 年纳入美国多种族粥样硬化研究(The Multi-Ethnic Study of Atherosclerosis,MESA)的 1 840 例 45～84 岁无明显心血管风险因素的人群在 10 年后(2010—2012 年)时的 CMRI 数据,被 CMRI 检出心肌瘢痕组织的人数占总人数的 7.9%,其中有 78%的心肌瘢痕组织不能通过心电图或临床诊断发现[1]。

(6)非心脏手术前的无创药物负荷试验:对于非心脏手术风险升高且心功能容量差的患者(<4 MET),如果治疗有可能改变的话,多巴酚丁胺负荷超声心动图或药物负荷心肌灌注成像等无创药物负荷试验是合理的(Ⅱa,B)。对于非心脏手术低危的患者,无创负荷试验的常规筛查无用(Ⅲ,B)。

(7)围手术期冠状动脉造影:围手术期患者接受冠脉造影及血运重建的适应证与非手术背景的患者相同(Ⅰ,C);若患者存在急性 ST 抬高型心肌梗死,且接受非急诊、非心脏手术,推荐行急诊冠脉造影(Ⅰ,A);若 NSTE–ACS 患者接受非急诊、非心脏手术,根据风险评估推荐行急诊或早期介入治疗(Ⅰ,B);若患者诊断有心肌缺血伴不稳定胸痛,且接受适宜治疗,近期接受非急诊、非心脏手术,推荐行术前冠脉造影(Ⅰ,C);若患者心脏状况稳定,且接受非急诊颈动脉内膜切除术,可考虑行术前冠脉造影(Ⅱb,B);若患者心脏状况稳定,且接受低危手术,不推荐术前冠脉造影(Ⅲ,C)(表 2–3–6)。

(二)围手术期危险分级

1. 行非心脏手术的危险分级

(1)手术因素:除了患者自身心血管相关病情,围手术期重大心血管事件的发生率还与

表 2-3-6　2014 年 ESC/ESA 稳定患者行择期非心脏手术的术前心功能评估检查指南

手术类型	活动能力	RCRI 风险因素	静息心电图	静息超声心动图	负荷试验影像学	BNP,肌钙蛋白
低危		无	否	否	否	否
		≥1 个	可以考虑	否	否	否
中高危	良好		65 岁以上者可以考虑	仅在行高危手术时考虑	仅在行高危手术时考虑	仅在行高危手术时考虑
中危	低下	无	可以考虑	否	可以考虑	否
		≥1 个	是	否	可以考虑	
高危	低下	1~2 个	是	可以考虑	可以考虑	可以考虑
		≥3 个	是	可以考虑	是	可以考虑

手术复杂程度有关。2014 年 ESC/ESA 共同修订的非心脏手术的心血管评估与管理指南中[6],结合手术类型与患者情况后,依据可能发生重大不良心血管事件(major adverse cardiac event,MACE)的概率对非心脏手术进行危险程度分级(表 2-3-7)。

　　1) 低危手术:结合手术类型与患者病情后,预测发生 MACE 的概率<1%。

　　2) 中危手术:结合手术类型与患者病情后,预测发生 MACE 的概率为 1%~5%。

　　3) 高危手术:结合手术类型与患者病情后,预测发生 MACE 的概率>5%。

表 2-3-7　2014 年 ECS/ESA 非心脏手术心血管风险分级

低 危 手 术	中 危 手 术	高 危 手 术
浅表手术	腹腔手术:脾切除术、食管裂孔疝修补术、胆囊切除术	主动脉或大血管手术
乳腺手术	有症状颈动脉内膜手术	开放下肢血管重建手术、截肢术、取栓术
牙科手术	周围血管成形术	胰十二指肠手术
甲状腺手术	血管内动脉瘤修补术	肝叶切除术、胆道手术
眼科手术	大型骨科或神经外科手术:如髋关节手术、脊柱手术	食管手术
整形手术	大型泌尿外科或妇科手术	肠穿孔修补术
无症状颈动脉内膜手术	肾移植术	肾上腺切除术
小型妇科手术	非大型胸内手术	全膀胱切除术
小型骨科手术(如半月板切除术)		肺叶切除术
小型泌尿外科手术(如经尿道前列腺切除术)		肺移植术、肝移植术

　　(2) 患者因素:2014 年美国心脏病学会(The American College of Cardiology,ACC)与美国心脏协会(American Heart Association,AHA)发表的非心脏手术围手术期心血管评估指南中指出[10],可使用可靠的评估体系来预测围手术期重大不良心血管事件(MACE)的风险,并对 3 种常用非心脏手术术前临床风险因素评估体系进行如下比较。

　　1) 改良心脏风险指数(revised cardiac risk index,RCRI):RCRI 主要包含 5 个围手术期心

血管事件的高危因素：① 缺血性心脏病：心绞痛、心肌梗死；② 心功能不全；③ 脑血管意外或短暂性脑缺血发作（TIA）；④ 肾功能不全[血清肌酐浓度>170 μmol/L 或 2 mg/dL，或血清肌酐清除率<60 mL/（min·1.73 m²）]；⑤ 合并需要胰岛素治疗的糖尿病。

这 5 个风险预测指标可用来预测包括心肌梗死、肺水肿、原发性心搏骤停、心室颤动或完全性心脏传导阻滞的心脏并发症的发生风险。当合并 0 或 1 项风险预测指标时，MACE 的概率较低，而合并 2 项及以上风险预测指标时，发生 MACE 概率较高。

近年来，有许多研究提出对 RCRI 进行适当改良，如加入 fQRS 波、使用血清肌酐清除率代替绝对血清肌酐值等[11,12]。然而，尽管 RCRI 评分体系在区分低危、中危及高危患者的区分能力较好，在血管手术中，RCRI 评分体系对死亡率与重大心脏事件的预测率仍不够准确。

2）美国外科医师协会 NSQIP MICA 评分：NSQIP MICA 量表是目前比较流行的、基于>20万例患者的资料基础上计算出来的量表。其计算的结果可以给出一个准确的百分比，但是只能计算心肌梗死或心搏骤停的概率。与 RCRI 相比，这个量表中把手术种类进行了更细致的分类，加入了年龄，肌酐的标准为>132.6 μmol/L（1.5 mg/dL），并且加入了 ASA 分级，增加了患者是否能够独立生活这几项指标，但是剔除了脑血管病和糖尿病这一指标。

3）美国外科医师协会 NSQIP 手术风险计算器：美国外科医师协会全国外科质量提高计划（The American College of Surgeons National Surgical Quality Improvement Program，ACS NSQIP）是一项综合患者各系统疾病状态及每一项特定手术风险的计算工具[13]。与其余评分系统相比，此体系不但纳入了常见的疾病风险因素，更是对应每一项特定手术的CPT 代码有各自的危险系数，由此计算出以下并发症概率：严重并发症，所有并发症，肺炎，心脏并发症，手术部位感染，尿道感染，静脉血栓，肾功能衰竭，死亡，出院后需要继续护理或者到康复机构的概率，并且能够预测住院天数。该计算器使得围手术期风险评估更为个体化（表 2-3-8）。

表 2-3-8　常用非心脏手术术前临床风险因素评估体系

改良心脏风险指数（RCRI）	美国外科医师协会 NSQIP MICA 评分	美国外科医师协会 NSQIP 手术风险计算器
	高龄	年龄
血清肌酐≥176.8 μmol/L	血清肌酐≥132.6 μmol/L	急性肾功能不全
心功能不全		心功能不全
	活动能力中度或重度低下	活动能力
需胰岛素治疗的糖尿病		糖尿病
胸部、腹部或股动脉血管手术	手术类型（结直肠手术、主动脉手术、肥胖症手术、脑部手术、乳房手术、心脏手术、耳鼻喉手术、食管/肝胆胰手术、胆囊/肾上腺/阑尾/脾脏手术、肠道手术、颈部手术、妇产科手术、骨科手术、其余腹部手术、外周血管手术、皮肤手术、脊柱手术、胸科手术、静脉手术、泌尿科手术）	手术代码（CPT 代码）
脑血管意外或 TIA 史		

（续　表）

改良心脏风险指数（RCRI）	美国外科医师协会 NSQIP MICA 评分	美国外科医师协会 NSQIP 手术风险计算器
		ASA 分级
		伤口分级
		腹水
		全身性感染
		需机械通气
		广泛转移肿瘤
		激素服用史
		高血压
		既往心脏事件史
		性别
		呼吸困难
		吸烟史
		COPD
		透析
		急性肾损伤
		BMI
		是否为急诊

（三）行心脏手术的危险分级

1. CARE 评分·心脏麻醉危险评估（cardiac anesthesia risk evaluation，CARE）评分是一种通过功能性分级来预测心脏手术预后的单因素风险评分模型（表 2-3-9）[14]。该评分模型整合了 3 个方面的风险因素：控制或未控制的合并症、手术复杂程度、手术紧急程度。

表 2-3-9　CARE 评分表

分　　值	危　险　因　素
1	有病情稳定的心脏疾病。没有其他合并症,考虑实施不复杂的手术
2	有病情稳定的心脏疾病和 1 个或更多的已经控制的合并症,考虑实施不复杂的手术
3	有未控制的合并症或考虑实施复杂手术
4	有未控制的合并症和考虑实施复杂手术
5	有慢性或进展性心脏疾病,实施心脏手术作为最后挽救生命或改善生活的希望
E	急诊手术

（1）已控制的合并症：如控制良好的高血压、糖尿病、周围血管疾病、慢性阻塞性肺疾病、系统性疾病或其余临床医师判定的合并症。

（2）未控制的合并症：如需要肝素或硝酸甘油治疗的不稳定型心绞痛、术前需主动脉内

球囊反搏、伴有肺水肿或外周组织水肿的心力衰竭、未控制的高血压、肾功能不全(肌酐
>140 μmol/L)、有严重的系统疾病等或其余由临床医师判定的医疗情况。

（3）复杂手术：如再次手术、CABG 联合瓣膜手术、多瓣膜手术、左心室室壁瘤切除、心肌
梗死后室间隔穿孔修补及冠状动脉严重弥漫性钙化的 CABG。

结合手术紧急程度与其余两方面风险因素的评估,CARE 评分可分为 8 层,各层在对应的
术后死亡率、并发症患病率与住院天数延长率如表 2 - 3 - 10。

表 2 - 3 - 10　CARE 评分与预后的关系

分　层	术后死亡率(%)	并发症患病率(%)	住院天数延长率(%)
1	0.5	5.4	2.9
2	1.1	10.3	5.1
3	2.2	19.0	8.8
3E	4.5	32.1	14.7
4	8.8	48.8	23.5
4E	16.7	65.8	35.4
5	29.3	79.6	49.4
5E	46.2	88.7	63.6

2. EuroSCORE 评分 · 欧洲心脏手术危险因素评价系统(EuroSCORE)是目前使用最为广
泛的多因素风险评分模型[15]。主要从患者因素、手术因素、心脏因素三方面来综合评估心脏
手术危险因素(表 2 - 3 - 11)。

表 2 - 3 - 11　EuroSCORE 评分因素

患 者 因 素	心 脏 因 素	手 术 因 素
年龄	NYHA 心功能分级	手术紧急程度
性别	CCS 心绞痛分级 4 级	手术操作复杂程度
肾功能损害	左心室射血功能	是否为胸主动脉手术
外周动脉疾病	合并近期心肌梗死	
行动能力低下	肺动脉高压	
心脏手术病史		
慢性肺疾病		
活动性心内膜炎		
术前处于重症状态		
需胰岛素治疗的糖尿病		

其中各项详细定义如下。

（1）肾功能损害可依据血清肌酐清除率(CC)分为四级：① 肾功能正常,CC>85 mL/min;

② 中度肾功能损害,CC 为 50~85 mL/min;③ 重度肾功能损害,CC<50 mL/min 而不需要透析治疗;④ 需要行透析治疗。

血清肌酐清除率(creatine clearance,mL/min)＝[140-年龄(岁)]×体重(kg)/[72×血清肌酐(mg/dL)],女性还需乘以 0.85(注:血清肌酐的单位换算关系为 1 mg/dL＝88.4 μmol/L)。

(2) 外周血管疾病:是否合并以下 1 种或多种临床表现。① 间歇性跛行;② 颈动脉闭塞,或狭窄>50%;③ 动脉闭塞导致的截肢;④ 既往或即将行腹主动脉、四肢动脉或颈动脉手术。

(3) 行动能力低下:由于肌肉、骨骼或神经系统疾病导致的行动不便。

(4) 慢性肺疾病:因肺部疾病需长期使用支气管扩张药物或激素。

(5) 活动性心内膜炎:术前仍需抗生素治疗的心内膜炎。

(6) 术前处于重症状态:室性心动过速、心室颤动或心搏骤停、围手术期需人工心脏按压、术前需机械通气、使用血管活性药物或 IABP,围手术期急性肾功能不全(无尿或少尿<10 mL/h)。

(7) CCS 心绞痛分级 4 级:静息时可出现心绞痛。

(8) 近期合并心肌梗死:90 日内发生过心肌梗死。

(9) 肺动脉高压:指肺动脉收缩压增高,分为两级。① 中度肺动脉高压:肺动脉收缩压31~55 mmHg;② 重度肺动脉高压:肺动脉收缩压>55 mmHg。

(10) 手术紧急程度:分为四级。① 择期手术:按照常规住院流程安排的手术;② 紧急手术:患者为非常规入院,本次入院需行心脏干预或心脏手术方可出院;③ 急诊手术:需在当日进行手术;④ 抢救手术:患者入手术室前需行心肺复苏(胸外按压),不包括麻醉诱导后需行心肺复苏的情况。

(11) 手术复杂程度:所指复杂操作包括 CABG、瓣膜修补或置换、主动脉部分置换、心脏结构性异常修补、射频消融迷宫手术、心脏肿瘤切除术。依据操作复杂程度分为四级:① 单纯 CABG;② 需进行除 CABG 外的 1 项手术操作;③ 需行 2 项手术操作;④ 需行 3 项手术操作。

(12) 左心室射血功能:依据左心室射血分数分级。① 良好:LVEF>50%;② 中度低下:LVEF 31%~50%;③ 重度低下:LVEF 21%~30%;④ 极重度低下:LVEF≤20%。

综合上述因素,EuroSCORE 可通过下列公式预计术后死亡率:

$$术后死亡率(\%)=\frac{e^{(\beta_0+\Sigma\beta_iX_i)}}{1+e^{(\beta_0+\Sigma\beta_iX_i)}}$$

其中,β_0 为 logistic 回归方程常数,$\beta_0=-5.324537$。β_i 为各个变量 X_i 的系数。当年龄小于 60 岁时,$X_i=1$;60 岁以上者,每增加 1 岁,X_i 增加 1,如 62 岁者 $X_i=2$。 各变量系数如表 2-3-12。

由于 EuroSCORE 制定时纳入的人群最高年龄为 95 岁,故对 95 岁以上高龄患者的预测能力可能较差。

表 2 - 3 - 12　　EuroSCORE 评分体系危险因素相应变量系数

危 险 因 素	变 量 系 数
NYHA 心功能分级	
Ⅱ	0. 107 055
Ⅲ	0. 295 836
Ⅳ	0. 559 793
CCS 4 级	0. 222 615
需胰岛素治疗的糖尿病	0. 354 275
年龄	0. 028 518
女性	0. 219 643
外周血管疾病	0. 536 027
慢性肺疾病	0. 188 656
行动能力低下	0. 240 718
既往心脏手术史	1. 118 599
肾功能不全	
透析者	0. 642 151
CC≤50	0. 859 226
CC 50~85	0. 303 553
活动性心内膜炎	0. 619 452
重症患者	1. 086 517
左心室射血功能	
中度低下	0. 315 065
重度低下	0. 808 41
极重度低下	0. 934 692
近期心肌梗死史	0. 152 894
肺动脉高压	
31~55 mmHg	0. 178 89
≥55 mmHg	0. 349 148
紧急程度	
紧急手术	0. 317 467
急诊手术	0. 703 912
抢救手术	1. 362 947
手术复杂程度	
需进行除 CABG 外的 1 项手术操作	0. 006 212
2 项	0. 552 148
3 项以上	0. 972 453
胸主动脉手术	0. 652 721

3. SYNTAX 评分·SYNTAX 评分(synergy between percutaneous coronary intervention with Taxus and cardiac surgery)是一项基于冠脉血管造影结果的评分工具,用于对冠脉疾病复杂性进行分级[16]。其评分项目大致包括血管支配优势类型、受累血管解剖位置、斑块性质及斑块位置等(图 2 - 3 - 1、表 2 - 3 - 13、表 2 - 3 - 14),根据评分结果可分为三个等级:低危 0~22 分;中危 23~32 分;高危 32 分。传统 SYNTAX 评分的临床意义在于统一对冠脉疾病的严重程

度的评估,并能指导复杂冠状动脉疾病的冠脉再通方式的决策。有研究表明,接受 PCI 术的患者 1 年后重大心脑血管事件(MACCE)发生率随着 SYNTAX 评分分级递增呈逐渐升高趋势(MACCE 发生率依次为:低危组 14.7%,中危组 16.7%,高危组 23.4%)。而接受 CABG 术的患者中 MACCE 发生率在这三组人群中差异不显著(低危组 13.6%,中危组 12.0%,高危组 10.9%)。

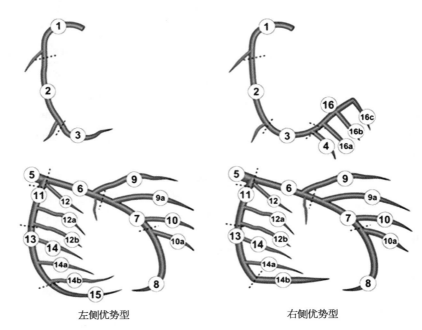

左侧优势型　　　　　　　　　右侧优势型

图 2-3-1　SYNTAX 评分中血管解剖节段及优势类型

表 2-3-13　SYNTAX 评分中不同血管解剖节段的权重因子分配

节段编号	节段名称	右侧优势型	左侧优势型
1	右冠状动脉近段	1	0
2	右冠状动脉中段	1	0
3	右冠状动脉远段	1	0
4	后降支	1	N/A
16	右冠状动脉缘支	0.5	N/A
16a	右冠状动脉缘支	0.5	N/A
16b	右冠状动脉缘支	0.5	N/A
16c	右冠状动脉缘支	0.5	N/A
5	左主干	5	6
6	左前降支近段	3.5	3.5
7	左前降支中段	2.5	2.5
8	左前降支心尖段	1	1

（续　表）

节 段 编 号	节 段 名 称	右 侧 优 势 型	左 侧 优 势 型
9	第一对角支	1	1
9a	第一对角支	1	1
10	第二对角支	0.5	0.5
10a	第二对角支	0.5	0.5
11	回旋支近段	1.5	2.5
12	中间支/前侧支	1	1
12a	钝缘支	1	1
12b	钝缘支	1	1
13	回旋支远段	0.5	1.5
14	左缘支	0.5	1
14a	左缘支	0.5	1
14b	左缘支	0.5	1
15	左后降支	N/A	1

表 2 - 3 - 14　SYNTAX Score 中致病斑块特点评分

主动脉根部冠脉开口处斑块	1
两支分叉点，Medina 分型 　1 - 0 - 0,0 - 1 - 0,1 - 1 - 0 　1 - 1 - 1,0 - 0 - 1,1 - 0 - 1,0 - 1 - 1 　两支成角<70°	1 2 1
三支分叉点 　1 处病变节段 　2 处病变节段 　3 处病变节段 　4 处病变节段	3 4 5 6
血管内径狭窄程度 　完全阻塞 　狭窄程度 50%~99% 　斑块形成时间不明或长于 3 个月 　圆柱形闭塞 　桥接 　完全阻塞处远段首个显影节段位置	×5 ×2 1 1 1 +1/未显影节段
是否位于侧支 　是,受累侧支血管内径<1.5 mm 　是,受累侧支血管包括内径<1.5 mm 和≥1.5 mm 者 　重度血管迂曲 　长度>20 mm 　重度钙化 　血栓形成 　弥散障碍/小血管	1 1 2 1 2 1 +1/未显影节段 t

SYNTAX 评分简要评分步骤如下。

（1）冠脉支配优势类型：依据后降支来源分类：后降支来源于右冠状动脉,则为右侧优势型;来源于左冠状动脉则为左侧优势型。

（2）狭窄或斑块数量。

（3）每个斑块所累积的血管节段数量;斑块性。

（4）有无完全闭塞的血管:① 受累节段数量;② 闭塞时间(>3个月);③ 是否呈圆柱形闭塞;④ 有无侧支循环;⑤ 受累血管后首个显影的节段位置;⑥ 侧支受累情况。

（5）斑块是否位于三支血管分叉处:受累血管数量。

（6）斑块是否位于双支血管分叉处:① 受累血管组合类型;② 侧支与主支成角<70°。

（7）是否位于主动脉冠状动脉起源处。

（8）是否为重度迂曲。

（9）闭塞段长度是否>20 mm。

（10）严重钙化。

（11）血栓形成。

（12）造影剂弥散异常(无论是否有斑块形成):受累血管数量。

四、并发症和预后

（一）围手术期意外和并发症

合并冠心病患者施行手术的死亡率一般比心脏正常患者高2~3倍,常见的死亡原因是围手术期心肌梗死、严重心律失常和心力衰竭。

1. 心肌梗死·围手术期急性心肌缺血总体发生率8%~37%[18],术前近期有轻度心绞痛者围手术期发生急性心脏事件比例3%~10%,心源性死亡1%~5%。近期有6个月以上发生过心肌梗死者,围手术期再梗死的比例为5%。3~6个月内有过心肌梗死者,围手术期再梗死的比例为16%。3个月内有过心肌梗死者,围手术期再梗死的比例达64.1%。围手术期首次急性心肌梗死者死亡率为26.6%,而再次急性心肌梗死者死亡率为64.1%[3]。

冠脉搭桥患者进手术室时的心肌缺血发生率为28%~32.5%,麻醉诱导期为46%~48%,心肺转流前为39.3%,转流后为32.1%。冠脉搭桥患者围手术期心肌缺血率为36.9%~55%,其中6.3%~6.9%的患者发生心肌梗死,其中并发心源性休克者为15%~20%,病死率高达80%~90%;并发心力衰竭者为20%~40%。

除冠脉病变本身导致的心肌梗死之外,PCI术后患者不适当停用抗血小板治疗可能导致支架内血栓形成,这也是冠心病患者非心脏手术围手术期心肌梗死的重要原因之一。

2. 高血压·术后高血压最可能在停用正压通气不久或在复苏室内发生,且在颈动脉内膜剥脱术和腹部血管手术后更易发生,促发因素包括体液负荷过重、低氧血症、焦虑与疼痛。

3. 心力衰竭·大多数为补液过多,或者心肌缺血、心肌梗死引起。

4. 心律失常·出血、感染、酸碱失衡、电解质紊乱,最常见为窦性心动过速,心房颤动也为常见类型。后壁心肌梗死多因右冠脉闭塞引起,可影响窦房结和房室结血流的供应,因此常伴有心律失常。

（二）冠心病对非心脏手术预后的影响

英国圣詹姆斯医院Naughton C等于2005年对1 622例病例进行回顾性分析,研究合并潜在心脏病风险因素的患者进行择期非心脏手术后 1 个月、6 个月、12 个月及 24 个月的死亡率，结果显示此类患者术后 1 年死亡率为 11%，绝大多数心脏病相关死亡发生于术后 6 个月内[19]。与 1 年死亡率相关的独立风险因素包括高龄、术前合并心绞痛、手术类型、围手术期血制品输注与延长的住院时间。其中，与无症状患者相比，合并心绞痛的患者术后 1 年内死亡的风险要高出 60%。

五、麻醉决策和处理

（一）冠心病对非心脏手术麻醉决策的影响

1. 冠脉再通·是否先行冠脉再通是冠心病患者行非心脏手术的主要麻醉决策之一。根据目前冠状动脉搭桥（coronary artery bypass graft，CABG）手术指南[20]与经皮冠状动脉内治疗（percutaneous coronary intervention，PCI）PTCA 指南[21]，有手术指征者需先行冠脉再通手术后方可行其余手术。进行冠脉再通的主要目的为提高生存率、改善症状。目前认为左主干狭窄≥50%或直径 1.5 mm 以上的血管狭窄≥70%者、血流储备分数（fraction flow reserve，FFR）<0.8 者需要接受血管再通治疗。

对于行非心脏手术的患者，无指征而特意进行的冠脉再通术并不能减少患者围手术期心脏事件的发生率。

2. 手术时机·对于即将接受非心脏手术的 PCI 术后患者，在非心脏手术前 7~10 日单纯停用所有抗血小板药物是不明智的，过早停止双联抗血小板治疗明显增加灾难性支架内血栓、心肌梗死和死亡的危险，使围手术期心脏病死率增加 5~10 倍。突然停用抗血小板药物会发生反跳效应，即短期内血小板促栓与促炎活性增高，致使血栓形成风险相应增加。有研究表明，近期植入冠状动脉支架的患者，停用抗血小板治疗后平均死亡率高达 20%~40%；支架术后第 1 年内停药与支架内血栓、死亡强烈相关。因此针对 PCI 术后患者，推荐所有择期手术推迟至双联抗血小板治疗完成为止[21]。

（1）未植入任何支架的冠脉球囊扩张（PTCA）：球囊扩张处冠状动脉内皮完全恢复需要 2~4 周，在此期间需行双联抗血小板治疗，故行 PTCA 术后的患者行非心脏择期手术应推迟 2~4 周（救命急诊手术除外）。

（2）植入支架的 PCI：金属裸支架（bare metal stents，BMS）植入后需 4~6 周，冠状动脉内皮方可完全恢复，药物洗脱支架（drug-eluting stents，DES）植入后则需 12 个月。因此，对于植入了 BMS 的患者应双联抗血小板治疗至少 4~6 周，择期手术推迟≥6 周，但不宜超过 12 周，因为此时开始出现再狭窄的风险升高。植入 DES 后则应双联抗血小板治疗 12 个月，择期手术推迟≥12 个月。众多研究数据表明，过早停用抗血小板治疗，即 BMS 植入 6 周内或 DES 植入 3~6 个月内停药，是支架内血栓最强的独立预测因子。

对于接受介入治疗患者围手术期抗血小板药物的应用，应当充分考虑到手术种类。已有较多研究证实围手术期抗血小板药物的出血风险与外科手术类型有关：如小型外科干预（如口腔外科、皮肤科、眼科手术、血管造影及内镜活检等诊断性操作）如果无额外出血风险，均可在不停用抗血小板药物的状态下进行；而血管外科、内脏、骨科手术中，抗血小板药物则可能会增加出血风险。临床研究与 Meta 分析均显示，非心脏外科手术中，围手术期使用阿司匹林会使出血和输注血制品的风险增高,而围手术期死亡率并未增加;但颅内手术与经尿道前列腺切除术的患者服用阿司匹林会发生严重出血并发症,前者颅内血肿风险增高,后者术后输血需要增加 2.7 倍,此类手术均应考虑围手术期停药,此外,血管外科、骨科、内脏手术中,双联抗血小板治疗(dual antiplatelet therapy,DAPT),即联用阿司匹林与氯吡格雷的患者输血率增加,但无显著性差异;经支气管镜活检术中 DAPT 患者出血发生率显著增加[22]。

在一些特殊患者,如果手术禁忌使用 DAPT,则可以持续使用低剂量阿司匹林(每天 81 mg)。氯吡格雷可以在血栓低危患者上使用更低的剂量,而在高危患者,如近期放置药物洗脱支架,有支架内血栓史,无保护的左主干或分叉支架。则可以短期使用 Ⅱb/Ⅲa 受体阻滞剂来过渡,在术前尽可能短期内停用抗血小板药物,尽可能在术后早期恢复治疗;另一种可供选择的方案为双重治疗改变为短期阿司匹林和肝素(或低分子肝素)治疗。

综上所述,PCI 术后患者推荐行择期非心脏手术的时机如表 2-3-15 所示。

表 2-3-15　PCI 术后行择期手术的时机

PCI 术类型	行择期手术的时间间隔
支架植入术	
裸金属支架(bare-metal stent,BMS)	4 周~3 个月
药物洗脱支架(drug-eluting stent,DES)	≥12 个月
二代药物支架	≥6 个月
球囊扩张术	≥2 周

(二) 冠心病患者行非心脏手术围手术期处理意见

1. 术前口服药物准备

(1) β 受体阻滞剂:建议可以用于: ① 择期行高危手术患者;② 合并 2 个以上临床心血管风险因素或 ASA 分级为 Ⅲ 级;③ 明确的缺血性心脏病史或心肌缺血史。

所有患者术前都应该进行最佳化的 β 受体阻滞剂治疗。Stone 等于 1988 年发表了第一个 β 受体阻滞剂围手术期应用的临床研究,其通过 24 h 动态心电图观察了 128 例高血压患者在麻醉和手术中心肌缺血的情况,其中 89 例研究组患者在术前口服一次 β 受体阻滞剂,结果发现对照组、研究组的心肌缺血发生率分别为 28% 和 2%[23]。2008 年围手术期缺血评估(The Peri-Operative Ischemic Evaluation,POISE)试验的研究结果发表。它是一项针对具有心血管病高危因素患者围手术期临时加用美托洛尔或安慰剂后的心脏缺血评估风险的随机对照试验,共纳入了 23 个国家 190 多个中心 8 351 例患者,也是目前围手术期 β 受体阻滞剂应用方面最大的随机对照、多中心试验。该试验表明,美托洛尔组和安慰剂组的主要终点(心源性死亡、未致命心肌梗死、未致命心搏骤停)分别为 244 例(5.8%)和 290 例(6.9%),心肌梗死发生分别为 176 例(4.2%)和 239 例(5.7%),可见围手术期应用 β 受体阻滞剂可以显著降低主要终点事件的发生,但美托洛尔组卒中事件显著增加,全因死亡率显著升高。对于这一结果,ESC、ACC/AHA 与中华医学会心血管病学分会的意见较为统一:不推荐手术前短时间常规对未服用过美托洛尔的患者加用或直接使用大剂量 β 受体阻滞剂,应按个体化原则权衡风险与收益后再做决定[24]。

（2）他汀类药物：围手术期应继续服用他汀类药物，且优先选择长半衰期或缓释剂型。

（3）抗血小板药物

1）阿司匹林：一般建议维持小剂量阿司匹林进行心血管疾病二级预防，仅在预计术中可能出现难以控制的出血时才考虑停药。PCI 术后植入裸支架的患者应维持服用阿司匹林 4 周，植入药物支架的维持 3~12 个月。仅在术中极可能出现危及生命的大出血的情况下才考虑停药。一项对有高危心血管风险患者行非心脏手术时进行的术前 10 日给予阿司匹林（75 mg/d）或安慰剂并持续至术后 30 日的随机对照试验结果表明，围手术期给予阿司匹林不会增加栓塞或出血风险[25]。

2）P21y12 受体拮抗剂：常见药物有氯吡格雷等。PCI 术后植入裸支架的患者应维持服用此类药物 4 周，植入药物支架的则维持服用 3~12 个月。

综上所述，可按以下四个步骤评估 PCI 术后服用抗血小板药物患者行非心脏手术的术前风险[26]。

A. 评价手术出血风险：① 低危出血风险手术：如口腔科、皮肤科、白内障手术等，可继续行双联抗血小板治疗。② 高危出血风险手术：神经外科、前列腺手术、内镜手术等。③ 中危出血风险手术：其余大多数手术。④ 对于中高危出血风险的手术，需要进一步对围手术期的 ST 风险进行评估，以决定抗血小板药物的使用策略。

B. 评估围手术期急性血栓形成（stent thrombosis，ST）风险（图 2 - 3 - 2）。

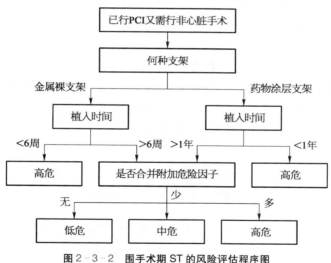

图 2 - 3 - 2　围手术期 ST 的风险评估程序图

C. 评价 ST 发生的后果：属于高危后果的预测因子包括：① 左主干支架；② 多血管支架；③ 仅存动脉的支架；④ 桥血管支架；⑤ 在无法行急诊 PCI 的医院发生急性 ST。

D. 制定决策方案：根据 2016 年 AHA 针对冠心病患者双抗血小板治疗方案的改进意见[22]，通过对患者出血风险和支架内血栓形成风险来综合制订术前抗凝药物的服用方案（表 2 - 3 - 16）。

（4）抗凝药物：需谨慎权衡围手术期出血风险与血栓形成或栓塞的风险之后，再考虑是

否停用术前抗凝药物。血栓形成风险低的患者方可建议其术前停用抗凝药物。合并下列情况
这血栓形成风险高：① 心房颤动合并心功能不全；② 高血压；③ 高龄 ≥75 岁；④ 糖尿病；
⑤ 卒中；⑥ 血管疾病；⑦ 老年女性；⑧ 金属心脏瓣膜、近期植入的生物心脏瓣膜；⑨ 近 3 个月
内静脉血栓形成或栓塞病史；⑩ 血栓形成倾向。

表 2 - 3 - 16   术前抗血小板药物服用方案

		出 血 风 险		
		高 危	中 危	低 危
支架内血栓形成风险	高危	术前停用所有抗血小板药物，考虑"过渡疗法"，术后尽早恢复服药	尽可能坚持服用一种抗血小板药物，考虑"过渡疗法"，术后尽早恢复服药	继续双联抗血小板治疗
	中危	术前停用所有抗血小板药物，术后尽早恢复服药	尽可能坚持服用一种抗血小板药物，术后尽早恢复服药	继续双联抗血小板治疗
	低危	术前停用所有抗血小板药物，术后尽早恢复服药	术前停用所有抗血小板药物，术后尽早恢复服药	尽可能坚持服用一种抗血小板药物，术后尽早恢复服药

* 过渡疗法：
（1）方案 1：糖蛋白 Ⅱ b／Ⅲ a 抑制剂替代法：继续使用阿司匹林，术前 3 日停用氯吡格雷，术前 2 日开始应用糖蛋白 Ⅱ b／Ⅲ a 抑制剂（埃替非巴肽或替罗非班）静脉滴注，术前 4~6 h 停止静滴，术后第 1 日给予氯吡格雷负荷量 300 mg，后继续予以每日常规剂量。
（2）方案 2：肝素替代法：需完全停用双联抗血小板治疗者，在术前 5~7 日停药后，同时开始皮下注射低分子肝素 0.1 mL/kg，q12 h，至手术当日停药。术后当日再给予普通肝素静脉泵注，或术后 48~72 h 恢复低分子肝素皮下注射，术后尽早恢复双联抗血小板治疗，停用肝素。

1）维生素 K 拮抗剂：如华法林。建议术前 3~5 日停用此类药物，其间可皮下注射低分子
肝素或肝素进行过渡抗凝治疗。术前最后一次使用低分子肝素的时间应大于 12 h。当 INR
<1.5 时，可进行非心脏手术。

2）非维生素 K 拮抗剂口服抗凝药（NOAC）：分为抗 Ⅱ a 因子药物（达比加群酯）和抗 Ⅹ a
因子药物（如利伐沙班、阿哌沙班）。对于一般手术，建议术前停药时间为所用药物的 2~3 倍
半衰期；对于出血风险高的手术，建议术前停药时间为所用药物的 4~5 倍半衰期。由于 NOAC
具有"全"或"无"效应，术前无须使用低分子肝素或普通肝素抗凝。

2. 术中治疗及保护

（1）完善相关监护（表 2 - 3 - 17）：当急性重度心功能不全患者需接受紧急或急诊非心脏
手术时，可以考虑使用血流动力学辅助装置，如左心室、右心室或双心室辅助装置或人工心脏。

表 2 - 3 - 17   围手术期心肌缺血的临床评估方法

	心 电 图	经食管超声心动图	肺 动 脉 楔 压
缺血发现	ST - T 改变	室壁运动顺应性改变	顺应性改变
其他用处	心脏节律、传导	容量、收缩性、CO	CO、压力、阻力
创伤程度	低	中	高
局限性	束支或其他传导阻滞、开胸患者	食管病变、技术因素、心与食管间隙关系	瓣膜病变、严重肺动脉高压
对缺血敏感性	中	高	低
对缺血特殊性	高	中	低

（续　表）

	心　电　图	经食管超声心动图	肺动脉楔压
结果分析	容易、可自动	困难、不能自动	中
使用范围	围手术期	术中	围手术期

　　具有操作经验的麻醉医师可以考虑在血流动力学不稳定的患者的急诊手术中应用经食管超声心动图(transesophageal echocardiogram,TEE)，以明确难以纠正的血流动力学紊乱的原因。然而，在没有合并临床危险因素，或是手术过程不会显著影响心肺脑功能的患者的非心脏手术中，并不推荐常规使用TEE来筛查心脏结构异常或监测心肌缺血情况。

　　当术前合并可以显著影响血流动力学稳定的病情在手术之前无法纠正时，可以考虑置入肺动脉导管，但并不推荐常规使用肺动脉导管。

　　（2）温度：保持正常体温者在手术24 h内心脏不良事件的发生率和死亡率显著低于常规治疗组。术中对体温的监测和维持也十分重要，研究表明术中采用气毯加热并保持体温，能降低围手术期心脏并发症的发生率；使用温水毯和输液加温仪也能达到相似的效果。对于行非心脏手术的患者，正常体温的维持有助于减少围手术期心脏事件（Ⅱb,B）。

　　（3）输血阈值：血细胞比容低于27%~29%，心肌缺血的发生率增高，确诊心肌缺血性心脏病而未行血运重建者，应术前将血红蛋白维持在90 g/L以上。

　　3. 麻醉技术与药物选择·一般认为，目前常用的麻醉药与麻醉方法对冠心病患者手术的最终结局并无明显影响，关键在于是否及时准确判断与处理随时可能发生的并发症。维持心肌氧耗供需平衡是总体处理原则。麻醉期间心肌急性缺血与增加心肌需氧相关，即增加心率、心脏容积和（或）心室收缩时心室壁张力。并认为冠状动脉狭窄后冠状血管已最大限度地扩张。麻醉患者ST段压低常伴有心率和（或）血压升高，尤其是心率增快或收缩压与心率乘积增加有关。因此，麻醉和手术期间除采用阿片类药、麻醉辅助药或用全麻药使麻醉达到适当的深度，控制血流动力学变化，减少波动避免心肌缺血意外、心肌梗死和不良结局，合理应用血管活性药物预防或治疗急性心肌缺血尤其重要。麻醉方法选择原则：手术范围小、精神不易紧张者——局麻、神经丛阻滞、椎管内麻醉；手术范围大、创伤大、精神紧张者——全麻。

　　（1）局部麻醉：适用于体表短小手术，要求阻滞完善，保持患者镇静，局麻药中不加用肾上腺素。近来有学者提倡"监测下麻醉"(monitored anesthesia)，是指局麻加静脉镇静方法，认为由此可避免全麻或神经阻滞的不利反应，但目前尚存在争议，如果镇痛或镇静不全，必将增加应激反应和心脏并发症的发生率。

　　（2）椎管内麻醉：适用于腹部以下的手术，阻滞较完善，镇痛满意，肌松良好。因伴以交感阻滞，可致外周血管阻力降低，心脏前后负荷降低，利于改善心功能。近年来推荐采用罗哌卡因（耐乐品），具有起效缓和，阻滞平面广，心脏毒性低和感觉运动分离的特点。使用轴索麻醉可有效缓解腹主动脉手术患者的术后疼痛，减少围手术期心肌梗死的发生（Ⅱa,B）。

　　（3）全身麻醉：对于非心脏手术患者，使用吸入性麻醉药或静脉全麻药是合理的，该选择取决于多种因素，而不是预防心肌缺血或心肌梗死（Ⅱa,A）。

　　全麻所用的诱导药应不降低冠脉灌注压，也不增加心肌氧耗；诱导前备妥升压药（去氧肾上腺素和低浓度肾上腺素)和降压药(乌拉地尔和硝酸甘油)。诱导速度需缓慢,防止气管插管过度应激,如限制喉镜的放置时,插管前咽喉局部喷雾利多卡因、静脉注射利多卡因和艾司洛尔等。

全麻复合硬膜外阻滞是否可降低心脏并发症目前存在争议。硬膜外麻醉复合全身麻醉可减少阿片类药物与镇静药物的用量,并且可协助术后镇痛,因此一直被认为可以降低术后心脏并发症、肺部并发症与栓塞的发生率。然而,复合使用硬膜外麻醉或蛛网膜下腔麻醉对合并心血管高危因素的患者来说可能弊大于利。2013 年 K. Leslie 等抽取了 POISE 中的病例进行统计,发现合并有心血管病高危因素的患者行非心脏手术时采用全麻复合胸/腰段硬膜外麻醉或蛛网膜下腔麻醉,与单纯全麻相比,术后 30 日内出现心源性死亡、非致死性心搏骤停及非致死性心肌梗死等主要心脏事件的风险反而较高[27]。另外,对服用抗凝药的患者原则上应避免硬膜外腔穿刺。

4. 术后并发症的预防·术后注意氧供、血压、心率、心功能、内环境的维护;术后良好的镇痛能降低术后恶性心血管事件的发生率,同时需预防各种并发症,特别是感染如肺部感染;尽早恢复各种冠心病的药物治疗;加强术后一周之内,尤其是术后三天内的监测。

(三) 冠心病患者行心脏手术围手术期处理意见

1. 术前处理

(1) 重点保护心肌功能,保证心肌氧供需平衡,避免心绞痛发作。

(2) 冠心病患者术前常长期使用许多治疗药物,应详细询问病史,适当加以控制。

(3) 术前对中、重度高血压患者应采取 2 种以上降压药治疗,应一直用到手术前,不宜突然停药,否则反可诱发心肌缺血、高血压反跳和心律失常。

(4) 服用阿司匹林或含阿司匹林药者,术前 1 周应停止使用,以免手术中渗血加剧。术前必须抗凝者,改用肝素一直到术前。

(5) 术前洋地黄治疗者,除合并心动过速不能停药外,最好在术前 12 h 停用。

(6) 长期使用利尿药者,最好在术前数天起停药,以便调整血容量及血钾。

(7) 口服降糖药者,至少自术前 12 h 起停药。围手术期应密切监测血糖,并应用胰岛素控制高血糖。若患者长期应用鱼精蛋白锌胰岛素,CPB 术后应用硫酸鱼精蛋白可能发生过敏反应。因此,应先用小剂量鱼精蛋白拮抗试验,即将鱼精蛋白 1~5 mg 缓慢 5 min 以上注入,观察无反应后再缓慢注入预计的全量。

(8) 慢性心力衰竭或肝脏淤血者,常缺乏凝血因子,术前给予维生素 K 或新鲜冷冻血浆补充。

2. 麻醉前用药·对冠心病患者必须尽量做到减轻其恐惧不安心理,给予安慰和鼓励,以防血压升高、心率加快甚至诱发心绞痛。术前晚睡前应给催眠药。术日晨可用地西泮 5~10 mg 口服,或咪达唑仑 5~10 mg 肌内注射,吗啡 0.05~0.2 mg/kg 和东莨菪碱 0.2~0.3 mg 肌内注射。对心脏储备能力低下的患者吗啡用量应适当减少。东莨菪碱需慎用于 70 岁以上老人,因可能引起精神异常。术前尚需根据病情给予抗高血压药、抗心绞痛药如阿替洛尔、硝酸异山梨酯、盐酸地尔硫䓬、硝酸甘油等。

3. CPB 冠脉搭桥手术的麻醉

(1) 麻醉诱导药可选用咪达唑仑、地西泮、依托咪酯、芬太尼等。有研究表明,吸入麻醉药可减轻 CABG 手术后肌钙蛋白的升高[28]。然而单纯吸入麻醉药或静脉麻醉药往往不能减轻围手术期应激反应,加用芬太尼可弥补此缺陷,用量为 10~20 μg/kg 不等。应用较大剂量芬太尼的同时或先后,应注射肌松药,以防胸腹肌僵直不良反应。

（2）如果手术在小切口或胸腔镜下施行,要经右颈内静脉置入两个带球囊导管,一个为术中施行冠状静脉窦逆灌心停跳液使用;另一个插入肺动脉供监测压力用;麻醉维持可用较大剂量芬太尼 20~40 μg/kg,辅以异丙酚微量泵持续输注或间断静脉注射,或再吸入低浓度异氟烷或恩氟烷。随着体外转流时间延长,往往血压逐渐升高,可经心肺机或中心静脉管注射地西泮、异丙酚、氯胺酮、盐酸乌拉地尔、尼卡地平,或其他短效降压药处理。

（3）我们观察到,在 CPB 手术中的血流动力学可维持平稳,但 CPB 术中及术后的机体氧代谢有明显改变,表现氧耗上升、氧摄取率和乳酸浓度明显升高,脑氧饱和度明显降低,这与非生理性灌注 CPB 带来的应激反应和炎症反应有关。

（4）在停 CPB 后常出现心率加快、心排量增加、氧供氧耗与氧摄取率都明显上升,乳酸浓度继续升高,提示机体尚处于氧债偿还阶段。因此,冠心病搭桥 CPB 手术前后必须保证足够的通气和供氧,维持满意的血压,停 CPB 后及时恢复血红蛋白浓度和红细胞比容,保证足够的血容量,维持中心静脉压平稳,需要时应用硝酸甘油,以维护心脏功能。

4. 非 CPB 下冠脉搭桥手术的麻醉

（1）以静吸复合或静脉复合麻醉为主,由于无 CPB 刺激,芬太尼用量可减少,总量 5~30 μg/kg,辅以吸入低浓度麻醉药或静脉短效麻醉镇痛药。

（2）为手术游离乳内动脉方便,有时需用双腔支气管插管施行术中单肺通气。

（3）以往为提供心跳缓慢的手术操作条件,常用腺苷、钙离子拮抗剂或 β 受体阻滞剂,以控制心率在 35~60 次/min;如今已采用心脏固定器,而不再需要严格控制心率,由此提高了麻醉安全性。

（4）手术在吻合血管操作期间往往都出现血压下降,以吻合回旋支时最为明显。

（5）搭右冠状动脉桥时常出现心率增快,同时肺毛细血管楔压上升,中心静脉压增高,左、右心室每搏做功指数减少,提示左、右心室功能减弱,需应用 α 肾上腺素受体激动剂如苯肾上腺素或去甲肾上腺素等调整血压,但乳酸含量仅轻微增高,脑氧饱和度无明显变化。提示非CPB 手术中的氧代谢紊乱和缺氧程度比 CPB 手术者轻,术毕可早期拔管。

（6）有人采用硬膜外麻醉-全麻联合麻醉,认为可阻断心胸段交感神经,利于减轻应激反应,减少全麻药用量,且又可施行术后镇痛,但应注意有发生硬膜外血肿的可能。

（7）近年在非 CPB 下还开展 CO_2 激光、钬激光和准分子激光穿透心肌打孔再血管化术,使心腔内血液经孔道灌注心肌以改善缺氧。主要适用于因冠脉病变严重无法接受冠脉搭桥手术者、PTCA 者、全身状况很差者,或作为冠脉搭桥手术的一种辅助治疗。

5. 危重冠心病患者的辅助循环·冠心病患者心脏功能严重受损时,需依靠辅助循环措施,以减少心脏做功,提高全身和心肌供血,改善心脏功能,使用率为 1%~4%。北京阜外医院自 1974 年至 1998 年 6 月共施行冠脉搭桥手术 1 704 例,其中 25 例(1.5%)术后需行左心机械辅助(22 例为左心辅助+IABP,3 例为单纯左心辅助),辅助时间最短 30 min,最长 72 h,平均(568±918)min。经辅助循环后 19 例(76%)脱离 CPB 机,其中 12 例(48%)出院。辅助循环的成功主要取决于其应用时机,以尽早应用者效果好。适应证为:术前心功能不全,严重心肌肥厚或扩张;术中心肌缺血时间>120 min;术中心脏指数<2.0 L/(m²·min);术中左心房压>20 mmHg;术中右心房压>25 mmHg;恶性室性心律失常;术中不能脱离CPB。

常用的辅助循环方法有以下几种。

(1)主动脉内球囊反搏(IABP)为搭桥手术前最常用的辅助循环措施,适用于术前并存严重心功能不全、心力衰竭、心源性休克的冠心病患者,由此可为患者争取手术治疗创造条件。

(2)人工泵辅助有滚压泵、离心泵两种。滚压泵结构简单,易于操作,比较经济,缺点是血球破坏较严重,不适宜长时间使用。离心泵结构较复杂,但血球破坏少,在后负荷增大时可自动降低排出量,比较生理,适用于较长时间使用,但也只能维持数天。

(3)心室辅助泵有气驱动泵和电动泵两型。气驱动型泵流量大,适于左、右心室或双心室辅助,但泵的体积大,限制患者活动。近年逐渐采用可埋藏型电动型心室辅助泵,如 Heartmate(TCI)和 Nevacor,连接在心尖以辅助左心功能。

(4)常温非CPB搭桥手术中,有时出现心率太慢和血压太低而经药物治疗无效者,可继发循环衰竭,此时可采用"微型轴流泵",根据阿基米德螺旋原理采用离心泵驱动血液以辅助循环,常用 Hemopump 和 Jarvik 泵。在轴流泵支持下施行常温冠脉搭桥手术,可比CPB下手术的出血少,心肌损伤轻。轴流泵的优点是:用患者自体肺进行血液氧合;不需要阻断主动脉;不存在缺血再灌注损伤;降低心脏负荷,减少心肌耗氧,增加心肌血流,增强心肌保护;减少肝素用量,减少手术出血。但轴流泵本身在目前尚需继续探索和改进。

6. 术后管理

(1)保证氧供:维持血压和心脏收缩功能,必要时辅用小剂量儿茶酚胺类药。同时保证足够的血容量,使CVP维持满意水平。应用小剂量硝酸甘油,防止冠脉痉挛和扩张外周血管。

维持血红蛋白浓度,手术顺利者维持80 g/L和HCT 24%水平,可不影响氧摄取率、混合静脉血氧张力及冠状窦氧张力。但在以下患者中,血红蛋白浓度应维持100 g/L和HCT 30%或更高:① 心功能不全,无力提高心排血量或局部血流;② 年龄>65岁;③ 术后出现并发症而增加机体耗氧;④ 术后需机械通气辅助呼吸等严重情况时。

维持血气及酸碱度正常,充分供氧,监测 pH,调整呼吸机参数使血气达到正常水平。积极治疗酸中毒、糖尿病及呼吸功能不全。

(2)减少氧耗:保持麻醉苏醒期平稳,避免手术后期过早减浅麻醉,应用镇静、镇痛药物以平稳度过苏醒期。

预防高血压和心动过速,针对性使用 α 受体阻滞剂(盐酸乌拉地尔)、β 受体阻滞剂(美托洛尔)、钙离子拮抗剂等短效药。如果仍出现血压升高,试用小剂量硝普钠,但应注意术后患者对硝普钠较敏感,需慎重掌握剂量。心率以控制在小于 70 次/min,其心肌缺血率约为28%,而心率高于 110 次/min 者则可增至62%。

(3)早期发现心肌梗死:早期发现心肌梗死具有重要性,其诊断依据有:① 主诉心绞痛;无原因的心率增快和血压下降;② 心电图出现 ST 段及 T 波改变,或心肌梗死图像;③ 心肌肌钙蛋白(cTn)、CK-MB、肌红蛋白(Myo)、核素扫描⁹⁹ᵐTC-焦磷酸盐心肌"热区"心肌显像可支持早期心肌梗死的诊断,有重要价值。

（四）对预后有潜在影响的干预措施的循证分析

1. 人员配置·英国圣詹姆斯医院的研究显示,对于进行非心脏手术的心脏病患者,在其治疗组中配备能够胜任术前评估与重症监护工作的护士,对此类患者的术后管理具有至关重要的作用。长远看来,首诊治疗团队对此类患者进行仔细的术后随访,可以降低心脏风险因素并降低心脏相关死亡率[19]。

冠脉支架患者的非心脏手术应当安排在 24 h 均可进行冠脉介入治疗的中心进行,手术后应当进入装备有连续心电监测和心血管医师在位的病房,心脏生物标志物的常规检测有助于早期发现心肌损害、心肌缺血以及对危险性进行分级。

2. 术前预防性静脉用硝酸甘油·目前尚无足够证据表明围手术期预防性静脉使用硝酸甘油可以降低心肌梗死风险。

3. 硬膜外镇痛与鞘内镇痛·2004 年 Liu 等[29]进行的一项 Meta 分析比较了使用心肺转流技术的 CABG 手术术后采用胸段硬膜外镇痛、静脉镇痛与鞘内镇痛对手术预后的影响。结果显示胸段硬膜外镇痛与静脉镇痛在术后死亡率、心肌梗死发生率无显著差别。然而胸段硬膜外镇痛可显著降低术后心律失常与肺部并发症发生率,缩短拔管时间,并且降低静息时与活动时的模拟疼痛评分。而鞘内镇痛与静脉镇痛相比,术后死亡率、心肌梗死、心律失常、恶心呕吐及拔管时间均无显著差异,且增加了皮肤瘙痒的发生率,但可显著减少静脉追加的吗啡用量、降低模拟疼痛评分。

（作者　张奕涵,审校　黑子清）

参考文献

[1] Turkbey EB, Nacif MS, Guo M, et al. Prevalence and Correlates of Myocardial Scar in a US Cohort[J]. JAMA, 2015, 314(18): 1945 - 1954.

[2] 全旭东. 冠心病人非心脏手术的麻醉进展[J],中国麻醉与镇痛,2003,3: 228 - 229.

[3] 吴美华,柯益明,杨美珍. 围手术期心肌梗死研究进展[J],中国老年学杂志,2014,4: 1129 - 1132.

[4] Thygesen K, Alpert JS, White HD, et al. Universal definition of myocardial infarction[J]. Circulation, 2007, 116(22): 2634 - 2653.

[5] Das MK, Zipes DP. Fragmented QRS: a predictor of mortality and sudden cardiac death[J]. Heart Rhythm, 2009, 6(3 Suppl): S8 - 14.

[6] Kristensen SD, Knuuti J, Saraste A, et al. 2014 ESC/ESA Guidelines on non-cardiac surgery: cardiovascular assessment and management: The Joint Task Force on non-cardiac surgery: cardiovascular assessment and management of the European Society of Cardiology (ESC) and the European Society of Anaesthesiology (ESA)[J]. Eur Heart J, 2014, 35(35): 2383 - 2431.

[7] 庄心良,曾因明,陈伯銮. 现代麻醉学[M]. 3 版. 北京: 人民卫生出版社,2004.

[8] Murai T, Yonezawa Y, Doi Y, et al. Assessment of prognosis of old myocardial infarction[J]. J Cardiol, 1992, 22(1): 51 - 60.

[9] Sheth T, Chan M, Butler C, et al. Prognostic capabilities of coronary computed tomographic angiography before non-cardiac surgery: prospective cohort study[J]. BMJ, 2015, 350: 1907.

[10] Fleisher LA, Fleischmann KE, Auerbach AD, et al. 2014 ACC/AHA guideline on perioperative cardiovascular evaluation and management of patients undergoing noncardiac surgery: executive summary: a report of the American College of Cardiology/American Heart Association Task Force on Practice Guidelines[J]. Circulation, 2014, 130(24): 2215 - 2245.

[11] Davis C, Tait G, Carroll J, et al. The Revised Cardiac Risk Index in the new millennium: a single-centre prospective cohort re-evaluation of the original variables in 9 519 consecutive elective surgical patients[J]. Canadian Journal of Anesthesia/Journal canadien d'anesthésie, 2013, 60(9): 855 - 863.

[12] Ford MK, Beattie WS, Wijeysundera DN. Systematic review: prediction of perioperative cardiac complications and mortality by the revised cardiac risk index[J]. Ann Intern Med, 2010, 152(1): 26 - 35.

[13] Bilimoria KY, Liu Y, Paruch JL, et al. Development and evaluation of the universal ACS NSQIP surgical risk calculator: a decision aid and informed consent tool for patients and surgeons[J]. J Am Coll Surg, 2013, 217(5): 833 - 842. e3.

[14] Dupuis JY, Wang F, Nathan H, et al. The cardiac anesthesia risk evaluation score: a clinically useful predictor of mortality and morbidity after cardiac surgery[J]. Anesthesiology, 2001, 94(2): 194 - 204.

[15] Nashef SA, Roques F, Sharples LD, et al. EuroSCORE II[J]. Eur J Cardiothorac Surg, 2012, 41(4): 734 - 744.

[16] Sinning C, Lillpopp L, Appelbaum S, et al. Angiographic score assessment improves cardiovascular risk prediction: the clinical value of SYNTAX and Gensini application[J]. Clin Res Cardiol, 2013, 102(7): 495 - 503.

[17] Tuttnauer A, Meroz Y, Landesberg G. Risk to and resilience of the coronary heart disease patient during surgery[J]. Curr Opin Crit Care, 2011, 17(4): 358 - 361.

[18] Rao TL, Jacobs KH, El-Etr AA. Reinfarction following anesthesia in patients with myocardial infarction[J]. Anesthesiology, 1983, 59(6): 499 - 505.

[19] Naughton C, Reilly N, Feneck R. Cardiac disease in the non-cardiac surgical population: effect on survival[J]. Br J Nurs, 2005, 14(13): 718 - 724.

[20] Hillis LD, Smith PK, Anderson JL, et al. 2011 ACCF/AHA guideline for coronary artery bypass graft surgery: executive summary: a report of the American College of Cardiology Foundation/American Heart Association Task Force on Practice Guidelines[J]. J Thorac Cardiovasc Surg, 2012, 143(1): 4 - 34.

[21] Levine GN, Bates ER, Blankenship JC, et al. 2011 ACCF/AHA/SCAI Guideline for Percutaneous Coronary Intervention. A report of the American College of Cardiology Foundation/American Heart Association Task Force on Practice Guidelines and the Society for Cardiovascular Angiography and Interventions[J]. J Am Coll Cardiol, 2011, 58(24): e44 - e122.

[22] Levine GN, Bates ER, Bittl JA, et al. 2016 ACC/AHA Guideline focused update on duration of dual antiplatelet therapy in patients with coronary artery disease: a report of the american college of cardiology/american heart association task force on clinical practice guidelines[J]. Circulation, 2016, 134(10): e123 - e155.

[23] Stone JG, Foex P, Sear JW, et al. Myocardial ischemia in untreated hypertensive patients: effect of a single small oral dose of a beta-adrenergic blocking agent[J]. Anesthesiology, 1988, 68(4): 495 - 500.

[24] Group PS, Devereaux PJ, Yang H, et al. Effects of extended-release metoprolol succinate in patients undergoing non-cardiac surgery (POISE trial): a randomised controlled trial[J]. Lancet, 2008, 371(9627): 1839 - 1847.

[25] Mantz J, CMSamama, F. Tubach, et al. Impact of preoperative maintenance or interruption of aspirin on thrombotic and bleeding events after elective non-cardiac surgery: the multicentre, randomized, blinded, placebo-controlled, STRATAGEM trial[J]. Br J Anaesth, 2011, 107(6): 899 - 910.

[26] Jones C, Liban B. Perioperative use of dual antiplatelet therapy for patients with coronary artery stents[J]. Br J Hosp Med (Lond), 2009, 70(2): 117.

[27] Leslie K, Myles P, Devereaux P, et al. Neuraxial block, death and serious cardiovascular morbidity in the POISE trial[J]. Br J Anaesth, 2013, 111(3): 382 - 390.

[28] Yu CH, Beattie WS. The effects of volatile anesthetics on cardiac ischemic complications and mortality in CABG: a meta-analysis[J]. Can J Anaesth, 2006, 53(9): 906 - 918.

[29] Liu SS, Block BM, Wu CL. Effects of perioperative central neuraxial analgesia on outcome after coronary artery bypass surgery: a meta-analysis[J]. Anesthesiology, 2004, 101(1): 153 - 161.

第四节
心脏瓣膜病变风险评估及处理

心脏瓣膜病(valvular heart disease,VHD)是指任何原因导致的一个或多个心脏瓣膜结构和(或)功能的改变。心脏主要有4种瓣膜,根据瓣膜类型分别有二尖瓣、主动脉瓣、三尖瓣和肺动脉瓣,每种瓣膜病变又可分为狭窄和反流两种,所以种类非常多,很难面面俱到。左心系统的瓣膜病对血流动力学和机体影响更大、更严重,所以本文的重点将主要放在左心系统瓣膜病变。

一、流 行 病 学

VHD是导致心力衰竭和心源性猝死的重要原因,虽然与高血压、冠心病等相比,其发病率相对较低,但是随着超声心动图检查技术的成熟和广泛应用,发现相当高比例的无临床症状的心脏瓣膜病患者。VHD发病率随年龄增长而逐年增加,在≥75岁人群中,13%以上有一个或多个瓣膜的中、重度病变,其中,最常见的是先天性二叶式主动脉瓣早期钙化和老年人瓣膜退化、钙化引起的主动脉瓣狭窄(aortic stenosis,AS),以及原发性或继发性功能性二尖瓣关闭不全(mitral regurgitation,MR)。患者通常存在单个瓣膜的狭窄合并关闭不全,或是多瓣膜病变[1]。

二、病　　因

近年来,VHD的疾病谱发生了重大变化,尽管风湿性VHD发病率在发展中国家仍然较高,但在发达国家已显著减少。最新的欧洲心脏调查显示,主动脉瓣狭窄和二尖瓣反流为最常见的心脏瓣膜病;除外二尖瓣狭窄仍以风湿热为主要原因,其他左心系统VHD都主要因退行性变所致[2](表2-4-1)。在我国,风湿病导致的VHD仍占大多数,但是随着社会经济发展、医疗预防普及和社会日趋老龄化,风湿性瓣膜病发病率呈下降趋势,老年性退行性瓣膜病和缺血性心脏瓣膜病日益增多[3]。

表 2-4-1　欧洲心脏瓣膜病病因分析

项　目	主动脉瓣狭窄 (1 197例)	主动脉瓣关闭不全 (369例)	二尖瓣狭窄 (336例)	二尖瓣关闭不全 (877例)
退行性(%)	81.9	50.3	12.5	61.3
风湿性(%)	11.2	15.2	85.4	14.2

（续 表）

项 目	主动脉瓣狭窄 （1 197 例）	主动脉瓣关闭不全 （369 例）	二尖瓣狭窄 （336 例）	二尖瓣关闭不全 （877 例）
先天性(%)	5.4	15.2	0.6	4.8
其他原因(%)	1.5	19.3	1.5	16.2

三、功能评估及危险分级

VHD 患者的术前评估及会诊的关键点应包括：心脏功能储备；一个或多个瓣膜病变导致的疾病严重程度、病程长短和相关病理生理改变；寻找相关的冠状动脉疾病；评估心脏事件的手术风险和风险指数；计划的手术和具体麻醉技术可能对基线心脏负荷和功能的影响；有创血流动力学监测是否有益；应该选择和准备哪些血管活性药。

完整的病史和体格检查是术前评估的第一步。

（一）病史和体格检查

慢性 VHD 患者常伴有心力衰竭，查体时会发现肺底部啰音、颈静脉充盈以及第三心音。通常择期手术会被推迟，直到心力衰竭被控制，心肌收缩力得以改善。

VHD 患者常出现杂音。心脏杂音的性质、出现的体表位置、强度以及传导方向对确定受损瓣膜的位置和程度提供了线索。如收缩期杂音是由主动脉瓣、肺动脉瓣狭窄或二尖瓣、三尖瓣反流所致。舒张期杂音是由二尖瓣或三尖瓣狭窄，或主动脉瓣或肺动脉瓣反流所致。

VHD 患者可以出现各种类型的心律失常。最常见是心房颤动，尤其是在二尖瓣病变伴左心房扩大者。心房颤动可能是阵发性的或慢性的。

即便没有冠状动脉疾病，VHD 患者也可能发生心绞痛，这通常反映出由心肌肥厚所导致的心肌耗氧量增加。瓣膜性心脏病和缺血性心脏病通常并存。50 岁以上的主动脉瓣狭窄患者中50%的患有缺血性心脏病。存在冠心病的二尖瓣或主动脉瓣病变患者长期预后会更差，由缺血性心脏病而导致二尖瓣反流的患者死亡率更高。

（二）心脏功能评估

明确患者的心功能情况对评估其手术风险和决定需不需要进一步评估是非常重要的。

1. NYHA 心功能分级 · 评估 VHD 患者心脏储备和心功能分级，需要根据 NYHA 心功能分级的标准询问患者的运动耐受情况，以此反映 VHD 和相关充血性心力衰竭的严重程度（表 2 - 4 - 2）。

表 2 - 4 - 2 NYHA 心功能分级

分 级	NYHA 心 功 能 分 级
I	患有心脏疾病，但无体力活动受限。日常活动不会引起过度疲劳、心悸、呼吸困难或心绞痛
II	体力活动轻度受限。静息时无症状，日常活动可引起疲劳、心悸、呼吸困难或心绞痛
III	体力活动明显受限。静息时无症状，低于日常活动量的行为即可引起疲劳、心悸、呼吸困难或心绞痛
IV	无法从事任何体力活动。静息情况下即可出现心功能不全的症状或心绞痛症状，任何体力活动均可加重其不适

2. 代谢当量评估心功能・代谢当量(MET)是氧摄取程度的一个衡量指标(表 2-4-3),目前大部分研究都用它来评估心功能,1 MET 大概相当于一个人静坐,没有任何活动时每分钟的氧气消耗量;以 9.6 km/h 的速度跑步相当于 10 MET。根据 MET 水平可将活动能力分为极佳(>10 MET)、良好(7~10 MET)、一般(4~6 MET)、低下(<4 MET)或未知。如果患者可承受 4 MET 的活动,通常可完成手术,术前不需要对心功能进一步评估。自述运动耐量降低(不能走 4 个街区或爬 2 层楼梯)预示围手术期并发症的发生。

表 2-4-3　代谢当量评估举例

代谢当量(MET)	活 动 量
1~3	生活自理(吃饭、穿衣、上厕所)
4	爬一层楼梯,步行上山,以 6.4 km/h 的速度在水平地面行走
6	中度的娱乐活动,如跳舞、网球双打、骑脚踏车

(三) 严重程度评估

VHD 严重程度的评估直接影响围手术期决策。2008 年 AHA/ACC 指南对心脏瓣膜病严重程度的分级基本是基于超声心动图检查,而 2014 年最新的 AHA/ACC 指南则将症状作为一个重要的依据,按照心力衰竭的处理,对心脏瓣膜病进行分期,根据分期采取不同的处理方式。指南将所有瓣膜疾病分为 A、B、C、D 四期,分别是风险期、进展期、无症状严重期和有症状严重期[4](表 2-4-4)。

表 2-4-4　2014 年 AHA/ACC 指南对心脏瓣膜病的分期

阶　段	定　义	症状	严重程度描述
A	风险期	无症状	仅有导致瓣膜病变的危险因素
B	进展期	无症状	无症状轻至中度瓣膜病变
C	无症状严重期	无症状	无症状重度瓣膜病患者又分为: C1 期　右心室或左心室功能可代偿,大小正常 C2 期　右心室或左心室功能失代偿,室腔扩张
D	有症状严重期	有症状	由瓣膜病导致症状的患者

新指南不再只考虑终末期瓣膜病,而是将分期定义为贯穿整个疾病过程。对于每种类型瓣膜病,分期的具体定义是基于综合考虑患者的临床症状、瓣膜解剖学结构、准确的超声心动图或血流动力学参数以及心室对慢性压力或容量负荷过度的反应。

超声心动图是用于证实 VHD 的诊断及评估其严重性和预后的关键技术。对任何有杂音的患者,超声检查是指征,除非在临床评估后没有提出瓣膜病的疑义。

(四) 围手术期风险评估

1. 手术和介入治疗的风险评估・关于瓣膜性心脏病行瓣膜置换术的术后死亡率不同国家略有差异(表 2-4-5)。

表 2-4-5　瓣膜性心脏病手术后死亡率

	EACTS（2010 年）	STS（2010 年）	UK（2004—2008 年）	德国（2009 年）
主动脉瓣置换，未行 CABG（%）	2.9 （40 662）	3.7 （25 515）	2.8 （17 636）	2.9 （11 981）
主动脉瓣置换加 CABG（%）	5.5 （24 890）	4.5 （18 227）	5.3 （12 491）	6.1 （9 113）
二尖瓣修复，未行 CABG（%）	2.1 （3 231）	1.6 （7 293）	2 （3 283）	2 （3 335）
二尖瓣置换，未行 CABG（%）	4.3 （6 838）	6.0 （5 448）	6.1 （3 614）	7.8 （1 855）
二尖瓣置换/修复加 CABG（%）	6.8/11.4 （2 515/1 612）	4.6/11/1 （4 721/2 427）	8.3/11.1 （2 021/1 337）	6.5/14.5 （1 785/837）

　　VHD 常常需要介入治疗。介入治疗决策是复杂的，因为 VHD 常见于老年人，因此，其共病的概率较高，使介入治疗的风险增高。当代 VHD 另一个重要的方面是既往手术治疗的患者比例正在增长，呈现出进一步的问题。而在发展中国家，主要影响年轻人的风湿性心瓣膜病，仍然是一个重大的公共卫生问题。与其他的心脏病相比，VHD 领域的试验研究较少，随机临床试验尤其缺乏。

　　2014 年 AHA/ACC 指南推荐了危险评分系统（表 2-4-6）。该评分在美国胸外科医师学会（society of thoracic surgeons，STS）评分基础上增加了 3 个要素：体弱、主要器官损害术后未改善及操作相关障碍，更强调个体化的评估和决策。

表 2-4-6　VHD 手术和介入治疗风险评估

要　素	低风险 （所有标准）	中风险 （任何标准）	高风险 （任何标准）	禁忌证风险 （任何标准）
STS 死亡率风险	<4%	4%~8%	>8%	每年>50%
虚弱，不能移动 自主排尿 自主使用厕所 沐浴 穿衣 进食 6 s 内行走 5 m 的能力	无 （患者可完成 所有的活动）	1（轻度）	≥2（中到重度）	
主要器官系统疾病术后 无预期改善[a]	无	1 个器官系统	≤2 个器官系统	≥3 个器官系统
手术相关的困难[b]	无	可能	可能	严重

[a]主要器官系统共存疾病，如严重的左心室或右心室收缩或舒张功能障碍、肺动脉高压、慢性肾脏疾病≥3、肺部疾病、中枢神经系统疾病、肝脏疾病、胃肠道疾病及癌症。[b]手术相关的困难，如气管切开术史、升主动脉钙化、冠状动脉搭桥术胸骨粘连及放射引起损伤

　　2. 非心脏手术风险评估·VHD 患者行非心脏手术的手术风险分层决定于手术类型和相关的血流动力学改变。与行心脏手术不同，瓣膜性心脏病患者在行非心脏手术之后，其瓣膜病变是依然持续存在的，所以在术后也要给予持续的特别关注。而且与行心脏手术后常规进

ICU 不同,行低-中风险非心脏手术通常不会进一步的 ICU 监护,所以,术后监护不充分、护理的短缺、缺乏有经验的血流动力学关注都将增加瓣膜病患者行非心脏手术的围手术期不良事件风险。

目前已经有一些围手术期心血管风险评估的临床方法,尽管没有一个是理想的预测方法。但是当与传统医学评估和临床完美结合使用时,这些方法会非常有帮助的。目前还没有专门针对瓣膜性心脏病患者行非心脏手术的风险评估系统,可参照其他评估方法进行评估,通常应用的两种计算方法如下。

(1)围手术期心肌梗死或心搏骤停(MICA)/Gupta 围手术期风险评估计算法:根据美国外科医师协会 2007 年全国外科质量改进计划(NSQIP)数据库及对超过 20 万患者手术围手术期心脏并发症进行评估,产生了围手术期心肌梗死或心搏骤停风险计算法。经过验证,该风险模型的预测性超过了常用的改良的心脏风险指数风险计算法(RCRI)。围手术期 MICA 的 5 个主要的预测因素包括:手术类型、功能状态、ASA 分级、肌酐水平和老龄(在线计算法可参考 http://www.surgicalriskcalculator.cm/miorcardiacarrest)。

(2)改良的心脏风险指数(RCRI):改良心脏风险指数(表 2-4-7)出版后,因为麻醉和手术技术的改进,它可能部分夸大了心脏风险,但仍不失为一个有效且易于使用的评估指标。研究的是 50 岁以上行非心脏手术患者。

表 2-4-7　改良的心脏风险指数

风险因子(1分/项)	风险因素	风险分级	主要心脏并发症%(95%可信区间)
高风险手术	0	I	0.4(0.05~1.5)
腹腔内手术	1	II	0.9(0.3~2.1)
胸腔内手术	2	III	6.6(3.9~10.3)
腹股沟以上血管手术	≥3	IV	11(5.8~18.4)
心肌缺血病史(病理性 Q 波、心绞痛、硝酸酯类药物治疗、陈旧性心肌梗死、负荷试验阳性)			
心力衰竭病史			主要心脏并发症:心肌梗死、肺水肿、心搏骤停、完全性心脏传导阻滞
CVA 或 TIA 病史			
术前应用胰岛素			
肌酐>2.0 mg/dL 或 170 μmol/L			

CVA:脑血管意外;TIA:短暂性脑缺血发作

四、并发症和预后

对 VHD(主要是严重 VHD)患者进行非心脏手术时,心血管风险和死亡率是增高的。VHD 及其导致的并发症如心力衰竭或心房颤动等会明显增加患者行非心脏手术围手术期发生不良事件的风险。严重的主动脉和二尖瓣狭窄患者行非心脏手术围手术期血流动力学波动更明显、并发症发生率明显增加,提示较差的预后和更长的住院时间。

（一）主动脉瓣狭窄（aortic stenosis，AS）

轻到中度的 AS 患者通常是没有症状或者症状很轻微,严重 AS 患者的典型症状包括心绞痛、充血性心力衰竭和晕厥。50%～70%的患者以心绞痛为首发症状,但是只有 25%～50%有冠心病。15%～30%的患者以晕厥为首发症状,并且通常是在固定的心排血量基础上由运动诱发的血管扩张引起的。症状和严重程度间并没有很好的相关性,但是一旦出现失代偿,长期预后会变差。如果出现症状后 3 年内不行瓣膜置换术,死亡率接近 75%,不幸的是,75 岁以上的主动脉瓣狭窄患者当中 1/3 放弃手术治疗。严重 AS 患者每年猝死概率大约在 1%[5,6]。数项前瞻性病例系列研究发现,在无症状的患者(包括经手术治疗的有症状的患者)中导致病情进展比较重要的危险因素包括：主动脉射流速度和瓣口面积、瓣膜钙化的程度、年龄较大、AS 的病因、高胆固醇血症、肾功能不全、高钙血症、吸烟、代谢综合征、糖尿病[7-9]。

严重 AS 与围手术期死亡率增加相关。早期研究显示,严重 AS 患者行非心脏手术的死亡率是 13%。严重 AS 的患者可能有血小板功能损害和 von Wille-brand 因子水平降低,这可能与临床严重出血相关(通常是鼻出血或瘀斑)。没有狭窄的主动脉瓣硬化不是独立的围手术期危险因素[10]。Zahid 团队的一项 5 149 例样本的研究中发现,术前已知合并 AS 的患者行非心脏手术增加围手术期心肌梗死风险(OR=1.55),是其独立风险因素。然而与非 AS 组相比,AS 的存在并不增加整体死亡率[5]。在另一项研究里,严重 AS 患者非心脏手术前未行主动脉瓣置换术,术中进行严密的麻醉管理,术后结局在可接受范围内。基于大样本的临床回顾性研究发现,严重 AS 患者术后 30 日的死亡率为 2.8%～3.3%,心肌梗死发生率为 3.5%～5.6%,心力衰竭发生率约为 11.1%,术后脑卒中发生率约为 1.4%,术中低血压发生率为 25.3%～30%[11]。

（二）二尖瓣狭窄（mitral stenosis，MS）

MS 的存在对于非心脏手术患者的围手术期管理和预后可能有重要影响。虽然没有确切资料,但无症状、无肺高压和心房颤动的 MS 患者行非心脏手术的风险可能不会增加。相比之下,未经治疗的有症状 MS 患者的预后较差。

绝大多数获得性的 MS 都源于风湿热。一项基于心脏彩超的大样本回顾性分析发现 MS 在女性中更常见(1.6% vs. 0.4%),尽管在发达国家这个比率已下降,但在发展中国家仍是一个重要的健康问题。因其特有的潜伏期,经常在妊娠年龄出现首发症状,MS 是孕妇最常见的瓣膜疾病[12,13]。二尖瓣狭窄患者的围手术期风险是很难评估的。MS 患者在很多年内都没有症状,直到突然出现心房颤动或者在妊娠期间的病理生理改变导致急性的失代偿。MS 患者出现症状时,二尖瓣瓣口面积至少减少 50%。当二尖瓣重度狭窄时,任何额外的压力(如发热或败血症)都可能造成肺水肿。重度 MS 患者有 1/3 合并心房颤动[14]。

轻度的 MS 并且运动耐量正常的患者仅仅轻微增加围手术期不良心脏事件的风险。然而,严重 MS 或者有相关的肺动脉高压(pulmonary hypertention,PHT)患者围手术期死亡风险明显增加。二尖瓣患者围手术期风险的数据大多集中在有风湿性二尖瓣疾病的产妇。即使这样,这些数据并不能扩展到非妊娠患者行非心脏手术。轻度以上的 MS 患者以及妊娠前出现心脏事件(如心律失常、肺水肿、卒中等)是母体发生心血管并发症的独立危险因素。心脏病患者包括 MS 患者的 NYHA 心功能分级与母婴妊娠期并发症强相关。产妇有严重 PHT,妊娠期和产后死亡率高达 40%，即使接受了现代医学管理。MS 患者并存严重 PHT 是围手术期不良事件的高风险因素[15,16]。

（三）主动脉瓣反流（aortic regurgitation，AR）

AR 可因主动脉瓣叶病变导致瓣叶连接处功能障碍或因瓣环的病变造成。引起瓣叶异常的常见原因包括感染性心内膜炎、风湿热、二叶主动脉瓣和使用减肥药。造成 AR 的瓣环异常包括先天性主动脉根部扩张、高血压引起的主动脉瓣环扩张、主动脉夹层、梅毒性主动脉炎、马方综合征、艾丹综合征、类风湿关节炎、强直性脊柱炎及银屑病关节炎。急性主动脉瓣反流多见于心内膜炎或主动脉夹层[4]。

与狭窄性瓣膜病相比，对主动脉反流患者行非心脏手术的围手术期风险评估数据非常有限。无症状的轻度 AR 仅轻微增加不良心脏事件风险。然而，严重 AR 患者特别是有症状的（NYHA 心功能分级Ⅲ~Ⅳ）即使不做手术，与普通人群相比死亡率也明显增加。与慢性 AR 患者相比，急性 AR 患者没有时间来适应严重的容量超负荷，这通常导致冠脉缺血、左心室功能迅速恶化以及心力衰竭，其本身就是急症且行非心脏手术具有巨大风险[17]。

合并慢性 AR 的患者接受非心脏手术的风险程度取决于瓣膜反流程度和病因、血流动力学和临床代偿程度等诸多因素，并且受到手术操作本身的风险等级影响。有限的数据提示与没有严重 AR 的患者相比，中到重度 AR 患者围手术期心肺疾病患病和死亡风险增加。最常见的术后不良事件是保留气管插管时间延长和肺水肿。最常见的院内死亡原因是肺炎和呼吸功能衰竭。合并 AR 患者接受非心脏手术风险增加的预测因素包括：左心室射血分数降低、血清肌酐>177 μmol/L，高风险或中度心血管风险的手术操作及缺乏围手术期管理[18]。身体整体情况良好和左心室收缩功能得以保存的患者通常能耐受全身麻醉。

（四）二尖瓣反流（mitral regurgitation，MR）

MR 是瓣膜性疾病中最常见的一种，5 个成年人中可能就有一个存在轻度的 MR。1%~3%的人群中存在二尖瓣脱垂（有或无 MR）。由风湿热所致的 MR 通常与 MS 并存。单纯 MR 可能是急性的，与缺血性心脏病有关，也可能是乳头肌功能不全、二尖瓣环扩张或腱索断裂的结果。而功能性或退行性 MR 是目前慢性二尖瓣反流的最主要原因。缺血性心脏病是功能性 MR 的主要原因，然而退行性 MR 通常是由二尖瓣黏液瘤变性引起的。慢性 MR 通常能被很好地耐受直到出现失代偿，患者出现心力衰竭前驱症状如疲劳，运动耐力下降，气促增加等。这些症状可能是由新发的心房颤动诱发的，这在慢性 MR 患者非常常见[4]。

尽管慢性 MR 患者可能在很长一段时间内保持无症状，但是 MR 并非良性疾病，一些研究显示这些患者死亡率明显增加。Ling 等对 MR 患者病程进行观察，研究数据显示，大多数患者 NYHA 心功能分级Ⅰ~Ⅱ级，并且大部分仅仅药物治疗，每年的死亡率达 6.3%，63%的患者 10 年后出现心力衰竭，30%的患者出现心房颤动。猝死风险也增加。在最近针对 MR 患者（43% 有严重的 MR）的一项回顾性观察性研究中，5 年心脏事件死亡率为 33%（心因性，心力衰竭或者新发心房颤动）。年龄增加、糖尿病和严重 MR 是独立危险因素。严重 MR 患者围手术期心力衰竭（20%）和心房颤动（14%）的风险最大。在缺血性 MR 和左心室功能降低的患者这些风险进一步增加[19]。

已经证明 B 型利钠肽（BNP）血清水平与心功能分级和预后相关，特别是在 AS 和 MR。关于其水平增高在危险分层中的证据,目前仍然有限[20]。

五、麻醉决策和处理

(一) 瓣膜性心脏病对麻醉决策的影响

有大量的研究针对缺血性心脏病的围手术期风险和预防,关于严重心脏瓣膜病行非心脏手术的前瞻性研究非常有限,大多数的麻醉决策都是源于临床经验和回顾性研究,而非循证基础。2014 年 ACC/AHA 指南推荐,如果临床病史或症状提示瓣膜病的存在且已达到需要干预的标准,则瓣膜干预措施应在非心脏手术前实施。

1. 主动脉瓣狭窄 · AS 患者行非心脏手术前是否仅需要药物治疗或者瓣膜置换或者其他干预措施包括球囊扩张术等,应根据风险收益平衡进行个体化决策,患者的并存疾病、年龄、寿命均应在做决策时考虑在内。对需要择期行非心脏手术的重度 AS 患者,管理主要取决于症状的存在和手术的类型[21,22]。对于症状性严重 AS 患者,只行急诊手术,择期非心脏手术前应进行瓣膜置换术(即使不考虑非心脏手术必要性也应行瓣膜置换术);非症状性严重 AS 患者可以在合适的麻醉技术下相对安全地行择期低-中风险手术,若行高风险手术,则在术前应仔细评估考虑瓣膜置换术和冠脉搭桥的必要性。在无症状的中或重度 AS 患者,建议密切观察。对于有换瓣指征的严重 AS 患者行急诊非心脏手术可以考虑主动脉球囊扩张术临时改善患者心功能。

2. 二尖瓣狭窄 · 对有症状的严重 MS 患者,应延缓择期手术。无症状的严重 MS 患者行非心脏手术应进行心脏评估。ACC/AHA 指南建议有症状的患者(NYHA 心功能分级 Ⅱ~Ⅳ)且二尖瓣口面积<1.5 cm²,或合并二尖瓣狭窄和肺动脉高压的患者行二尖瓣介入和手术治疗。左心房血栓、中至重度二尖瓣反流和严重二尖瓣钙化的患者对球囊扩张术是禁忌[19]。经皮球囊成形术在年轻患者中耐受性良好,然而,对于 70 岁以上患者,仅有 19% NYHA 分级在 Ⅰ~Ⅱ级别,二尖瓣球囊扩张术后 5 年死亡率约 59%。二尖瓣狭窄患者并存严重 PHT 择期非心脏手术需根据风险-受益仔细评估手术必要性,术前应先改善 PHT[23]。

3. 主动脉瓣关闭不全 · 根据 ACC/AHA 最新指南,由于合并中至重度或重度 AR 患者在接受非心脏手术时会存在明显的高风险,因此,应在实施择期非心脏手术前对这些患者进行明确诊断、处理和个体化的风险评估。任何对于 AR 的术前评估均应排除并存的 AS,因为 AS 才是风险更高的首要病变。另外,合并 AR 的患者,接受非心脏手术的心脏风险还受患者是否合并其他心脏病变的影响,如冠状动脉病变。

建议对具备以下情形者,最好在拟择期行中度或高风险非心脏手术前,先行主动脉瓣置换或成形修复治疗:合并临床症状的慢性重度 AR 患者;或慢性重度 AR 患者虽无临床症状,但左心室射血分数已小于 50%。另外,对于二叶式主动脉瓣畸形患者,要注意评估主动脉根部和升主动脉扩张程度,以评估是否需要行主动脉手术。然而,有些需要先期实施的主动脉瓣手术却无法在非心脏手术前完成,如有些患者需要行限期非心脏手术处理;另外,有些患者先行主动脉瓣手术所要承担的风险过高;还有些患者则是因为拒绝接受主动脉瓣手术。

尽管证据有限,绝大多数没有症状的重度 AR 患者经过精心的术中处理和术后管理,可进行风险在可接受范围内的限期非心脏手术,这些管理措施包括密切关注患者的后负荷控制及液体平衡状态。2014 年 AHA/ACC 心脏瓣膜病指南指出：无症状重度 AR 成人患者,在恰当的术中管理和术后血流动力学监测下,可以接受择期的中等风险非心脏手术治疗。对于有症状的重度 AR 患者,限期非心脏手术治疗应该在仔细权衡和深入考虑各种治疗方案的风险和收益后慎重作出。

4. 二尖瓣关闭不全·如果不能确定 MR 的严重程度或计划行二尖瓣手术,心导管检查是必要的。老年患者还应该行冠脉造影检查。与狭窄性心脏瓣膜病不同,反流性心脏瓣膜病变往往在不知不觉中进展,在临床症状出现之前已经发生左心室损伤和左心室重构。要避免心肌出现严重或不可逆转的功能障碍必须早期行手术治疗。如果在射血分数<60%前或左心室收缩期末内径>45 mm 前施行手术,可能会延长生存期。有症状的患者即使射血分数是正常的,也应该接受二尖瓣手术。相对于二尖瓣置换首选二尖瓣修复术,因为它恢复瓣膜的能力[24]。

建议对具备以下情形者,最好在拟行择期中度风险或高风险非心脏外科手术前,先施行二尖瓣瓣膜置换或二尖瓣成形修复治疗：合并临床症状的慢性原发性重度 MR 且左心室射血分数>30%者;或虽无临床症状但 MR 重度且左心室射血功能已经受损(左心室射血分数在30%~60%),伴或不伴有左心室收缩期末内径增加(≥40 mm)者。2014 年 AHA/ACC 有关心脏瓣膜病的指南指出：对于无症状重度 MR 成人患者,在恰当的术中管理和术后血流动力学监测下,可以接受择期的中度风险非心脏手术治疗,对于有症状的重度 MR 患者,限期非心脏外科手术治疗应在仔细权衡和深入考虑各种治疗方案的风险-受益比后决定。

（二）建立在临床研究基础上的围手术期处理意见

1. 术前检查·临床检查对检出无症状患者的 VHD 起着重要的作用。确定 VHD 的诊断并评估其严重性是首要的一步,值得注意的是,轻度杂音可能与严重的 VHD 并存,特别是存在心力衰竭时。在人工瓣膜患者,必须要知道杂音或人工瓣膜音的任何变化。

对任何有杂音的患者,超声检查是指征,除非在临床评估后没有提出瓣膜病的疑义。听诊有收缩期杂音的患者,如果不考虑手术急诊,非心脏手术应在术前进行心脏彩超检查评估瓣膜情况和心功能。对于无症状的 AS 患者运动或多巴酚丁胺负荷试验被推荐用来评估 AS 的严重性,心室功能和缺血性疾病。运动实验还可以被用来做风险分层。研究显示无症状 AS 患者负荷试验阳性者预后较差。这两项检查在有症状的 AS 患者是禁忌的。对于严重 AS 患者拟行择期非心脏手术,如果有冠心病的危险因素,心导管检查仍然建议使用。

2. 术前药物管理·围手术期通常继续使用降低心脏风险的长期药物治疗[4],包括以下内容。

（1）心血管药物：如 β 受体阻滞剂、钙通道阻滞剂、他汀类和可乐定。此外,ACEI 和 ARB 一般也继续使用,特别是在心力衰竭患者中,除非患者出现血流动力学不稳定、低血容量或肌酐急性升高。如果围手术期可能有大量液体转移,部分医师会在术前 1 日的晚上给予 ACEI 或 ARB,手术当日早晨不给予。

（2）治疗慢性心房颤动(atrial fibrillation,AF)或室性心律失常的抗心律失常药物：如胺碘酮、钙通道阻滞剂和地高辛。

（3）阿司匹林。

（4）在肺动脉高压患者中用于降低肺血管阻力的药物：一般在围手术期继续使用，如依前列醇、伊洛前列素、西地那非、他达拉非，或内皮素受体拮抗剂（如波生坦或安倍生坦）。

（5）心房颤动患者长期抗凝治疗的管理应权衡血栓栓塞风险与出血风险，从而确定停止抗凝的最佳时机和是否使用桥接抗凝。近期接受抗凝治疗（长期阿司匹林治疗除外）后行紧急或急诊手术的患者，可能需要紧急逆转抗凝来预防或治疗严重出血。此类患者不宜接受椎管内麻醉。

3. 麻醉管理·瓣膜性心脏病的麻醉管理主要基于疾病类型及其相关的病理生理学改变。

（1）主动脉瓣狭窄

1）血流动力学目标：维持正常窦性心律对 AS 患者特别重要；心率应维持在较低至正常的范围，如 60~80 次/min，避免心动过缓或心动过速；避免低血压，维持收缩压≥100 mmHg，平均动脉压≥70 mmHg，或两者与基线值相差不超过 20%；改善血管内液体量以维持静脉回流和左心室充盈。主动脉瓣狭窄患者行心肺复苏是无效的，因为想通过狭窄的主动脉瓣利用心脏按压来形成足够的每搏输出量非常困难，几乎不可能做到。

2）麻醉实施：① 麻醉方式：往往选择全身麻醉而非硬膜外麻醉或蛛网膜下腔麻醉，因为区域麻醉阻滞交感神经，可导致严重的低血压。② 麻醉维持：麻醉维持可以用氧化亚氮联合吸入麻醉药和阿片类药物或单独应用阿片类药物来完成。抑制窦房结自律性的药物可出现交界性心律，心房有效收缩时间丧失，这可能会导致心排量显著减少。如果左心室功能受损，为谨慎起见，应避免使用任何可以进一步抑制心肌收缩力的药物。体循环血管阻力降低也是非常不可取的。对于有显著左心功能不全的患者推荐使用阿片类药物联合氧化亚氮或单独应用大剂量阿片药物。要选择对血流动力学影响最小的肌松药。麻醉及手术过程中出现交界性心律或心动过缓时需及时治疗。持续心动过速可使用 β 受体阻滞剂（如艾司洛尔）。若出现室上性心动过速要及时电复律。利多卡因和除颤仪随时处于可用状态，因为这些患者往往会进展为室性心律失常。③ 监测：AS 患者术中必须监测肢体导联心电图以监测心脏节律并发现左心室心肌缺血。根据手术的复杂性和主动脉狭窄的严重程度决定是否使用有创动脉监测、肺动脉导管或 TEE。这些监测手段有助于确定术中低血压究竟是由血容量不足引起的，还是心力衰竭造成的。

（2）二尖瓣狭窄

1）血流动力学目标：心率维持在低至正常范围，即 50~70 次/min。预防和治疗能够降低心排出量或产生肺水肿的不良事件，包括窦性心动过速或心房颤动伴快速心室率；中心血容量明显增加（包括输液过多或头低脚高）；药物引起的体循环血管阻力降低；低氧血症和高碳酸血症的危害尤其严重，可能加剧肺动脉高压并引发急性右心衰竭。

2）麻醉实施：① 术前用药可用于减轻焦虑及与之相关的心动过速，但必须明白，MS 患者与正常患者相比更容易出现由这些药物引起的呼吸抑制。控制心率的药物应持续到手术当日，术前检测是否存在由利尿剂引起的低钾血症，直立性低血压可能是由利尿剂引起的低血容量的证据。小手术的持续抗凝治疗是可接受的，但预计失血量多的大手术要停止抗凝治疗。② 可使用任意静脉麻醉药行麻醉诱导，但氯氨酮除外，因为它可导致心率增快。避免使用对心血管系统有影响的肌松药，如有些药物可引起组胺释放，导致心动过速和低血压。③ 麻醉维持：使用对心率、心肌收缩力、体循环血管阻力和肺血管阻力影响最小的药物。通常，阿片类或者低浓度吸入麻醉药的平衡麻醉可以达到这个目标。应该缓慢拮抗非去极化肌松药的药理作用，以帮助改善混合物中抗胆碱药物所致的心动过速。避免浅麻醉和手术刺激导致交感兴奋而发生心动过速、体循环和肺动脉高压。如果存在严重肺动脉高压，有必要使用肺血管扩张剂。术中液体量必须逐步增加，因为这些患者很容易发生容量超负荷而进展为肺水肿。④ 监测：有创监测取决于手术的复杂性和 MS 严重程度。在大手术中，一般监测 CVP 来估计右心压力，合并静息状态下呼吸困难的重度 MS 患者，可能无法耐受在清醒状态下取头低脚高位行 CVC 插管，甚至平卧位也无法耐受。因此，我们通常在行全身麻醉诱导、气管插管后置入 CVC。对无肺淤血证据的无症状 MS 患者的监护与无瓣膜性心脏病患者监护相同。相反，TEE 对于有症状的 MS 患者接受大手术是有价值的，尤其是在预计失血量较大的手术。还应考虑对动脉压、肺动脉压及左心房压的连续监测。严重肺动脉高压患者置入肺动脉导管检测肺动脉楔压有发生肺动脉破裂的风险，所以应尽量避免且需非常小心。⑤ 在 MS 患者，肺水肿和右心衰风险一直持续到术后，因此心血管监护也应持续到术后。避免术后疼痛和通气不足导致的呼吸性酸中毒及低氧血症造成心率加快和肺血管阻力增加。肺顺应性降低和呼吸做功增加可能需要一段时间机械通气，尤其在行胸部或腹部大手术后。

（3）主动脉瓣关闭不全

1）血流动力学目标：AR 患者行非心脏手术麻醉管理的目标是保证足够的左心室前向血流，具体包括：避免心动过缓、避免体循环血管阻力增加、减轻心肌抑制。心率必须维持在 80 次/min 以上，因为心动过缓通过增加舒张期时间和反流量导致急性左心室容量超负荷。体循环血管阻力突然增加也可导致左心衰竭。AR 的代偿是有限的，麻醉诱导的心肌抑制极易打破这种平衡。总目标是维持适度的较快心率并维持体循环血管阻力的适度降低。

2）麻醉实施：① AR 患者通常选择全身麻醉，麻醉诱导可联合使用吸入麻醉药和静脉诱导药物。理想的诱导药物应该不会降低心率或增加体循环血管阻力。② 麻醉维持：存在严重左心功能不全的情况下，推荐氧化亚氮联合一种吸入麻醉药和（或）阿片类药物维持麻醉。吸入麻醉药如七氟醚和地氟醚是 AR 患者极佳选择。严重左心功能不全患者可选用大剂量阿片类药物。大剂量镇痛药合并氧化亚氮或苯二氮䓬类药物的使用会导致心动过缓和心肌抑制，增加麻醉风险。肌松药选择遵循对血流动力学影响最小原则。③ 监测：无症状的 AR 患者接受小手术时不需要有创监测，标准监护对于心律失常或心肌缺血应该就足够了。在严重 AR 情况下，应用肺动脉导管或 TEE 有助于发现心肌抑制，指导静脉输液，评估机体对扩血管药物的反应。

（4）二尖瓣关闭不全

1）血流动力学目标：MR 患者行非心脏手术的麻醉管理重点在于预防和治疗使心排量进一步降低的因素，包括预防心动过缓、防止体循环血管阻力增大、尽量减少药物引起的心肌抑制、应用肺动脉导管（V 波的大小）和（或）TEE 监测反流量的大小。

2）麻醉诱导可以用静脉诱导药物完成，为防止体循环阻力增加或心率降低应该调整药量。肌肉松弛剂遵循同样原则。泮库溴铵使心率略有增加，可能有助于维持左心室前向搏出量。

3）麻醉维持：吸入麻醉药由于能够增加心率、降低体循环阻力，加上极小的负性肌力作用，他们都能用于麻醉维持。当心肌功能受到严重损害时，阿片类药物对心肌抑制程度极其微弱，能够用于维持麻醉。然而强效镇痛药可导致显著心动过缓，对严重 MR 患者有害。机械通气应维持接近正常的酸碱度及呼吸参数。通气模式必须为静脉回流提供足够时间。这些患者要维持适当的血管内容量来维持左心室容量及心排量。

4）监测：无症状的 MR 患者接受小手术麻醉时不需要有创监测。严重 MR 时，有创监测有助于评估心排量是否足够及药物对血流动力学的影响，还能够用于静脉补液。MR 在肺动脉楔压波形上形成 Vbo 波，其振幅的变化有助于评估二尖瓣反流的程度。然而，对于慢性 MR 患者，肺动脉楔压可能不能很好地反映左心室舒张期末容积。急性 MR 时，左心房顺应性差，且肺动脉楔压与左心房和左心室舒张期末压力有良好的相关性。

（作者　黄菲，审校　罗晨芳）

参考文献

[1] Nkomo VT, Gardin JM, Skelton TN, et al. Burden of valvular heart diseases: a population-based study[J]. Lancet, 2006, 368(9540): 1005 - 1011.

[2] Iung B. A prospective survey of patients with valvular heart disease in Europe: The Euro Heart Survey on Valvular Heart Disease[J]. Eur Heart J, 2003, 24(13): 1231 - 1243.

[3] 盛燕辉,孔祥清,主动脉瓣狭窄的流行病学[J]. 中国医刊,2015,50(1): 10 - 11.

[4] Nishimura RA, Otto CM, Bonow RO, et al. 2014 AHA/ACC Guideline for the Management of Patients With Valvular Heart Disease: A Report of the American College of Cardiology/American Heart Association Task Force on Practice Guidelines[J]. J Thorac Cardiovasc Surg, 2014, 148(1): e1 - e132.

[5] Zahid M, Sonel AF, Saba S, et al. Perioperative risk of noncardiac surgery associated with aortic stenosis[J]. Am J Cardiol, 2005, 96(3): 436 - 438.

[6] Samarendra P, Mangione MP, Aortic stenosis and perioperative risk with noncardiac surgery[J]. J Am Coll Cardiol, 2015 65(3): 295 - 302.

[7] Egbe AC, Poterucha JT, Warnes CA, Mixed aortic valve disease: midterm outcome and predictors of adverse events[J]. Eur Heart J, 2016, 37(34): 2671 - 2678.

[8] Mangner N, Stachel G, Woitek F, et al. Predictors of mortality and symptomatic outcome of patients with low-flow severe aortic stenosis undergoing transcatheter aortic valve replacement[J]. J Am Heart Assoc, 2018, 7(8): e007977.

[9] Zahn R, Werner N, Gerckens U, et al. Five-year follow-up after transcatheter aortic valve implantation for symptomatic aortic stenosis[J]. Heart, 2017, 103(24): 1970 - 1976.

[10] Shing KC, Rodrigo B, Muhammad R, et al. Aortic stenosis and non-cardiac surgery: A systematic review and meta-analysis[J]. Int J Cardiol, 2017, 240: 145 - 153.

[11] Wright DE, Hunt DP. Core competency review: aortic stenosis and noncardiac surgery[J]. J Hosp Med, 2012, 7(8): 655 - 660.

[12] Zuhlke L, Engel ME, Karthikeyan G, et al. Characteristics, complications, and gaps in evidence-based interventions in rheumatic heart disease: the Global Rheumatic Heart Disease Registry (the REMEDY study)[J]. Eur Heart J, 2015. 36(18): 1115 - 1122a.

[13] Horstkotte D, Fassbender D, Piper C. Congenital heart disease and acquired valvular lesions in pregnancy[J]. Herz, 2003, 28(3): 227 - 239.

[14] Marijon E, Ou P, Celermajer DS, et al. Prevalence of rheumatic heart disease detected by echocardiographic screening[J]. N Engl J Med, 2007, 357(5): 470 - 476.

[15] Kulik TJ. Pulmonary hypertension caused by pulmonary venous hypertension[J]. Pulm Circ, 2014, 4(4): 581 - 595.

[16] Perelshtein Brezinov O, Simchen MJ, Ben Zekry S, et al. Maternal and Neonatal Complications of Pregnant Women with Mitral Stenosis[J]. Isr Med Assoc J, 2019, 21(2): 88 - 93.

[17] Hollenberg SM. Valvular Heart Disease in Adults: Etiologies, Classification, and Diagnosis[J]. FP Essent, 2017, 457: 11 - 16.

[18] Lai HC, Lee WL, Wang KY, et al. Impact of chronic advanced aortic regurgitation on the perioperative outcome of noncardiac surgery[J]. Acta Anaesthesiol Scand, 2010, 54(5): 580 - 588.

[19] Harb SC, Griffin BP, Mitral Valve Disease: a Comprehensive Review[J]. Curr Cardiol Rep, 2017, 19(8): 73.

[20] Leibowitz D, Planer D, Rottet D, et al. Brain natriuretic peptide levels predict perioperative events in cardiac patients undergoing noncardiac surgery: a prospective study[J]. Cardiology, 2008, 110(4): 266 - 270.

[21] Poldermans D, Bax JJ, Boersma E, et al. Guidelines for pre-operative cardiac risk assessment and perioperative cardiac management in non-

cardiac surgery: the Task Force for Preoperative Cardiac Risk Assessment and Perioperative Cardiac Management in Non-cardiac Surgery of the European Society of Cardiology (ESC) and endorsed by the European Society of Anaesthesiology (ESA)[J]. Eur J Anaesthesiol, 2010, 27 (2): 92 - 137.

[22] Calleja AM, Dommaraju S, Gaddam R, et al. Cardiac risk in patients aged >75 years with asymptomatic, severe aortic stenosis undergoing noncardiac surgery[J]. Am J Cardiol, 2010, 105(8): 1159 - 1163.

[23] Fawzy ME, Shoukri M, Buraiki JAl. et al. Seventeen years' clinical and echocardiographic follow up of mitral balloon valvuloplasty in 520 patients, and predictors of long-term outcome[J]. J Heart Valve Dis, 2007, 16(5): 454 - 460.

[24] Oprea AD, Fontes ML, Onaitis MW, et al. Comparison Between the 2007 and 2014 American College of Cardiology/American Heart Association Guidelines on Perioperative Evaluation for Noncardiac Surgery[J]. J Cardiothorac Vasc Anesth, 2015, 29(6): 1639 - 1650.

第五节
肥厚型心肌病风险评估及处理

肥厚型心肌病(hypertrophic cardiomyopathy,HCM),是一种以心肌肥厚为特征的心肌疾病,主要表现为左心室壁增厚,通常指二维超声心动图测量的室间隔或左心室壁厚度≥15 mm,或者有明确家族史者厚度≥13 mm,通常不伴有左心室腔的扩大,需排除负荷增加如高血压、主动脉瓣狭窄和先天性主动脉瓣下隔膜等引起的左心室壁增厚[1]。

根据超声心动图检查时测定的左心室流出道与主动脉峰值压力阶差(left ventricular outflow tract gradient,LVOTG),可将 HCM 患者分为梗阻性、非梗阻性及隐匿梗阻性 3 种类型。安静时 LVOTG≥30 mmHg 为梗阻性;安静时 LVOTG 正常,负荷运动时 LVOTG≥30 mmHg 为隐匿梗阻性;安静或负荷时 LVOTG 均<30 mmHg 为非梗阻性[1]。70%的患者存在 LVOTG,是 HCM 相关不良事件的独立危险因素[2]。HCM 起病多缓慢且隐匿,症状多于 40 岁以前出现,临床表现为呼吸困难、晕厥、心律失常及心绞痛,有些患者首发症状即为心源性猝死(sudden cardiac death,SCD),是青少年和运动员死亡的最常见原因[3]。

一、流行病学

HCM 是最常见的遗传性心脏病,全球人群患病率约为 0.2%,发生于各个年龄段、地域及民族[4]。HCM 年病死率高达 1%~6%,SCD、充血性心力衰竭(congestive heart failure,CHF)及脑卒中(多与心房颤动相关)是最常见死亡原因[5]。HCM 在日本较为常见,患病率约为 1.7/10 万,男∶女为 11∶1。2002 年一项大规模流行病学调查显示,日本 HCM 患者年死亡率为 2.8%,其中,31.9%死于心律失常,21.3%死于 CHF[6]。美国成人 HCM 患病率为 200/10 万,有 5 万~10 万患者时刻处于 SCD 的危险状态[7,8]。欧美发达国家 HCM 患病率为 0.17%~0.20%,分析 86 例 HCM 相关死亡病例发现,44 例患者死于 SCD(51%),31 例患者死于 CHF(36%),11 例患者死于脑卒中(13%),青年患者以 SCD 最常见,尤其是运动员占死亡率的 50%;中年患者多为 CHF 死亡;而老年患者(73 岁)则以脑卒中死亡更常见[9]。我国成人 HCM 的患病率为(20~80)/10 万,粗略估计至少有 100 万 HCM 患者,年死亡率达 2%~4%[10]。

HCM 患者可因各种外科疾病接受手术治疗,但手术种类尚无相关资料统计。超声心动图和遗传学研究表明,人群 HCM 的发病率远远高于临床确诊病例。大规模人群 HCM 超声心动图检查中发现,44% HCM 患者没有或很少有症状,这可能意味着在非心脏手术(non-cardiac surgery,NCS)中遇到未确认的 HCM 患者的可能性增加[11]。

二、病　因

绝大部分 HCM 呈常染色体显性遗传,约 60% 的成年 HCM 患者可检测到明确的致病基因突变,分子遗传学研究证实 40%~60% 为编码肌小节结构蛋白的基因突变[1]。5%~10% 的成人患者病因为其他遗传疾病,包括代谢和神经肌肉的遗传病、染色体异常和遗传综合征;还有一些患者的病因是类似遗传疾病的非遗传疾病,如老年淀粉样变性[12](表 2-5-1)。HCM 也可随高血压、年龄增长,其他疾病如糖尿病或甲状腺疾病逐渐产生。

表 2-5-1　HCM 病因[13]

病　因
遗传性疾病
肌球蛋白基因突变
代谢性疾病:安德森-法布里(Anderson-Fabry)综合征、Danon 病
线粒体心肌病
神经肌肉性疾病及畸形综合征
非遗传性疾病
浸润性疾病或心肌炎症:心肌淀粉样变性、急性心肌炎
内分泌紊乱:嗜铬细胞瘤和肢端肥大症
药物:糖皮质激素、他克莫司等免疫抑制剂或羟氯喹

三、功能评估及危险分级

(一)心功能评估

全面询问患者的心脏病史和家族史,体格检查,NYHA 四级分类法评估心功能及麻醉耐受情况(见相关章节),心电学、影像学等检查。

1. 心电图·HCM 患者心电图变化出现较早,可先于临床症状。超过 90% 的 HCM 患者有心电图改变,只有 5%~10% 的患者心电图完全正常,多表现为复极异常[14](表 2-5-2)。

表 2-5-2　心电图提示 HCM 特异性形态变异[15,16]

心 电 图 表 现
(1)左心室肥厚阳性标准(Sokolow-Lyon 指数)
(2)下外侧导联病理 Q 波持续时间≥40 ms,深度≥3 mm,合并正向 T 波,提示左心室不对称增厚及心肌纤维化
(3)胸前和(或)肢体导联提示的巨大负向 T 波(>10 mm)提示 LV 尖端的 HCM
(4)在无前壁心肌梗死的情况下,胸前导联或外侧导联 ST 段抬高,提示存在左心室尖部动脉瘤
(5)房室传导阻滞与 Anderson-Fabry 综合征、淀粉样变和 PRKAG2 突变相关
(6)在没有肥胖、肺气肿和心包积液的情况下,QRS 低电压与淀粉样变相关
(7)在 Danon 病和 PRKAG2 突变中出现预激综合征,Anderson-Fabry 综合征中非预激的短 PR 间期

2. 动态心电图监测·所有 HCM 患者均应行 24~48 h 动态心电图监测,以评估室性心律失常和 SCD 的风险,有助于判断心悸或晕厥的原因[1]。

3. 超声心动图·所有 HCM 患者均应进行全面的经胸超声心动图检查。成人 HCM 超声心动图诊断标准：左心室心肌任何节段或多个节段室壁厚度≥15 mm,并排除引起心脏负荷增加的其他疾病,如高血压、瓣膜病等[1]。

4. 心脏磁共振成像(cardiac magnetic resonance imaging,CMRI)·钆对比剂延迟强化(late gadolinium enhancement,LGE)是识别心肌纤维化最有效的方法,LGE 与死亡、SCD 等风险正相关[17,18]。约65%的 HCM 患者出现 LGE,多表现为肥厚心肌内局灶性或斑片状强化,以室间隔与右心室游离壁交界处局灶状强化最为典型。

5. 其他检查·运动负荷检查排除隐匿性梗阻;冠状动脉计算机断层成像或冠状动脉造影用于有明显心绞痛症状患者,此外还可行心内导管检查及 X 线胸片检查等。

(二) 围手术期危险因素及分级

HCM 患者 NCS 围手术期心血管不良事件发生率明显高于无 HCM 的患者,临床相关风险主要包括 SCD、CHF 和心房颤动(auricular fibrillation,AF)[19]。Xuan 等报道我国 24 例 HCM 患者 NCS 术中 1 例发生急性心肌梗死(myocardial infarct,MI)死亡[20];Thompson 等报道 35 例美国 HCM 患者中 1 例发生 MI 伴 CHF[21]。Kuroiwa 等报道日本 30 例 HCM 患者中有 60%在围手术期发生了 1 项及以上心血管并发症:CHF 占 10%,心肌缺血占 13%[22]。此外,未被发现的 HCM 是引发 NCS 围手术期无法解释严重低血压的重要原因[23]。由于围手术期低血压是 NCS 预后不良的独立预测因素,未确诊 HCM 对患者本身和麻醉医师都有很大风险[24]。因此,需注意隐匿性 HCM 患者,对于术前有晕厥发作病史者,应详细询问既往病史及是否存在相关家族史,除完善相关检查,必要时可行运动负荷及药物诱发实验。

室性心律失常导致 SCD 是 HCM 患者死亡的首要原因。某些危险因素与 SCD 的发生关系密切,包括非持续性室性心动过速(non-sustained ventricular tachycardia,NSVT)、不明原因的晕厥、运动血压反应异常、严重左心室肥厚(left ventricular hypertrophy,LVH)和 SCD 家族史等。这些因素,以及其他预测因素,包括年龄、左心房(left atrium,LA)内径增大、LVOTO 的存在和严重程度等已被纳入一个有效的风险预测模型,该模型估计了 SCD 的绝对 5 年风险(表 2-5-3、表 2-5-4)。

表 2-5-3　成人 SCD 风险增加的主要临床表现[15]

主 要 临 床 表 现	
危险因素	评价
年龄	①有关年龄与 SCD 的研究有许多,其中两项研究指出两者有明显相关性,年轻患者 SCD 风险增加 ②其他危险因素似乎对青年患者尤为重要,主要有 NSVT、严重的 LVH 和难以解释的晕厥
非持续性室性心动过速	①动态 ECG 监测发现 20%~30%的患者发生 NSVT(≥3 个连续的室性波动≥120 次/min 持续<30 s),这是 SCD 的独立预测因素 ②无证据显示 NSVT 发生的频率,持续时间或比率是 SCD 的危险因素
左心室壁最大厚度	①TTE 检测的左心室肥厚程度和严重度与 SCD 危险相关 ②有研究显示患者最大室壁厚度≥30 mm 是 SCD 的最大危险因素,但关于极度肥厚(≥35 mm)患者的报道很少
青年 SCD 家族史	无论是否诊断为 HCM,只要具有一项或多项一级相关的,年龄<40 岁的 SCD 患者,或任何年龄段确诊 HCM 的患者与 SCD 具有一级相关性,其家族史非常具有临床意义

（续　表）

主要临床表现	
晕厥	① 晕厥在 HCM 患者中较常见，但由于多种原因可以导致晕厥的发生，因此对其评价有难度 ② 无法解释的非神经心源性晕厥与 SCD 的风险增加有关 ③ 6 个月内有晕厥发作多提示 SCD
左心房直径	两项调查显示 LA 大小与 SCD 具有正相关性。但没有数据显示 SCD 与 LA 面积和体积相关。测量 LA 的大小对于评估 AF 的风险同样重要
左心室流出道梗阻（LVOTO）	许多研究报道 LVOTO 和 SCD 具有明显相关性。但仍有一些问题未解答，如预测可诱发的 LVOTO 的重要性及治疗（药物或侵入性）对 SCD 的影响
运动血压反应	① 大约 1/3 的成年 HCM 患者具有运动血压反应异常，以渐进低血压或收缩压未能升高为特征，是由体循环血管阻力不适当下降和低心排出量储备所致 ② 异常血压反应是指从静息到最大运动量，收缩压不能增加至少 20 mmHg 或从峰压下降>20 mmHg ③ 异常血压反应与年龄≤40 岁患者 SCD 高危相关，但对于年龄>40 岁的诊断的重要性还不明确

TTE：transthoracic echocardiography（经胸壁超声心动图）

表 2-5-4　HCM SCD 危险性分层建议[25]

	建议类别	证据水平
心搏骤停（或持续室性心动过速）	I	B
SCD 家族史	IIa	B
晕厥	IIa	B
极度左心室肥厚（最大厚度≥3 cm）	IIa	B
对运动低血压反应	IIa	B
非持续性室性心动过速（holter）	IIa	B
高危基因突变	IIb	B
电生理诱发室性心律失常	III	C
左心室流出道压力阶差	III	B
二尖瓣反流（中-重度）	III	C
胸痛/呼吸困难	III	C
阵发性房颤	III	B

SCD 的对策依证据支持强度，或诊断步骤的认同或特殊的治疗，分为三个水平。

（1）证据水平 A：资料来自多中心随机试验或 Meta 分析。

（2）证据水平 B：资料来自单个随机试验或非随机研究。

（3）证据水平 C：专家一致的意见。

SCD 的对策依诊断步骤或治疗方法适应的强度分为三类。

（1）I 类：所用的方法一致认同或有证据说明是有用和有效的。

（2）II 类：诊断步骤或治疗方法的有用性/有效性尚有分歧或争论。

（3）IIa 类：证据/意见倾向有用/有效。

（4）IIb 类：证据证据/意见偏向有用性/有效性较小。

（5）III 类：所用的方法一致认同或有证据说明是无用或无效的。

LVOTO 的 HCM 患者因 CHF 或卒中而导致的长期功能恶化和死亡的风险显著增加[11]。超声心动图证实 HCM 的患者中，LVOTO 的发病率可能高达 44%。因此早期识别并评估 LVOTO 及左心室增厚（表 2 - 5 - 5）对围手术期麻醉管理、避免或拯救血流动力学不稳至关重要。

表 2 - 5 - 5　LVOTO 及左心室增厚评估[11]

围手术期评估	发　　现
体检结果	(1) 强度可变的收缩期粗糙杂音 　　腿部抬高减低 　　Valsalva 增强 (2) 收缩中期心尖部响亮杂音
超声心动图检查结果	(1) 间隔：后壁比>1.3 　　高血压为 1.5 (2) 静息 LVOT 阶差>30 mmHg (3) 收缩期前向运动 (4) LV 壁厚度>1.5 cm
心电图检查结果	(1) Ⅱ,Ⅲ,aVF Q 波 (2) 电轴左偏 (3) P 波异常 　　双房扩大

术前超声心动图检查包括评估 MV、瓣膜和瓣下结构、MR、LVOT 阶差、LV 收缩功能、舒张功能障碍程度、室腔增大等。其中关键信息包括：① LVOT 压力阶差（峰阶差静息>30 mmHg 或激发峰阶差>50 mmHg）；② LV 收缩功能；③ LV 舒张功能（表 2 - 5 - 6）。

表 2 - 5 - 6　超声心动图提示 HCM 患者行 NCS 围手术期并发症风险增加[26]

超声心动图表现
—LVOT 压力阶差明显（静息时峰阶差>30 mmHg，或激发峰压力阶差>50 mmHg）
—二尖瓣收缩期前运动导致的中至重度 MR（中度 MR 0.3~0.69 mm；重度 MR≥0.7 mm）
—LV 收缩功能降低，EF<45%~50%
—通过二尖瓣多普勒流速（TMDF）和肺静脉多普勒流速（PVDF）变化图评估限制性舒张功能障碍［早-晚 TMDF 流速（E/A>1.7）；等容舒张期（IVRT）<90 ms；减速时间（DT）<140 ms；PVDF 收缩速度到舒张速度（S/D）<0.8］

此外，Yang WI 等对 81 例 HCM 患者采用超声心动图及心脏核磁共振进行前瞻性评估，回归分析显示增大的 LA 容积指数是心血管事件的独立预测因素，而高龄、AF、E/E′比率升高、二尖瓣反流等级>2、HYHAⅢ级或Ⅳ级、延迟钆增强≥6% 为心血管事件相关因素[27]。

四、HCM 可能引起围手术期意外和并发症对预后影响的循证学分析

HCM 的病理生理改变主要包括：LVOTO、LV 舒张功能障碍、心肌缺血、心律失常，这几种病变常同时存在，临床表现呈现多样化。HCM 患者围手术期不良事件，也多与这些病理生理改变相关。主要有 CHF、MI、恶性心律失常、心搏骤停等。

成人 HCM 患者围手术期死亡比例为 4%~6.7%[28]，主要是患者在围手术期应激及手术麻醉刺激条件下，LV 顺应性会进一步降低，导致舒张期末压升高，肺静脉压升高，肺淤血而心力衰竭及呼吸困难；肥厚的心肌需氧量增加而冠脉供血相对不足，易出现心前区疼痛及急性心肌梗死；围手术期患者精神紧张及手术麻醉刺激可兴奋交感神经，使心率增快，心肌收缩力加强，加重流出道梗阻，心排血量骤减，可出现乏力、头晕，甚至昏厥；并可由于心功能减退或心律失常出现心悸，严重者可导致 SCD。

（一）心律失常

（1）AF 是 HCM 患者最常见的持续性心律失常，发生率约为 25%，是同龄一般人群患病率的 4~6 倍[29]。HCM 患者对 AF 的耐受性差。患者心室充盈压力升高，室壁增厚及顺应性差导致舒张功能障碍，LV 充盈的 25%~35% 依靠 LA 收缩，除了心房收缩功能受损，AF 心率增快缩短了 LV 舒张充盈时间，使得心排血量降低，后负荷减少及低血压，引发 LV 高动力及 LVOTG 增加，此时血压虽然低，但 LV 压力保持高或增加，这进一步加剧了舒张功能障碍和心力衰竭症状。HCM 患者 AF 的血流动力学改变复杂且难以预测，致残或致命的血栓栓塞卒中、心力衰竭恶化而导致的功能障碍的发病率及死亡率明显升高。

（2）NSVT 是 HCM 常见的心律失常之一，24~48 h Holter 监测中约 25% 的患者记录到不同形态的单形 VT 的短暂发作（3~20 次）。早期研究发现，24~48 h 动态监测记录 NSVT 与 HCM 患者每年 8% 的猝死发生率有关。随后，NSVT 被认为是 HCM 患者猝死的一种特殊而敏感的标志物。此外，某些 SCD 或心搏骤停病例 ECG 记录到快速多形 VT[30]。

（二）充血性心力衰竭、心肌梗死、心搏骤停

HCM 患者围手术期并发症及意外的发生主要与术前心脏病变程度以及存在加重 LVOTO 的应激性刺激相关。一系列的回顾性研究报道指出，世界各地 HCM 患者行 NCS，围手术期不良事件的发病率高。其中，多达 60% 的 HCM 患者经历围手术期心血管并发症，如 MI、CHF 或两者并发[22]。

Hreybe H 等对行 NCS 的 HCM 患者发生 SCD 及其他心血管事件的风险进行了评估，该研究包含 227 例 HCM 患者和 554 例非 HCM 患者，HCM 患者 AF 发生率为 22.7%，CHF 的发生率为 24.2%，住院期间 SCD 及 MI 的发生率分别为 6.7% 及 2.2%。HCM 患者的总体绝对死亡率为 4.2%，高于对照组[31]。

Chang KH 等报道梗阻性 HCM（HOCM）患者行 NCS 69 例。其中，有 10 例发生了严重并发症，包括心搏骤停及难治性休克[32]。Haering 等报道 HCM 患者进行大手术时不良事件的发生率为 57%，而行小手术时不良事件的发生率为 26%；77 例患者围手术期心脏不良事件发生率为 40%：12 例（16%）发生了围手术期 CHF，1 例（2%）发生 MI[33]。

Dhillon A 等分析了 2007 年 1 月到 2013 年 12 月间，某三级护理中心进行的中度和高度危险的 NCS，其中 HCM 患者 92 例，非 HCM 患者 184 例，术后 30 日由 CHF 引发的并发症在 HCM 患者为 22%，而非 HCM 患者为 12%[34]。

Xuan TM 等回顾性研究了北京协和医院 1998—2004 年，确诊 HCM 行 NCS 的 24 例患者，术中未发生心血管事件，术后发生 1 例（4.2%）急性 MI 导致的 SCD，以及 2 例（8.4%）一过性低血压[20]。

日本研究人员 Kuroiwa 等研究了日本北里大学医院 1989—2000 年 HCM 患者行 NCS 的心脏并发症的发生率。结果发现 66 000 例手术患者中有 1/30 术前可确诊为 HCM,其中,60% 的 HCM 患者有一项或多项围手术期心血管并发症。围手术期发生 CHF 的患者有 3 例(10%),心肌缺血 4 例(13%),并未出现围手术期 MI,致命性恶性心律失常及 SCD。研究还发现,围手术期发生心血管并发症主要与 HCM 的类型(HOCM)、大手术、全身麻醉、术前 β 受体阻滞剂和钙通道阻滞剂的使用相关[22]。

五、麻醉决策和处理

(一)麻醉决策

HCM 患者围手术期麻醉的主要原则为：避免降低左心室前后负荷、增加心肌收缩力及增快心率等减少心室容量及加重 LVOTO 的因素,维持容量负荷和外周阻力,增加心排量和射血分数。

HCM 对麻醉决策的影响主要表现在以下几个方面。

1. 严谨的术前评估及必要的术前准备·根据患者病情及以往内科治疗情况,对其围手术期风险进行评估,选择相应的药物及干预手段进一步改善患者术前状况。对于术前存在高 SCD 风险的患者应植入心律转复除颤器(implantable cardioverter defibrillator,ICD)(图 2 - 5 - 1)。

ICD 是治疗室性心律失常、防止 SCD 的最有效方法。抗心动过速起搏(anti-tachyarrhythmia pacemaker,ATP)可有效终止室性心动过速,有效率达 70%~90%。华伟等的研究指出,172 例恶性心律失常患者植入 ICD,平均年龄 52.8 岁,男性占 79.7%,平均 37 个月的随访中,1 493 例阵发性室性心动过速接受了有效的 ICD 治疗,ATP 治疗成功 981 例(成功率 66.6%),其中,ICD 第一次发放 ATP 即成功终止室性心动过速 513 例(成功率 52.3%)[35]。

Schinkel AF 等进行的一项 Meta 分析,收录 2 190 例 HCM 患者(平均年龄 42 岁,38% 为女性),其中 80% 的患者植入 ICD 作为 SCD 的一级预防,平均 3.7 年的随访中发现年死亡率为 0.6%,非心脏死亡率为 0.4%,ICD 的有效干预率为 3.3%/年,HCM 患者植入 ICD 后心源性和非心源性死亡率均低,可有效预防 SCD[36]。

Kaski JP 等对 22 例年龄小于 16 岁 ICD 植入的 HCM 患者进行了分析,18.2% 的患者受到 ICD 冲击治疗,且一次即终止心律失常,其中心室颤动占 73.3%。另外,其研究还发现,二级预防中儿童较成人需 ICD 干预治疗的比例更高(71.4%∶11%),因此,ICD 可预防高危因素儿童 HCM 患者的 SCD[15,37]。

Marin F 等对 726 例 HCM 患者进行了调查,其中 54 例(6.2%)植入了 ICD(平均年龄 43 岁),27 例为一级干预,18 例为二级干预,ICD 成功干预率为 22%(10 例患者),二级预防患者 ICD 成功治疗率为 11.1%,而一级预防患者为 1.6%。ICD 治疗的患者中 2 例为心室颤动,8 例为持续性室性心动过速[38]。

2. 麻醉方式的选择·全麻较椎管内麻醉不良事件发生率低。硬膜外麻醉易致广泛交感神经阻滞,外周血管阻力显著下降和容量血管扩张,心脏前后负荷明显下降,可加重 LVOTO,因此,HCM 患者一般不主张采用硬膜外麻醉。

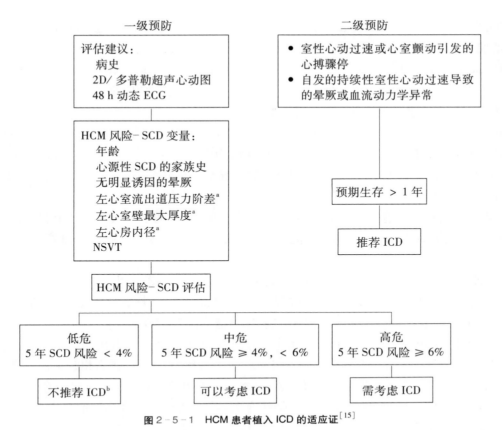

图 2-5-1　HCM 患者植入 ICD 的适应证[15]

[a]LOVT 压力阶差、左心室壁最大厚度及左心房内径使用绝对值；[b] 除非存在严重影响预后的临床症状，并且植入 ICD 可能带来的益处大于终身并发症的风险及对生活方式、社会经济状况、身体健康的影响，否则不推荐 ICD

　　若选择椎管内麻醉，术前应首先保证"足够"的血容量（可以根据中心静脉压的动态变化来评估），必要的时候考虑使用药物来维持循环的稳定，宜采取低浓度、少量多次注药等措施，控制麻醉平面，以免阻滞心交感神经。近年来陆续有将硬膜外麻醉安全地应用于肥厚性心肌病患者的报道。

　　Pryn 等使用腰硬联合麻醉为 2 例 HCM 产妇成功进行剖宫产手术[39]。付伟东等报道成功使用单纯硬膜外腔阻滞成功为 HCM 产妇实施剖宫产手术[40]。沈通桃等报道成功使用硬膜外麻醉为 HCM 伴慢性支气管炎老年男性实施胆囊切除及胆总管探查术，术中阻滞平面达 T4[41]。

　　HCM 患者 NCS 原则上应选择全身麻醉，但强调手术中必须监测中心静脉压（CVP）及有创动脉血压，以便能迅速而准确地调整心脏前后负荷，选择全身麻醉，诱导及维持药物的选择应以对循环无影响或影响最小为原则。全麻需维持一定的麻醉深度，麻醉偏浅状态时，心肌收缩力增强，势必加重流出道梗阻发生循环意外。吸入麻醉药对心肌收缩力有一定抑制，可避免心血管系统的应激反应增强。

　　3. 麻醉药物及其他相关药物的应用·苯二氮䓬类药物、芬太尼或舒芬太尼、依托咪酯可以选用；丙泊酚因有血管扩张作用应慎用，尤其与咪唑安定联合使用时扩血管作用尤为明显；

氯胺酮因其可兴奋交感神经使心率增快,使舒张期明显缩短,从而降低冠状动脉血流量,减少肥厚心肌的氧供,并减少心室充盈,流出道梗阻更趋恶化应属禁用。

Poliac 等认为使用七氟烷进行麻醉维持,不宜使用异氟烷和地氟烷,因后两者突然增加浓度会使心率增快从而加重流出道梗阻[42]。Gregory S 等使用芬太尼、利多卡因、丙泊酚及罗库溴铵为 70 岁 HCM 患者成功进行腹腔镜手术[43]。

据迟慧等报道,2007 年 1 月至 2012 年 6 月北京安贞医院 70 例 HOCM 患者全麻下行左心室流出道疏通术,其中男性 39 例,女性 31 例,年龄为 14～76 岁,应用咪达唑仑、依托咪酯、芬太尼、哌库溴铵行全麻诱导插管,术中应用丙泊酚、异氟烷及哌库溴铵进行麻醉维持,全组患者未发生恶性心律失常,痊愈出院[44]。

Poliac 指出具有 β 肾上腺素活性的药物,如多巴胺、多巴酚丁胺及异丙肾上腺素,其正性肌力作用可导致 LVOTO。术中出现血流动力学改变时可选用苯肾上腺素及血管加压素进行处理[42]。

4. 围手术期并发症及意外事件的预防与处理 · Gregory S 等应用全麻为老年患者行腹腔镜手术过程中,出现了心动过缓及血压降低,给予阿托品 0.2 mg 及苯肾上腺素缓慢滴定,心率由 30 次/min 上升为 50～60 次/min,平均动脉压也维持在 70～90 mmHg[43]。

迟慧等报道 HOCM 患者全麻下行手术治疗过程中,14.3% 的患者出现心率增快,给予美托洛尔 0.15～0.3 mg/kg 或艾司洛尔 0.5～1 mg/kg 后缓解,11.4% 的患者出现血压升高,加深麻醉后仍有 5.7% 的患者不能缓解,后缓慢滴注维拉帕米 0.05～0.1 mg/kg 或地尔硫䓬 0.1～0.2 mg/kg 后缓解。1.4% 的患者血压下降补充血容量不能缓解,给予小剂量去氧肾上腺素 0.1～0.2 mg 好转[44]。

Xuan TM 等指出,喉镜置入及气管插管引发的 VT,可预先给予艾司洛尔或美托洛尔进行预防性处理[20]。

Poliac 等推荐心房颤动急性发作时使用直流电复律可以快速逆转,而非使用药物控制心律,这是由于心室充盈有赖于心房收缩[42]。

(二) 建立在临床研究基础上的围手术期处理意见

1. 术前准备 · 术前应根据患者临床症状、检查结果给予内科药物治疗或植入起搏器治疗。服用 β 受体阻滞剂和钙通道阻滞剂患者,宜用至手术日当天。Xuan TM[20] 等对 24 例 HCM 患者进行的回顾性研究中指出,围手术期应继续使用 β 受体阻滞剂和钙通道阻滞剂,而血管扩张及收缩药物会导致血流动力学不稳,因此,应避免使用该类药物。

安装起搏器患者,应测试起搏器功能;为避免术中电刀引发 VF,对于暂时关闭起搏器不明显影响血流动力学的患者,可暂时关闭起搏器,术后立刻开启;不能关闭起搏器者,可临时将同步起搏方式改为非同步固定频率起搏方式,术后调回原设置。

术前应给予足量的安定药或镇静药物,以消除患者的紧张、焦虑情绪,避免交感神经兴奋。抗胆碱药物需慎重使用,应避免使用阿托品,如需使用则选择对心率影响较小的盐酸戊乙奎醚或东莨菪碱。

2. 术中治疗和保护 · Chang 等报道 NCS 中 HCM 发生严重并发症如心搏骤停及难治性休克的发生率为 14.4%[32]。麻醉相关最危险的并发症为 LVOTO 加重,无论全麻或是硬膜外麻醉均应严密监测血流动力学(CVP、有创动脉血压,必要时 PCWP),维持窦性节律,保持适当的前后负荷,抑制交感神经兴奋。术中注意哪些处理可影响 HCM,尽量减轻 LVOTO(表 2－5－7、表 2－5－8)。

表2－5－7　影响 HCM 的处理[46]

增加 LVOTO	降低 LVOTO
收缩力增加	平均动脉压力增加
运动,应激	下蹲,抬高下肢
减少 LV 舒张期末容积	高血容量
Valsalva,突然直立	系统血管阻力增加
硝酸甘油、硝普钠、硝酸戊酯	等长收缩
心动过速	收缩力降低
后负荷减少	β 受体阻滞剂
异丙肾上腺素、洋地黄、多巴胺、多巴酚丁胺	去氧肾上腺素

表2－5－8　减轻 HCM LVOTO 措施[47]

措　　　施
降低心肌收缩力 　β 受体阻滞剂(阿替洛尔、美托洛尔、普萘洛尔、艾司洛尔) 　吸入麻醉药(七氟烷或异氟烷)
增加前负荷 　增加静脉输液量 　减慢心率(芬太尼或舒芬太尼)
增加后负荷 　α 肾上腺素受体激动剂(去氧肾上腺素)

维持"满意"的心率和血压,避免使用洋地黄类药物。心率增快加重肥厚心肌需要性缺氧,进一步加剧原已存在的氧供需之间的矛盾,同时舒张期缩短,心室充盈减少,恶化流出道梗阻。因此应极力避免,一旦出现心率增快必须立刻治疗,可选用普萘洛尔、美托洛尔或维拉帕米。对于慢于 60 次/min 的窦性心律,只要动脉压稳定,无须处理。

出现异位心律,如心房扑动、AF,需积极治疗以恢复窦性心律,应予同步电复律或药物复律,因这类患者的心房收缩对心室充盈至关重要。血压降低时升压药的使用应选择不增快心率的苯肾上腺素(新福林)或甲氧明。

HCM 患者术中出现低血压时可使用苯肾上腺素及血管加压素进行处理,这两种药物既可以增加 SVR,又无增加收缩力及增快心率的效应。

肖营凯等指出 HOCM 患者术中出现循环不稳定状况时,若使用药物不能缓解,应及早使用主动脉球囊反搏[45]。

3. 术后处理·麻醉复苏常会引发交感神经兴奋,会造成 HCM 患者 LVOTO,术后的主要防治目标是避免室性心动过速,一旦发生可静脉给予美托洛尔 5~15 mg,或艾司洛尔缓慢滴注维持心律在 60 次/min 左右。术后患者收缩压普遍在 85~95 mmHg,而这种相对低血压可能是源于心动过速引发的梗阻加重。只要患者胃肠道功能恢复即可改为口服 β 受体阻滞剂。另外,HCM 术后需充分镇痛,避免应激性刺激,密切关注患者生命体征,必要时送入 ICU 继续进行治疗。

(作者 谷宇,审校 罗晨芳)

参考文献

[1] 中华医学会心血管病学分会中国成人肥厚型心肌病诊断与治疗指南编写组,中华心血管病杂志编辑委员会. 中国成人肥厚型心肌病诊断与治疗指南[J]. 中华心血管病杂志,2017,45(12):1015 - 1032.

[2] Maron MS, Olivotto I, Zenovich AG, et al. Hypertrophic Cardiomyopathy Is Predominantly a Disease of Left Ventricular Outflow Tract Obstruction[J]. Circulation, 2006, 114(21):2232 - 2239.

[3] Maron BJ, Shirani J, Poliac LC, et al. Sudden Death in Young Competitive Athletes Clinical, Demographic, and Pathological Profiles[J]. The Journal of the American Medical Association, 1996, 276(3):199 - 204.

[4] Semsarian C, Ingles J, Maron MS, et al. New perspectives on the prevalence of hypertrophic cardiomyopathy[J]. Journal of the American College of Cardiology, 2015, 65(12):1249 - 1254.

[5] Guidelines for Diagnosis and Treatment of Patients With Hypertrophic Cardiomyopathy (JCS 2012) — Digest Version[J]. Circ J, 2016, 80(3):753 - 774.

[6] Matsumori A, Furukawa Y, Hasegawa K, et al. Epidemiologic and clinical characteristics of cardiomyopathies in Japan:results from nationwide surveys[J]. Circ J, 2002, 66(4):323 - 336.

[7] Maron BJ, Spirito P, Roman MJ, et al. Prevalence of hypertrophic cardiomyopathy in a population-based sample of American Indians aged 51 to 77 years (the Strong Heart Study)[J]. Am J Cardiol, 2004, 93(12):1510 - 1514.

[8] Maron BJ, Gardin JM, Flack JM, et al. Prevalence of hypertrophic cardiomyopathy in a general population of young adults. Echocardiographic analysis of 4111 subjects in the CARDIA Study. Coronary Artery Risk Development in (Young) Adults[J]. Circulation, 1995, 92(4):785 - 789.

[9] Maron BJ, Olivotto I, Spirito P, et al. Epidemiology of hypertrophic cardiomyopathy-related death:revisited in a large non-referral-based patient population[J]. Circulation, 2000, 102(8):858 - 864.

[10] Zou Y, Song L, Wang Z, et al. Prevalence of idiopathic hypertrophic cardiomyopathy in China:a population-based echocardiographic analysis of 8080 adults[J]. Am J Med, 2004, 116(1):14 - 18.

[11] Jain P, Patel PA, Fabbro M. Hypertrophic Cardiomyopathy and Left Ventricular Outflow Tract Obstruction:Expecting the Unexpected[J]. 2nd. J Cardiothorac Vasc Anesth, 2018, 32(1):467 - 477.

[12] Elliott PM, Anastasakis A, Borger MA, et al. 2014 ESC Guidelines on diagnosis and management of hypertrophic cardiomyopathy:the Task Force for the Diagnosis and Management of Hypertrophic Cardiomyopathy of the European Society of Cardiology (ESC)[J]. Eur Heart J, 2014, 35(39):2733 - 2779.

[13] 王福军,罗亚雄. 心肌病用药策略[M]. 北京:人民军医出版社,2014.

[14] Smith BB, Nickels AS, Sviggum HP. A rare combination of undiagnosed hypertrophic cardiomyopathy revealed by intraoperative anaphylaxis resulting in acute left ventricular outflow obstruction and cardiac arrest[J]. J Clin Anesth, 2016, 31:212 - 214.

[15] Elliott PM, Anastasakis A, Borger MA, et al. 2014 ESC Guidelines on diagnosis and management of hypertrophic cardiomyopathy[J]. Kardiol Pol, 2014, 72(11):1054 - 1126.

[16] Rapezzi C, Arbustini E, Caforio AL, et al. Diagnostic work-up in cardiomyopathies:bridging the gap between clinical phenotypes and final diagnosis. A position statement from the ESC Working Group on Myocardial and Pericardial Diseases[J]. Eur Heart J, 2013, 34(19):1448 - 1458.

[17] Chen X, Zhao S, Zhao T, et al. Prasad. T-wave inversions related to left ventricular basal hypertrophy and myocardial fibrosis in non-apical hypertrophic cardiomyopathy:a cardiovascular magnetic resonance imaging study[J]. Eur J Radiol, 2014, 83(2):297 - 302.

[18] Vogelsberg H, Mahrholdt H, Deluigi CC, et al. Cardiovascular magnetic resonance in clinically suspected cardiac amyloidosis:noninvasive imaging compared to endomyocardial biopsy[J]. J Am Coll Cardiol, 2008, 51(10):1022 - 1030.

[19] Maron BJ, McKenna WJ, Danielson GK, et al. American College of Cardiology/European Society of Cardiology clinical expert consensus document on hypertrophic cardiomyopathy:A report of the American College of Cardiology Foundation Task Force on Clinical Expert Consensus Documents and the European Society of Cardiology Committee for Practice Guidelines[J]. J Am Coll Cardiol, 2003, 42(9):1687 - 1713.

[20] Xuan TM, Zeng Y, Zhu WL. Risk of patients with hypertrophic cardiomyopathy undergoing noncardiac surgery[J]. Chin Med Sci J, 2007, 22(4):211 - 215.

[21] Thompson RC, Liberthson RR, Lowenstein E. Perioperative anesthetic risk of noncardiac surgery in hypertrophic obstructive cardiomyopathy

　　　[J]. The Journal of the American Medical Association, 1985, 254(17): 2419 - 2421.

[22] Kuroiwa M, Arai M, Ueno T, et al. Perioperative cardiovascular complications in patients with hypertrophic cardiomyopathy[J]. Masui, 2003, 52(7): 733 - 739.

[23] Luckner G, Margreiter J, Jochberger S, et al. Systolic anterior motion of the mitral valve with left ventricular outflow tract obstruction: three cases of acute perioperative hypotension in noncardiac surgery[J]. Anesth Analg, 2005, 100(6): 1594 - 1598.

[24] Walsh M, Devereaux PJ, Garg AX, et al. Relationship between intraoperative mean arterial pressure and clinical outcomes after noncardiac surgery: toward an empirical definition of hypotension[J]. Anesthesiology, 2013, 119(3): 507 - 515.

[25] 郭航远. 新编心肌病学[M]. 杭州: 浙江大学出版社, 2007.

[26] Hensley N, Dietrich J, Nyhan D, et al. Hypertrophic cardiomyopathy: a review[J]. Anesth Analg, 2015, 120(3): 554 - 569.

[27] Yang WI, Shim CY, Kim YJ, et al. Left atrial volume index: a predictor of adverse outcome in patients with hypertrophic cardiomyopathy [J]. J Am Soc Echocardiogr, 2009, 22(12): 1338 - 1343.

[28] Gabrielle, Norrish, Natalie, et al. Outcomes following general anaesthesia in children with hypertrophic cardiomyopathy[J]. Archives of Disease in Childhood, 2018.

[29] Philipson DJ, Rader F, Siegel RJ. Risk factors for atrial fibrillation in hypertrophic cardiomyopathy[J]. European Journal of Preventive Cardiology, 2019.

[30] Fananapazir L, McAreavey D. Hypertrophic cardiomyopathy: evaluation and treatment of patients at high risk for sudden death[J]. Pacing Clin Electrophysiol, 1997, 20(2 Pt 2): 478 - 501.

[31] Hreybe H, Zahid M, Sonel A, et al. Saba. Noncardiac surgery and the risk of death and other cardiovascular events in patients with hypertrophic cardiomyopathy[J]. Clin Cardiol, 2006, 29(2): 65 - 68.

[32] Chang KH, Sano E, Saitoh Y, et al. Anesthetic management of patients with hypertrophic obstructive cardiomyopathy undergoing non-cardiac surgery[J]. Masui, 2004, 53(8): 934 - 942.

[33] Haering JM, Comunale ME, Parker RA, et al. Cardiac risk of noncardiac surgery in patients with asymmetric septal hypertrophy [J]. Anesthesiology, 1996, 85(2): 254 - 259.

[34] Dhillon A, Khanna A, Randhawa MS, et al. Perioperative outcomes of patients with hypertrophic cardiomyopathy undergoing non-cardiac surgery[J]. Heart, 2016, 102(20): 1627 - 1632.

[35] 华伟, 张澍, 王方正, 等. 植入型心律转复除颤器抗心动过速起搏治疗室性心动过速疗效评价[J]. 中华心律失常学杂志, 2005, 9(5): 341 - 343.

[36] Schinkel AF, Vriesendorp PA, Sijbrands EJ, et al. Outcome and complications after implantable cardioverter defibrillator therapy in hypertrophic cardiomyopathy: systematic review and meta-analysis[J]. Circ Heart Fail, 2012, 5(5): 552 - 559.

[37] Kaski JP, Tome Esteban MT, Lowe M, et al. Outcomes after implantable cardioverter-defibrillator treatment in children with hypertrophic cardiomyopathy[J]. Heart, 2007, 93(3): 372 - 374.

[38] Marin F, Gimeno JR, Paya E, et al. The implantable cardioverter-defibrillator and hypertrophic cardiomyopathy. Experience at three centers [J]. Rev Esp Cardiol, 2006, 59(6): 537 - 544.

[39] Pryn A, Bryden F, Reeve W, et al. Cardiomyopathy in pregnancy and caesarean section: four case reports[J]. Int J Obstet Anesth, 2007, 16(1): 68 - 73.

[40] 付伟东, 舒晓燕. 肥厚型心肌病的麻醉处理[J]. 温州医学院学报, 2001, 31(2): 110 - 111.

[41] 沈通桃, 张国楼. 肥厚型心肌病患者非心脏手术的麻醉处理二例报道[J]. 临床麻醉学杂志, 2001, 20(8): 508.

[42] Poliac LC, Barron ME, Maron BJ. Hypertrophic cardiomyopathy[J]. Anesthesiology, 2006, 104(1): 183 - 192.

[43] Gregory SH, Fierro MA. The role of intraoperative transesophageal echocardiographic monitoring in a patient with hypertrophic cardiomyopathy undergoing laparoscopic surgery[J]. Journal of Clinical Anethesia, 2016, 34: 124 - 127.

[44] 迟慧, 卿恩明, 来永强, 等. 肥厚型梗阻性心肌病患者行左心室流出道疏通术的麻醉管理[J]. 心肺血管病杂志, 2013, 32(3): 337 - 339.

[45] 肖营凯, 周成斌, 熊卫萍, 等. 外科治疗肥厚型梗阻性心肌病围手术期处理[J]. 中国体外循环杂志, 2015, 13(4): 229 - 231.

[46] Bready LL, Noorily SH, Dillman D. Decision making in anesthesiology[M]. 4th ed. Mosby Inc., an imprint of Elsevier Inc, 2011.

[47] Stoelting RK, Miller RD. Basics of Anesthesia[M]. 5th ed. Elsevier (Singapore) Pte Ltd, 2012.

第三章

肝脏、肾脏疾病

第一节
急性肝衰竭风险评估及处理

某些致病因素可以对肝脏产生损害,引起肝脏形态结构的破坏(变性、坏死、肝硬化)和功能异常。但由于肝脏具有巨大的贮备能力和再生能力,轻度的损害能通过肝脏的自身代偿而不会发生明显的功能异常。如果损害比较严重而且广泛(一次或长期反复损害),则将引起明显的物质代谢障碍、解毒功能降低、胆汁的形成和排泄障碍及出血倾向等肝功能的异常改变,甚至导致肝衰竭。

急性肝衰竭是指既往无肝病的患者发生严重的急性肝损伤伴脑病和肝脏合成功能受损(INR≥1.5)。虽然不同报道对急、慢性肝功能衰竭的病程区分各异,但通常以病程小于 26 周作为临界值。根据病程,采用不同临界值将急性肝衰竭分为几个亚型,包括超急性(<7 日)、急性(7~21 日)和亚急性(>21 日,但<26 周)[1,2]。

一、流 行 病 学

术前这类患者并不多见,因为出现急性肝功能异常的患者行任何择期手术都需要延期,直到各项相关检查正常,提示肝功能异常的状态得到缓解为止。有研究表明,病毒性肝炎急性期内围手术期并发症的发生率(12%)和死亡率(开腹手术时达 10%)均增加[3]。例如,虽然酒精性肝炎的风险可能并不大,但急性酒精中毒就可使麻醉管理变得更复杂。手术期间的酒精戒断可使死亡率高达 50%[4]。由此可见,对急性肝衰竭的患者只有真正的急诊手术才予以考虑。

二、病　　因

病因诊断非常重要,能影响治疗方式,并提供预后信息。导致急性肝衰竭的病因很多(表3－1－1),最常见的有药物性和病毒性的。药物性原因最多见为对乙酰氨基酚,这也是暴发性肝功能衰竭最常见的原因。除了这两个原因,仍有许多(17%)患者无法找到病因[1,5]。

表 3－1－1[5]　　急性肝衰竭的病因

药物或毒物		
对乙酰氨基酚(扑热息痛)	伞形毒菌	磷
药物的特异质反应	氟烷	

（续　表）

炎症		
病毒性肝炎	自身免疫性肝炎	
其他		
Budd-Chiari 综合征	妊娠期急性脂肪肝/HELLP 综合征	Wilson 病
缺血性肝病	静脉闭塞性疾病	肝部分切除术
恶性肿瘤浸润（最常为乳腺癌、小细胞肺癌、淋巴瘤、黑色素瘤或骨髓瘤）		中暑
嗜血细胞性淋巴组织细胞增生症[6]	脓毒症	

三、功能评估及危险分级

（一）功能评估

急性肝衰竭患者需要进行广泛的实验室评估，以确定病因、评估严重程度并为可能的肝移植做准备。因为急性肝衰竭患者可以迅速进入失代偿期，因此检查需要争分夺秒。就诊时应进行的实验室检查如下[2]。

（1）凝血酶原时间/INR。

（2）血清化学（钠、钾、氯化物、碳酸氢盐、血尿素氮、肌酸酐、葡萄糖、钙、镁、磷酸盐、乳酸脱氢酶）。

（3）肝功能血液学检测（AST、ALT、碱性磷酸酶、GGT、总胆红素和直接胆红素、白蛋白）。

（4）全血细胞计数。

（5）对乙酰氨基酚浓度水平。

（6）毒理学筛查。

（7）病毒性肝炎血清学（抗甲肝 IgM 抗体、乙肝表面抗原、抗乙肝核心 IgM 抗体、抗丙型肝炎病毒抗体、丙型肝炎 RNA、抗单纯疱疹病毒抗体、抗水痘带状疱疹抗体；妊娠妇女的抗戊型肝炎 IgM 抗体）。

（8）不知是否妊娠的育龄妇女做血清妊娠检查。

（9）自身免疫标志物（抗核抗体、抗平滑肌抗体、抗肝/肾微粒体抗体 1 型、免疫球蛋白水平）。

（10）动脉血气。

（11）动脉乳酸盐。

（12）动脉氨。

（13）血型及筛查。

（14）HIV 的血清学检测。

（15）淀粉酶和脂肪酶。

采用连续实验室检查以跟踪患者肝衰竭的病程并监测并发症。每日应监测血清转氨酶和胆红素 1 次。应对凝血参数、全血细胞计数、代谢检查组合及动脉血气分析进行更频繁（每日

3~4 次)的监测。尤其应监测并治疗患者的低血糖、低钾血症、低镁血症和低磷血症。建议每6 小时进行 1 次手指针刺以监测血糖水平。

氨基转移酶水平降低可能表明疾病自愈,但也可能是伴肝细胞量减少的肝衰竭恶化的征兆。病情正在好转患者的胆红素和凝血酶原时间(prothrombin time,PT)/INR 将会下降,而肝衰竭恶化患者的这两项指标则会继续升高。由于 PT/INR 在预后方面的重要性,推荐只在有创性操作或活动性出血时才输注新鲜冰冻血浆[2]。

应行腹部多普勒超声检查以寻找 Budd-Chiari 综合征、门静脉高压、脂肪肝、肝淤血及潜在肝硬化的证据。超声检查易于进行、便宜且无创。此外还有腹部 CT、静脉造影或 MRI 联合磁共振静脉成像(magnetic resonance imaging and venography,MRV)。

(二)围手术期危险分级

急性肝衰竭患者围手术期并发症、死亡率风险高,目前尚无危险分级标准被广为应用。因肝损害是其最主要的病理生理特点,肝硬化患者的危险分级常被借鉴。许多回顾性研究表明,肝硬化患者的围手术期死亡率和并发症发病率与 Child-Turcotte 或 Child-Pugh 肝硬化分级密切相关[7]。

(1)1984 年的一项研究中,100 例行腹部手术的显著酒精性肝硬化患者中,Child-Pugh 分级分别为 A、B 和 C 级的患者围手术期死亡率分别为 10%、31% 和 76%[8]。多变量分析显示,Child-Pugh 分级是手术死亡率和并发症发病率的最佳预测指标。

(2)1997 年发表的一项设计相似的研究观察到与上述研究几乎相同的结果,该研究纳入了 92 例行腹部手术的肝硬化(约 50% 为酒精性肝硬化)患者(Child-Pugh 分级为 A、B、C 级的患者死亡率分别为 10%、30% 和 82%)[9](表 3-1-2)。

表 3-1-2　肝硬化患者开腹手术的风险评估[8,9]

Child-Pugh 分级	死亡率
A	10%
B	30%
C	80%

(3)然而,2010 年发表的一项研究显示,Child-Pugh 分级为 A、B 和 C 的肝硬化患者行腹腔手术的死亡率较上述研究更低,分别为 2%、12% 和 12%[10]。

(4)2011 年发表的一项纳入 138 例接受腹腔内或腹壁手术患者的研究结果显示死亡率分别为 10%、17% 和 63%[11]。

肝病的 Child-Turcotte-Pugh 分级见表 3-1-3。肝性脑病分级见表 3-1-4。

但是,肝硬化患者的手术风险取决于疾病的严重程度、临床情况和手术操作类型。在过去30 多年中,肝硬化患者手术风险的主要预测指标是 Child 分级,而新近的研究表明,终末期肝病模型(model for end-stage liver disease,MELD)评分可能优于前者[14]。有人建议,MELD 评分低于 10 分的患者可以进行择期手术,MELD 评分为 10~15 分的患者则应谨慎进行择期手术,而 MELD 评分大于 15 分的患者不应接受择期手术[15]。

表 3-1-3　肝病的 Child-Turcotte-Pugh 分级[12]

	A	B	C
腹水	不明显(1 分)	中度控制(2 分)	控制差(3 分)
营养状况	营养状况好(1 分)	营养状况差(2 分)	营养状况很差(3 分)
肝性脑病	不明显(1 分)	1~2 级(2 分)	3~4 级(3 分)
白蛋白	>35 g/L(1 分)	30~35 g/L(2 分)	<30 g/L(3 分)
胆红素	<34 μmol/L(1 分)	34~51 μmol/L(2 分)	>51 μmol/L(3 分)
凝血酶原时间	(4 s)对照(1 分)	4~6 s>对照(2 分)	>6 s>对照(3 分)
INR	(INR<1.7)(1 分)	(INR 1.7~2.2)(2 分)	(INR>2.2)(3 分)
总分	6 分	7~12 分	13~18 分

表 3-1-4　肝性脑病分级[13]

分　级	意　识	认　识	体　征	脑电图(EEG)
0	正常	正常	无	正常
亚临床	正常	正常	心理测试异常	正常
1	乏力,异常睡眠模式	遗忘、迷惑、烦躁不安	震颤、共济失调、书写变差、不协调	异常
2	嗜睡	丧失时间定向力,出现不正常的非习惯性行为	保持固定姿势不能,构音困难,共济失调,反射减退	异常
3	昏睡但可唤醒,混淆	丧失定向力,易激惹	保持固定姿势不能;反射亢进,Babinski 征阳性;肌肉僵直	异常
4	昏迷	无	去大脑强直	异常

四、急性肝衰竭可能引起围手术期风险的循证分析

由于只有 40% 的急性肝衰竭患者能自愈,其余许多需要肝移植,即使最终恢复的患者也通常重病缠身,因此,患者应该尽快转入正在进行肝移植项目且具有治疗急性肝衰竭患者专业技能的医疗中心[2]。

急性病毒性肝炎患者的术后风险主要有肝功能恶化和肝衰竭并发症的发展,如肝性脑病、凝血障碍或肝肾综合征。更有甚者,急性病毒性肝炎的患者甚至可以进一步发展成急性肝脏衰竭或暴发性肝脏衰竭,如果不行肝移植则可以导致患者死亡。

急性肝性脑病是暴发性肝功能衰竭最突出的临床特点,多伴随进展性脑水肿、颅内压(intracranial pressure,ICP)增高,可导致脑疝甚至死亡。因此,脑疝是导致这类患者死亡的最常见原因[16]。但是在手术期间进行 ICP 监测似乎并不可取,因为此类患者通常合并凝血功能障碍,一项纳入了 262 例患者的临床研究显示,进行这项有创操作时并发颅内出血的风险较高(10%~20%)[17]。

此外,一项大型的回顾性研究表明,超过 80% 的暴发性肝脏衰竭患者伴随细菌感染,以呼

吸系统和泌尿系统最多见,故应该注意抗感染治疗[18]。

五、建立在临床研究基础上的围手术期处理建议

(一) 术前准备

麻醉前评估应集中在明确病因和肝脏受损程度等方面。应当获得相关的病史,如摄入酒精的情况、静脉药物使用的情况、近期输血和以前用过的麻醉剂等。如果并存恶心和呕吐现象,应当了解是否存在水电解质紊乱的情况并适当纠正。精神状态的改变常提示肝损害严重。酗酒患者行为异常或迟钝可能是急性中毒的信号,而发抖和易激惹通常提示戒断症状。后者也常伴有明显的高血压和心动过速。维生素 K 或新鲜血浆(FFP)对治疗凝血功能障碍非常有必要。为了使药物接触最少,一般术前不用药,以免与晚期肝病患者的肝性脑病混淆。但苯二氮䓬类和维生素 B_1 适用于有急性戒断症状的酗酒患者。

(二) 术中治疗及保护

术中管理的目的是保护现有的肝脏功能,避免危害肝脏的因素。药物的选择和用量应当个体化。某些病毒性肝炎的患者的中枢神经系统对麻醉剂敏感性增加,但酗酒患者却常对静脉及挥发性麻醉剂表现为交叉耐受性。酗酒患者通常需要严密的心血管监护,因为酒精的心脏抑制作用常和麻醉剂的作用叠加,而且很多酗酒患者患有酒精性心肌病。

因为所有麻醉剂都是中枢神经系统抑制剂,所以用药种类越少越好。通常吸入麻醉剂要优于静脉药物,因为后者大部分通过肝脏代谢和消除。静脉诱导药物通常可使用标准的诱导剂量,因为它们作用的消除是通过再分布而不是代谢或排出。但是大剂量或重复使用时仍能遇见作用时间延长的情况,尤其是阿片类药物。异氟烷是可以选择的吸入药,因为它对肝血流的影响最小。应当避免那些已知的能减少肝血流的因素,如低血压、交感神经过度激活和控制通气时的高平均气道压。

急性肝衰竭的患者在行手术特别是肝移植手术时,其麻醉管理有以下几点需要特别注意。

首先,终末期肝病的患者中有 2%~4% 合并肺动脉高压[19];而此类患者在行肝移植手术时死亡率相当高;一项纳入了 43 例患者的临床研究显示,平均肺动脉压在 35~50 mmHg 的有半数会死于围手术期,平均肺动脉压>50 mmHg 的死亡率更是高达 100%[20]。由此可见围手术期控制肺动脉高压的重要意义。

其次,由于大面积的皮肤裸露和消毒、冗长的手术时间和冷移植物的再灌注,肝移植手术的患者常常出现低体温。而这样会对凝血、抗感染能力以及早期拔管都有不良影响,所以预防低体温也非常重要[21]。

再次,急性肝衰竭的患者的一种显著特征是凝血功能异常,所以通过血制品输注以纠正这种异常显得尤其重要。此时可以使用新鲜冰冻血浆作为扩容剂,但是必须注意的是,一项回顾性研究显示,快速输注[>1 mL/(kg·min)]时可以螯合 Ca^{2+},引起急性低钙血症而导致血管扩张和低血压[22]。

最后,肝肾综合征在急性肝功能不全的患者中非常常见。传统的观念认为去甲肾上腺素因为会收缩入球小动脉而降低肾小球滤过率,而一项 12 例患者纳入的小样本研究认为围手术期应用 0.2 μg/(kg·min)的去甲肾上腺素可以明显改善肾功能[23]。

（三）术后并发症的预防

对于创伤较大的手术，全麻术后应密切观察患者的病情变化，注意生命体征监测、血液生化和尿的变化，术后 24 h 内吸氧。注意禁食，胃肠减压，以防止肠胀气，增加肝细胞的供氧量。调节水、电解质与酸碱平衡。改善患者凝血机制。对于接受肝脏手术的患者，除术后积极加强保肝治疗外，术后 2 周内应给予适量的血浆、白蛋白或新鲜血。激素的应用有利于肝脏修复和再生。术后适当给予镇痛药，但应尽量避免使用对肝脏有损害的药物（如巴比妥类或冬眠药物等），如应用硬膜外 PCA 镇痛更为理想，合并凝血机制不良时要防止硬膜外血肿。术后鼓励和帮助患者咳痰，防止肺部并发症。鼓励患者早期活动，促进康复。术后定期复查肝功能，并对出院患者定期随访。

（作者　张政，审校　罗刚健）

参考文献

[1] Pievsky D, Rustgi N, Pyrsopoulos NT. Classification and Epidemiologic Aspects of Acute Liver Failure[J]. Clin Liver Dis, 2018, 22(2): 229-241.

[2] Lee WM, Stravitz RT, Larson AM. Introduction to the revised American Association for the Study of Liver Diseases Position Paper on acute liver failure 2011[J]. Hepatology, 2012, 55(3): 965-967.

[3] Khashab M, Tector AJ, Kwo PY. Epidemiology of acute liver failure[J]. Curr Gastroenterol Rep, 2007, 9(1): 66-73.

[4] Kork F, Neumann T, Spies C. Perioperative management of patients with alcohol, tobacco and drug dependency[J]. Curr Opin Anaesthesiol, 2010, 23(3): 384-390.

[5] Gill RQ, Sterling RK. Acute liver failure[J]. J Clin Gastroenterol, 2001, 33(3): 191-198.

[6] Wright G, Wilmore S, Makanyanga J, et al. Liver transplant for adult hemophagocytic lymphohistiocytosis: case report and literature review[J]. Exp Clin Transplant, 2012, 10(5): 508-512.

[7] Ziser A, Plevak DJ. Morbidity and mortality in cirrhotic patients undergoing anesthesia and surgery[J]. Curr Opin Anaesthesiol, 2001, 14(6): 707-711.

[8] Garrison RN, Cryer HM, Howard DA, et al. Clarification of risk factors for abdominal operations in patients with hepatic cirrhosis[J]. Ann Surg, 1984, 199(6): 648-655.

[9] Mansour A, Watson W, Shayani V, et al. Abdominal operations in patients with cirrhosis: still a major surgical challenge[J]. Surgery, 1997, 122(4): 0-736.

[10] Buch KE, Chin EH, Nguyen SQ, et al. Factors that predict outcome of abdominal operations in patients with advanced cirrhosis[J]. Clin Gastroenterol Hepatol, 2010, 8(5): 451-457.

[11] Neeff H, Mariaskin D, Spangenberg HC, et al. Perioperative mortality after non-hepatic general surgery in patients with liver cirrhosis: an analysis of 138 operations in the 2000s using Child and MELD scores[J]. J Gastrointest Surg, 2011, 15(1): 1-11.

[12] Pugh RNH, Murray-Lyon IM, Dawson JL, et al. Transection of the oesophagus for bleeding oesophageal varicestertiary care centers in the United States[J]. Br J Surg, 1973, 60: 646-649.

[13] Riordan SM, Williams R. Treatment of hepatic encephalopathy[J]. N Engl J Med, 1997, 337(7): 473-479.

[14] Lopez-delgado JC, Ballus J, Esteve F, et al. Outcomes of abdominal surgery in patients with liver cirrhosis[J]. World J Gastroenterol, 2016, 22(9): 2657-2667.

[15] Bleszynski MS, Bressan AK, Joos E, et al. Acute care and emergency general surgery in patients with chronic liver disease: how can we optimize perioperative care? A review of the literature[J]. World J Emerg Surg, 2018, 13(1): 32.

[16] Stravitz RT, Ellerbe C, Durkalski V, et al. Bleeding complications in acute liver failure[J]. Hepatology, 2018, 67(5): 1931-1942.

[17] Sheikh MF, Unni N, Agarwal B. Neurological Monitoring in Acute Liver Failure[J]. J Clin Exp Hepatol, 2018, 8(4): 441-447.

[18] Fernandez J, Acevedo J, Wiest R, et al. Bacterial and fungal infections in acute-on-chronic liver failure: prevalence, characteristics and impact on prognosis[J]. Gut, 2018, 67(10): 1870-1880.

[19] Bozbas SS, Bozbas H. Portopulmonary hypertension in liver transplant candidates[J]. World J Gastroenterol, 2016, 22(6): 2024-2029.

[20] Krowka MJ, Plevak DJ, Findlay JY, et al. Pulmonary hemodynamics and perioperative cardiopulmonary-related mortality in patients with portopulmonary hypertension undergoing liver transplantation[J]. Liver Transpl, 2000, 6(4): 443-450.

[21] Trovato FM, Rabinowich L, Mcphail MJW. Update on the management of acute liver failure[J]. Curr Opin Crit Care, 2019.

[22] Dalal A. Anesthesia for liver transplantation[J]. Transplant Rev (Orlando), 2016, 30(1): 51-60.

[23] Duvoux C, Zanditenas D, Hezode C, et al. Effects of noradrenalin and albumin in patients with type I hepatorenal syndrome: a pilot study[J]. Hepatology, 2002, 36(2): 374-380.

第二节
肝硬化风险评估及处理

肝硬化是各种慢性肝病发展的晚期阶段。病理上以肝脏弥漫性纤维化、再生结节和假小叶形成为特征。临床上起病隐匿,病程发展缓慢,晚期以肝功能减退和门静脉高压为主要表现,常出现多种并发症[1]。

一、流 行 病 学[2]

在我国,最常见引起肝硬化的病因为病毒性肝炎,包括乙型和丙型肝炎,以及酒精性肝病。与世界范围及欧美国家的肝病流行病学情况对比显示:中国乙肝、丙肝感染病例多,酒精性肝病和非酒精性脂肪性肝病患者数或占全世界总数的 1/3 以上。表 3-2-1 为 2006 年统计的世界范围及中国的肝病情况。据《柳叶刀》2018 年最新的统计,中国大陆乙肝感染率有所下降,约为 6.1%。2018 年最新统计中国丙肝患病率为 0.6%[3]。

表 3-2-1　世界范围及中国肝病发病情况

	世界(人)	欧美(人)	中国(人)
HBV 感染	20 亿		
HBsAg 阳性	3.5 亿~4 亿	<1 000 亿(<1%)	9 300 万(7.18%)
抗 HCV 阳性	2 亿(3%)	>3 000 亿(2%~3%)	1 000 万(<1.0%)
酒精性肝病(成人)	>1.5 亿	8 400 万(7.4%)	6 000 万(4.5%)
非酒精性脂肪性肝病	>6 亿	4 亿(20%~33%)	2 亿(15%)
合计	>13 亿	>5 亿	>4 亿

由于较高的乙肝病毒感染率,在我国围手术期合并肝硬化患者较多,而且肝硬化本身也可因脾功能亢进、食管静脉曲张出血等原因接受相应的手术治疗。

二、病　　因[1]

引起肝硬化的原因很多,可概括为以下几类。

1. 病毒性肝炎·主要为乙型、丙型和丁型肝炎病毒,占 60%~80%。

感染乙肝病毒后仅有少数人发展为乙肝病毒携带者。感染年龄在乙型肝炎慢性化中有重要意义。新生儿感染乙肝病毒,90%~95% 会成为慢性携带者;儿童期感染乙肝病毒后约

20%,成人约 3% 发展为慢性感染。从慢性乙肝进展为肝硬化的发生率为 2%~20%;从代偿性肝硬化到肝脏失代偿为 20%~23%;从代偿性肝硬化到肝癌为 6%~15%。

大多数感染丙型肝炎病毒的患者无明显临床症状,但 80% 的患者会逐渐发展为慢性肝炎,慢性丙肝患者在 20 年后发展为肝硬化在男性的概率为 10%~15%,女性为 1%~5%。一旦发展为肝硬化后,每年癌变的可能性为 1%~4%[4]。

2. 慢性酒精性肝病·我国约占 15%,占同期肝病住院患者的比例在不断上升。

3. 非酒精性脂肪性肝炎(NASH)·国外统计 70% 不明原因肝硬化可能由 NASH 引起。

4. 其余引起肝硬化的原因·胆汁淤积、肝静脉回流受阻、遗传代谢性疾病、工业毒物或药物、自身免疫性肝炎、血吸虫病、隐源性肝硬化。

三、功能评估及危险分级

(一)肝功能评估

肝硬化患者的血常规、肝肾功能、血气分析、凝血功能、尿常规及大便常规、腹部超声、心血管功能状态等可以出现不同程度的异常。

1. 血清酶学·转氨酶是反映肝功能最常用的指标,一般为轻至中度升高,病毒性肝炎时,ALT 升高较 AST 明显,而酒精性肝病中 AST 升高较为明显。而从胆道排出的酶,如 ALP、γ-GGT,当胆道排泄障碍或生成增多时,血清水平可升高。

2. 血钠·对于肝硬化患者而言,在非肝脏手术中,血钠低于 130 mmol/L 是预测较差预后的因素之一[5]。

3. 合成功能指标·肝脏合成的纤维蛋白原、胆碱酯酶及糖原等,肝硬化时可出现上述产物的减少。

白蛋白下降、球蛋白水平升高,血浆总蛋白可无明显改变,白蛋白/球蛋白的比值降低。

4. 凝血功能·纤维蛋白原、凝血酶原及部分凝血因子均在肝细胞内合成。可出现 PT 及 APTT 延长,凝血功能是反映肝病预后的一个重要指标。

5. 胆红素代谢·总胆红素升高,以结合胆红素升高为主。黄疸可导致维生素 K 缺乏,从而影响凝血功能。

6. 激素水平·肝脏对某些激素有灭活作用,如雌激素、抗利尿激素、醛固酮等。因此,慢性肝病患者血清雌激素、抗利尿激素及醛固酮水平可升高。

7. 心电图·长期饮酒可出现心房颤动,QT 间期延长,高胆红素血症可引起心动过缓。

8. 腹部超声·腹部超声是评估肝硬化的常规检查,影像学表现为缩小、结节化的肝脏改变。

9. 其他·对于术中可能应用经食管超声或者食管体温监测的患者,术前需评估是否合并静脉曲张。

当肝硬化进展到失代偿期并出现肾脏、心脏及脑等其他重要脏器的损伤时,可出现相应脏器实验室检查的异常,详见本书相应章节。

(二)围手术期危险分级

目前,国际上常用围手术期评估肝功能分级的方法主要有 Child-Turcotte-Pugh 肝功能评分[1,6-8]和终末期肝病模型(model for end-stage liver disease,MELD)[7],两者均根据患者术前脏器功能指标来综合评估围手术期出现并发症的风险,其中 MELD 评分是目前被认为较为客观及可靠的标准[9]。除了以上两种分级方法,定量肝功能试验可用于评估患者残余肝功能[10]。有循证分析,将肝硬化患者的某些术前合并疾病列为危险因素,来评估对围手术期并发症的发生概率[11,12]。临床上可用上述方法综合评估围手术期风险。

1. Child-Turcotte-Pugh 肝功能评分·Child-Turcotte-Pugh 肝功能评分是评估术后并发症发生率及死亡率较为通用的方法,适用于不同程度肝功能损害的患者,具体如表 3 - 2 - 2 所示,由于评分项目里含腹水、肝性脑病等主观项目,加之分级较少,同一分级的患者病情可能差别较大,因此客观性不如 MELD。

表 3 - 2 - 2　Child-Turcotte-Pugh 肝功能分级

项目(分值)	1	2	3
血清胆红素(μmol/L)	<34.2	34.2~51.3	>51.3
血清白蛋白(g/L)	>35	28~35	<28
PT 延长(s)	<3	4~6	>6
腹水	无	轻	重
肝性脑病	无	Ⅰ、Ⅱ	Ⅲ、Ⅳ

注:对于原发性胆汁性肝硬化患者,血清胆红素<68.4 μmol/L,1 分;血清胆红素 68.4~171 μmol/L,2 分;血清胆红素>171 μmol/L,3 分

Child-Turcotte-Pugh 肝功能分级判断手术风险:① A 级:5~6 分,低危,可进行择期手术;② B 级:7~9 分,中危,需谨慎;③ C 级:10~15 分,高危,择期手术禁忌证。Child-Turcotte-Pugh 肝功能分级与肝功能损害预后有良好的相关性[13]。A、B、C 级 3 个月内的死亡率分别达 2%~5%、10%、50%[8]。

2. MELD 评分·MELD 评分作为评估终末期肝病患者(≥12 岁)比 Child 分级更准确,具有相对准确的优势,特别用于有肝移植指征的患者排位评估。评估的指标包括血清胆红素、血清肌酐及 INR。

MELD = 3.78×ln(胆红素 mg/dL)+11.2×ln(INR)+9.57×ln(肌酐 mg/dL)+6.43×病因(胆汁性或酒精性为 0,其他为 1)

(小于 1 mg/dL 的数值取 1.0 mg/dL,最大的肌酐值为 4.0 mg/dL)

Wiesner[14]等分析了 1999—2001 年 3 437 例终末期肝病患者,发现患者 3 个月的病死率与 MELD 评分的高低有直接的关系。MELD 评分<9 分,病死率为 1.9%;MELD 评分为 10~19 分,病死率为 6.0%;MELD 评分为 20~29 分,病死率为 19.6%;MELD 评分 30~39 分,病死率为 52.6%;MELD 评分≥40 分,病死率为 71.3%。而作为肝硬化患者围手术期风险的评估,通常做以下分级[15,16]:MELD 评分<10 分,低危;MELD 评分为 10~15 分,中危;MELD 评分>15 分,高危,非紧急手术应延期。

Neeff[17]等分析 138 例肝硬化行肝外手术的患者,发现 MELD 评分和围手术期死亡率呈正相关,MELD 评分<10 分,死亡率为 9%;10~15 分,死亡率为 19%;>15 分,死亡率为 54%。

Fleming[18]等在一篇囊括 16 877 例结肠切除术(2005—2014 年)的研究中指出,因 MELD 未将腹水列入评分指标,MELD 评分对于术前有腹水的患者术后致病率和死亡率的预测存在偏差。

3. 定量肝功能试验·可用于评估急慢性肝病严重程度、长期预后、疾病进展、外科手术风险和抗病毒治疗效果,但单独使用准确性不如 CTP 和 MELD 评分。主要包括半乳糖清除试验、吲哚氰绿(IGG)试验、胰高血糖素负荷试验、动脉血酮体比(AKBR)测定、氨基比林呼气试验、利多卡因代谢试验、氨基酸清除试验、对氨马尿酸合成试验。

4. 肝静脉压·通过测量肝静脉压可评估肝硬化的严重程度,等于或高于 16 mmHg 的压力可增加死亡的风险[19],但肝静脉压力较难测量。

四、并发症和预后

(一) 围手术期意外和并发症

由于肝脏是重要的合成和解毒器官,肝硬化的患者围手术期出现并发症比正常人群的概率明显升高,美国 Ziser[20]等通过对 1980—1991 年 733 例进行各类手术的肝硬化患者进行回顾性分析,得出术后各种并发症的发生概率,如下表 3-2-3 所示。

表 3-2-3 肝硬化患者术后并发症的发生概率

并发症		百分比(%)	并发症		百分比(%)
肝性脑病	1 级	1.0	肺	呼吸机依赖	7.8
	2 级	0.8		肺炎	8.0
	3 级	0.7		肺栓塞	0.4
	4 级	0.1		ARDS	2.3
	合计	2.6		合计	12.4
出血	胃肠道	4.6	感染	菌血症	5.6
	凝血功能异常	3.0		真菌血症	0.5
	外科	4.9		其他	7.5
	合计	10.2		合计	10.2
肾脏	肝肾综合征	3.3	再次手术次数	1	7.0
	急性肾小管坏死	2.9		2	1.0
	腹水	6.7		3	0.5
	1 级	2.2		4	0.7
	2 级	4.5		5	0.1
	合计	9.8		7	0.1
心血管	慢性心力衰竭	3.1		合计	9.6
	心肌梗死	1.1	切口情况	裂开	1.4
	高血压	0.1		感染	2.6
	心律失常	5.0		合计	3.4
	合计	8.5			

肝性脑病 1 级:行为改变;2 级:定位障碍;3 级:昏睡;4 级:昏迷

　　在肝硬化患者中,进行心脏手术,或者开腹手术,包括胆囊切除、胃切除、结肠切除和肝切除,死亡率和致病率是最高。因为腹内压增加,肝硬化患者出现胆结石和疝气的概率比非肝硬化人群高。在进行胆囊切除术和疝气修补术中,多篇文献证明腹腔镜手术可减少肝硬化患者术后出血和切口感染等并发症,缩短手术时间和住院天数[21~24]。

　　围手术期引起肝硬化患者死亡的常见原因有脓毒症、肾衰竭、出血及合并肝性脑病的肝功能衰竭。

（二）肝硬化对预后的影响

　　Ziser[20]等回顾性分析 1980—1991 年除肝移植外的 733 例病例,发现围手术期并发症发生可通过以下术前合并疾病综合评估,包括:① Child 评级 B 级或 C 级;② 腹水;③ 除原发性胆管硬化外引起的肝硬化;④ 肌酐升高;⑤ 术前存在感染;⑥ 慢性阻塞性肺疾病;⑦ 术前上消化道出血;⑧ 外科操作;⑨ 术中低血压(低于血压基线的 20% 大于或等于 10 min);⑩ ASA 评分Ⅳ或Ⅴ级。

　　评估标准为:1 个危险因素发生围手术期并发症的概率为 9.3%;2 个危险因素发生围手术期并发症的概率为 14.5%;3 个危险因素发生围手术期并发症的概率为 33.5%;4~5 个危险因素发生围手术期并发症的概率为 63%;6 个危险因素发生围手术期并发症的概率为 73.3%;7~8 个危险因素发生围手术期并发症的概率为 100%。

　　但 Yasir[25]等在一个 754 例阑尾切除术的对照研究中,发现肝硬化及非肝硬化患者围手术期出现并发症及死亡率并无统计学差异,其中统计的并发症包括:肺部感染、切口感染、尿路感染、术后出血、肺栓塞、艰难梭菌感染及上消化道出血。

五、麻醉决策和处理

（一）肝硬化对麻醉决策的影响

　　1. 麻醉方法的选择[8,26]　麻醉方法的选择应根据手术的类型、患者的全身情况及肝功能的状况等全面考虑。因为麻醉药物不同程度地在肝脏完成分解代谢,所以肝功能损害的患者的麻醉只要满足手术要求,应尽可能选择简单、对肝脏功能和循环干扰小的麻醉方法。

　　(1)局部麻醉与神经阻滞麻醉:局部小手术、不合并凝血功能障碍患者的手术,尽可能选择局部麻醉或区域神经阻滞麻醉,可以减少交感神经兴奋引起的肝血流下降。区域麻醉的使用可大大减少全身麻醉药物的使用。

　　(2)椎管内麻醉:对不合并凝血功能障碍的患者中腹部、下腹部、肛门会阴部和下肢手术选椎管内麻醉,可减少各种并发症及助于内脏功能的恢复[27]。但由于个体差异,即使凝血功能正常患者,也可能出现硬膜外出血和血肿形成,所以严重肝功能障碍患者选硬膜外阻滞或蛛网膜下腔阻滞须慎重。

　　(3)全身麻醉:对于全身情况较差及颅脑、脊柱、心胸等手术或不宜选择区域阻滞的腹部手术应选全身麻醉。

　　2. 麻醉药物的选择[8,28-30]　首先要考虑到麻醉药物与肝脏的相互作用。尽可能选用对肝毒性较低、非经肝脏代谢、作用时间短、苏醒快的短时效麻醉药物。肝硬化的患者各类麻药使用如表 3-2-4 所示。

表 3-2-4　各类麻醉药物在肝硬化患者中的应用

类　别	安　全	减量或谨慎	禁　忌
镇静药	罗拉西泮	咪达唑仑　地西泮	
诱导	丙泊酚　依托咪酯		
吸入麻药	地氟烷　七氟烷　异氟烷	恩氟烷	氟烷
肌松剂	顺阿曲库铵　阿曲库铵	维库溴铵　琥珀胆碱	
阿片类	瑞芬太尼　芬太尼　舒芬太尼	吗啡　哌替啶	
止痛药		对乙酰氨基酚　NSAID	
局麻药		利多卡因　布比卡因	

由于在肝病患者中,非去极化肌松剂的分布容积增大,因为初始剂量需加大;另由于假性胆碱酯酶活性的下降、胆汁分泌减少及分布容积的增大,肌松剂的作用时间会一定程度地延长,因此维持量应适当减少。

Wang[31]等在一个病例数为94例的随机对照试验中得出,在肝硬化的患者中,麻醉中使用右美托咪定可以提高术中血流动力学稳定,减少应激反应及降低炎症水平,但不影响免疫系统功能。

（二）建立在临床研究基础上的围手术期处理意见

1. 术前准备[32-34]：严重肝功能损害的患者无论是肝脏疾病或其继发疾病手术,还是其他疾病、急诊、外伤手术,均应尽可能在保肝治疗使患者全身营养状况和肝功能好转后行手术麻醉。

积极进行以保护肝功能为主的术前准备包括以下内容。

（1）增加营养,进高蛋白质、高糖类、低脂肪、低钠饮食,长期酗酒患者予补充维生素 B_1。

（2）纠正凝血功能[35-37]：对于 PT 延长的患者,可试验性应用维生素 K,如是维生素 K 缺乏的 PT 延长,替代治疗后可促进凝血因子的合成,如是肝脏的合成功能障碍,补充维生素 K 则无效。如纤维蛋白原≥1 g/L,考虑冷沉淀输注。术前尽可能避免新鲜冰冻血浆纠正 INR,因首先新鲜冰冻血浆效果有限,另外增加容量超负荷、加重门静脉高压、感染和输血相关的急性肺损伤风险。对于考虑血小板功能障碍和高纤溶的患者,与考虑使用去氨加压素和氨甲环酸。

（3）纠正低蛋白血症,必要时输注适量血浆或清蛋白。

（4）纠正贫血,必要时可少量多次输新鲜红细胞;并根据手术范围和失血情况备好术中用血。

（5）对于中风险手术,血小板需纠正至>50×10⁹/L,高风险手术,需纠正至>100×10⁹/L[38]。

（6）对于有腹水的患者,必要时于术前 24~48 h 行腹腔穿刺,放出适量腹水,改善呼吸功能,以一次量一般不超过 3 000 mL 为原则。

（7）术前 1~2 日给予广谱抗生素治疗,以抑制肠道细菌,减少自发性腹膜炎或术后感染。

（8）纠正水、电解质平衡紊乱与酸碱失衡。

（9）术前用药：质子泵抑制剂或者 H2 抑制剂应使用。镇静药物的使用可引起或加重肝性脑病。

（10）术前评估是否合并门静脉高压，考虑 β 受体阻滞剂预防出血及胃镜下曲张静脉结扎。

（11）特殊类型肝病患者围手术期药物。

Wilson 肝病并长期服用 D-青霉胺者，需术前 2 周减量至术后切口愈合完全，因青霉胺可影响切口愈合[39]；自身免疫性肝病长期或近期使用糖皮质激素，围手术期需要考虑增加剂量[40]；酒精性肝病患者，考虑到酒精增加药物肝损性，影响切口愈合，引起出血、谵妄、感染等，需严格戒酒[41]。

2. 术中治疗及保护[8,30,42]

（1）防治低血压和低氧血症。低血压、出血和升压药都会减少肝脏的氧供，增加术后肝衰竭的发生。平均血压波动应维持在术前的 10%~20%。正压通气和呼吸末正压通气会增加肝静脉压，从而减少心排血量和肝的血流总量。同时避免过度通气，低 CO_2 减少肝血流。

（2）肝硬化合并食管静脉曲张患者，气管插管要动作轻柔，对有腹水、胃肠道出血的患者，应以饱胃患者处理，提倡快诱导、注意胃内容物反流。

（3）肾脏保护：避免低血容量，保证肾脏血流。因腹水可减少肾血流，同时也可以造成中心静脉压虚高，术中可应用心排出量监测和目标导向液体治疗。术中应维持至少 1 mL/（kg·h）的尿量。如经液体治疗后尿量仍不理想，可予特利加压素静脉注射，同时应用人白蛋白注射液。避免使用肾毒性药物。

（4）心脏保护：电解质水平的维持，慢性酗酒的患者可出现低镁，长期呕吐可能出现低钾、代碱等紊乱。对于术前使用 β 受体阻滞剂的患者[43]，因药物可降低心脏应激反应，术中需要密切监护心脏功能，及时使用强心药物和血管加压素，避免低心排和低血压的发生。

（5）由于糖原储存功能受损，容易出现低血糖，需规律监测血糖，适当补充葡萄糖，同时监测血钾。

（6）由于皮肤脆弱及肌肉萎缩，术中应注意体位及软组织的保护，避免出现神经功能障碍或压疮。

3. 术后并发症的预防[26,42]

（1）对于 Child 分级为 B 级和 C 级的患者，建议术后至少 24 h 在 ICU 监护。

（2）腹水可造成膈肌上抬紧张、肺底不张萎陷，再者肺通气血流比例失调等原因可造成低氧血症。定期复查血气分析，注意充足氧供及合适的通气，术后把握拔管时机，对于可能发生肺水肿的患者，停留气管导管观察。

（3）良好术后疼痛：疼痛会限制患者呼吸，导致通气不足；还会增强炎性反应，导致术后恢复和伤口愈合延迟。凝血功能允许的情况下，应用硬膜外患者自控镇痛（PCEA）较静脉更为理想。

（4）对于术后需使用阿片类止痛药的患者，芬太尼因不产生活性代谢物，是较好的选择[44]，应同时予缓泻剂[45]，避免便秘引起肝性脑病。

（5）限制钠的摄入，减少急性肾功能损伤、腹水及肝性脑病的发生[46,47]。

（作者　周妮曼，审校　池信锦）

参考文献

［1］陆再英.内科学［M］.7版.北京：人民卫生出版社,2008.

［2］李兰娟.传染病学［M］.8版.北京：人民卫生出版社,2013.

［3］Che-Rung Liua, Li Xia, Po-lin Chan,et al. Prevalence of hepatitis C virus infection among key populations in China：A systematic review［J］. International Journal of Infectious Diseases, 2019, 80：16－27.

［4］Ming-Lung Yu, Wan-Long Chuang. Treatment of chronic hepatitis C in Asia：when East meets West［J］. J Gastroenterol Hepatol, 2009, 24（3）：336－345.

［5］Telem DA, Schiano T, Goldstone R, et al. Factors that predict outcome of abdominal operations in patients with advanced cirrhosis［J］. Clin Gastroenterol Hepatol, 2010, 8（5）：451－457.

［6］Ho YP, Chen YC, Yang C, et al. Outcome prediction for critically ill cirrhotic patients：a comparison of Apache Ⅱ and Child-Pugh scoring systems［J］. J Intensive Care Med, 2004, 19（2）：105－110.

［7］Hofmann WP, Radle J, Moench C, et al. Prediction of perioperative mortality in patients with advanced liver disease and abdominal surgery by the use of different scoring systems and tests［J］. Z Gastroenterol, 2008, 46（11）：1283－1289.

［8］G. edward morgan J, Maged S. Mikhail, Michael J. Murray. Clinical Anesthesiology［M］. 4th ed. MacGraw-Hill Companies, 2006.

［9］Befeler AS, Palmer DE, Hoffman M, et al. The safety of intra-abdominal surgery in patients with cirrhosis：model for end-stage liver disease score is superior to Child-Turcotte-Pugh classification in predicting outcome［J］. Arch Surg, 2005, 140（7）：650－654.

［10］Tarantino G. Could quantitative liver function tests gain wide acceptance among hepatologists？［J］. World J Gastroenterol, 2009, 15（28）：3457－3461.

［11］Franzetta M, Raimondo D, Giammanco M, et al. Prognostic factors of cirrhotic patients in extra-hepatic surgery［J］. Minerva Chir, 2003, 58（4）：541－544.

［12］Pandey CK, Karna ST, Pandey VK, et al. Perioperative risk factors in patients with liver disease undergoing non-hepatic surgery［J］. World J Gastroint Surg, 2012, 4（12）：267－274.

［13］Suman A, Carey WD. Assessing the risk of surgery in patients with liver disease［J］. Cleve Clin J Med, 2006, 73（4）：398－404.

［14］Wiesner R, Edwards E, Freeman R, et al. Model for end-stage liver disease（MELD）and allocation of donor livers［J］. Gastroenterology, 2003, 124（1）：91－96.

［15］Teh SH, Nagorney DM, Stevens SR, et al. Risk factors for mortality after surgery in patients with cirrhosis［J］. Gastroenterology, 2007, 132（4）：1261－1269.

［16］Kim SH, Han YD, Lee JG, et al. MELD-based indices as predictors of mortality in chronic liver disease patients who undergo emergency surgery with general anesthesia［J］. J Gastroint Surg, 2011, 15（11）：2029－2035.

［17］Neeff H, Mariaskin D, Spangenberg HC, et al. Perioperative mortality after non-hepatic general surgery in patients with liver cirrhosis：an analysis of 138 operations in the 2000s using Child and MELD scores［J］. J Gastroint Surg, 2011, 15（1）：1－11.

［18］Fleming MM, Liu F, Zhang Y, et al. Model for End-Stage Liver Disease Underestimates Morbidity and Mortality in Patients with Ascites Undergoing Colectomy［J］. World J Surg, 2018, 42（10）：3390－3397.

［19］Patch D, Armonis A, Sabin C, et al. Single portal pressure measurement predicts survival in cirrhotic patients with recent bleeding［J］. Gut, 1999, 44（2）：264－269.

［20］Ziser A, Plevak DJ. Morbidity and mortality in cirrhotic patients undergoing anesthesia and surgery［J］. Curr Opin Anaesthesiol, 2001, 14（6）：707－711.

［21］Friel CM, Stack J, Forse A, et al. Laparoscopic cholecystectomy in patients with hepatic cirrhosis：a five-year experience［J］. Gastrointest Surg, 1999, 3（3）：286－291.

［22］Ji W, Li LT, Wang ZM, et al. A randomized controlled trial of laparoscopic versus open cholecystectomy in patients with cirrhotic portal hypertension［J］. World J Gastroenterol, 2005, 11（16）：2513－2517.

［23］Puggioni A, Wong LL. A metaanalysis of laparoscopic cholecystectomy in patients with cirrhosis［J］. Am Coll Surg, 2003, 197（6）：921－926.

［24］Poulsen TL, Thulstrup AM, Sørensen HT, et al. Appendicectomy and perioperative mortality in patients with liver cirrhosis［J］. Br J Surg, 2000, 87（12）：1664－1665.

［25］Al-Azzawi Y, Al-Abboodi Y, Fasullo M, et al. The Morbidity and Mortality of Laparoscopic Appendectomy in Patients with Cirrhosis［J］. Clin Med Insights Gastroenterol, 2018, 11：1－4.

［26］Rahimzadeh P, Safari S, Faiz SH, et al. Anesthesia for patients with liver disease［J］. Hepat Mon, 2014, 14（7）：e19881.

［27］Nimmo SM, Harrington LS. What is the role of epidural analgesia in abdominal surgery［J］? Contin Educ Anaesth Crit Care Pain, 2014, 14：224－229.

［28］Cowan RE, Jackson BT, Grainger SL, et al. Effects of anesthetic agents and abdominal surgery on liver blood flow［J］. Hepatology, 1991,

14(6)：1161 - 1166.

[29] Nishiyama T, Fujimoto T, Hanaoka K. A comparison of liver function after hepatectomy in cirrhotic patients between sevoflurane and isoflurane in anesthesia with nitrous oxide and epidural block[J]. Anesth Analg, 2004, 98(4)：990 - 993.

[30] Keith G. Allman, Iain H. Wilson. Oxford Handbook of Anesthesia[M]. 4th Edition. Oxford University Press, 2016.

[31] Lianzhu Wang, Anjun Zhang, Wei Liu, et al. Effects of dexmedetomidine on perioperative stress response, inflammation and immune function in patients with different degrees of liver cirrhosis[J]. Exp Ther Med, 2018, 16(5)：3869 - 3874.

[32] Sun Y, Yang Z, Tan H. Perioperative nutritional support and fluid therapy in patients with liver diseases[J]. Hepatobiliary Surg Nutr, 2014, 3(3)：140 - 148.

[33] Wiklund RA. Preoperative preparation of patients with advanced liver disease[J]. Critical Care Medicine, 2004, 32(4)：S106 - S115.

[34] Paes-barbosa FC, Ferreira FG, Szutan LA. Hepatectomy preoperative planning[J]. Rev Col Bras Cir, 2010, 37(5)：370 - 375.

[35] Amarapurkar PD, Amarapurkar DN. Management of coagulopathy in patients with decompensated liver cirrhosis[J]. Int J Hepatol, 2011, 2011：695470.

[36] Youssef WI, Salazar F, Dasarathy S, et al. Role of fresh frozen plasma infusion in correction of coagulopathy of chronic liver disease：a dual phase study[J]. Am J Gastroenterol, 2003, 98(6)：1391 - 1394.

[37] Shah NL, Intagliata NM, Northup PG, et al. Procoagulant therapeutics in liver disease：a critique and clinical rationale[J]. Nat Rev Gastroenterol Hepatol, 2014, 11(11)：675 - 682.

[38] Samama CM, Djoudi R, Lecompte T, et al. Perioperative platelet transfusion. Recommendations of the French Health Products Safety Agency (AFSSAPS) 2003[J]. Minerva Anestesiol, 2006, 72(6)：447 - 452.

[39] Peacock EE Jr. Control of wound healing and scar formation in surgical patients[J]. Arch Surg, 1981, 116：1325 - 1329.

[40] Strassburg CP, Manns MP. Treatment of autoimmune hepatitis[J]. Semin Liver Dis, 2009, 29：273 - 285.

[41] Papastergiou V, Burroughs AK, Tsochatzis EA. Prognosis and treatment of patients with acute alcoholic hepatitis[J]. Expert Rev Gastroenterol Hepatol, 2014, 8：471 - 486.

[42] 郭曲练. 临床麻醉学[M]. 3 版. 北京：人民卫生出版社,2011.

[43] Abid S, Ali S, Baig MA, et al. Is it time to replace propranolol with carvedilol for portal hypertension[J]? World J Gastrointest Endosc, 2015, 7(5)：532 - 539.

[44] Ojeda A, Moreno LA. Pain management in patients with liver cirrhosis[J]. Gastroenterol Hepatol, 2014, 37(1)：35 - 45.

[45] Nusrat S, Khan MS, Fazili J, et al. Cirrhosis and its complications：evidence based treatment[J]. World J Gastroenterol, 2014, 20(18)：5442 - 5460.

[46] Chatzizacharias NA, Bradley JA, Harper S, et al. Successful surgical management of ruptured umbilical hernias in cirrhotic patients[J]. World J Gastroenterol, 2015, 21(10)：3109 - 3113.

[47] Senousy BE, Draganov PV. Evaluation and management of patients with refractory ascites[J]. World J Gastroenterol, 2009, 15(1)：67 - 80.

第三节

急性肾功能不全风险评估及处理

急性肾损伤(acute kidney injure,AKI)是指由多种不同病因引起的肾脏结构和功能的疾病状态,表现为肾功能的急性减退的临床综合征。但是目前 AKI 的诊断仍存在较大差异,现临床上使用较广泛的主要有 RIFLE 标准、急性肾损伤协作组(AKIN)标准、改善全球肾脏病预后组织(KDIGO)标准[1],详见下文。

一、流 行 病 学

定义不同导致报道急性肾功能不全的发生率存在较大偏倚。目前人群中发生率难以纳入统计,有报道称医源性急性肾损伤发生率为 1%~31%[2,3],而其中有 30%~40% 发生在手术患者。某些特殊住院患者的发生率明显升高,如脓毒血症(68.4%)、机械通气(63.9%)、重症患者(60.3%)、造血干细胞移植(55.9%)、肝移植手术(50%)、心脏手术(52.2%)和大血管手术(50.2%)[4]。对于儿童,急性肾损伤发生率为 4.5%~82%。而对于手术患者,其急性肾损伤发生率则为 0.8%~30%。

二、病　　因

急性肾功能不全(acute renal insufficiency,ARI)及急性肾损伤由于病原部位不同,主要分为三大部分:① 肾灌注减少所致(肾前性);② 肾实质或血管疾病所致;③ 尿路梗阻所致(肾后性)。针对患者病因的治疗是治疗的关键,因此明确 AKI 的病因是治疗 AKI 的重要措施。表 3-3-1 列举需要立即诊断和特殊治疗的 AKI 病因[1]。

表 3-3-1　急性肾损伤的病因学和诊断性实验

需要立即诊断和特殊治疗的 AKI	推 荐 的 诊 断 性 实 验
肾血流灌注减少	容量状态和尿液诊断指标
急性肾小球肾炎、血管炎、间质性肾炎、血栓性微血管病	尿沉渣检查、血清学和血液学检查
尿路梗阻	肾脏超声

三、急性肾损伤相关风险评估及分级

(一)损伤因素和易感性

ARI 及 AKI 在特定的人群特殊的状态中,具有较高的发生率,表 3-3-2 提示了相关损伤因素和易感性[1]。

表3-3-2 急性肾损伤：损伤因素和易感性

损 伤 因 素	易 感 性
脓毒血症	脱水状态或容量不足
危重疾病状态	高龄
循环休克	女性
创伤	黑种人
烧伤	慢性肾病
心脏手术(特别是应用体外循环)	慢性、肺、肝疾病
非心脏的大手术	糖尿病
肾毒性药物	癌症
放射对比剂	贫血
植物和动物毒素	

(二) 肾小球滤过率(GFR)与血清肌酐(SCr)

GFR 是公认的作为健康和疾病时最好的肾功能总体指标,而血肌酐(SCr)和尿量是监测 GFR 变化的替代指标。但是,在实际工作中,GFR 的测量较为困难,因此多通过 SCr 水平进行间接估测。KDIGO 认为 GFR 预测值(即 eGFR)是评估肾功能方法中最精确的。临床上计算公式推荐:

$$eGFR[mL/(min \cdot 1.73\ m^2)] = 41.3 \times 身高(m)/血肌酐(mg/dL)$$

或者

$$eGFR[mL/(min \cdot 1.73\ m^2)] = 40.7 \times [身高(m)/血肌酐(mg/dL)]^{0.64} \times [30/血尿素氮(mg/dL)]^{0.202}$$

马迎春等根据 MDRD 公式提出了更适合中国人群的改良公式[5]:

$$eGFR[mL/(min \cdot 1.73\ m^2)] = 175 \times 血肌酐(mg/dL)^{-1.234} \times 年龄^{-0.179} \times (女性 \times 0.79)$$

根据 GFR 对肾损伤患者进行分级及风险评估方法可参见第三章第四节。

(三) 心脏手术 AKI 风险

心脏手术患者在术后出现 AKI 的概率高于 15%,大部分需要肾替代治疗,是心脏手术常见并发症[6]。在腹主动脉瘤手术中,AKI 发生率同样高达 10%~15%[7]。女性及高龄是 AKI 的独立风险因素,胰岛素依赖糖尿病、外周血管疾病、充血性心力衰竭及 COPD 均与术后 AKI 发生相关[8]。

经过不断的临床观察研究,Thakar[9]提出相应的评分系统及与术后需透析的概率评估,见表 3-3-3。

(四) 非心脏手术 AKI 风险

术前肾功能正常的非心脏手术患者术后出现 AKI 的风险小于 1%,但非肾脏移植手术仍具有较高的 AKI 风险,1/3 的肝移植手术患者出现 AKI。高龄、急症手术、肝病、高 BMI、高风险手术、外周血管疾病、COPD 是术后 AKI 的独立风险因素。糖尿病、高血压、高脂血症、骨关节炎、ACEI 或者 ARBs 使用、利尿剂或者非甾体抗炎药使用均可能导致围手术期 AKI 发生[8]。

表 3-3-3　克利夫兰评分

危 险 因 子	评分(分)
女性	1
充血性心力衰竭	1
LVEF<35%	1
术前主动脉内球囊反搏术	2
COPD	1
胰岛素依赖型糖尿病	1
既往心脏手术史	1
急诊手术	2
手术类型 　瓣膜手术 　冠脉搭桥+瓣膜手术 　其他心脏手术	 1 2 2
术前肌酐 　>106 μmol/L,<185.64 μmol/L 　≥185.64 μmol/L	 2 5

术后透析概率:总分 0~2 分,0.4%;3~5 分,1.8%;6~8 分,9.5%;9~13 分,21.3%

　　Kheterpal 等针对非心脏普通外科手术提出了术前肾风险指数[10],将年龄 ≥56 岁、男性、活动性心力衰竭、腹水、高血压、急诊手术、腹腔手术、轻中度肾功能不全(血肌酐>106 μmol/L)、糖尿病作为风险因素,对相关患者术后发生 AKI 的风险进行预测,具有一定的参考价值。具体评估方法见表 3-3-4。

表 3-3-4　普通外科手术急性肾损伤风险指数

危 险 分 级	AKI 发生概率
1 级(≤2 危险因素)	0.2%
2 级(3 危险因素)	0.8%
3 级(4 危险因素)	1.8%
4 级(5 危险因素)	3.3%
5 级(≥6 危险因素)	8.9%

(五) AKI 的分级

　　目前对于 AKI 的分级及分期国际上存在较多的评分标准,较为广泛使用的有 3 种,如表 3-3-5。

表 3－3－5   AKI 的定义、分期及标准

分 类 法	AKI 定义	分 期	AKI 分期标准（血肌酐、GFR、尿量）
RIFLE	7 日内血肌酐升高≥50%基础值	高危	血肌酐升高≥1.5 倍基础值，或者 GFR 下降 25%；尿量每小时<0.5 mL/kg，持续 6 h
		损伤	血肌酐升高≥2 倍基础值，或者 GFR 下降 50%；尿量每小时<0.5 mL/kg，持续 12 h
		功能不全	血肌酐升高≥3 倍基础值或者≥0.5 mg/dL，或者血肌酐高于 4.0 mg/dL，或者 GFR 下降 75%；尿量每小时<0.3 mL/kg，持续 24 h 或者无尿持续 12 h
AKIN	血肌酐升高≥0.3 mg/dL 或者 48 h 内升高≥50%基础值	1	血肌酐升高≥0.3 mg/dL，或者 1.5~1.9 倍基础值
		2	血肌酐升高 2~2.9 倍基础值
		3	血肌酐升高≥3 倍基础值或者≥0.5 mg/dL，或者血肌酐高于 4.0 mg/dL，或者需要透析
KDIGO	血肌酐 48 h 内升高≥0.3 mg/dL 或者 7 日内升高≥50%基础值	1	血肌酐 48 h 内升高≥0.3 mg/dL，或者 1.5~1.9 倍基础值；尿量每小时<0.5 mL/kg，持续 6~12 h
		2	血肌酐升高 2~2.9 倍基础值；尿量每小时<0.5 mL/kg，持续时间>12 h
		3	血肌酐升高≥3 倍基础值，或者血肌酐高于 4.0 mg/dL，或者需要透析，或者小于 1 岁患者，eGFR 下降达到 35 mL/(min·1.73 m²)；尿量每小时<0.3 mL/kg，持续 12 h 以上，或者无尿时间>12 h

注：① RIFLE 标准还有肾功能丧失期及终末期肾病两个分期；② 血肌酐的单位换算关系为 1 mg/dL＝88.4 μmol/L

四、急性肾损伤并发症及预后

（一）急性肾损伤常见并发症及其表现、预后（表 3－3－6）

表 3－3－6   AKI 并发症及其临床表现、预后和治疗

并 发 症	临床表现、实验室结果	预 后	治 疗
高钾血症	ECG 异常（T 波高），颤音	心功能障碍、心律失常	利尿、β_2 受体激动剂、钙剂、胰岛素/葡萄糖、碳酸氢钠、透析
容量超负荷	呼吸困难、肺水肿、心功能不全、高血压、组织水肿	换气功能障碍、心功能障碍、伤口愈合障碍、易感染	利尿、透析
酸中毒	呼吸急促	心功能障碍、低血压、易感染	碳酸氢钠、透析
脑病/精神症状	头晕、昏迷、嗜睡、感觉异常	脱机时间延长	透析
血小板病	出血、贫血	输血增多	透析
贫血	皮肤苍白、血色素下降	血流动力学失衡、输血增多	输血、纠正缺铁
免疫反应减退	——	感染风险增加	透析？
肌病	肌肉重量下降	脱机时间延长	
胸腔积液	呼吸短、胸部异常体征/X 线	换气功能障碍	透析

（二）急性肾损伤预后

AKI 的严重程度有可能影响患者的机械通气时间，使得通气时间延长，同时延长拔管时

间,增加拔管失败率[11]。

急性肾损伤后,肾功能未能恢复逆转的可能发展为慢性肾病、终末期肾病。有研究发现进展为 CKD 的风险与发生 AKI 前蛋白尿水平相关,而进展为终末期肾病则与患者的基础 GFR 水平相关[12]。

Kim CS 等的研究提示,在行胃肠手术的患者中,合并有急性肾损伤的患者,其住院时间、ICU 停留时间、死亡率均明显升高[13]。Kellum JA 等的研究中也发现合并肾损伤患者住院时间、死亡率均有升高,同时也发现需要肾替代治疗的肾损伤患者中,其死亡率高达 50%~60%,5%~20% 的患者仍需依赖透析治疗生存[14]。Steven 等对 AKI 患者的长期预后进行 Meta 分析,结果发现住院患者死亡率存在较大分歧,为 6%~80%。同时发现,合并 AKI 患者 1 年后出现心肌梗死的概率为 15.4%,而 AKI 进展为慢性肾病发生率为 7.8 每 100 患者年,进展为终末期肾病则为 4.9 每 100 患者年[15]。基础 GFR 下降合并 AKI 患者进展为终末期肾病风险为 18.4%,是不合并 AKI 风险的 2 倍。而基础 GFR 正常的患者,合并及不合并 AKI 进展为终末期肾病的风险分别为 4.6% 与 0.4%[16]。

Chang Seong Kim 等通过 Meta 分析发现 AKI 患者死亡率与患者肾损伤的严重程度明显相关,肾损伤的严重程度越高死亡率越高[6]。Bihorac A 等对大手术术后患者的生存率进行研究发现,合并有 AKI 患者 1 年、5 年、10 年生存率分别为 86%、64%、45%,而没有合并 AKI 的患者的 1 年、5 年、10 年生存率分别为 91%、78%、65%[17]。

五、麻醉决策及处理

(一) 急性肾损伤对麻醉决策的影响

1. 麻醉方式选择·有 Meta 分析研究指出,挥发性麻醉药能明显降低急性肾损伤发生率,减少 ICU 停留时间及住院时间。Kambakamba 在一项全麻肝切手术中发现,硬膜外镇痛是术后 AKI 的独立风险因素[18]。而 Kim M 在一项对血管内腹主动脉瘤修复手术临床观察研究发现麻醉方式(全麻、非全麻)与急性肾损伤是独立不相关的[19]。

2. 术中监测·对于具有急性肾功能不全高危因素的患者,早期诊断及时处理有助于逆转肾损伤进展及改善预后。

(1) 尿量监测:尿量监测是围手术期中最简单易行用于评估肾功能状态的监测手段,当每小时尿量减少时,应警惕肾损伤发生。Teixeira C 等在一项多中心研究中发现,ICU 患者尿量减少与患者 28 日死亡率和 AKI 发生率明显相关[20]。Oh HJ 等研究发现,在持续肾替代治疗的患者中,其尿量与 AKI 的发生有明显的相关性[21]。

(2) 血气分析:有利于评估患者全身状态及电解质情况,指导纠正高钾血症和高钙血症。

(3) 平均动脉压:近来有研究发现,平均动脉压低于 60 mmHg,与患者术后出现 AKI 明显相关[22]。但 Azau A 等研究发现,心脏手术患者在术中高平均动脉压,其术后 AKI 发生率并没有明显降低[23]。

3. 麻醉药物选择·原则上避免使用肾毒性药物,合理使用影响血流动力学稳定药物。肾毒性药物:肾毒性药物有可能诱发或加重肾损伤,此类药物应慎用。影响血流动力学稳定药物:尽可能避免使用,此类药物可能使患者血流动力学不稳定加重肾灌注不足,导致肾损伤进一步加重。

4. **液体管理**·2012 年 KDIGO 关于 AKI 的液体治疗中,建议在没有失血性休克的情况下,应用等张晶体液作为治疗急性肾损伤患者或急性肾损伤高危患者的首选扩张血管内容量治疗,而不推荐首选胶体液(白蛋白或淀粉类)[1]。对于真性脱水患者应用低渗性液体治疗,而循环血容量降低则应该用等张液体。目前公认的观点是优化血流动力学状态和纠正容量不足对肾功能有益,它将有助于将肾脏损伤的范围最小化,有利于急性肾损伤恢复,减少残余肾功能的损伤。大型多中心研究显示液体正平衡是改善 60 日预后的一个重要因素。

高张 HES 可能会导致"渗透性肾病"的病理改变,从而损伤肾功能。甚至有人推荐对 ICU 和围手术期患者,应该禁用 HES。有 Meta 分析的结论是高张胶体液对于肾脏的作用因胶体液种类而异,白蛋白具有肾脏保护作用,而高张淀粉类显示出肾脏毒性[1]。

急性肾损伤患者也面临容量超负荷的风险,不考虑血管内容量增加而一味补液也会导致损伤。此外,补液和血管活性药物的应用需要慎重,同时应严密监测血流动力学指标。

5. **血流动力学**·需要格外关注急性肾损伤者或急性肾损伤高危患者的血流动力学状态。因为,低血压会导致肾脏灌注减少,当这种状态很严重或持续存在时则导致肾脏损伤[22,23]。

6. **血管活性药物使用**·许多研究表明,多巴胺、非诺多泮、茶碱类药物等血管活性药物对于改善肾损伤无任何作用。最新的研究显示,多巴胺在正常人群中的肾脏血管扩张作用在急性肾损伤患者当中并不存在。Kellum 和 Decker 也发现多巴胺在预防和治疗 AKI 上并没有好处[24]。KDIGO 也指出由于目前缺乏证据支持多巴胺防治急性肾损伤,加上使用多巴胺潜在的风险,不建议使用多巴胺防治急性肾损伤[1]。Thakar 在对胃血管分流术的观察研究发现,ACEI/ARB 药物的使用可能会导致 AKI 发生率增高[25]。

（二）围手术期处理建议

早期发现、早期诊断、避免使用肾毒性药物、保持围手术期血流动力学稳定能够有效地预防急性肾损伤[28],加强围手术期肾保护有助于改善患者预后。

（1）对于围手术期或感染性休克的急性肾损伤高危患者进行方案化的血流动力学和氧合指标管理,以预防急性肾损伤的发生或业已出现的急性肾损伤的恶化。败血症患者,应该于诊断 6 h 内早期识别感染性休克,并开始以重建组织灌注为目标进行救治。生理学指标包括:① 平均动脉压升至≥65 mmHg;② 中心静脉压在 8~12 mmHg;③ 改善血乳酸水平;④ 中心静脉氧饱和度($ScvO_2$)>70%;⑤ 尿量≥0.5 mL/(kg·h)。但是,也有研究发现,早期的目标导向治疗并不能改变患者的 AKI 发生率、住院时间、28 日内死亡率[26]。

（2）防止围手术期急性肾损伤目标导向治疗的基本措施是防止低血压、优化氧供,包括严格的体液管理,必要时给予血管收缩剂。

（3）对于重症高血糖患者,KDIGO 指南建议应用胰岛素将血糖控制在 6.11~8.27 mmol/L(110~149 mg/dL);考虑到严重低血糖的风险,建议平均血糖不应该低于 6.11 mmol/L(110 mg/dL)[1]。

（4）Ho 和 Power 进行的一项 Meta 分析发现,使用呋塞米治疗,并不能降低患者的 AKI 发生率、严重程度、院内死亡率及进行肾代替治疗(透析)的概率[27]。尽管如此,Ho 也发现呋塞米在液体平衡、血流动力学稳定上有较好的作用[28]。

（5）不建议将心房利钠肽用于预防和治疗急性肾损伤，是基于对使用这类血管扩张剂使围手术期和 ICU 的高危患者发生低血压及相应不良反应的顾虑。

（6）对于围手术期使用利尿剂、ACEI、ARB 等药物是否能改善急性肾损伤预后仍存在争议，目前 KDIGO 指南是持否定观点[29-31]。

（7）目前普遍认为患者如果存在严重的高钾血症、严重的酸中毒、肺水肿和尿毒症并发症时，应立即开始透析治疗。当肾功能丧失，促进钾细胞内转移的治疗（如碳酸氢钠纠正酸中毒、葡萄糖/胰岛素静脉注射、β_2 受体激动剂）无效时，钾只能通过血液透析清除。目前有队列研究发现，当血肌酐≥335.92 μmol/L，予肾替代治疗可以提高生存率[32]。也有研究发现，越早开展透析治疗，死亡率越低。

（作者　吴然良，审校　池信锦）

参考文献

[1] Group KDIGOKAKIW. KDIGO clinical practice guideline for acute kidney injury[OL]. 2012, https://kdigo. org/guidelines/acute-kidney-injury/.

[2] Hoste EA, Kellum JA. Incidence, classification, and outcomes of acute kidney injury[J]. Contributions to nephrology, 2007, 156：32 - 38.

[3] Ricci Z, Cruz DN, Ronco C. Classification and staging of acute kidney injury：beyond the RIFLE and AKIN criteria[J]. Nature reviews Nephrology, 2011, 7(4)：201 - 208.

[4] Zeng X, McMahon GM, Brunelli SM, et al. Incidence, outcomes, and comparisons across definitions of AKI in hospitalized individuals[J]. CJASN, 2014, 9(1)：12 - 20.

[5] Ma YC, Zuo L, Chen JH, et al. Modified glomerular filtration rate estimating equation for Chinese patients with chronic kidney disease[J]. JASN, 2006, 17(10)：2937 - 2944.

[6] Thakar CV, Liangos O, Yared JP, et al. ARF after open-heart surgery：Influence of gender and race[J]. Am J Kidney Dis, 2003, 41(4)：742 - 751.

[7] Wald R, Waikar SS, Liangos O, et al. Acute renal failure after endovascular vs open repair of abdominal aortic aneurysm[J]. Journal of vascular surgery, 2006, 43(3)：460 - 466；discussion 6.

[8] Thakar CV. Perioperative acute kidney injury[J]. Advances in chronic kidney disease, 2013, 20(1)：67 - 75.

[9] Thakar CV, Arrigain S, Worley S, et al. A clinical score to predict acute renal failure after cardiac surgery[J]. Journal of the American Society of Nephrology：JASN, 2005, 16(1)：162 - 168.

[10] Kheterpal S, Tremper KK, Heung M, et al. Development and validation of an acute kidney injury risk index for patients undergoing general surgery：results from a national data set[J]. Anesthesiology, 2009 Mar；110(3)：505 - 515.

[11] Gong ZY, Gao CQ, Li BJ, et al. Acute kidney injury early after cardiac surgery with cardiopulmonary bypass：clinical analysis[J]. Zhonghua yi xue za zhi, 2012, 92(46)：3283 - 3287.

[12] Coca SG, Singanamala S, Parikh CR. Chronic kidney disease after acute kidney injury：a systematic review and meta-analysis[J]. Kidney Int, 2012, 81(5)：442 - 448.

[13] Kim CS, Oak CY, Kim HY, et al. Incidence, predictive factors, and clinical outcomes of acute kidney injury after gastric surgery for gastric cancer[J]. PloS one, 2013, 8(12)：e82289.

[14] Kellum JA, Hoste EA. Acute kidney injury：epidemiology and assessment[J]. Scandinavian journal of clinical and laboratory investigation Supplementum, 2008, 241：6 - 11.

[15] Coca SG, Yusuf B, Shlipak MG, et al. Long-term risk of mortality and other adverse outcomes after acute kidney injury：a systematic review and meta-analysis[J]. Am J Kidney Dis, 2009, 53(6)：961 - 973.

[16] Wald R, Quinn RR, Luo J, et al. Chronic Dialysis and Death Among Survivors of Acute Kidney Injury Requiring Dialysis[J]. Jama-J Am Med Assoc, 2009, 302(11)：1179 - 1185.

[17] Bihorac A, Yavas S, Subbiah S, et al. Long-Term Risk of Mortality and Acute Kidney Injury During Hospitalization After Major Surgery[J]. Ann Surg, 2009, 249(5)：851 - 858.

[18] Kambakamba P, Slankamenac K, Tschuor C, et al. Epidural analgesia and perioperative kidney function after major liver resection[J]. Brit J Surg, 2015, 102(7)：805 - 812.

[19] Kim M, Brady JE, Li G. Anesthetic technique and acute kidney injury in endovascular abdominal aortic aneurysm repair[J]. Journal of cardiothoracic and vascular anesthesia, 2014, 28(3)：572 - 578.

[20] Teixeira C, Garzotto F, Piccinni P, et al. Fluid balance and urine volume are independent predictors of mortality in acute kidney injury[J]. Critical care, 2013, 17(1)：R14.

[21] Oh HJ, Shin DH, Lee MJ, et al. Urine output is associated with prognosis in patients with acute kidney injury requiring continuous renal replacement therapy[J]. Journal of critical care, 2013, 28(4): 379 - 388.

[22] Sun LY, Wijeysundera DN, Tait GA, et al. Association of Intraoperative Hypotension with Acute Kidney Injury after Elective Noncardiac Surgery[J]. Anesthesiology, 2015, 123(3): 515 - 523.

[23] Azau A MP, Corbeau JJ. Increasing mean arterial pressure during cardiac surgery does not reduce the rate of postoperative acute kidney injury [J]. Perfusion, 2014, 29(6): 496 - 504.

[24] Kellum JA, Decker JM. Use of dopamine in acute renal failure: A meta-analysis[J]. Crit Care Med, 2001, 29(8): 1526 - 1531.

[25] Arora P, Rajagopalam S, Ranjan R, et al. Preoperative use of angiotensin-converting enzyme inhibitors/angiotensin receptor blockers is associated with increased risk for acute kidney injury after cardiovascular surgery[J]. Clin J Am Soc Nephro, 2008, 3(5): 1266 - 1273.

[26] Ahmed W, Memon JI, Rehmani R, et al. Outcome of patients with acute kidney injury in severe sepsis and septic shock treated with early goal-directed therapy in an intensive care unit[J]. Saudi journal of kidney diseases and transplantation: an official publication of the Saudi Center for Organ Transplantation, Saudi Arabia, 2014, 25(3): 544 - 551.

[27] Ho KM, Power BM. Benefits and risks of furosemide in acute kidney injury[J]. Anaesthesia, 2010, 65(3): 283 - 293.

[28] Ho KM, Sheridan DJ. Meta-analysis of frusemide to prevent or treat acute renal failure[J]. Bmj, 2006, 333(7565): 420.

[29] Yacoub R, Patel N, Lohr JW, et al. Acute kidney injury and death associated with renin angiotensin system blockade in cardiothoracic surgery: a meta-analysis of observational studies[J]. Am J Kidney Dis, 2013, 62(6): 1077 - 1086.

[30] Nielson E, Hennrikus E, Lehman E, et al. Angiotensin Axis Blockade, Hypotension, and Acute Kidney Injury in Elective Major Orthopedic Surgery[J]. J Hosp Med, 2014, 9(5): 283 - 288.

[31] Ishikawa S, Griesdale DEG, Lohser J. Acute Kidney Injury After Lung Resection Surgery: Incidence and Perioperative Risk Factors[J]. Anesth Analg, 2012, 114(6): 1256 - 1262.

[32] Wilson FP, Yang W, Machado CA, et al. Dialysis versus Nondialysis in Patients with AKI: A Propensity-Matched Cohort Study[J]. Clin J Am Soc Nephro, 2014, 9(4): 673 - 681.

第四节
慢性肾功能不全风险评估及处理

慢性肾脏病(chronic kidney disease,CKD)是指持续 3 个月以上的肾结构或肾功能异常,并且对健康造成影响。诊断标准:尿蛋白(尿蛋白排泄率每 24 h ≥ 30 mg,尿白蛋白肌酐比 ≥ 30 mg/g);尿液沉积物异常;肾小管异常引起的电解质紊乱;组织学异常;影像学结构异常;既往肾移植史;肾小球滤过率 GFR<60 mL/(min · 1.73 m^2)。以上任一项持续 3 个月以上即可诊断为 CKD[1]。

一、流 行 病 学

慢性肾脏病发病率为 10%~16%,常见于发展中国家。据相关文献报道,在中国估计约有 1.2 亿成年人(10.8%)存在 CKD,北方(16.9%)及西南地区(18.3%)发生率明显较其他地方高。高龄、女性、高血压、糖尿病、心血管疾病、高尿酸血症、经济状况是 CKD 的独立危险因素。慢性肾病是人类死亡的主要原因之一[2]。

二、病　　因

慢性肾脏病的主要原因有糖尿病肾病、高血压肾病、原发性与继发性肾小球肾炎、肾血管病变等。目前由于经济发展、饮食改变,糖尿病肾病、高血压肾病在慢性肾病病因所占比率越来越高,接近 2/3。透析患者中大约有 44% 是糖尿病患者。

三、功能评估及危险分级

(一)临床表现

实际上,大多数慢性肾脏病患者是无症状的,因此在术前风险评估中,早期发现和诊断肾功能不全是尤为重要的。当出现眼睛、脸部或脚踝肿胀或水肿,尿量减少,尿颜色改变(血尿、咖啡色尿),排尿困难,腰背痛,高血压等情况,应警惕肾功能受损。

良好的生活习惯能一定程度上减少慢性肾脏病的发生及减慢其进展速度。Ricardo 等研究发现不抽烟、适当运动、健康饮食、BMI 为 20~25 kg/m^2 的慢性肾脏病患者,死亡率明显降低[3]。

慢性肾脏病在麻醉及手术刺激下有可能合并出现急性肾损伤,其风险评估可参考第三章第三节急性肾功能不全的风险评估及处理。

(二)实验室检查

1. 血肌酐·血肌酐改变参考急性肾损伤分期标准。

2. 胱抑素 C·胱抑素 C 属于限制性蛋白,该物质可在机体各类细胞产生,但仅在肾脏中排泄,对早期的肾损伤的诊断敏感性和特异性均较高。Yaffe 等发现高胱抑素 C 的慢性肾脏病患者,其认知功能、注意力更差[4]。

3. 肾小球滤过率(GFR)·正常范围为 $\geqslant 90$ mL/(min · 1.73 m^2)。具体 GFR 水平评价参见下文。

4. 尿蛋白·肾功能重要表现之一,具体可参见表 3-4-1。

（三）危险分级

KDIGO 指南将 CKD 的相关预后风险评估根据 GFR 及蛋白尿情况作为划分依据,如表 3-4-1。

表 3-4-1　CKD 预后风险评估[1]

CKD 预后风险评估			持续蛋白尿分层		
			A1	A2	A3
			正常至轻度升高	中度升高	重度升高
			<30 mg/g <3 mg/mmol	30~300 mg/g 3~30 mg/mmol	>300 mg/g >30 mg/mmol
GFR[mL/(min · 1.73 m^2)]	G1	正常或偏高	$\geqslant 90$	低危	中危	高危
	G2	轻度下降	60~89	低危	中危	高危
	G3a	轻至中度下降	45~59	中危	高危	很高危
	G3b	中至重度下降	30~44	高危	很高危	很高危
	G4	重度下降	15~29	很高危	很高危	很高危
	G5	肾衰竭	<15	很高危	很高危	很高危

四、慢性肾功能不全并发症及预后

（一）慢性肾功能不全并发症

1. 心脑血管意外·Townsend RR 研究统计发现大约有 34% 的 CKD 患者发生过心血管不良事件[5]。慢性肾功能不全患者合并有心血管疾病的概率是普通人的 10~30 倍,而且,此类患者在发生心肌梗死后的 1 年及 2 年死亡率分别为 59%、73%。大约有 40% 需要血透的患者合并有心肌缺血或者心功能不全[6]。

2. 贫血·肾损伤导致的红细胞生成素水平下降,表现为血色素明显下降。

3. 钙磷代谢紊乱·肾功能不全导致磷分泌减少及钙的重吸收障碍,最终导致高磷低钙血症。

（二）慢性肾功能不全的预后

术前合并有 CKD 的患者,即使是轻度的肾功能异常,均提示高术后死亡率和心血管事件发生的潜在风险。有大样本队列研究表明在介入血管手术患者中,术前肾功能不全明确与术后心肌梗死、心搏骤停、重新插管、死亡相关[7]。

慢性肾脏病随着病情发展,最终发展为终末期肾病,同时其心脑血管疾病和死亡率逐步升高[5]。有研究发现,eGFR 水平与患者的预后明显相关,eGFR 在 60 mL/(min·1.73 m²) 具有明显不同,而在 eGFR<45 mL/(min·1.73 m²) 时,住院率、心血管事件及死亡率明显升高[8]。既往有冠脉疾病(心肌梗死或冠脉再血管化)、糖尿病、既往缺血性脑卒中史,预计 10 年内因冠脉病变致死或发生非致死性心肌梗死的风险超过 10%。Nathan DP 等发现主动脉瘤手术患者术后出现肾并发症患者,其 5 年生存率为 30%,而没有术后并发症的则有 66%[9]。更有报道称,透析患者中每年仍有超过 20% 的死亡率,其中超过半数的死亡患者与心血管疾病相关[10]。

五、麻醉决策及处理

CKD 的危险因素包括 CKD 病因、GFR 水平、尿蛋白水平、年龄、性别、人种、血压升高、高血糖、血脂异常、吸烟、肥胖、心血管疾病、肾毒性药物使用等,因此,对上述因素进行干预的措施都可能对患者的预后产生影响[11]。

(1)手术时机:术前无明确原因的 CKD 择期手术患者应推迟手术,待明确或经过治疗后再进行手术。

(2)高血压控制:术前高血压控制不建议过度积极,过度纠正高血压有可能导致肾低灌注,进一步损害肾功能[12]。术前使用 ACEI/ARB 药物,是否具有肾保护功能仍具有争议,有研究建议使用该类药物后血肌酐升高超过 20%~30% 或者高钾血症。未能控制血压的患者术前停用 ACEI/ARB 或减少剂量,也有研究结果提示纠正围手术期相对低血压比绝对低血压(SBP<90 mmHg)更有意义[1]。

(3)肾功能保护:目前认为围手术期最有效的肾功能保护措施是通过液体或药物治疗提高肾灌注,有 Meta 分析结果表明,围手术期血流动力学稳定可以明显减少术后 AKI 发生率[13]。有报道称,在整形手术中,全麻合并使用瑞芬太尼比不使用瑞芬太尼明显起到肾保护作用,术后 eGFR 仍能保持较高水平[14]。

(4)透析指征:症状或体征提示肾衰竭(危及生命的容量超载酸碱电解质紊乱),不可控的循环状态及血压、渐进性恶性营养不良、认知功能障碍[1]。停止透析治疗明显使得患者的生存率下降,但 Cloyd 等对 2008 年度国家外科质量改进计划(National Surgical Quality Improvement Program,NSQIP)数据进行分析发现,在 24 572 例接受腹部大手术患者中,术前接受血透的患者术后 30 日死亡率为 12.8%,而不进行血透的只有 1.8%。同时并发症发生率对比为 23.5% 比 12.3%。统计结果也提示,术前肾功能损伤越严重,其术后死亡率越高[15]。

(5)血糖控制:Furnary 等经过研究发现,高血糖明确提高围手术期死亡率,严格的围手术期血糖控制更有利于 CKD 患者[16]。

慢性肾脏病患者在手术麻醉的刺激下,有可能在原有肾功能受损的基础上再发急性肾功能损伤,因此,在围手术期积极预防 AKI 的发生及治疗,能有效降低肾功能的进一步损伤。具体 AKI 的围手术期处理可参考第三章第三节。

(作者　吴然良,审校　池信锦)

参考文献

[1] Group KDIGOKAKIW. KDIGO 2012 Clinical Practice Guideline for the Evaluation and Management of Chronic Kidney Disease[OL]. 2013. https://kdigo.org/guidelines/ckd-evaluation-and-management/.

[2] Zhang L, Wang F, Wang L, et al. Prevalence of chronic kidney disease in China: a cross-sectional survey[J]. Lancet, 2012, 379(9818): 815-822.

[3] Ricardo AC, Anderson CA, Yang W, et al. Healthy lifestyle and risk of kidney disease progression, atherosclerotic events, and death in CKD: findings from the Chronic Renal Insufficiency Cohort (CRIC) Study[J]. Am J Kidney Dis, 2015, 65(3): 412-424.

[4] Yaffe K, Kurella-Tamura M, Ackerson L, et al. Higher levels of cystatin C are associated with worse cognitive function in older adults with chronic kidney disease: the chronic renal insufficiency cohort cognitive study[J]. Journal of the American Geriatrics Society, 2014, 62(9): 1623-1629.

[5] Townsend RR. Arterial stiffness and chronic kidney disease: lessons from the Chronic Renal Insufficiency Cohort study[J]. Current opinion in nephrology and hypertension, 2015, 24(1): 47-53.

[6] Sarnak MJ, Levey AS, Schoolwerth AC, et al. Kidney disease as a risk factor for development of cardiovascular disease: a statement from the American Heart Association Councils on Kidney in Cardiovascular Disease, High Blood Pressure Research, Clinical Cardiology, and Epidemiology and Prevention[J]. Circulation, 2003, 42(5): 1050-1065.

[7] Thakar CV, Christianson A, Freyberg R, et al. Incidence and outcomes of acute kidney injury in intensive care units: a Veterans Administration study[J]. Crit Care Med, 2009, 37(9): 2552-2558.

[8] Chronic Kidney Disease Prognosis C, Matsushita K, van der Velde M, et al. Association of estimated glomerular filtration rate and albuminuria with all-cause and cardiovascular mortality in general population cohorts: a collaborative meta-analysis[J]. Lancet, 2010, 375 (9731): 2073-2081.

[9] Nathan DP, Tang GL. The impact of chronic renal insufficiency on vascular surgery patient outcomes[J]. Seminars in vascular surgery, 2014, 27(3-4): 162-169.

[10] Collins AJ, Kasiske B, Herzog C, et al. Excerpts from the United States Renal Data System 2003 Annual Data Report: atlas of end-stage renal disease in the United States[J]. Am J Kidney Dis, 2003, 42(6 Suppl 5): A5-7, S1-230.

[11] Cao X, Xie X, Zhou J, et al. Relationship between prehypertension and incidence of chronic kidney disease in a general population: a prospective analysis in central south China[J]. International urology and nephrology, 2014, 46(11): 2183-2189.

[12] Liu YL, Prowle J, Licari E, et al. Changes in blood pressure before the development of nosocomial acute kidney injury[J]. Nephrology, dialysis, transplantation, 2009, 24(2): 504-511.

[13] Brienza N, Giglio MT, Marucci M, et al. Does perioperative hemodynamic optimization protect renal function in surgical patients? A meta-analytic study[J]. Crit Care Med, 2009, 37(6): 2079-2090.

[14] Terashi T, Takehara A, Kuniyoshi T, et al. Remifentanil temporarily improves renal function in adult patients with chronic kidney disease undergoing orthopedic surgery[J]. J Anesth, 2013, 27(3): 340-345.

[15] Cloyd JM, Ma Y, Morton JM, et al. Does chronic kidney disese affect outcomes after major abdominal surgery? Results from the National Surgical Quality Improvement Program[J]. Journal of Gastrointestinal Surgery, 2014, 18(3): 605-612.

[16] Furnary AP, Gao G, Grunkemeier GL, et al. Continuous insulin infusion reduces mortality in patients with diabetes undergoing coronary artery bypass grafting[J]. The Journal of Thoracic and Cardiovascular Surgery, 2003, 125(5): 1007-1021.

第四章

血液系统相关疾病

第一节
贫血风险评估及处理

贫血是指人体外周血红细胞容量减少,低于正常范围下限的一种常见的临床症状[1]。

一、流 行 病 学

根据 WHO 公布的数据,在普通人群中,贫血的患病率在男性和女性分别为 11% 和 10.2%,患病率受年龄、性别、生活海拔、吸烟情况和是否妊娠影响。在患贫血的人群中,老年人和儿童高于中青年。中青年以后,贫血会随着年龄的增加发生率逐渐升高,其中以大于 65 岁的年龄组最高。而对于术前的患者,不同疾病的患者所合并的贫血也不尽相同[2,3]。

有文献指出,对总体外科手术而言,贫血的患病率为 13.9%,其中男性占 70.7%[4],也有文献统计贫血率为 39.1%[5]。外科手术中,术前合并贫血常见于胃肠外科、妇科及骨科患者中。一篇对 1 534 例骨科患者进行统计的文献指出,术前贫血患病率为 14.1%,术后可上升至 85.8%[6]。在妇科手术患者中,23.9% 的患者合并贫血[7]。结肠癌 Dukes D 期的患者贫血的患病率可达 75.8%[8]。

二、细胞学分类及病因[1]

(一)细胞学分类(表 4-1-1)

表 4-1-1　贫血的细胞学分类

类　　型	MCV(fl)	MCHC(%)	常 见 疾 病
大细胞性贫血	>100	32~35	巨幼细胞性贫血
正常细胞性贫血	80~100	32~35	再生障碍性贫血 溶血性贫血 急性失血性贫血
小细胞低色素性贫血	<80	<32	缺铁性贫血 铁粒幼细胞贫血 珠蛋白生成障碍性贫血

(二)按发病机制分类

(1)红细胞生成减少性贫血:造血细胞、骨髓造血微环境和造血原料的异常。

1)造血细胞异常:再生障碍性贫血(AA)、纯红细胞再生障碍贫血(PRCA)、先天性红细胞生成异常性贫血（CDA）、造血系统恶性克隆性疾病。

2）造血微环境异常：骨髓基质和基质细胞受损、造血调节因子水平异常。

3）造血原料不足或利用障碍：叶酸或维生素 B_{12} 缺乏或利用障碍引起的巨幼细胞性贫血，缺铁和铁利用障碍性贫血引起的小细胞低色素性贫血。

（2）溶血性贫血。

（3）失血性贫血。

对总体外科手术而言，在上述各种病因引起的贫血中，缺铁性贫血占 27.4%，其余常见病因为恶性肿瘤（18.3%）、终末期肾病（11.5%）、其他慢性疾病（7.2%）和未知原因（25.5%）[5,9]。

欧洲一项大型研究表明[10]，在骨科患者中，术前贫血的患者有 33% 是由铁缺乏引起的，12.3% 是缺维生素 B_{12}，3% 是由于叶酸缺乏。

三、功能评估及危险分级

（一）贫血程度评估

血常规为患者围手术期常规检验的项目，因此患者贫血通常易被诊断。

1. 血常规检查·除了有无贫血及贫血严重程度，也需评估是否伴白细胞或血小板数量的变化。据红细胞参数（MCV、MCH 及 MCHC）可对贫血进行红细胞形态分类，为诊断提供相关线索。网织红细胞计数间接反映骨髓红系细胞增生及代偿情况；外周血涂片可观察红细胞、白细胞、血小板数量或形态改变，有否疟原虫和异常细胞等。

2. 骨髓检查·骨髓细胞涂片反映骨髓细胞的增生程度、细胞成分、比例和形态变化。骨髓活检反映骨髓造血组织的结构、增生程度、细胞成分和形态变化。

3. 贫血的发病机制检查·如缺铁性贫血的铁代谢及引起缺铁的原发病检查；巨幼细胞贫血的血清叶酸和维生素 B_{12} 水平测定及导致此类造血原料缺乏的原发病检查；失血性贫血的原发病检查；溶血性贫血可发生游离血红蛋白增高、结合珠蛋白降低、血钾增高、间接胆红素增高等。有时还需进行红细胞膜、酶、珠蛋白、血红素、自身抗体、同种抗体或 PNH 克隆等检查；骨髓造血细胞的染色体、抗原表达、细胞周期、基因等检查；以及 T 细胞亚群及其分泌的因子或骨髓细胞自身抗体检查等。

（二）围手术期危险分级

贫血根据其血红蛋白水平可分为轻、中、重度。

贫血诊断和严重程度与性别、年龄相关，依据 WHO 2011 年标准[2]，诊断及分级如表 4-1-2。

表 4-1-2   诊断贫血的血红蛋白水平（海平面）

人　群	正常（g/L）	贫血（g/L）		
		轻　度	中　度	重　度
儿童（6 月龄~4 岁）	≥110	100~109	70~99	<70
儿童（5~11 岁）	≥115	110~114	80~109	<80
儿童（12~14 岁）	≥120	110~119	80~109	<80
非妊娠期女性（≥15 岁）	≥120	110~119	80~119	<80

（续　表）

人　群	正常(g/L)	贫血(g/L)		
		轻　度	中　度	重　度
妊娠期女性	≥110	100~109	70~99	<70
男性(>15 岁)	≥130	110~129	80~109	<80

　　另外,需注意充血性心力衰竭、脾肿大及巨球蛋白血症时,血浆容量增加,因血液被稀释,测量的血红蛋白浓度偏低,容易被误诊为贫血;在脱水或失血等循环血容量减少时,由于血液浓缩,血红蛋白浓度偏高,贫血易被漏诊。

　　对于长期吸烟的患者,血红蛋白数值需要做如表 4 - 1 - 3 中的调整。

表 4 - 1 - 3　吸烟患者血红蛋白水平的调整

吸　烟　情　况	调整后的血红蛋白水平(g/L)
非吸烟者	0
吸烟者(全)	-0.3
1/2~1 包/天	-0.3
1~2 包/天	-0.5
≥2 包/天	-0.7

四、并发症和预后

（一）围手术期意外和并发症

　　围手术期可能发生的常见并发症有心肌梗死、充血性心力衰竭、心律失常、感染、菌血症、肺炎、深部伤口感染、肺不张、肺部感染、呼吸衰竭。

　　Jeffrey 等[11]对 1 958 例因宗教原因不输血患者进行回顾性研究,得出各种并发症发生概率如表 4 - 1 - 4。

表 4 - 1 - 4　贫血患者术后常见并发症

并　发　症		发生率(%)	死亡率(%)
心脏	心肌梗死	0.4	25.0
	充血性心力衰竭	2.1	26.8
	心律失常	1.5	50.0
	传导障碍	0.1	100
	合计	4.7	39.6
感染	菌血症	0.6	33.3
	肺部感染	1.6	21.9
	切口深部感染	0.8	13.3
	合计	2.7	21.2
	呼吸衰竭	2.3	60.0
	合计	6.3	30.9

（二）贫血对预后的影响

（1）对并发症发生率及死亡率的影响：Fowler 等[5]在一个囊括 94 万病例数的 Meta 分析中指出，贫血与非贫血患者死亡率和并发症发生率有统计学差异，死亡率 OR 2.9，急性肾损伤 OR 3.75，感染 OR 1.93，在心脏手术患者中，脑卒中风险有统计学差异（OR 1.28）。

Richards 等[6]对 12 836 例妇科手术患者围手术期进行分析，术后 30 日死亡率和各类并发症发生率与贫血相关，贫血与非贫血患者的死亡率分别为 0.5% 和 0.1%，并发症总发生率为 5.1% 和 2.5%，其中纳入统计的并发症包括心脏（0.2%/0.1%）、呼吸（1.5%/0.5%）、中枢神经（0.2%/0.0%）、肾脏（0.5%/0.0%）、切口（2.1%/1.3%）、脓血症（1.7%/0.6%）、静脉栓塞（1.0%/0.4%）及出血（0.5%/0.2%）。且术前贫血的围手术期风险并不能为输血所纠正。

上述 Jeffrey 等[11]对 1 958 例因宗教原因不输血患者进行回顾性研究，得出当血红蛋白低于 100 g/L 时，致病率及死亡率均明显升高，血红蛋白低于 60 g/L 的患者进行手术死亡率可达 33%，特别是当患者合并有心血管疾病时。不同贫血分级围手术期致病率及死亡率的比较如表 4-1-5。

表 4-1-5　不同贫血分级围手术期致病率及死亡率的比较

术前血红蛋白（g/L）	死亡率（%）	相 对 风 险	致病率/死亡率（%）	相 对 风 险
<60	33.3	26.1	63.9	16.1
60~69	18.5	14.5	25.9	6.5
70~79	12.2	9.6	30.6	7.7
80~89	12.8	10.1	25.6	6.5
90~99	8.0	6.3	10.7	2.7
100~109	4.6	3.6	12.8	3.2
110~119	2.4	1.9	6.6	1.7
≥120	1.3	1.0	4.0	1.0

评估贫血患者围手术期风险时，除考虑贫血分度外，还需考虑患者本身合并的其他疾病。围手术期合并其他疾病相关并发症的致病率及致死率高于单纯贫血患者。Beattie 等[12]通过对 2003—2006 年 7 759 例非心脏手术患者的统计，得出常见几种疾病合并贫血的致病率或致死率如表 4-1-6。

表 4-1-6　合并不同疾病的贫血患者

合 并 疾 病	致病率/致死率（%）	相对风险值（RR）
5 年内癌症病史	17.9	2.8
糖尿病	20.9	3.5
高血压	12.3	2.2
心绞痛	14.3	2

（续　表）

合　并　疾　病	致病率/致死率（%）	相对风险值（RR）
充血性心力衰竭	28.8	4.3
动脉粥样硬化	16.7	2.5
心血管疾病	18.1	2.9
心肺疾病	19.1	3.2

Jeffrey 等[11]的回顾性研究还表明，如患者无心血管疾病，血红蛋白下降小于 2 g/L 并不增加术后死亡的风险，而在有心血管疾病的患者中，如血红蛋白下降大于 4 g/L，死亡的风险是最高的。

（2）围手术期贫血增加围手术期输血的可能，同时也会增加由输血所带来的发热、感染、过敏、容量超负荷、凝血功能障碍的并发症。加拿大安大略省输血协会（ONTraC）[13]统计 25 家医院以下手术输血情况，术前血红蛋白水平对于术中输血的影响如表 4-1-7。

表 4-1-7　术前血红蛋白水平对输血的影响

术前血红蛋白	输血的百分比（%）		
	全 膝 置 换	髋关节成型	冠脉搭桥术
Hb<130 g/L	26.0	31.5	56.3
Hb>130 g/L	6.1	7.3	16.5
Hb>140 g/L	3.7	3.7	10.2

（3）围手术期贫血可影响患者术后的功能恢复，特别是创伤及骨外科的患者，术后的功能锻炼可直接关系到患者预后[14]。

（4）围手术期贫血可增加患者术后入重症监护室继续治疗的风险。

（5）围手术期贫血可延长患者住院时间。

（6）围手术期贫血可与术后认知障碍和谵妄的发生率的关系：Myint 等[15]在一个 653 例老年外科手术的回顾性分析中，得出贫血和急性手术中的围手术期认知功能无相关联系。

五、麻醉决策和处理

（一）贫血对麻醉决策的影响

1. 是否需要延迟手术和麻醉·对于一般择期手术，如术前发现贫血，对因治疗从而改善贫血后进行手术可更保证围手术期安全。加拿大安大略省输血协会（ONTraC）统计术前纠正贫血及术中输血率的关系得出如表 4-1-8。

2. 麻醉方式的选择·一项综合 66 篇文献（1966—2003 年）的 Meta 分析指出，与全麻或全麻复合硬膜外麻醉相比，腰麻或硬膜外麻醉术中出血量明显减少。另一项 Meta 分析（1966—2005 年）指出，在全髋置换术中，使用椎管内麻醉的每例患者术中出血平均可减少 275 mL，输血率为 12%（对比全麻患者的 33%）。因此，对于贫血的患者来说，如椎管内麻醉方式能满足手术要求时,可尽量执行。

表 4-1-8 术前提前纠正贫血对术中输血的影响

提前纠正贫血的时间	输血的百分比(%)	
	全系置换术	冠脉搭桥术
<7 日	10.4	41.3
7~14 日	9.8	31.4
15~21 日	8.6	25.0
>21 日	7.3	22.8

(二)建立在临床研究基础上的围手术期处理意见

1. 术前准备[14,16,17] · 对于择期手术,推荐术前 28 日对患者贫血进行诊断并纠正(1C 级),尽量纠正至女性 120 g/L,男性 130 g/L(2C 级)。

(1)缺铁性贫血(需排除胃肠道肿瘤):口服补铁,如不能吸收,可静脉补铁,静脉补铁大约需要 10 日起效。

Schack 等[18]在一项 Meta 分析中指出,在急性非心脏手术围手术期补铁治疗可降低术后 30 日死亡率、术后感染及围手术期输血的概率。

但另一项囊括三个随机对照试验的 Meta 分析[19]指出,在进行急诊手术的患者中的静脉补铁并未证实有益。

(2)巨幼红细胞性贫血:补充叶酸或维生素 B_{12}。

在一个总病例数为 312 例的全膝置换的临床随机对照研究中[20],术前 35~40 日使用硫酸铁+维生素 C+叶酸的实验组术中输血率比对照组低(5.8% vs. 32%),输血量更少[(1.78±0.44)vs.(2.22±0.65)]。

(3)排除营养性贫血或者已经纠正营养问题后,慢性肾脏病或者其他慢性疾病引起的消耗:推荐 ESA 治疗(EPO)[21-23],在 ESA 治疗的过程中应同时补充铁剂(2A 级)。

对于术前血红蛋白在 100~130 g/L 的患者,与对照组 45%的患者需输血相比,高剂量 EPO 的治疗组,需输血的患者为 16%,低剂量 EPO 治疗组为 23%。

EPO 的治疗可能会导致深静脉血栓的发生,但是发生的概率不高,对于贫血可能引起的心血管等严重并发症来说,其利大于弊。

(4)术前输血:最近有随机对照实验证实轻度的贫血,即使在术前有心血管疾病的情况下,也无须术前输血来纠正贫血,但同时也有实验证实放宽输血指征与较低死亡率相关。

2. 术中治疗及保护[24]

(1)对于术前无法纠正贫血的患者,等容性血液稀释可维持足够的心排血量,从而满足心肌及外周组织的氧合。因此围手术期应避免低血容量性贫血[25]。

(2)术中控制性降压,减少术中出血量(不低于基础血压 20%~30%)。

(3)止血药物的使用。

(4)术中输血指征

1）血红蛋白低于 70 g/L 时输注浓缩红细胞。

2）对于贫血耐受力差的患者,年龄>65 岁,合并心肺疾病的患者 Hb 在 80～100 g/L,可根据患者具体情况调整输血指征。

对于不同程度缺血性心脏病的患者来说,血红蛋白水平要求不同以满足心脏氧耗。① 轻度(少有心绞痛发生):Hb 70～80 g/L。② 中度(较规律的稳定型心绞痛):Hb 80～90 g/L。③ 重度(近期心肌梗死史,不稳定型心绞痛):Hb≥100 g/L。

同时输注大量红细胞时需考虑新鲜冰冻血浆的补充[26]。

(5)自体血回收再输。

(作者 周妮曼,审校 池信锦)

参考文献

[1] 陆再英. 内科学[M]. 7 版. 北京:人民卫生出版社,2008.

[2] WHO. 血红蛋白浓度严重贫血的诊断和评估[M]. 2011.

[3] Shander A, Knight K, Thurer R, et al. Prevalence and outcomes of anemia in surgery: a systematic review of the literature[J]. Am J Med, 2004, 116(Suppl 7A): 58S - 69S.

[4] Hong FS, Sieradzki N, Pollock C, et al. Prevalence and causes of preoperative anaemia in elective major surgery patients[J]. Intern Med J, 2017, 47(12): 1400 - 1404.

[5] Fowler AJ, Ahmad T, Phull MK, et al. Meta-analysis of the association between preoperative anaemia and mortality after surgery[J]. Br J Surg, 2015, 102(11): 1314 - 1324.

[6] Lasocki S1, Krauspe R, von Heymann C, et, al. PREPARE: the prevalence of perioperative anaemia and need for patient blood management in elective orthopaedic surgery: a multicentre, observational study[J]. Eur J Anaesthesiol, 2015, 32(3): 160 - 167.

[7] Richards T, Musallam KM, Nassif J, et al. Impact of Preoperative Anaemia and Blood Transfusion on Postoperative Outcomes in Gynaecological Surgery[J]. PLoS One, 2015, 10(7): e0130861.

[8] Cappell MS, Goldberg ES. The relationship between the clinical presentation and spread of colon cancer in 315 consecutive patients. A significant trend of earlier cancer detection from 1982 through 1988 at a university hospital[J]. J Clin Gastroenterol, 1992, 14(3): 227 - 235.

[9] Guralnik JM, Eisenstaedt RS, Ferrucci L, et al. Prevalence of anemia in persons 65 years and older in the United States: evidence for a high rate of unexplained anemia[J]. Blood, 2004, 104(8): 2263 - 2268.

[10] Bisbe E, Castillo J, MS. Prevalence of preoperative anemia and hematinic deficiencies in patients scheduled for elective major orthopedic surgery[J]. Transfus Alternat Transfus Med, 2008, 10(4): 166 - 173.

[11] Carson JL, Duff A, Poses RM. Effect of anaemia and cardiovascular disease on surgical mortality and morbidity[J]. Lancet, 1996, 348: 1055 - 1060.

[12] Beattie WS, Karkouti K, Wijeysundera DN, et al. Risk associated with preoperative anemia in noncardiac surgery: a single-center cohort study[J]. Anesthesiology, 2009, 110(3): 574 - 581.

[13] Hare GM, Freedman J, David Mazer C. Review article: risks of anemia and related management strategies: can perioperative blood management improve patient safety[J]? Can J Anaesth, 2013, 60(2): 168 - 175.

[14] Goodnough LT, Maniatis A, Earnshaw P, et al. Detection, evaluation, and management of preoperative anaemia in the elective orthopaedic surgical patient: NATA guidelines[J]. Br J Anaesth, 2011, 106(1): 13 - 22.

[15] Myint PK, Owen S, McCarthy K, et, al. Is anemia associated with cognitive impairment and delirium among older acute surgical patients [J]? Geriatr Gerontol Int, 2018, 18(7): 1025 - 1030.

[16] Atkins D, Best D, Briss PA, et al. Grading quality of evidence and strength of recommendations[J]. BMJ, 2004, 328(7454): 1490.

[17] Mercuriali F, Inghilleri G. Management of preoperative anaemia[J]. Br J Anaesth, 1998, 81(Suppl 1): 56 - 61.

[18] Schack A, Berkfors AA, Ekeloef S, et al. The Effect of Perioperative Iron Therapy in Acute Major Non-cardiac Surgery on Allogenic Blood Transfusion and Postoperative Haemoglobin Levels: A Systematic Review and Meta-analysis[J]. World J Surg, 2019.

[19] Shah A, Palmer AJR, Fisher SA, et al. What is the effect of perioperative intravenous iron therapy in patients undergoing non-elective surgery? A systematic review with meta-analysis and trial sequential analysis[J]. Perioper Med (Lond), 2018, 7: 30.

[20] Cuenca J, Garcia-erce JA, Martinez F, et al. Preoperative haematinics and transfusion protocol reduce the need for transfusion after total knee replacement[J]. Int J Surg, 2007, 5(2): 89 - 94.

[21] Palmer SC, Navaneethan SD, Craig JC, et al. Meta-analysis: erythropoiesis-stimulating agents in patients with chronic kidney disease[J]. Ann Intern Med, 2010, 153(1): 23 - 33.

[22] Feagan BG, Wong CJ, Kirkley A, et al. Erythropoietin with iron supplementation to prevent allogeneic blood transfusion in total hip joint arthroplasty. A randomized, controlled trial[J]. Ann Intern Med, 2000, 133(11): 845 – 854.

[23] Goodnough LT, Monk TG, Andriole GL. Erythropoietin therapy[J]. N Engl J Med, 1997, 336(13): 933 – 938.

[24] Keith G Allman, Iain H Wilson. Oxford Handbook of Anesthesia[M]. 4th Edition. Oxford University Press, 2016.

[25] Shander A, Van Aken H, Colomina MJ, et al. Patient blood management in Europe[J]. Br J Anaesth, 2012, 109(1): 55 – 68.

[26] Carson JL, Grossman BJ, Kleinman S, et al. Red blood cell transfusion: a clinical practice guideline from the AABB* [J]. Ann Intern Med, 2012, 157(1): 49 – 58.

第二节

抗凝治疗患者的风险评估及处理

随着人口平均年龄增高,我国正逐步进入老年化社会,随之而来的是心血管疾病发病率上升。其中,血栓疾病的病因复杂,包括血管内皮损伤、血液凝固性增高、纤溶活性降低、血液流变学改变。其中,血管内皮细胞损伤是最主要因素。血管内皮细胞损伤可以影响血流和血液凝固性;反之,异常血流可以引起血管内皮细胞损伤。血液凝固性增高原因包括遗传性和获得性的。应激反应、妊娠及分娩等生理情况,内外科多种疾病及病理过程使血浆多种凝血因子增多或抗凝血因子减少,血小板活化共同促成血栓形成[1]。

心血管疾病发病率增高导致临床上越来越多需要进行外科手术的患者同时正在服用抗凝药物。抗凝药物可能导致围手术期凝血功能异常,为临床医师的决策带来重大挑战。

一、流 行 病 学

抗凝药物自发明以来,越来越广泛地被使用在心血管疾病及血栓高危患者的预防和治疗上。血栓性疾病已经成为危害人类健康的严重疾病,按发病位置可分为动脉血栓及静脉血栓。严重的动脉血栓主要表现为急性心肌梗死、脑卒中,其治疗手段是溶栓;预防动脉血栓形成的方法是应用抗血小板聚集药物、抗凝药物。静脉血栓的主要临床表现为深静脉血栓形成(deep vein thrombosis,DVT)和肺栓塞(pulmonary embolism,PE),其预防和治疗方法主要是使用抗凝药物[2]。

血栓性疾病高危人群包括心脏机械瓣膜置换术术后、心房颤动史、血栓史患者。这些患者需要长期使用抗凝药物。据报道,我国心房颤动总体患病率为 $0.6\% \sim 0.8\%$;住院 DVT 高危患者 DVT 的患病率为 10.2% [美国有症状的静脉血栓年发病率为 $(71 \sim 117)/100\ 000$];心肌梗死的发病率在各地相差较大,为 $(100 \sim 850)/10$ 万人[3];脑血栓在我国发病率约为 $300/10$ 万人[4];肺栓塞在西方人群中发病率为 0.05%[5],这些患者都需要进行抗凝治疗[6,7]。

动脉粥样硬化缺血性疾病,包括不稳定型心绞痛、急性心肌梗死、缺血性脑卒中等疾病对人类造成了威胁;抗血小板药物在减少心脑血管疾病上有重要作用,广泛应用于冠心病、PCI术后、心脏搭桥术后。据报道,我国冠心病发病率为 $(10 \sim 50)/10$ 万,并呈上升趋势[8],此类患者可能需要长期服用抗血小板药物。

二、病 因

使用抗凝药物导致的凝血功能异常在围手术期可能引起严重出血。传统抗凝药物包括普通肝素、低分子肝素、华法林等,这些药物的临床价值已得到许多大型临床试验的证实,被广泛应用于临床实践。一些新型抗凝药物如达比加群酯、利伐沙班等也开始在欧美国家开始实现临床使用。图4-2-1显示了各种抗凝药物在凝血通路上作用的位点[9]。

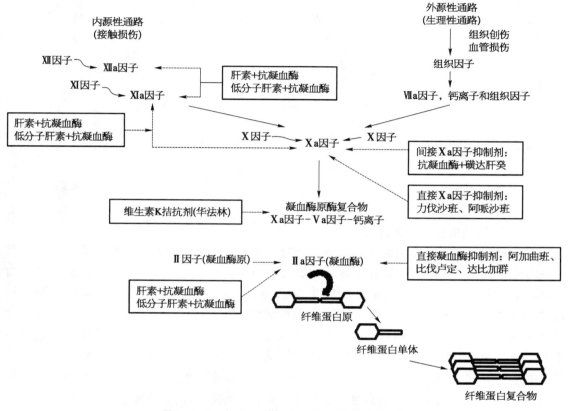

图4-2-1　各种抗凝药物在凝血通路上作用的位点

以下分类介绍各类抗凝药物的药理作用。

(一)肝素类药物及其临床应用

普通肝素(UFH)是最经典的抗凝药物,是一种间接的非选择性凝血因子抑制剂,其主要作用原理是通过催化抗凝血酶(AT-Ⅲ),肝素分子与AT-Ⅲ结合后,使后者活性部位暴露,迅速与各种凝血因子结合使它们灭活。肝素的半衰期约为90 min,静脉注射可即刻发挥抗凝作用,是它最大的优点,但该药药效学活性无法预测,常出现出血等各种不良反应。轻者皮肤黏膜出血,重者甚至颅内出血。采用UFH治疗时必须定时检测患者凝血功能,出现血凝异常时应立即停用,同时给予拮抗剂鱼精蛋白中和。停药指标以使活化部分凝血活酶时间(APTT)作为标准,其值延长至2.5倍以上时停药。除此以外,肝素会引起血小板减少、骨质疏松、嗜酸性粒细胞增多等不良反应[10]。

低分子肝素(LMWH)是由肝素裂解和纯化后得到的低分子量肝素组成的混合物,如依诺肝素。与肝素相比,LMWH不需要持续静脉滴注,经皮下注射吸收完全。生物利用度可达90%,半衰期较长,为3~5 h。血小板减少症发生率较低(约0.1%),出血不良反应较少,一般不需要检测凝血指标[2]。

表 4-2-1 显示了肝素类药物的特性[9]。

表 4-2-1　肝素及其衍生物的药理学特性比较

特　征	肝　素	低分子肝素	磺达肝癸
来源	生物	生物	合成
分子量(Da)	15 000	5 000	1 500
目标	$Xa:IIa$	$Xa>IIa$	Xa
生物利用率(%)	30	90	100
半衰期(h)	1	4	17
肾排出	否	是	是
鱼精蛋白中和	完全	部分	否
肝素导致的血小板减少(%)	<5	<1	病例报道

（二）　华法林及其临床运用

华法林为香豆素类维生素 K 拮抗剂。其凝血机制是干扰肝脏合成依赖于维生素 K 的凝血因子 II、VII、IX、X 从而抑制血液凝固。华法林是过去唯一的口服抗凝剂,口服吸收率为 100%,吸收后 60~90 min 达到血药高峰,半衰期 36 h,与蛋白结合率高,故在临床上应用广泛。主要用于需长期维持抗凝的患者,如深静脉血栓病史、心脏瓣膜置换术后及永久心房颤动病史患者等。服用华法林时同样需要检测凝血功能,根据结果调整剂量。治疗期间控制患者 INR 2~3 为宜,但该药治疗窗口较狭窄且服用后起效慢,一般起效时间为 20~30 h,1~3 日血药浓度达到高峰,维持 3~5 日。同时该药物血浆代谢和消除也较慢,停药后抗凝作用仍然可持续 4~5 日。华法林的另一特点是容易受食物或苯巴比妥、利福平等其他药物干扰[10]。

（三）　新型抗凝药物的运用

新型抗凝药物研发的主要靶点为凝血共同途径的"交叉点":Xa 因子、IIa 因子(凝血酶)。包括直接凝血酶抑制剂(如达比加群酯)和直接凝血因子 $Xa(FXa)$ 抑制剂(如利伐沙班)。

达比加群酯能特异性可逆地结合凝血酶。从肠道吸收后生物利用度为 5%。血浆浓度在 2 h 后达峰。半衰期为一次服用 8 h 或多次服用 17 h。由于半衰期长,可以每日使用一次。80% 的药物通过肾脏原形排出,因此,肾功能受损患者慎用。达比加群酯能延长 APTT,但作用非线性,在高剂量时 APTT 时长即形成平台。但在治疗剂量下,凝血酶原时间非常敏感,并呈现线性关系。抗凝作用的逆转理论上可通过使用重组 VII 因子实现,但在临床上还未尝试。

利伐沙班是一种选择性可逆性口服 X 因子抑制剂。生物利用度为 80%。美国已经完成第三期临床试验。与达比加群酯一样,利伐沙班在加拿大和欧洲被用于全髋关节置换和膝关节置换术后抗凝。血栓预防用量为每日一次。使用后,最大效果在 1~4 h 后出现,维持时间为 12 h。抗栓作用可通过 PT、APTT 监测,这些指标与利伐沙班的作用呈线性相关。利伐沙班通过肾脏和粪便排出。在健康志愿者中,利伐沙班的终末消除半衰期为 9 h,在年老试验者中可延长至 13 h。

（四）抗血小板药物应用

抗血小板药物包括非甾体抗炎药（NSAIDs）（如阿司匹林），ADP受体抑制剂（如氯吡格雷、噻氯匹定），这些药物能不可逆地抑制血小板聚集。阿司匹林在负荷剂量下2h内效果达峰值，持续效果长达5日。氯吡格雷的半衰期虽然相对较短，只有6h，但与血小板不可逆的结合，导致需要血小板重新生成才能再次产生凝血作用。GPⅡb/Ⅲa抑制剂（如阿昔单抗、依替巴肽、替罗非班）抑制了血小板凝集的最后共同通路。阿昔单抗（abciximab）是一种单克隆抗体，依替巴肽（eptifibatide）是一种响尾蛇血清衍生物，替罗非班（tirofiban）是一种小非肽单分子[11]。

三、功能评估及危险分级

在综合评估接受抗凝治疗的患者的出血风险和血栓风险时，常用的凝血功能评估检查包括凝血酶原时间（PT）、PT的国际化比值（INR）、部分活化凝血酶原时间（APTT）、血小板计数和出血时间。PT主要检测Ⅶ因子，外源性凝血通路和共同通路中凝血因子的功能。当Ⅴ、Ⅶ、Ⅹ因子水平下降到正常值一半时，PT延长。APTT反映的是内源性凝血通路的情况，肝素通常会显著延长APTT而不影响PT。血小板计数反映血小板数量，而出血时间反映血小板功能。

1. 静脉使用肝素的监测[12]·静脉使用肝素的患者多采用APTT进行监测。肝素浓度测定可以较好地反映肝素的抗凝活性。连续静脉注射肝素的患者应常规定期监测血红蛋白浓度和血细胞比容，以监测出血情况。

APTT与肝素浓度有中度相关性。适用于深静脉血栓形成、不稳定型心绞痛和急性心肌梗死溶栓后使用静脉肝素患者的监测，溶栓后连续静脉肝素滴注的患者APTT维持于50~75s较安全。

此外，肝素可能会引起血小板减少，长期使用时需复查血小板计数。

2. 低分子肝素的监测[12]·常规使用低分子肝素，每日1~2次于皮下使用，对APTT影响不大，不必进行常规实验室监测。

3. 维生素K拮抗剂的监测[12]·常用药物华法林使用国际标准化比值（INR）监测。INR=（患者PT/正常人PT）[ISI]。ISI是指商品试剂与WHO试剂的敏感性比值，称国际敏感指数。PT能反映4个维生素K依赖的凝血因子（Ⅱ、Ⅶ、Ⅸ、Ⅹ）中的Ⅱ、Ⅶ、Ⅹ的促凝活性。华法林的抗栓作用有赖于凝血酶原（Ⅱ因子）的下降，半衰期约为72h。中国人华法林初始剂量为2~3mg，每日口服一次，目标INR依目标而定（表4-2-2）。

4. 选择性因子Ⅹa抑制剂的监测·磺达肝癸钠、利伐沙班、阿哌沙班是选择性因子Ⅹa抑制剂，临床常规使用时不需监测凝血功能参数。

5. 直接凝血酶（因子Ⅱa）抑制剂的监测·重组水蛭素衍生物（地西卢定、来匹卢定、比伐卢定）、阿加班曲、达比加群酯是可逆性凝血酶抑制剂，停药后凝血功能可较快恢复。

6. 抗血小板药物的监测[12]·阿司匹林常规无须监测，ADP抑制剂监测出血时间，血小板计数和血小板聚集试验。GPⅡb/Ⅲa抑制剂，主要监测血小板聚集功能，以抑制率为80%左右较为合适，还应观察血小板计数。

表4-2-2　美国胸科医师协会推荐的口服抗凝药物治疗范围

适 应 证	INR	目 标 值
预防静脉血栓形成(高风险手术) 治疗静脉血栓形成 治疗肺栓塞 预防体循环栓塞 急性心肌梗死 瓣膜病 心房颤动	2.0~3.0	2.5
机械瓣换瓣(高风险) 急性心肌梗死(预防心肌梗死复发) 某些血栓患者和抗磷脂抗体综合征	2.5~3.5	3.0
主动脉内双叶性机械性瓣膜,窦性心律	2.0~3.0	2.5

7. 围手术期危险分级·需要使用抗凝药物的患者围手术期根据不同的基础疾病有不同程度的风险,如表4-2-3[13]。

表4-2-3　长期使用抗凝药物的患者风险分级

	心脏机械瓣膜	心房颤动	深静脉血栓
高危患者	二尖瓣置换 笼球瓣或碟形瓣主动脉瓣置换术	CHADS2 评分为 5 分或 6 分 3 个月内卒中或短暂性脑缺血发作	3 个月内 VTE 发生史 严重血栓形成倾向
中危患者	6 个月内卒中和短暂性脑缺血发作,双叶性主动脉瓣置换术和下列因素一个或多个:心房颤动、既往有卒中或短暂性脑缺血发作、高血压、糖尿病、年龄大于 75 岁	风湿性心脏瓣膜疾病,CHADS2 评分为 3~4 分	既往 3 ~ 12 个月 VTE 发生史 不严重的血栓形成倾向 肿瘤活跃(治疗 6 个月内或姑息性治疗)
低危患者	双叶性主动脉瓣置换术且无心房颤动或其他卒中危险因素	CHADS2 评分≤2 分	既往 VTE 史>12 个月且无其他危险因素

注:CHADS2 评分内容为充血性心力衰竭 1 分,高血压 1 分,糖尿病 1 分,年龄>75 岁 1 分,脑卒中及短暂性脑缺血发作 2 分

四、并发症及预后

(一)应用抗凝药物围手术期意外及并发症

使用抗凝药物的主要风险在于出血风险的增加。在进行外科手术及区域麻醉时,如造成椎管内血肿或深部血肿,可能造成严重不良后果,如神经损伤、截瘫、大量失血、压迫气管等。

在华法林治疗中,INR 为 2~3 时,患者出现出血的风险较小:3 个月的治疗期内出血概率小于 3%。但大剂量用华法林(INR>4)时,出血风险增大至 7%。治疗性静脉或皮下使用肝素引起的出血相关并发症概率小于 3%,而使用低分子肝素的出血风险相对肝素稍低[14]。

长期服用抗维生素 K 类抗凝药,将增加出血风险。使用华法林抗凝的显著出血风险为 1%~5%,一项纳入 341 000 例患者的 Meta 分析显示华法林抗凝显著出血发生率为 0.5%,颅内出血的发生率为 0.2%[15]。

使用非抗维生素 K 类抗凝药,相对华法林并不会增加出血概率。Caldeira[16] 等对 23 例研

究行 Meta 分析后得出,使用两类药物后的胃肠道出血概率无明显差异,使用非抗维生素 K 类药物相对肝素或安慰剂的胃肠道出血风险也没有增加。新型的抗凝药物包括阿派沙班、达比加群、利伐沙班等药物长期服用出血概率大概为 1%~3.6% 每年,Skaistis[17] 等对 20 篇文献进行 Meta 分析后得出,相对维生素 K 拮抗剂,新型抗凝药物致命性大出血的风险较小,原因为非维生素 K 类药物颅内致命性出血的风险下降。

长期使用抗凝药物的患者在围手术期使用肝素替代治疗,减少了静脉血栓的风险,但可能增加出血风险,Borg[18] 等对 972 例长期使用抗凝药物并接受全髋关节或膝关节成形术的患者进行分析。其中 13 例患者接受了围手术期肝素替代治疗,12 例(92%)患者出现了出血相关并发症,其中 9 例需要接受干预治疗,7 例接受了输血治疗,9 例出现血肿。

（二） 应用抗凝药物对预后影响

对术前使用抗凝药物的患者,术后依然需要继续使用这些药物。因此,患者术后依旧面临出血风险增大的问题。

五、麻醉决策和处理

（一） 使用抗凝药物对麻醉决策的影响

使用抗凝药物后,能否进行椎管内麻醉及区域内麻醉的决策将受到影响。对使用肝素治疗的患者使用椎管内麻醉,出血风险增加,风险因素有:① 穿刺及最后使用肝素间隔小于 60 min;② 有损伤的穿刺;③ 复合使用了其他抗血小板的药物。大部分文献中使用类似的指南:患者本身有凝血功能障碍或最后一次使用肝素间隔小于 1 h 不行椎管内麻醉。半数脊柱血肿与导管拔除相关,因此,肝素应停止使用 2~4 h 后再进行导管拔除。表 4-2-4 为脊柱血肿和椎管内麻醉的风险分析[14]。

表 4-2-4　椎管内麻醉导致脊柱血肿的风险因素和估计发生概率

	脊柱血肿相对风险	硬膜外麻醉发生血肿概率	脊麻发生血肿概率
未使用肝素			
无创伤	1.00	1:22 000	1:320 000
合并创伤	11.2	1:2 000	1:29 000
合用阿司匹林	2.54	1:15 000	1:220 000
椎管内操作后使用了肝素抗凝			
无创伤	3.16	1:7 000	1:100 000
合并创伤	112	1:200	1:2 900
穿刺后 1 h 后使用肝素	2.18	1:10 000	1:150 000
穿刺或 1 h 内使用肝素	25.2	1:870	1:13 000
合用阿司匹林	26	1:850	1:12 000

围手术期使用低分子肝素作为长期使用华法林患者的过渡治疗方式被广泛地使用于临床中。肝素桥接治疗造成脊柱血肿的可能也存在。低分子肝素使用后至少 10~12 h 后再行穿刺操作;如使用大剂量低分子肝素则至少 24 h 后再行操作;术前 2 h 内使用过低分子肝素的患者不应行穿刺。术后 6~8 h 后重新使用低分子肝素,拔除导管距最后一次使用低分子肝素至少

10~12 h。

口服华法林导致 PT 延长,PT 对Ⅶ和 X 因子反应较灵敏。INR>1.2 说明Ⅶ因子下降至 55%,INR=1.5 时说明Ⅶ因子活性大概为基础值 40%,此时仍能够保证正常凝血。美国区域麻醉和疼痛医学学会(The American Society of Regional Anesthesia and Pain Medicine,ASRA)建议椎管内麻醉时需停止使用华法林至少 4~5 日,建议在 INR 低于 1.5 时才行导管拔除术。

磺达肝素钠使用时,区域麻醉时可使用单次针刺,无创针,但避免使用导管。

直接凝血酶抑制剂(如达比加群)关于区域麻醉时缺乏研究,建议避免行区域麻醉。

(二)建立在临床研究基础上的围手术期处理建议

针对抗凝药物的广泛使用,ASRA 对接受抗血栓或溶栓患者提出了以证据为基础的诊疗标准。其中对血栓风险及处理给出表 4-2-5 中的意见[14]。

表 4-2-5　住院患者血栓风险分级及预防建议

风　险　水　平	未行血栓预防时大致的 DVT 风险(%)	血 栓 预 防 建 议
低危 　可活动的小手术的患者 　可完全活动的患者	<10	无特殊预防措施,早期和积极地下地活动
中危 　普通的开放性妇科或泌尿外科手术的患者 　卧床或病重的患者 　中危 VTE 风险合并高出血风险的患者	10~40	低分子肝素(推荐剂量),低剂量肝素(2~3 次/日),磺达肝癸 机械性血栓预防
高危 　行髋膝关节置换术或髋关节骨折手术的患者 　严重创伤或脊柱损伤的患者 　高危 VTE 合并高出血风险的患者	40~80	低分子肝素(推荐剂量),磺达肝癸,口服维生素 K 拮抗剂(INR 2~3) 机械性血栓预防

长期使用抗凝药物导致的出血风险一直是临床医师重视的问题之一,2013 年提出的《中山共识》[13]中提出对接受抗凝药物的普外科患者的处理原则如下。

1. 术前长期口服维生素 K 阻断剂(华法林)患者的处理原则

(1)术前口服维生素 K 阻断剂的患者,若术中需要凝血功能正常,建议提前 5 日停药[19]。术后 12~24 h 后重新开始服用。若术前 1~2 日复查 INR 仍延长,可给予口服小剂量维生素 K (1~2 mg)。

(2)术前有心房颤动、人工机械性心脏瓣膜、人工生物瓣置换术或 3 个月内曾行二尖瓣成形术或具静脉血栓病史的高危患者,在维生素 K 阻断剂停药期间推荐给予治疗剂量的皮下注射低分子肝素或静脉注射普通肝素作为过渡性治疗。

(3)接受治疗剂量低分子肝素的患者,术前最后一次注射应仅给予半量,且在术前 24 h 进行;接受治疗剂量普通肝素的患者,术前最后一次注射应在术前 4 h 进行。术后继续应用治疗剂量的低分子肝素或普通肝素 1~2 日,或直至 INR 达到治疗范围。

(4)对于接受过渡性治疗的患者,中小手术后 12~24 h 即可恢复应用维生素 K 拮抗剂;对于手术创伤大、出血风险高的患者,术后给予低分子肝素或普通肝素的时间可推迟至 72 h 或患者凝血状态稳定后。

（5）治疗剂量：① 低分子肝素：达肝素 100 U/kg,每日 2 次,或 200 U/kg,每日 3 次；伊诺肝素（克塞,enoxaparin）1 mg/kg,每日 2 次,或 1.5 mg/kg,每日 3 次。② 肝素：将 APTT 延长至正常值的 1.5~2.0 倍。

（6）预防剂量：① 低分子肝素：达肝素 5 000 U,每日 1 次；伊诺肝素 30 mg,每日 2 次或 40 mg,每日 1 次。② 肝素：5 000 U,每日 2 次。

2. 术前接受抗血小板药物治疗患者的处理原则

（1）一般情况下,对于择期手术患者,如术前服用阿司匹林或氯吡格雷,建议停药至少 5 日,最好 10 日；如患者术后无明显出血征象,24 h 后可恢复服用。

（2）对于血栓事件中的高危患者,建议继续应用阿司匹林至手术；服用氯吡格雷者则至少停药 5 日,尽可能停药 10 日。

（3）冠状动脉放置金属裸支架的患者,建议择期手术安排在支架术后 6 周后进行,需同时继续服用阿司匹林。若冠脉支架为药物洗脱支架,建议择期手术安排在术后 6~12 个月后进行,需继续服用阿司匹林。如药物洗脱支架术后 6 个月内需行限期手术,则建议围手术期继续服用阿司匹林和氯吡格雷；发生严重出血者,可输注单采血小板或其他止血药物（如抗纤溶药物、重组凝血因子Ⅶ）。若需停用氯吡格雷,是否可采用静脉输注替罗非班作为过渡性预防血栓仍需要研究。不建议使用肝素或低分子肝素替代阿司匹林和氯吡格雷预防药物支架内亚急性血栓。

3. 急诊手术的紧急处理

（1）术前应常规检查凝血功能,一般 INR<1.5,大部分手术均可安全进行,而无须特殊处理。

（2）术前口服氯吡格雷等药物的患者,若需急诊手术或发生大量出血,可以给予输注单采血小板或其他止血药物（如抗纤溶药物、重组凝血因子）。

（3）对于术前口服华法林等药物的患者,若需急诊手术,而 INR 明显延长,可以给予输注新鲜冰冻血浆（5~8 mL/kg）或凝血酶原复合物（因子Ⅱ、Ⅶ、Ⅸ和Ⅹ浓缩物,或因子Ⅱ、Ⅸ和因子Ⅹ浓缩物及因子Ⅶ浓缩物）（50 U/kg）。

4. 术后处理·血栓低风险患者术后次日恢复使用华法林。血栓高风险患者：小手术者术后 24 h 内恢复治疗性使用低分子肝素,大手术者术后 48~72 h 内恢复治疗性使用低分子肝素[14]。

（作者　何叶,审校　罗刚健）

参考文献

［1］肖献忠.病理生理学［M］.北京：高等教育出版社,2008.

［2］黄海彬,卢晓霞,邱倩倩,等.抗凝药物临床应用的研究进展［J］.海峡药学,2013,25（6）：1－4.

［3］苏懿,王磊,张敏州,等.急性心肌梗下肢深静脉死的流行病学研究进展［J］.中西医结合心脑血管病杂志,2012,10（4）：467－469.

［4］王文化,赵冬,吴桂贤,等.北京市 1984~1999 年急性脑出血和脑血栓发病率变化趋势分析［J］.中华流行病学杂志,2002,23（5）：

352 – 355.

[5] 洪昭光,张维君,房芳,等.肺栓塞的流行病学[J].中华心血管病杂志,2001,29(5):260 – 261.

[6] 张婉,史振宇,符伟国,等.住院高危患者血栓形成的患病率调查[J].中华医学杂志,2009,89(45):3176 – 3180.

[7] 别立ళ,赵丹丹,黄春恺,等.心房颤动的流行病学研究现状及进展[J].现代生物医学进展,2015,15(13):2562 – 2568.

[8] 吴锡桂.我国人群冠心病流行现况与趋势[J].中国慢性病预防与控制,2003,11(4):190 – 191.

[9] Alquwaizani M, Buckley L, Adams C, et al. Anticoagulants: A review of the pharmacology, dosing, and complications[J]. Curr Emerg Hosp Med Rep, 2013, 1(2):83 – 97.

[10] 魏丽,抗凝药物发展的历史及最新进展分析[J].健康必读,2013,12(4):649.

[11] Larry K, Ferro A, Antiplatelet therapy in acute coronary syndrome[J]. Eur Cardiol, 2017, 12(1):33 – 37.

[12] 许俊堂,丛玉隆.抗栓与溶栓药物的血液学监测[J].中华检验医学杂志,2001,24(1):53 – 55.

[13] 复旦大学附属中山医院围手术期处理多学科团队.接受抗凝药物治疗的普外科病人围手术期处理——中山共识(1)[J].中国实用外科杂志,2013,33(1):1 – 3.

[14] Horlocker TT, Wedel DJ, Rowlingson JC, et al. Regional anesthesia in the patient receiving antithrombotic or thrombolytic therapy: American Society of Regional Anesthesia and Pain Medicine Evidence-Based Guidelines (Fourth Edition)[J]. Regional Anesthesia and Pain Medicine, 2010, 35(1):64 – 101.

[15] 李虎,王健,史占军.骨科大手术应用抗凝药物的风险及并发症[J].中华关节外科杂志(电子版),2013,7(1):97 – 100.

[16] Caldeira D, Barra M, Ferreira A, et al. Systematic review with meta-analysis: the risk of major gastrointestinal bleeding with non-vitamin K antagonist oral anticoagulants[J]. Aliment Pharmacol Ther, 2015, 42(11 – 12):1239 – 1249.

[17] Skaistis J, Tagami T. Risk of Fatal Bleeding in Episodes of Major Bleeding with New Oral Anticoagulants and Vitamin K Antagonists: A Systematic Review and Meta-Analysis[J]. PLOS ONE, 2015, 10(9):e0137444.

[18] Leijtens B, Kremers K, Jansen J, et al. High complication rate after total knee and hip replacement due to perioperative bridging of anticoagulant therapy based on the 2012 ACCP guideline[J]. Archives of Orthopaedic and Trauma Surgery, 2014, 134(9):1335 – 1341.

[19] Douketis J, Spyropoulos AC, Spencer FA, et al. Perioperative management of antithrombotic and antiplatelet therapy[J]. Chest, 2015, 42(3):239 – 242.

第三节
凝血功能障碍风险评估及处理

人体的止血和凝血功能是一复杂、相互关联、动态的生理过程;它涉及凝血因子的质和量、各种酶的活性、细胞机制及血管的完整性等诸方面,以及这些因素间的相互作用。凝血功能与抗凝的平衡对于机体维持自身的生理功能及稳态有着重要意义,凝血功能紊乱会不同程度影响患者围手术期的麻醉手术风险并严重影响其预后。临床上出现的凝血功能紊乱可分为凝血功能低下(出血性疾病)和凝血功能亢进(血栓性疾病),常导致异常出血和血栓形成,是外科和麻醉经常要处理的棘手问题。虽然我们接触的大多数患者凝血功能可满足手术止血的需要,但一个原发性或继发性的严重凝血功能紊乱,如未能正确地监测、估计和处理,导致的结果往往是致命的。因此,麻醉医师应该充分了解病情,做好风险评估和准备,及时对症处理,改善患者长期预后。

一、流 行 病 学

凝血功能异常是麻醉手术期间常遇到的血液系统问题,异常出血尤被关注。据统计,普通外科手术期间异常出血发生率为 0.05% ~ 4.0%,而体外循环心脏手术术后异常出血高达 5% ~ 20%[1]。

1. **原发性出血性疾病**·特发性血小板减少性紫癜(idiopathic thrombocytopenic purpura, ITP)是一种获得性自身免疫性出血性疾病,约占出血性疾病总数的 1/3,在成年人发病率为 5/10 万 ~ 10/10 万,60 岁以上老年人是高发群体。血友病也是常见的出血性疾病之一,在男性人群中血友病 A 的发病率约为 1/5 000,血友病 B 的发病率约为 1/25 000,女性则极为罕见。此外,国内统计表明,遗传性出血性毛细血管扩张症患者术中异常出血的发生率近 60%。

2. **继发性出血性疾病**·肝肾功能异常常伴随凝血功能的异常。我国是肝炎、肝硬化高发国家,随着患者病情的不断进展,可出现肝实质损害,影响多种凝血因子或相关蛋白的合成,这也是终末期肝病患者具有明显的出血倾向的主要原因。临床调查显示近 85% 的肝病患者至少有一项止血、凝血实验异常。

重症患者并发凝血功能障碍十分常见,其发生率为 10% ~ 40%;由于患者本身生理功能受到严重破坏,一旦发生很容易死亡[2]。严重脑损伤患者发生凝血和纤溶系统功能异常已是不争的事实,文献报道重型颅脑损伤合并凝血功能障碍的发生率高达 70%,严重影响了患者的预后[3]。李辉[4]统计 2012 年 1 月至 2013 年 12 月收治的 529 例多发伤患者凝血功能障碍发生率为 27.6%;Brohi 等通过对 1 867 例多发伤患者的研究提示,约 24.4% 的患者入院时存在不同形式的诱导性凝血功能障碍(trauma induced coagulopathy,TIC),并随着创伤严重程度的增加,其发生率的升高更为显著;损伤严重程度 ISS 评分在 45~59 分的创伤患者有超过一半存在 TIC[5]。重度子痫前期患者由妊娠引起的病理生理变化,常合并凝血功能障碍,与预后密切相关;围手术期并发弥散性血管内凝血(disseminated intravascular coagulation,DIC)者,手术创面严重渗血难止同时伴有身体其他部位广泛出血发生率近达 90%,血压降低或休克的发生率约占 74%。

3. 血栓性疾病·血栓栓塞是肾病综合征患者最常见且最严重的并发症之一,患者出现血栓事件的概率为 25%。在 100 例肾病综合征患者进行随访研究时发现,36 例(36%)发生了静脉血栓,其中 33 例(33%)患者出现肾静脉血栓。17 例(17%)出现肺栓塞,19 例(19%)出现下腔静脉栓塞[6]。既往研究提示肾病综合征患者动脉血栓的发生率为 1%~5.5%。

血栓性疾病严重威胁人类的生命健康,围手术期是血栓形成并造成危害的重要时段,各专科深静脉血栓发病率如表 4-3-1、表 4-3-2 所示。

表 4-3-1　深静脉血栓发病率

项　目	发病率(%)	项　目	发病率(%)
妇产科	16	脊髓损伤	67~100
神经外科	22	骨关节手术	40~84
普通外科	25	卒中	55
多发性创伤	50	心肌梗死	24

表 4-3-2　骨科大手术后静脉血栓栓塞性疾病(VTE)发生率

术　式	DVT		PE	
	总发生率(%)	近端发生率(%)	总发生率(%)	致命性(%)
髋关节置换术	45~57	23~36	0.7~30	0.1~0.4
膝关节置换术	40~84	9~20	1.8~7	0.2~0.7
髋骨骨折术后	36~60	17~36	4.3~24	3.6~12.9

二、病　因

1. 出血性疾病·出血性疾病是一类由止血机制异常所致疾病的统称,大体上可分为遗传性和获得性两大类。

(1)血管壁异常:如遗传性毛细血管扩张症、过敏性紫癜、药物过敏性紫癜、自身免疫性紫癜、维生素 C 缺乏症等。

(2)血小板异常

1)血小板数量异常:① 血小板生成减少:如 Wiskott-Aldrich 综合征、Trousseau 综合征、再生障碍性贫血、肿瘤性骨髓浸润如白血病等、理化生物因素所致巨核细胞及血小板生成受抑(如放射线、药物性、感染性等)等。② 血小板消耗或破坏过多:如特发性血小板减少性紫癜、弥散性血管内凝血、血栓性血小板减少性紫癜、肝素性血小板减少症等。③ 血小板增多：如原发性血小板增多症和其他骨髓增殖性疾病，部分患者可出现出血表现。

2) 血小板质量异常：如血小板无力症、Bernard-Soulier 综合征或由抗血小板药物、感染、尿毒症、异常球蛋白血症、肝病、骨髓增殖性疾病等可造成血小板质量异常引起的出血症状。

（3）凝血因子数量及质量异常

1) 遗传性：如血友病 A、B 及遗传性 Ⅱ、Ⅴ、Ⅶ、Ⅹ、Ⅺ、Ⅻ、Ⅷ因子以及纤维蛋白原缺乏症等。

2) 获得性：如维生素 K 依赖性凝血因子缺乏症、肝脏疾病导致的凝血因子异常、获得性凝血因子抑制物等。

（4）抗凝与纤溶异常：循环中抗凝物质增多或纤溶亢进：如凝血因子Ⅷ抗体、凝血因子Ⅸ抗体、肝素样抗凝物质、抗凝药物治疗的作用，抗凝剂或溶栓药物使用过量、蛇咬伤、鼠药中毒等。原发性纤溶及 DIC 的继发性纤溶。

2. 血栓性疾病·血栓形成和血栓栓塞两种病理过程所引起的疾病，临床上称为血栓性疾病。

（1）血栓形成：在一定条件下，血液有形成分在血管内（多数为小血管）形成栓子，造成血管部分或完全堵塞，相应部位血液供应障碍的病理过程。依血栓组成成分可分为血小板血栓、红细胞血栓、纤维蛋白血栓、混合血栓等。按血管种类可分为动脉性血栓、静脉性血栓及毛细血管性血栓。

（2）血栓栓塞：血栓由形成部位脱落，在随血流移动的过程中部分或全部堵塞某些血管，引起相应组织和（或）器官缺血、缺氧、坏死（动脉血栓）及淤血、水肿（静脉血栓）的病理过程。

三、功能评估和危险分级

（一）功能评估

大多数有临床意义的出血紊乱都能在术前访视中察觉。通过仔细询问病史，了解有无出血史，有无出血性疾病的家族史，有无严重肝脏疾病史，有无严重营养障碍，对我们初步判断患者有无凝血功能的异常及这种异常是遗传性还是获得性的有重要意义。由于许多药物都能抑制凝血功能，准确的用药史是非常重要的，例如，阿司匹林抑制血小板功能，氯丙嗪、普鲁卡因酰胺延长 APTT。仔细的体格检查，也能发现一些有临床意义的体征，比如患者有瘀点说明有血小板质或量的异常或血管缺乏完整性；凝血因子缺乏常表现为皮下瘀斑或深部血肿。仔细的询问病史和查体还能发现一些能够导致凝血功能紊乱的伴发疾病，如肝脏疾病、吸收不良和严重营养不良。

凝血功能检查项目多，指标繁杂，目前还没有一个单一的实验检查能够完整地反映患者的凝血功能。作为麻醉科医师，主要应了解那些判断有无凝血功能障碍及凝血障碍性质的基本实验和指标，大多数凝血功能紊乱通过外周血涂片，检查血小板计数、出血时间（bleeding time，BT）、凝血酶原时间（prothrombin time，PT）；激活的部分凝血活酶时间（actived partial thromboplastin time，APTT）、凝血酶时间（thrombin time，TT）等检查明确[7]。

1. 血小板计数和功能·毫无疑问,血小板计数明显减少将导致凝血功能紊乱。血小板减少和出血的关系并不确定,对于外科患者,当血小板计数<$100×10^9$/L,在做大手术时可能出血较多;在需大量输血的患者,血小板计数<$50×10^9$/L,术中常发生较明显的出血。外科手术患者比日常生活时对血小板的需求大5~10倍。急性血小板减少常导致外科出血增加,故外科手术前若为急性血小板减少,应输入血小板。慢性血小板减少,对凝血功能的影响要小于急性血小板减少。慢性血小板计数减少的患者,当血小板计数<$50×10^9$/L时,才导致术中出血明显增加。这种患者术前$50×10^9$/L的血小板可以认为是能够接受的。

在血小板功能受损时,即使其数量正常,正常的凝血功能也会受到损害。药物和疾病可能损害血小板功能,常见的药物有乙酰水杨酸(ASA)、非类固醇抗炎药(NSAD)。使用ASA后,对环氧化酶系统的抑制可阻止由花生四烯酸(arachidonic acid)合成血栓素A2,没有血栓素A2,血小板对血管损伤的黏附、聚集能力将大为降低。一些疾病也影响血小板功能,如脓毒血症,内毒素强烈抑制血小板的黏附和聚集能力。如怀疑有血小板功能异常,传统的方法是做血小板功能试验,目前最常用的是出血时间,其他还有血小板聚集试验,全血聚集试验、流式细胞仪和血块收缩试验。

2. 出血时间(BT)测定·BT是指做一不变宽度和深度的切口后,测定止血的血小板凝块形成的时间,正常值<10 min。意义:血小板减少或功能异常是BT延长最常见的原因。任何原因所致的BT延长都预示着术中出血将增加。在已知用了抑制血小板功能药物的手术患者,术前应常规测定BT,以了解血小板功能并估计外科出血的危险性。

3. 凝血酶时间(TT)测定·将标准化凝血酶液加入受检血浆,观察血浆凝固所需的时间,即为凝血酶时间。正常值为16~18 s。TT延长(超过正常对照3 s以上)提示血液含肝素或类肝素物质,纤维蛋白原减少,纤维蛋白降解产物(FDP)的抗凝活性增高。

4. 血浆凝结性的测定·凝血酶原时间(PT)和激活的部分凝血活酶时间(APTT)是临床实践中应用最为广泛的凝血功能试验,它们主要反映血液凝血因子缺乏或功能紊乱的情况,可以用于有凝血因子紊乱者做诊断性筛选、监测凝血因子紊乱的治疗效果、诊断外科出血的原因、监测肝素抗凝治疗、了解手术及有创检查或治疗是否有禁忌证。

PT和APTT延长超过正常对照值说明患者有一定程度的凝血功能损害。外科或麻醉医师最为关切的莫过于拿到异常的检查结果,我们如何去评价患者的凝血功能?是否还应做进一步的检查和处理?患者能否接受手术?迄今为止,尚无研究能够确定凝血功能检查和外科出血之间的必然关系,在分析、评估检查结果时,应根据患者的具体情况,拟做手术做具体分析,基本原则如下。

(1)仅有PT、APTT轻度异常应结合有无出血性疾病病史和所做手术大小来决定。在大多数患者,只有PT、APTT轻度异常并不值得特别在意,特别是如患者没有出血的病史、症状和体征时,或将做的手术很小时。

(2)术前检查发现PT、APTT异常,哪些情况需做进一步凝血功能检查?

1)病史:有出血可能的内、外科疾病,如前置胎盘、肝脏疾病、一些恶性疾病;以前有出血病史;用了导致凝血紊乱的药物,如抗凝剂、ASA。

2)体检:发现有瘀点和瘀斑;大的外科手术,如体外循环、器官移植、全髋置换术、脊柱手术等。

3）凝血功能的检查内容：除重新测定 PT、APTT 外,应做凝血图;血小板功能测定,甚至相关凝血因子测定。

（3）严重凝血功能紊乱的处理：如 PT、APTT>正常值的 1.5 倍,需进一步凝血功能检查,确定凝血异常的原因。PT、APTT 延长除凝血因子缺乏外,血小板功能障碍、纤维蛋白原减少、纤溶亢进等原因均能使其延长。避免盲目用新鲜冰冻血浆（FFP）治疗。如结果证实 PT、APTT 延长确系凝血因子缺乏所致,应输入新鲜冰冻血浆（FFP）治疗,若手术较大,还应准备足量的 FFP 供术中使用。

5. **纤维蛋白原测定** · 纤维蛋白原在肝脏合成,其血浆分布容积也类似于其他大多数凝血因子（Ⅷ因子除外）,故可用推断其他凝血因子下降的程度。稀释性凝血过程：若仅输入压积红细胞,随着血容量被替换,血纤维蛋白原浓度迅速下降,其他凝血因子浓度也相应下降。若替换一个血容量,血纤维蛋白原浓度将下降 30%~50%。若输入全血,血纤维蛋白原浓度下降要慢得多。在消耗性凝血过程：在输入压积红细胞时,血纤维蛋白原浓度下降将快得多,而输入全血时也有明显的纤维蛋白原浓度下降。

6. **血栓弹力描记图**（thromboelastography,TEG）· 可以动态观察血液凝固过程的变化,包括凝血原酶、凝血酶和纤维蛋白的形成速度;纤维蛋白溶解的状态以及所形成凝血块的坚固性和弹力度等;还可以用于检测血小板的数量和功能异常。其结果快速准确,而且能较全面地反映整体出凝血功能状态。TEG 基本的参数包括：反应时间（R）即血样放在 TEG 分析仪内到第一块纤维蛋白凝块形成之间的一段潜伏期,其正常值为 6~8 min;血块生成时间（K）,取决于内源性凝血因子、纤维蛋白原和血小板的活力,R+K 时间正常值为 10~12 min;血块生成率（α角）,与纤维蛋白原浓度及血小板功能状态有关,正常值为 50°~60°;最大宽度（MA）,纤维蛋白及血小板的状态对其数值影响最大,正常值为 50~70 mm;血块溶解指数（CLI）,正常值应大于 85%;全血块溶解时间（F）正常值大于 300 min。低凝状态时,R、K 延长,α 角缩小,MA 减小。血小板减少或功能不良时,MA 减小。当 CLI<85% 或 F<300 min 时结合临床就可检出纤溶亢进的存在。Pivalizza 等报道肝素酶修正的全血 TEG 能为再灌注期存在肝素样活动提供强有力的证据,从而指导鱼精蛋白的应用,鉴别再灌注期异常出血的原因。

7. **Sonoclot 标记曲线图** · 通过 Sonoclot 分析仪可了解术中凝血的全过程,包括抗凝因子、纤维蛋白、凝血因子、血小板功能和纤溶系统的变化,预测术后出血,鉴别出血原因,从而进行正确的处理。Sonoclot 分析仪的优势还在于信号曲线容易解释,可以较快得出结果,凝血级联检仅需几分钟,有关血小板功能的信息也只需 10~30 min。Sonoclot 标记曲线上表现为 SonACT 段、纤维蛋白的凝集速率段、血小板功能段及纤溶段。SonACT 段与常规 ACT 监测一致,主要与凝血因子有关。高凝患者,其 SonACT 段明显缩短;如果凝血因子缺乏或受抗凝治疗影响,SonACT 段是延长的。纤维蛋白的凝集速率段主要与纤维蛋白原含量有关,它的斜率越大,表示收缩越强。血小板功能段曲线越陡,斜率越大,说明血小板功能越强。

（二）危险分级

1. VTE 的危险因素及分级 · 静脉血栓栓塞性疾病（VTE）包括深静脉血栓（DVT）和肺栓

塞(PE)，由于两者在发病机制上存在相互联系，目前已将两者作为统一的疾病。静脉血栓栓塞是住院患者致死和致残的主要原因之一。PE 是最常见且可预防的院内死亡病因，预防 PE 也是降低住院患者死亡率的最重要策略。大块 PE 发生前通常没有先兆，因此这类患者的心肺复苏成功率极低。值得注意的是，住院期间因 PE 死亡的患者中，70%~80% 在死亡前根本没有考虑到 PE 的可能。

大多数住院患者存在一种或多种 VTE 危险因素(表4－3－3)，这些危险因素通常混合存在。如同时合并肿瘤则发生 VTE 的危险更高。对住院患者应常规进行 VTE 危险因素的评价并针对性地采取预防措施。

表4－3－3　VTE 的危险因素

内 在 因 素	外 部 因 素	恶 性 肿 瘤
高龄	手术	肿瘤治疗(激素、化疗或放疗)
肥胖	创伤(大的或下肢创伤)	既往 VTE 病史
吸烟	中心静脉插管	急性内科疾病
遗传性或获得性	静脉曲张	心脏或呼吸衰竭
血栓形成倾向	妊娠及产后	肠道感染性疾病
	含雌激素的避孕药或激素替代	肾病综合征
	治疗、选择性雌激素受体调节药	骨髓异常增生综合征
	卧床、瘫痪	阵发性睡眠性血红蛋白尿

影响外科手术患者发生 VTE 的因素主要包括为手术类型和手术时间，以及患者自身的因素，根据上述因素对患者进行危险分层(表4－3－4)并采取相应的预防措施(表4－3－5)。

表4－3－4　外科住院患者危险分层

危 险 分 层	疾 病 性 质	其他危险因素*
低度危险	非骨科小手术 单纯下肢损伤 良性妇科疾病小手术≤30 min 经尿道手术或其他低危泌尿外科手术 膝关节镜	无
中度危险	非骨科、小手术 血管外科大手术 大型、开放性泌尿科手术 大型神经外科手术 非大型普外科手术(40~60 岁) 创伤、烧伤	有
	大型普外科手术(<40 岁) 大型妇科手术、良性疾病	无
高度危险	大型妇科手术、良性疾病 择期脊柱手术	有
	恶性肿瘤扩大手术	无

（续　表）

危险分层	疾病性质	其他危险因素*
极高危险	髋或膝关节置换术(TKR 或 THR) 髋部骨折(HFS) 择期脊柱手术(多个危险因素) 严重创伤 脊柱损伤	
	膝关节镜(时间长、复杂)	有

* 危险因素：VTE 病史、肿瘤、凝血因子高凝状态等

表 4-3-5　评分后危险度分级及预防

风险因素总分	风险等级	DVT 发生率(%)	推荐预防方案
0~1	低危	<10	早期活动
2	中危	10~20	药物预防或物理预防
3~4	高危	20~40	药物预防和(或)物理预防
5	极高危	40~80(死亡率 1%~5%)	药物预防或物理预防

2. **PLT 异常**·任何手术术前都要进行 PLT 检测,确定 PLT 数量或质量异常,这对某些特殊手术如神经外科手术、冠状搭桥手术尤为重要。

（1）PLT>70×10^9/L 且 PLT 功能正常者,术中和术后发生异常出血的可能性小。

（2）PLT>50×10^9/L 者能经受直视下的手术,较大型或急诊手术前为了安全,应将 PLT 提升到(50~70)×10^9/L 以上。

（3）PLT<50×10^9/L 者有可能会发生创面渗血难止。

（4）PLT<30×10^9/L 或伴 PLT 功能减退者,术前可有皮肤、黏膜出血征象,手术创口广泛渗血。

（5）PLT<20×10^9/L 者即使不实施手术也会发生自发性出血。

继发性 PLT 减少时,只要解除病因或将 PLT 提高到 70×10^9/L 以上,即可实施各种手术。继发性 PLT 减少患者施行脾切除、剖宫产和其他外科手术前,也应做好充分准备。

大多数获得性血小板减少症与所使用的药物有关,如阿司匹林,有时 PLT 功能减退可持续 1 周,此类患者术前至少应停药 8 日以上。

四、凝血功能紊乱并发症及预后

（一）围手术期意外和并发症

1. **血管内血栓形成**·经历过严重创伤和大手术的患者,存在血管内皮细胞受损、血小板激活、凝血因子活化等病理性高凝状态,患者易形成血栓。围手术期卧床,患者血流缓慢,更易发生深静脉血栓、肺栓塞等。如肝移植术创伤大,术后早期凝血与抗凝系统功能尚未稳定,易出现肝动脉血栓形成(hepatic artery thrombosis,HAT)或门静脉血栓形成;前者更为常见,发生率在 1.7%~26%,约占所有血管并发症的 60%[8],吻合口血栓形成的概率达 1.2%~

16.3%[9],患者病死率高达 15%~18%[10]。门静脉血栓形成具有同等的严重性,但较 HAT 少见,术后 3 个月内的发生率为 2%左右。

2. 腹腔出血· 腹腔出血是凝血功能异常患者开腹手术后常见的并发症。由于肝脏创面大、手术时间长、血管吻合多,肝移植术后更易发生腹腔出血,多发生于术后 48~72 h,发生率在 10%~30%不等;文献统计肝移植术后因腹腔内出血而需再次剖腹手术者超过 15%[11]。

3. 全身出血倾向· 全身出血倾向不是独立病种,却是造成腹腔出血时间延长、诱发消化道和颅内出血的重要因素,已引起临床高度重视。机体凝血功能紊乱引发微血栓形成,DIC 与休克的发生,甚至器官功能障碍,严重者出现多器官功能障碍综合征(multiple organ dysfunction syndrome,MODS),是引起患者死亡的重要原因。

4. 复苏相关(稀释性)凝血病· 又称医源性凝血病,是指休克治疗过程中静脉输注大量液体,或者不均衡的成分血输注而诱发的凝血系统改变。一项德国的回顾性研究显示,创伤患者院前液体复苏的容量与急性创伤性凝血病(acute traumatic coagulopathy,ATC)之间存在正相关[12]。这提示我们围手术期输血的方案应合理制订,可以考虑使用 TEG 目标导向型复苏性复苏策略。

(二) 凝血功能紊乱对预后影响

Floccard 等[13]发现 25%~35%的患者在到达急诊室时就存在凝血功能障碍,有 ATC 的重症创伤患者,其总的住院时间往往延长,且更易发生急性肺损伤、急性肾损伤、DIC,甚至多脏器功能衰竭,其死亡率明显高于凝血功能正常者。

五、麻醉决策和处理

(一) 凝血功能紊乱对麻醉决策的影响

1. 麻醉方法选择· 对于有凝血功能障碍者不宜选用局部麻醉或神经阻滞麻醉,椎管内麻醉虽然有引起组织损伤出血的危险,临床实践证明经术前充分准备,输新鲜血或凝血因子,一般均可安全进行手术麻醉,如腰麻能满足手术要求,建议用细的穿刺针,避免反复多次穿刺,以减少硬膜外血肿的发生。全身麻醉行气管内插管时手法要轻柔,保护口咽部黏膜。

2. 麻醉药物的选择· 某些凝血功能障碍者可有不同程度低血容量,因贫血血浆假性胆碱酯酶浓度低,静脉大量快速用药后易发生低血压影响心排血量。全身麻醉用药可选用地西泮、氯胺酮,或羟丁酸钠诱导,间或小剂量非去极化肌松药阿曲库铵以助插管及维持麻醉的稳定性。Binici[14]发现,低流量比高流量七氟醚吸入麻醉在 60 min 使患者 APTT 延长,而 120 min 变化不明显,而 PT 在两个时间点均无明显差异。神经安定镇痛药、吩噻嗪类药对凝血机制有影响,应防止过量。有报道氟哌利多对个别患者有发生白细胞减少粒细胞缺乏症,吩噻嗪类药物对血液病患者的降压作用也较正常人明显;小剂量芬太尼(10 μg/kg)可延缓纤溶,有明显镇静、镇痛作用,减轻牵拉反应。Ozgul U[15]发现应用丙泊酚比异氟醚维持麻醉对右肝切除的活体肝移植供体的肝肾功能和凝血功能影响小,但都在临床安全范围内并且无明显统计学差异。长时间乙醚、氟烷、甲氧氟烷可增加纤溶活性现已废弃不用。避免任何原因所致的缺氧、酸中毒,以免使血管扩张,微循环淤血增加创面渗血,对凝血功能障碍者,一切用药均应少于一般外科手术用药。

（二）建立在临床研究基础上的围手术期处理建议

1. 出血性疾病·临床上除遗传性凝血功能异常，还包括严重肝功能损伤、创伤出血等引起的凝血功能异常，术前全面了解病情、实验室检查，围手术期尽量减少出血，输血量一般应超过失血量，与一般正常人手术期输血原则不同，不能在手术开始时单纯输用晶体溶液，至少与成分输血交叉输注，或先输新鲜血以减少手术野失血量。

术中彻底止血、放置引流，术终前仔细检查有无出血点，术后观察有无继发出血。应用止血药，根据情况适量补充新鲜血或新鲜血浆。引流通畅避免组织间积血，少量细菌可致感染，预防性用抗生素不可缺。放置于患者体内的一切导管，包括引流管、鼻饲管、导尿管甚至氧气管，均要采用质软的消毒塑料管或硅胶管，避免压迫溃疡而增加出血机会。

血栓性血小板减少性紫癜（thrombotic thrombocytopenic purpura, TTP）患者伴严重血小板减少时可输注血小板，其目的是防止严重出血并发症，如致死性出血或颅内出血，否则禁忌输血小板。有报道 TTP 患者血小板输注后引起突然死亡，减低生存率和延迟恢复[6]。

（1）血液成分治疗：迄今为止，治疗凝血功能障碍的能力仍然十分有限。血液成分治疗的主要手段仅有 3 种，即 PLT、FFP 或冷沉淀物输注。

1）浓缩血小板（PC）：适用于血小板减少症和（或）血小板功能异常者。PC 应尽可能在采制后 6 h 内输注。每输注 1 单位 PC，可增加 PLT $(3\sim5)\times10^9$/L，PLT 半衰期约为 8 h。成年人 PC 推荐输注剂量为 24 h 内 2 单位/10 kg 体重。

2）新鲜冰冻血浆（FFP）：含有全血中所有凝血因子，通常 10~15 mL/kg 可使血浆凝血因子活性增加 30%。由于多数凝血因子活性提高 25%~30% 即可达到止血作用，故 FFP 输注剂量不宜过大，首次量为 10 mL/kg，维持量减半。

3）凝血酶原复合物浓缩剂：主要含有维生素 K 依赖性凝血因子 Ⅱ、Ⅶ、Ⅸ、Ⅹ 和蛋白 C，临床上使用于预防或治疗上述凝血因子缺乏引起的凝血功能异常，尤其是重型血友病 B。

4）FⅧ浓缩剂：主要用于血友病 A 出血患者的防治。

5）冷沉淀物：主要用于凝血因子尤其是 FⅧ和纤维蛋白原缺乏所致的出凝血功能异常患者，如血友病、纤维蛋白原缺乏症、尿毒症性血小板功能紊乱等。

（2）药物治疗

1）维生素 K：① 纠正维生素 K 缺乏：补充维生素 K 是纠正因维生素 K 缺乏所致出凝血功能异常的有效方法。若患者无出血倾向或手术可择期进行，可皮下或肌注维生素 K_1 10 mg。尽量避免静脉注射。用药后 24 h 内 PT 可恢复正常，否则可重复给药。对术前出血严重或急诊手术患者，在注射维生素 K 同时可给予 FFP，以迅速补充缺少的凝血因子，应对手术。② 拮抗抗凝药物作用：术前应用香豆素类抗凝剂者，若术前需终止抗凝剂作用，只需静脉注射维生素 K_1 5.0 mg，即可使 PT 恢复至安全水平的 40% 以上，作用持续 4 h 时，PT 完全恢复至正常水平则需 24~48 h。

2）鱼精蛋白（PTM）：在临床上为抗凝血剂的解毒剂，可以抵消肝素或人工合成抗凝血剂的抗凝作用，用药时注意必须缓慢静注，注射速度过快可引起 PLT 减少和（或）严重循环功能抑制导致血压骤降且不易回升，过量其本身可转变为弱抗凝剂。

3）去氨加压素：此药可用于控制或预防患有某些疾病，如肝硬化、尿毒症或药物引起的血小板功能障碍的手术患者围手术期异常出血。

4）抑肽酶：具有拮抗纤溶酶和抑制 FⅫ、FⅪ和纤溶酶原活化的作用，适用于治疗 DIC、预防创伤或手术后局部或全身纤溶亢进出血，以及减少手术创面渗血。

5）肾上腺皮质激素：大多数出血性疾患对肾上腺皮质激素的应用均有良好的反应，包括血管脆性疾病、血小板减少性紫癜、血友病等都可采用激素治疗，每日用量氢化可的松 300～400 mg。

2. 高凝患者 VTE 的预防

（1）术前建议患者改善生活方式，如戒烟、戒酒、控制血糖及控制血脂等。长期静脉输液或经静脉给药者，可采用留置针，以减少静脉多次穿刺。尽量避免静脉注射对血管有刺激性的药物，必须注射时，避免在同一静脉进行反复输注。持续静脉滴注不宜超过 48 h，如局部出现炎症反应立即重建静脉通道。在术前积极去除高凝状态的诱因如提前数周停用避孕药、纠正心力衰竭、降低血液黏稠度等前提下，对高凝状态手术患者可给予适量肝素治疗。大量 Meta 分析及安慰剂对照、双盲、随机临床研究已证实预防剂量的低剂量普通肝素（LDUH）、低分子量肝素（LMWH），或维生素 K 拮抗剂（VKA）几乎不增加有临床意义出血并发症的危险，术前评估应了解患者抗凝药物使用种类及使用时间，注意其对麻醉方式选择产生的影响。

（2）围手术期手术操作尽量轻柔、精细，避免静脉内膜损伤，规范使用止血带。减少和避免下肢静脉的穿刺，下肢静脉血栓的发生率是上肢的 3 倍，一般情况下，没有上肢损伤，一般不在下肢穿刺。避免因补液量不足而处于脱水状态致血液黏稠，保证给予患者补充足够的液体，纠正脱水，维持水、电解质平衡，防止血液浓缩。

（3）手术后如病情允许，建议抬高下肢 20°～30°，鼓励患者早期功能锻炼，指导督促患者定时做下肢的主动或被动运动，如足背屈、膝踝关节的伸屈、举腿等活动。昏迷或意识不清的患者，由护士或家属给予由足跟起自下而上做下肢腿部比目鱼肌、腓肠肌挤压运动，使其沿静脉血流方向形成压力梯度，不少于 3 次／日，可加速下肢静脉血液回流；在病情允许时建议早期下床活动。

（作者 刘悦，审校 罗刚健）

参考文献

［1］李峰,周汝元,林敏,等.体外循环心脏手术术后异常失血原因分析及防治[J].安徽医科大学学报,2005,40(2)：181－183.

［2］Takahashi H, Urano T, Takada Y, et al. Fibrinolytic parameters as an admission prognostic marter of head injury inpatients who talk and deteriorate[J]. J Neurosurg, 1997, 86(5)：768－772.

［3］Chen YW, Tang SC, Tsai LK, et al, Pre-ICH warfarin use, not antiplatelets, increased case fatality in spontaneous ICHpatients[J]. Eur J Neurol, 2013, 20(8)：1128－1134.

［4］李辉,陈少军,唐朝晖.多发伤患者低体温、酸中毒及凝血功能障碍临床研究[J].中华急诊医学杂志,2015,24(3)：310－314.

［5］Brohi K, Singh J, Heron M, et al. Acute traumatic eoagulopathy[J]. J Trauma, 2003, 54(6)：1127－1130.

［6］李世军,郭锦洲,左科,等.膜性肾病静脉血栓栓塞症的临床研究[J].肾脏病与透析肾移植杂志,2012,21(1)：29－34.

［7］庄心良,曾因明,陈伯銮.现代麻醉学(上册)[M].北京：人民卫生出版社,2004.

［8］Ho CH, Hou MC, Lin HC, et al. Hemostatic changes in patientswith liver cirrhosis[J]. Chung Hua l HsuehTsaChih Tai pei, 1999, 62：376－382.

［9］佃雪辉,廖若男,陈晓琴,等.肝硬化患者止凝血功能检测的临床意义[J].贵阳医学院报,1996,21：9－10.

［10］Gunsar F, Rolarldo N, Pastacaldi S, et al. Late hepatic arterythrombosis after orthotopictransplantion[J]. Liver transpl, 2003, 9(6)：605－611.

[11] Kappa, Stephen F, Gorden, et al. Intraoperative Blood Loss Predicts Hemorrhage-Related Reoperation after Orthotopic Liver Transplantation [J]. The American Surgeon, 2010(9).

[12] Maegele M, Lefering R, Yucel N, et al. Early coagulopathy in multiple injury: an analysis from the German Trauma Registry on 8724 patients[J]. Injury, 2007, 38:298.

[13] Floccard B, Rugeri L, Faure A, et al. Early coagulopathy in trauma patients: an on-scene and hospital admission study[J]. Injury, 2012, 43 (1):26-32.

[14] Binici O, Kati I, Gokats U, et al. Comparing effects of low and high-flow anesthesia on hemorheology and coagulation factors[J]. Pak J Med Sci, 2015, 31(3):683-687.

[15] Ozgul U, Ucar M, Erdogan MA, et al. Effects of isoflurane and propofol on hepatic and renal functions and coagulation profile after right hepatectomy in living donors[J]. Transplant Proc, 2013, 45(3):966-970.

第五章

神经系统疾病

第一节
脑卒中风险评估及处理

一、流 行 病 学

脑卒中(cerebral stroke),也被称为脑血管病(cerebrovascular disease,CVD)是指脑血管破裂出血或血栓形成,引起以脑部出血性或缺血性损伤症状为主要临床表现的一组疾病。发生在手术当日至术后 30 日期间脑卒中事件的发生被归为围手术期脑卒中[1]。

脑卒中是仅次于心血管疾病的世界第二大死因,每年死于脑卒中的人口高达 570 万人。脑卒中的死亡人数占其发病人数约 10%,5%~10% 的脑卒中发生在患者住院期间,其中约一半属于围手术期脑卒中[2]。

围手术期脑卒中的发病率高,由于手术部位、手术类型或复杂程度、患者既往史等差异,其发生率差异很大。在心脏、神经外科手术围手术期脑卒中发病率高达 2%~10%[3]。而在非心脏非神经和非大血管手术中,围手术期脑卒中的发生率视具体危险因素而定,在 0.1%~1.9%;考虑到临床上无症状性脑缺血仅表现为术后认知功能受损,实际上围手术期脑卒中发生率可能更高[4-6]。表 5-1-1 为各类手术围手术期卒中发生率[7]。

表 5-1-1   各类手术围手术期卒中发生率

手 术 类 型	卒中发生率(%)
普通外科手术	0.08~0.7
周围血管手术	0.8~3.0
头颈部肿瘤切除	4.8
颈动脉内膜切除术	5.5~6.1
单纯冠状动脉旁路移植术	1.4~3.8
联合冠状动脉旁路移植和瓣膜手术	7.4
单纯瓣膜手术	4.8~8.8
双瓣膜或三瓣膜手术	9.7
主动脉修复术	8.7

围手术期脑卒中除发病率高外,病死率也远高于普通人罹患卒中的病死率。围手术期脑卒中的死亡率为 26%~50%,而原卒中患者如果围手术期发生二次卒中死亡率高达 60%[5,8]。因此,围手术期脑卒中是围手术期死亡率的一个重要因素。

二、病因及危险因素

（一）病因

尽管围手术期卒中包括缺血性卒中和出血性卒中,但临床上绝大部分围手术期卒中为缺血性脑卒中。

一项临床研究表明在冠状动脉转流术中,发生围手术期脑卒中患者中 62.1% 为栓塞性卒中,随后分别为不明病因(13.9%)、多病因(10.1%)、低灌注(8.8%)、腔隙性脑梗死(3.1%)、血栓形成(1.0%)、出血性卒中(1.0%)[9],由此提示围手术期缺血性卒中最大的病因可能并非通常以为的围手术期大脑低灌注而是脑栓塞,故围手术期除要保证颅内灌注压外,也要警惕脑栓塞的危险因素,除血栓脱落外,一些特殊手术中脂肪和空气也会成为围手术期卒中的栓子来源[10]。

围手术期出血性卒中通常由两个原因造成:① 突然的血压升高超过颅内血流自动调节机制;② 凝血功能异常,通常为服用抗血小板或抗凝药物。鉴于大部分麻醉药物通常是引起低血压,机制上麻醉药物不大可能造成围手术期出血性卒中。另外,一些血运重建术后,要求血压升高,如颈动脉内膜剥脱术(carotid endarterectomy, CEA)或颈动脉支架植入术(carotid artery stenting, CAS)等,可导致脑高灌注综合征(cerebral hyperperfusion syndrome, CHS),可能会造成围手术期脑出血。CHS 并不常见,但可能发生在脑血管储备减少的患者,特别是当术后高血管张力持续数小时以上时[10,11]。

（二）危险因素

围手术期脑卒中是脑卒中的特殊类型,脑血管疾病的传统危险因素如颈动脉狭窄、高龄、吸烟、高血压、心房颤动、糖尿病等也是围手术期脑卒中的危险因素;更为特殊的是,围手术期手术因素如手术类型、麻醉方式、术中低灌注等也是围手术期脑卒中的危险因素。

1. 传统危险因素／术前危险因素

（1）年龄:随着高龄患者手术的逐渐增多,围手术期脑卒中的发病率有上升的趋势。高龄是脑卒中最显著的危险因素之一。65 岁以下的患者发病率在 0.1% ~ 0.5%,65 ~ 74 岁的患者发病率为 0.5%,而年龄大于 75 岁的患者其发病率高达 1%[12]。

（2）性别:一项纳入了从 1998 年到 2012 年总病例数达 175 655 例的接受 CEA 或 CAS 的患者的临床回顾性分析,对患者其他各项危险因素进行匹配后,统计分析结果提示女性患者比男性患者有更高风险发生围手术期卒中,且对于 CAS 术,女性是全部危险因素中最强的独立危险因素[13]。另外,一项颈动脉血管重建内膜剥脱与支架植入术临床对比试验结果也提示女性患者术后 4 年卒中率高于男性患者[14]。尽管多项研究提示女性是围手术期卒中危险因素,但仍存在争议。

（3）吸烟:针对西方人群的 32 项研究使用 Meta 分析发现吸烟可使脑卒中的相对危险增加 50%[15]。

（4）高血压:高血压会损害脑的自身血流调节功能,使脑血流量过多增加从而加重脑水肿。有研究报道收缩压及平均动脉压主要与缺血性脑卒中相关,而舒张压主要与出血性脑卒中相关,且基础收缩压每增高 10 mmHg,缺血性脑卒中发病危险增加 47%。

（5）心脏病：各种类型心脏病均可增加患脑血管病的危险,如心房颤动、感染性心膜炎、心脏瓣膜病、急性心肌梗死等,这与附壁栓子脱落、赘生物碎片脱落、细菌性动脉瘤破裂、血管痉挛、血压骤降等有关。

心房颤动是围手术期急性缺血性脑卒中的一个特别重要的潜在危险因素。研究发现,在围手术期脑卒中的患者中有 27.6% 的患者并存心房颤动,而非脑卒中组心房颤动发生率仅为 8.7%[5]。Kaatz[17]等对 10 种不同类型的手术 30 日后卒中发生率进行了分析,心房颤动患者围手术期卒中风险是非心房颤动患者的 2 倍。无论是慢性心房颤动还是术后新发的心房颤动,都会使患者卒中发生率和病死率增高。

（6）糖尿病：糖尿病并发的大血管及微血管病变是易发生缺血性脑卒中的原因。一项大样本研究表明,糖尿病是围手术期脑卒中发生的独立危险因素之一,糖尿病患者患脑卒中的风险是非糖尿病患者的 2~3 倍[5]。

（7）颈动脉狭窄：颅内脑动脉狭窄的患者发生围手术期卒中的风险并不清楚,但是这些患者在非手术的情况下发生卒中的风险高,因而围手术期发生卒中的风险可能也很高[18]。

2. 手术相关危险因素/术中危险因素

（1）手术类型：非心血管手术的围手术期卒中发生率因手术类型而异,高危手术的卒中风险为普通手术的 1.5 倍[12]。心血管外科手术的围手术期卒中发生率依手术类型和手术操作的复杂程度而定,冠脉搭桥术后卒中的病因学具有复杂性和多元性,可以是全身性炎症反应、脑栓塞或低灌注所致,而手术期间动脉粥样硬化栓子脱落、主动脉插管和主动脉钳夹是最重要的危险因素[19]。

（2）围手术期低灌注：术中禁食、补液不足及术中大量失血等常引起围手术期低血容量,导致脑低灌注甚至分水岭梗死。老年患者以及合并有高血压、糖尿病等疾病患者,由于脑血流自动调节能力下降,术中低灌注更容易发生脑卒中。术中血压长时间下降大于 20 mmHg 或较术前血压下降大于 20% 时,术后脑卒中的发生率明显升高[5]。

（3）麻醉方式：围手术期脑卒中的发生与麻醉方式有关,局部麻醉手术的并发症比全身麻醉的要少。全身麻醉药如异氟醚有扩张外周血管的作用,麻醉过深可能会出现低血压。此外,全身麻醉会减少原已缺血的脑组织的血流量,推测可能的机制为麻醉剂使非缺血区脑血管扩张,产生盗血现象,从而增加围手术期脑卒中风险[5]。

（4）高凝状态：血液的高凝状态也是造成围手术期脑卒中的常见原因,手术创伤及相关组织损伤都可以引起血液的高凝状态,这是机体的自然防御反应。有研究表明手术后患者的凝血机制会被激活,这种高凝状态可以持续到术后 14~21 日[20]。全身麻醉、脱水、术后长期卧床、围手术期抗血小板和抗凝药物的暂停使用都可以进一步加重手术导致的高凝,从而增加围手术期血栓性事件包括脑卒中的发生。

（5）术前停用抗血栓药物：2009 版脑卒中的管理指南中建议:为了最大限度地减少术中或术后的出血,术前应停用抗凝药,阿司匹林术前应停药 7 日,氯吡格雷应停药 14 日,噻氯匹定提前 10~14 日停药。然而值得注意的是,术前停用这些抗血栓药也是诱发脑卒中的一项危险因素,尤其是对原有脑卒中史、颅内放置支架和有发生心血管意外的高危患者。

但 2019 年 AHA/ACC/HRS 对 2014 年版本心房颤动管理指南进行了更新。文中指出对长期接受抗凝治疗的患者围手术期停用抗凝药时需进行卒中和出血风险的综合考虑；此外，对于停用华法林，可能仅需要对有高度血栓栓塞风险患者进行低分子肝素桥接抗凝治疗，因为2015 年发表在新英格兰杂志的一项随机双盲对照试验结果显示术前 3 日至术后 24 h 围手术期停用华法林且不进行肝素桥接治疗，动脉血栓形成风险并不增加而出血风险减小[21]。

（6）受体阻滞剂：Bangalore 等[22]研究 Meta 分析发现进行非心脏手术的患者应用 β 受体阻滞剂所引起的低血压和心动过缓会增加脑卒中发病的风险。

（7）其他：手术持续时间、高血糖、高血压、低血压等。

3. 术后危险因素·心力衰竭、低射血分数、心肌梗死；心律失常、心律不齐、心房颤动；脱水、失血；卧床；高血糖等。

三、功能评估及危险分级

（一）功能评估

目前并无与围手术期风险相关的脑功能评估方法被临床广为运用，发现潜在脑卒中患者，明确诊断，对风险评估有一定帮助。脑卒中诊断标准：① 曾经有过脑卒中病史；② 有局灶性神经损害症状、体征；③ CT 或 MRI 检查明确。

（二）危险分级

围手术期与手术、麻醉相关的脑卒中发生率目前还没有量化标准。CHADS2 评分有助于对一般人群脑卒中风险发生率进行评估（表 5 - 1 - 2、表 5 - 1 - 3）。

表 5 - 1 - 2　CHADS2 评分系统/Chronic Hemagglutinin Disease 评分系统[23]

危 险 因 素	评 分	危 险 因 素	评 分
心力衰竭	1分	糖尿病	1分
高血压	1分	脑卒中与 TIA 病史	2分
年龄>70 岁	1分	总分	6分

表 5 - 1 - 3　脑卒中发生率与 CHADS2 评分的相关性[23]

CHADS2 得分	脑卒中发生率(/100 人年)	CHADS2 得分	脑卒中发生率(/100 人年)
0分	1.2	4分	8.0
1分	2.8	5分	17.0
2分	3.6	6分	44.0
3分	6.4		

四、围手术期并发症与预后

1. 再发脑卒中·手术前有过脑卒中病史患者常合并颅内外血管狭窄和硬化，且以大脑中动脉狭窄最常见，此类患者在手术后发生脑卒中的风险是普通患者的 4 倍左右[24]。

2. 术后认知功能障碍(postoperative cognitive dysfunction,POCD)·术前及术中平均动脉压降低会增加冠状动脉旁路移植术(coronary artery bypass grafting,CABG)术后认知功能发生的风险[25]。心脏手术后认知功能障碍发病率在术后 7 日高达 30%~70%,术后 3 周下降到30%~50%,6 个月和 1 年后仍可有 20%~40%的患者存在相应的认知功能障碍[26]。

3. 谵妄·颈动脉狭窄>50%、年龄>75 岁、血肌酐>99 μmol/L、高血压史、心房颤动史及吸烟与非体外循环下 CABG 后谵妄的发生有关[27]。

4. 肺炎·脑卒中相关性肺炎(stroke associated pneumonia,SAP)是指临床确诊的急性脑卒中患者出现发热、咳嗽、咳痰、呼吸困难等症状,根据特定诊断程序而确诊的肺炎。高龄、脑卒中严重程度、误吸、意识障碍、吞咽障碍、既往吸烟史、长期卧床等因素与 SAP 的发生相关。肺炎为脑卒中后最常见的并发症之一,6.9%~21%脑卒中患者合并肺炎,是脑卒中患者病情加重和死亡的主要原因,能明显增加脑卒中后患者的致死率和致残率[28]。

五、麻醉决策与处理

(一) 麻醉决策

围手术期脑卒中的发生也与麻醉方式有关,局麻手术的并发症比全身麻醉的要少,能够降低死亡率以及神经功能恢复较好[29,30]。全麻与区域麻醉比较,各有利弊。区域麻醉的优点:术中能够行神经功能监测;缺点:不利于呼吸道管理、患者术中身体移动、延长手术时间。全麻的优点:利于气道管理,避免误吸、呼吸抑制、避免患者术中身体移动、可能缩短手术时间;缺点:血压波动剧烈、术中不能监测神经功能、可能导致肺炎、脓毒症[30-33]。

全麻适用于不能合作的患者、严重的神经功能损害不能保护气道的患者(Ⅱa 级推荐,B级证据)。区域麻醉用于能合作的患者、能够保护气道的患者(Ⅱa 级推荐,B 级证据),所有区域麻醉的患者,麻醉医师必须做好全麻的准备(Ⅱa 级推荐,C 级证据)。

全麻药如异氟醚和硫喷妥纳等有扩张外周血管的作用,麻醉过深可能会出现低血压。此外,虽然吸入性麻醉剂能够减少脑耗氧量并增加脑血流量,但动物和人体试验均发现,全身麻醉会减少原已缺血的脑组织的血流量,推测可能的机制为麻醉剂使非缺血区脑血管扩张,产生盗血现象,从而增加围手术期脑卒中风险[5]。但是对于麻醉方法与围手术期脑卒中发生的关系目前还没有系统完整的研究。目前还不清楚对于脑卒中的高危人群,何种麻醉方法最优、最合理。

一项前瞻性随机对照研究,对 116 例择期进行股骨手术的老年患者进行分析,结果表明,全麻复合硬膜外麻醉较单纯全麻有利于降低老年股骨手术患者围手术期血小板活化,降低高凝状态,对纤溶状态无明显影响[34],对降低围手术期卒中高危因素有一定临床意义。

(二) 围手术期处理建议

1. 术前准备·对于高风险患者,充分完备的术前准备能够降低围手术期脑卒中的发生率,术前准备主要包括术前指导患者合理使用抗血小板抗凝药物,检查患者是否术前已经存在血栓等。

(1)抗血小板聚集:抗血小板药已成为缺血性卒中一级和二级预防的重要手段,围手术期必须进行分层风险评价以决定是否继续应用抗血小板药。血栓事件低危患者可以停用,而出血风险低于动脉血栓风险的患者仍应继续应用抗血小板药[35]。

1）阿司匹林：阿司匹林服用后 1 h 可使血栓素 B 降低 80%,单剂服药后抑制血小板聚集持续 10 日,而血小板的平均寿命为 7~10 日。

2）氯吡格雷：氯吡格雷通过选择性抑制二磷酸腺苷诱导的血小板聚集发挥抗血小板聚集效应。氯吡格雷预防卒中的指征明确,但手术期间如何应用尚无定论。氯吡格雷停药 7 日后血小板功能恢复正常;当术前停药小于 5 日时,其严重出血风险要高于阿司匹林。

3）阿司匹林+氯吡格雷联合治疗,见表 5－1－4。

表 5－1－4　CABG 和 CEA 围手术期抗血小板治疗推荐

CEA 术	CABG 术
阿司匹林 剂量：81~325 mg/d 术前不必停药	阿司匹林 剂量：75~325 mg/d 术前至少停药 5 日,术后 6 h 重新开始服用
或	或
阿司匹林/氯吡格雷 阿司匹林术前 4 周 150 mg, 氯吡格雷术前 75 mg,不必停药	阿司匹林+氯吡格雷 阿司匹林术前 75~325 mg 氯吡格雷 负荷量 300 mg 维持量 75 mg/d,1 次/日 术前 5 日停药,术后 6 h 重新开始服用

（2）抗凝：即使在重大外科手术前中断抗凝治疗也有可能导致灾难性后果,围手术期抗凝与否必须权衡缺血与出血之间的利弊。

对于必须中断华法林抗凝治疗的患者,应考虑术后应用肝素或低分子肝素,但目前是否必须要使用肝素桥接抗凝存在一些别的看法（参考本章节上述相关内容）。

术前抗凝治疗主要是为了降低术后并发症发生率。对于华法林治疗 INR 目标值为 2.0~3.0 的患者,停药 5 日内手术应保证手术时 INR 正常;老年人的 INR 可能需要更长时间才能恢复正常。对于 INR 目标值为 2.5~3.5 的患者,停用华法林 6 日后手术是合理的。术前必须监测 INR,如术前 1 日 INR>1.5,则应口服小剂量维生素 K(1~2 mg)以保证手术当日 INR 正常。术后恢复应用华法林的时间依手术类型而定。表 5－1－5 对术后抗凝药治疗的推荐进行了总结[36]。

表 5－1－5　危险分层与术后抗凝

出血风险	手术类型	抗凝治疗建议		
		华法林	小剂量低分子肝素	全剂量低分子肝素
高危	神经外科手术 前列腺电切或膀胱手术	手术当晚 术后 48~72 h	术后 24~48 h 术后 48~72 h	
中危	心脏瓣膜置换术 CABG 大血管手术 肾活检、肠息肉切除术 大型肿瘤手术 大型腹腔手术 大型胸腔手术	手术当晚	手术当晚	术后 24~48 h

（续　表）

出 血 风 险	手 术 类 型	抗 凝 治 疗 建 议		
		华 法 林	小剂量低分子肝素	全剂量低分子肝素
低危	大型整形手术 起搏器植入术 白内障摘除术 大多数皮肤手术 腹腔镜胆囊手术 腹腔镜疝气修复术	手术当晚	手术当晚	术后 24 h

（3）肺炎：明确诊断者可予抗生素治疗。

（4）深静脉血栓：行 B 超检查是否有下肢深静脉血栓形成，是否有必要治疗。

2.　围手术期脑保护策略·围手术期与脑保护密切相关的生理学参数主要包括体温、血糖和血压的管理。动物实验证实低温对局灶性和全脑缺血均有保护作用。

（1）血压：对于脑卒中后遗症患者而言，麻醉管理的重点在于维持正常的脑组织血流灌注[28]。围手术期降压目标不是统一地把 SBP、DBP、MAP 降低超过20%，而是应该以保护器官功能为准则，所以提出治疗个体化来解决既要降压还要保证脑和肾等的器官灌注。一般而言，术中 MAP 下降大于基础值的30%可能增加围手术期脑卒中风险，对于既往有脑卒中病史的高危患者，MAP 降低较基础血压降低应小于20%。所以当患者出现血压下降趋势时即行扩容、升压等干预，在不增加心脏负担的前提下尽可能维持充足的脑组织灌注，避免脑缺血的发生。

降压前需要筛查颅内动脉严重狭窄或闭塞者，对于双侧颈动脉狭窄在70%以下者可以常规降压治疗，对于狭窄超过70%者，降压要慎重，过度降压可使死亡率增加[37]。急性脑卒中时血压升高属于机体的自我保护机制，目前认为除非血压超过 220/120 mmHg，否则不宜使用降压药物。

（2）体温：虽然有临床试验证实浅低温（33～35℃）能提供良好的脑保护效果，然而一项全球多中心大样本临床研究显示，对 1 001 例颅内动脉瘤手术的患者，术中浅低温（33℃）并未明显减轻围手术期脑缺血损伤的发生[38]。关于低体温是否有脑保护作用的争议，可能与降温时程、低温和复温过程的不良反应等有关。

（3）血糖：血糖在决定脑缺血损伤的预后中占有重要的地位。糖尿病和短暂高血糖的患者卒中后 1 年的死亡率大于血糖正常的患者。但研究也表明无论低血糖还是高血糖对于术后患者来说都是一个不利因素，与术后不良结局相关。一项研究表明，心脏手术中对于非糖尿病患者严格控制血糖围手术期卒中率高于血糖宽松控制组，而对于糖尿病患者严格控制血糖，术后的死亡率和感染率都能降低，另外，也有研究表明对于非心脏手术，避免高血糖对于糖尿病和非糖尿病患者都能获益。因此，目前对于血糖的控制仍然存在争议。建议将血糖浓度保持在最佳范围；建议采用胰岛素治疗的范围：血糖浓度超过 8.4 mmol/L（150 mg/dL），绝对上限为 10.08 mmol/L（180 mg/dL）时开始胰岛素治疗；如果血糖浓度低于 5.6 mmol/L（100 mg/dL），且绝对下限为 3.92 mmol/L（70 mg/dL），则应减少胰岛素治疗。无论如何，对于有围手术期卒中危险的患者，应经常控制血糖浓度[39,40]。

（4）麻醉与麻醉药：大量的研究证实局部麻醉药（利多卡因）、镇静药、阿片类镇痛药、静脉麻醉药和吸入麻醉药等,均可减轻动物脑缺血再灌注损伤[40]。丙泊酚能够剂量依赖性降低脑代谢率,即使在缺血后1 h给予,仍能够减少神经元凋亡和脑梗死容积,适合用于神经外科手术。氯胺酮能够阻断NMDA受体,被认为是有神经保护效应的麻醉药物。几乎所有的吸入麻醉药如异氟烷、七氟烷、地氟烷等均可减少缺血性脑损伤。但是否产生脑保护作用与其使用的剂量、时机、持续时间及脑缺血损伤的严重程度密切相关。依托咪酯的脑保护作用尚存争议,但临床上仍然可用于神经外科手术的麻醉。咪达唑仑不考虑作为脑保护药物。尽管大量实验研究表明麻醉药具有神经保护作用,但何种麻醉药物在临床上如何应用发挥脑保护作用目前仍无定论。

多年以来,一直认为麻醉药通过抑制脑电活动、降低脑氧代谢率而发挥脑保护。新近的研究认为,麻醉药的神经保护作用是多因素、多途径的,仍需要深入研究其神经保护作用机制。麻醉药神经保护的另一焦点问题是何时实施能达到最好效果。虽然有研究表明,麻醉药的神经保护作用可持续2~4周,而麻醉药神经保护作用的相关临床表现可能具有一个时间窗。研究也显示麻醉药对轻、中度的脑缺血性损伤具有长期的保护作用,而对重度缺血性损伤可能无效,对于超过一定限度的严重损伤,麻醉药未必具有保护作用。另外,一些研究表明,对于处于发育过程中的神经细胞,麻醉药可引起退行性变其至神经元细胞死亡[40]。

(5)过度通气:研究发现在动脉粥样硬化患者中,轻度高碳酸血症($PaCO_2 > 40 \sim 45$ mmHg)能扩张脑血管,对于改善脑灌注可能是有益的,相对的,必须避免低碳酸血症,因为它减少了区域脑血流量,大脑灰质减少尤其明显[40]。另外,也应避免低氧血症,因为低氧可导致脑血管的收缩[40]。

(6)严密的术中监测:对于围手术期卒中的防治关键是早发现,早治疗。术中可辅助使用各种神经监测措施,如脑电图、经颅多普勒超声等,术中可使用短效药物,缩短复苏时间,尽早对患者的精神状态进行判断[40]。

(7)神经保护剂:神经保护剂的研发与缺血级联反应的病理生理通路息息相关,其中包括离子紊乱、神经递质释放、程序性死亡、自由基产生、炎症反应等。

1)溶栓剂:适用于发病6 h以内的早期患者,超过8 h后,药物的效果则明显降低。临床常用药物主要有链激酶、尿激酶和重组组织型纤溶酶原激活物(rt-PA)等。临床医师常以rt-PA作为首选溶栓药物,此药在发病后3 h内使用效果显著,但易导致脑出血。

2)自由基清除剂:一些自由基清除剂或抗氧化药物在实验室研究中被证实能够产生明确的脑保护效应,如依达拉奉、NXY-059,但在临床应用的效果并不显著。

3)他汀类药物:他汀类药物可通过抗炎和斑块稳定等作用减少心脑血管事件。接受CEA患者中,术前长期定期服用他汀类药物者围手术期卒中风险和死亡率更低。在非心血管性手术中,围手术期使用他汀类药物也可降低心肌梗死风险和平均住院时间。术前至少2周给予他汀类药物可降低血管手术患者的卒中发生率。重大非心脏手术后停用他汀类药物与较差的心脏结局和缺血性卒中有关。对于围手术期卒中高危患者,定期服用他汀类药物可能具有保护作用,不应停用[40]。

4)镁剂:在外伤及缺血损伤的动物模型中,镁被证明有神经保护效应,并且即使在损伤发生后24 h给予镁剂,仍然可以发挥保护效应。镁剂的神经保护作用与开始治疗时间和病种类型等有关。

（8）预处理：预处理的理论基础是预先给予大脑一个不引起脑损伤的较小刺激，能够加强大脑对将来发生的较严重的损伤性事件的耐受能力。然而，缺血预处理在临床中的不可操作性，使其应用受到很大限制。研究发现高压氧、氟醚类麻醉药、低频电针刺激，这三种非缺血预处理措施，可模拟缺血预处理效果产生远程缺血预处理（remote ischemic preconditioning，RIPC），即一个器官的短暂缺血再灌注可以通过在循环中释放生化信使或激活神经通路而对远隔器官缺血/再灌注损伤产生保护作用，对受保护的靶器官无创伤且不产生直接应激[41]。一项发表在循环杂志上的临床研究表明对于严重的颈内动脉狭窄，单纯的 RIPC 也能明显增加大脑灌注量，减少斑块体积[42]。由于 R1PC 无创伤、操作简便，克服了经典缺血预处理临床可操作性差等缺点，具有良好的临床应用价值。

3. 围手术期脑卒中的治疗

（1）溶栓治疗：虽然早已批准 rt－PA 静脉溶栓用于治疗发病 3 h 内的急性缺血性卒中的治疗，但对于围手术期卒中显然是禁忌。心脏手术后在经过选择的急性缺血性卒中患者中进行动脉溶栓相当安全。在 13 例心脏手术后发生缺血性卒中的患者中，12 例在 6 h 内应用尿激酶（2.5 万～5 万单位，间隔 5～10 min）或 rt－PA（20～50 mg）进行动脉溶栓直至血管再通，38% 的患者神经系统症状显著改善；仅 1 例患者因胸腔出血需行胸导管引流，未予动脉溶栓[43]。另一项研究也证实了动脉溶栓治疗 CEA 术后缺血性卒中的安全性[44]。

（2）机械取栓：经动脉机械取栓术是近年来出现的一项新技术，因为并非所有栓子对动脉或静脉溶栓有反应，而且围手术期溶栓治疗的应用受到严格限制，因此在围手术期卒中的治疗中扮演着重要角色。对 305 例围手术期卒中患者进行了 MERCI 机械取栓治疗，其中 48 例为静脉 rt－PA 溶栓失败者，257 例不适合溶栓。结果表明，静脉溶栓无反应的患者 MERCI 治疗血管再通率较高（73% vs. 63%），病死率较低（27.7% vs. 40.1%），90 日时神经功能恢复也较好[43]。

（3）扩容治疗：如前所述，对于低血容量导致的分水岭梗死，仅 50% 的患者对扩容治疗有反应[45]。

（作者　胡静萍　谭芳，审校　蔡珺）

参考文献

[1] Mashour GA, Moore LE, A. V, et al. Perioperative care of patients at high risk for stroke during or after non-cardiac, non-neurologic surgery [J]. J Neurosurg Anesthesiol, 2014, 26(4): 273 - 285.

[2] 刘丝濛, 岳云. 非心血管非神经外科手术围手术期脑卒中[J]. 临床麻醉学杂志, 2016, 32: 298 - 302.

[3] Baba T, Goto T, Maekawa K, et al. Early neuropsychological dysfunction in elderly high-risk patients after on-pump and off-pump coronary bypass surgery[J]. J Anesth, 2007, 21(4): 452 - 458.

[4] Barber PA, Hach S, Tippett LJ, et al. Cerebral ischemic lesions on diffusion-weighted imaging are associated with neurocognitive decline after cardiac surgery[J]. Stroke, 2008, 39(5): 1427 - 1433.

[5] Bateman BT, Schumacher HC, Wang S, et al. Perioperative acute ischemic stroke in noncardiac and nonvascular surgery: incidence, risk factors, and outcomes[J]. Anesthesiology, 2009, 110(2): 231 - 238.

[6] Mashour GA, Shanks AM, Kheterpal S. Perioperative stroke and associated mortality after noncardiac, nonneurologic surgery [J]. Anesthesiology, 2011, 114(6): 1289 - 1296.

[7] Selim M. Perioperative stroke[J]. N Engl J Med, 2007, 356(7): 706 - 713.

［ 8 ］ Landercasper J, Merz BJ, Cogbill T, et al. Perioperative stroke risk in 173 consecutive patients with a past history of stroke[J]. Arch Surg, 1990, 125(8): 986 - 989.

［ 9 ］ Likosky DS, Marrin CA, Caplan LR, et al. Determination of etiologic mechanisms of strokes secondary to coronary artery bypass graft surgery[J]. Stroke, 2003, 34(12): 2830 - 2834.

［10］ Ko SB. Perioperative stroke: pathophysiology and management[J]. Korean J Anesthesiol, 2018, 71(1): 3 - 11.

［11］ van Mook WN, Rennenberg RJ, Schurink GW, et al. Cerebral hyperperfusion syndrome[J]. Lancet Neurol, 2005, 4(12): 877 - 888.

［12］ Kikura M, Bateman BT, Tanaka KA. Perioperative ischemic stroke in non-cardiovascular surgery patients[J]. J Anesth, 2010, 24(5): 733 - 738.

［13］ Dua A, Romanelli M, Upchurch GR, et al. Predictors of poor outcome after carotid intervention[J]. J Vasc Surg, 2016, 64(3): 663 - 670.

［14］ Howard VJ, Lutsep HL, Mackey A, et al. Influence of sex on outcomes of stenting versus endarterectomy: a subgroup analysis of the Carotid Revascularization Endarterectomy versus Stenting Trial (CREST)[J]. Lancet Neurol, 2011, 10(6): 530 - 537.

［15］ Shinton R, Beevers G. Meta-analysis of relation between cigarette smoking and stroke[J]. BMJ, 1989, 298(6676): 789 - 794.

［16］ Inoue R, Ohkubo T, Kikuya M, et al. Stroke risk of blood pressure indices determined by home blood pressure measurement: the Ohasama study[J]. Stroke, 2009, 40(8): 2859 - 2861.

［17］ Kaatz S, Douketis JD, Zhou H, et al. Risk of stroke after surgery in patients with and without chronic atrial fibrillation[J]. J Thromb Haemost, 2010, 8(5): 884 - 890.

［18］ Chimowitz MI, Lynn MJ, Howlett-Smith H, et al. Comparison of warfarin and aspirin for symptomatic intracranial arterial stenosis[J]. N Engl J Med, 2005, 352(13): 1305 - 1316.

［19］ Cheng DC, Bainbridge D, Martin JE, et al. Does off-pump coronary artery bypass reduce mortality, morbidity, and resource utilization when compared with conventional coronary artery bypass? A meta-analysis of randomized trials[J]. Anesthesiology, 2005, 102(1): 188 - 203.

［20］ 姜勇,李晓燕,胡楠,等. 2004—2005 年中国居民脑血管病死亡流行病学特征[J]. 中华预防医学杂志,2010,44: 293 - 297.

［21］ Douketis JD, Spyropoulos AC, Kaatz S, et al. Perioperative Bridging Anticoagulation in Patients with Atrial Fibrillation[J]. N Engl J Med, 2015, 373(9): 823 - 833.

［22］ Bangalore S, Wetterslev J, Pranesh S, et al. Perioperative beta blockers in patients having non-cardiac surgery: a meta-analysis[J]. Lancet, 2008, 372(9654): 1962 - 1976.

［23］ Zuo ML, Liu S, Chan KH, et al. The CHADS2 and CHA 2DS 2 - VASc scores predict new occurrence of atrial fibrillation and ischemic stroke[J]. J Interv Card Electrophysiol, 2013, 37(1): 47 - 54.

［24］ 肖长波,王平凡,张力,等. 高龄冠脉动脉旁路移植术患者 41 例围手术期管理[J]. 中国老年学杂志,2013,33: 3461 - 3463.

［25］ Gottesman RF, Hillis AE, Grega MA, et al. Early postoperative cognitive dysfunction and blood pressure during coronary artery bypass graft operation[J]. Arch Neurol, 2007, 64(8): 1111 - 1114.

［26］ Martin KK, Wigginton JB, Babikian VL, et al. Intraoperative cerebral high-intensity transient signals and postoperative cognitive function: a systematic review[J]. Am J Surg, 2009, 197(1): 55 - 63.

［27］ Miyazaki S, Yoshitani K, Miura N, et al. Risk factors of stroke and delirium after off-pump coronary artery bypass surgery[J]. Interact Cardiovasc Thorac Surg, 2011, 12(3): 379 - 383.

［28］ Elovic E. Principles of pharmaceutical management of spastic hypertonia[J]. Phys Med Rehabil Clin N Am, 2001, 12(4): 793 - 816, vii.

［29］ Hassan AE, Chaudhry SA, Zacharatos H, et al. Increased rate of aspiration pneumonia and poor discharge outcome among acute ischemic stroke patients following intubation for endovascular treatment[J]. Neurocrit Care, 2012, 16(2): 246 - 250.

［30］ Jumaa MA, Zhang F, Ruiz-Ares G, et al. Comparison of safety and clinical and radiographic outcomes in endovascular acute stroke therapy for proximal middle cerebral artery occlusion with intubation and general anesthesia versus the nonintubated state[J]. Stroke, 2010, 41(6): 1180 - 1184.

［31］ Brekenfeld C, Mattle HP, Schroth G. General is better than local anesthesia during endovascular procedures[J]. Stroke, 2010, 41(11): 2716 - 2717.

［32］ Lees KR, Bluhmki E, von Kummer R, et al. Time to treatment with intravenous alteplase and outcome in stroke: an updated pooled analysis of ECASS, ATLANTIS, NINDS, and EPITHET trials[J]. Lancet, 2010, 375(9727): 1695 - 1703.

［33］ McDonagh DL, Olson DM, Kalia JS, et al. Anesthesia and Sedation Practices Among Neurointerventionalists during Acute Ischemic Stroke Endovascular Therapy[J]. Front Neurol, 2010, 1: 118.

［34］ 王纪明,蔺建华,郭莉. 不同麻醉方法对老年股骨手术患者围手术期卒中高危因素的影响[J]. 中国实用神经疾病杂志,2015,15: 64 - 66.

［35］ Vasudeva P, Goel A, Sengottayan VK, et al. Antiplatelet drugs and the perioperative period: What every urologist needs to know[J]. Indian J Urol, 2009, 25(3): 296 - 301.

［36］ Douketis JD. Perioperative anticoagulation management in patients who are receiving oral anticoagulant therapy: a practical guide for clinicians [J]. Thromb Res, 2002, 108(1): 3 - 13.

［37］ Axelrod DA, Stanley JC, Upchurch GR, et al. Risk for stroke after elective noncarotid vascular surgery[J]. J Vasc Surg, 2004, 39(1): 67 - 72.

［38］ Leira EC, Davis PH, Martin CO, et al. Improving prediction of outcome in "good grade" subarachnoid hemorrhage[J]. Neurosurgery, 2007, 61(3): 470 - 474.

［39］ Egi M, Bellomo R, Stachowski E, et al. Hypoglycemia and outcome in critically ill patients[J]. Mayo Clin Proc, 2010, 85(3): 217 - 224.

[40] Engelhard K. Anaesthetic techniques to prevent perioperative stroke[J]. Curr Opin Anaesthesiol, 2013, 26(3): 368 - 374.

[41] Rehni AK, Shri R, Singh M. Remote ischaemic preconditioning and prevention of cerebral injury[J]. Indian J Exp Biol, 2007, 45(3): 247 - 252.

[42] Zhao W, Meng R, Ma C, et al. Safety and Efficacy of Remote Ischemic Preconditioning in Patients With Severe Carotid Artery Stenosis Before Carotid Artery Stenting: A Proof-of-Concept, Randomized Controlled Trial[J]. Circulation, 2017, 135(14): 1325 - 1335.

[43] Shi ZS, Loh Y, Walker G, et al. Endovascular thrombectomy for acute ischemic stroke in failed intravenous tissue plasminogen activator versus non-intravenous tissue plasminogen activator patients: revascularization and outcomes stratified by the site of arterial occlusions[J]. Stroke, 2010, 41(6): 1185 - 1192.

[44] Fukuda I, Gomi S, Meguro K, et al. Impact of immediate cerebral angiography for in-hospital cerebral thromboembolism after cardiovascular surgery[J]. Jpn J Thorac Cardiovasc Surg, 2001, 49(5): 282 - 286.

[45] Renner J, Scholz J, Bein B. Monitoring fluid therapy[J]. Best Pract Res Clin Anaesthesiol, 2009, 23(2): 159 - 171.

第二节
帕金森病风险评估及处理

　　帕金森病(Parkinson's disease,PD)又称特发性帕金森病,简称Parkinson病,也称为震颤麻痹(paralysis agitans,shaking palsy),是中老年人常见的神经系统变性疾病,也是中老年人最常见的锥体外系疾病。该病主要以静止性震颤、动作迟缓及减少、肌张力增高、姿势不稳等运动症状为主要特征,也常并发认知或精神异常、睡眠障碍、自主神经功能障碍、感觉障碍等非运动症状。随着老年手术患者增多,麻醉医师将面临更多帕金森病患者,围手术期安全、有效、合理的麻醉管理非常重要[1]。

一、流 行 病 学

　　帕金森病一般常见于中老年人群体中。帕金森病全人群患病率约为0.3%[2],在老年人群中随着年龄的增长患病率成倍增加,65岁以上老年人群患病率为1%~2%、85岁以上为3%~5%[3]。它是一种世界性的疾病而没有性别选择性,两性分布差异性不大。随着老龄化社会的到来,老龄人口的增加将导致全球帕金森病患病率呈明显上升态势。

　　帕金森病患者可因各种外科疾病及急症接受手术麻醉,特别是老年人高发的常见外科疾病,如心脑血管意外、骨折、前列腺增生等。有研究发现,大部分老年髋部骨折患者术前通常合并引起肢体障碍的合并症,其中9%老年髋部骨折患者合并帕金森病[4]。帕金森病患者因其姿势不稳和异常步态等问题存在更高的跌倒骨折风险,骨折发生率高达正常人的2倍[5],而其中一半为髋部骨折[6,7]。也有研究发现下尿路功能障碍在帕金森病患者中发病率高达27.0%~63.9%[8],部分患者还会出现尿路梗阻,需行前列腺电切术治疗[9]。

二、病 　 因

　　目前对帕金森病病因的认识仍不清楚,可能与年龄老化、环境因素及基因之间复杂的相互作用有关[10]。但其发病机制一般认为是脑内黑质纹状体病变,造成多巴胺能神经元中多巴胺减少,功能减弱,与胆碱能神经功能之间的平衡被破坏,继而发生帕金森病[11,12]。帕金森病的病因研究方向分为外源性因素和内源性因素,而两者往往是相互联系、相互影响、相互作用的。外源性因素包括环境和职业、膳食、吸烟、脑外伤和脑肿瘤等都是帕金森病发病的危险因素,内源性因素包括乙酰胆碱等神经递质失衡学说、氧化应激学说、细胞凋亡学说及近年来提出的转运体失调学说、遗传学说。

三、病情分级与术前评估

（一）病情分级

原发性帕金森病根据其病程、主要临床表现、遗传特性等特征，可分为若干型。

1. **按病程分型** · ① 良性型：病程较长，平均可达 12 年，运动症状波动和精神症状出现较迟；② 恶性型：病程较短，平均可达 4 年，运动症状波动和精神症状出现较早。

2. **按症状分型** · ① 震颤型：以震颤为主；② 少动和强直型：以少动、强直为主；③ 震颤或少动和强直型伴痴呆型；④ 震颤或少动和强直型不伴痴呆型。

根据临床症状严重度的不同，国际上修订了帕金森病 Hoehn－Yahr（修正）分级量表：1 级，单侧肢体疾病；1.5 级，单侧肢体合并躯干（轴）症状；2 级，双侧肢体症状但无平衡障碍；2.5 级，轻度双侧肢体症状，能从后拉测试中恢复；3 级，轻至中度双侧症状，不能从后拉测试中恢复，姿势不稳，转弯变慢，许多功能受到限制，但能自理；4 级，重度病残，不需要帮助仍能站立和行走；5 级，坐轮椅或卧床，完全依赖别人帮助。

（二）术前评估

术前访视时应了解患者病程长短、主要临床表现、疾病的严重程度、用药情况包括剂量和用药时间、漏服药物时会出现的典型表现、症状控制情况、是否应用手术治疗，以及是否出现药物不良反应，如恶心、口干、失眠、谵妄、直立性低血压等。

帕金森病可影响全身各个系统功能，术前应关注患者是否合并其他重要脏器病变，尤其注意患者呼吸、循环及自主神经等系统的功能改变[13]。

1. **呼吸系统** · 轻中度帕金森病即可减弱患者的呼吸肌肌力。帕金森病患者面部僵硬易造成气管插管困难，胸壁肌肉强直可能会影响辅助通气[14]，而吞咽困难、咽部肌肉功能障碍、呼吸肌强直、自主运动不协调等症状可导致分泌物滞留、呼吸功能不全、肺不张、误吸和呼吸道感染，这也是帕金森病患者围手术期死亡的最主要原因。此外，老年患者本身易合并有慢性阻塞性肺疾病，因此，应重视围手术期胸片、肺功能检查及动脉血气分析，评估患者的肺功能及麻醉诱导时发生反流误吸的风险，并给予足够的预防措施。

2. **心血管系统** · 帕金森病患者心血管系统变化最常见的症状是直立性低血压，还有心律失常、低血容量及继发性水肿等。除了年龄和疾病本身，目前认为，抗帕金森病药也可使患者心血管交感神经兴奋性增加而压力反射敏感性下降，心脏应激性高，增加了直立性低血压和心律失常发生率和严重程度；此外，抗帕金森病药也可引起外周血管扩张，造成患者血容量相对不足，导致低血压的发生。文献报道原发性帕金森病患者早期直立性低血压的发生率为 36%，进展期为 47%[15]。

3. **自主神经系统** · 帕金森病患者的外周自主神经系统也有功能受损，因而出现自主神经功能障碍较普遍，其原因可能是疾病、高龄、用药等因素的共同作用。患者可能会出现面部油脂分泌旺盛、便秘、多涎、尿失禁、吞咽困难、多汗等[16]，其中，胃肠功能紊乱是帕金森病患者最常见的自主神经功能障碍，而自主神经功能紊乱也是造成直立性低血压的原因之一。

4. **帕金森病治疗药物的围手术期应用** · 大多抗帕金森病药物为口服制剂，包括抗胆碱能药物、多巴胺能药物，如左旋多巴、多巴脱羧酶抑制剂、促多巴胺释放药物、单胺氧化酶 B 抑制剂和儿茶酚- O -甲基转移酶（COMT）抑制剂及多巴胺受体激动剂，作用时间 6~12 h，因此术前应继续服用直至手术当日晨，术后尽快恢复给药。个体化用药是帕金森病药物治疗的原则之一，不同患者的用药可能存在较大差异，术前评估时应详细了解患者用药种类、用药剂量和疗效。然而，对神经外科治疗手术的患者，术前 12~24 h 应停药，以便在手术过程中观察效果。

四、围手术期意外和并发症以及对预后的影响

帕金森病患者围手术期并发症发生风险增加[17]。一项针对围手术期并发症的前瞻性研究发现，帕金森病明显增加了术后所有严重并发症的发生风险[18]。帕金森病患者在围手术期可能出现的吞咽困难、呼吸功能障碍、循环系统功能下降和精神症状等比未患有帕金森病患者概率更高，患者的住院时间以及出院后康复治疗时间更长[19]。

1. 呼吸系统·帕金森病患者常并发一些呼吸系统功能的改变，如咽部肌肉功能障碍、吞咽困难及呼吸肌强直和自主运动不协调等造成呼吸器官的损伤。术后呼吸系统并发症，特别是误吸和呼吸道感染是导致患者死亡的最常见原因，其他潜在的并发症包括拔管后的喉痉挛及术后呼吸衰竭等。Tomioka 等[20]曾报道 1 例帕金森病患者行脑室腹腔分流术后第 6 日，因支气管痰液阻塞而致呼吸停止。拔管后喉痉挛也常发生，因此拔管前后应彻底清理呼吸道，动作要轻柔，最好在一定镇静深度下拔管。

2. 心血管系统·帕金森病患者围手术期易出现心律失常、低血容量及继发性水肿，最常见的症状是体位性低血压。除了年龄和疾病本身，相关帕金森病治疗药物也是其主要原因。如左旋多巴可以使心脏应激性增高，周围血管扩张，引起相对血容量降低，机体对拟交感胺类药物、手术麻醉对循环的影响敏感化，从而增加了心血管事件的发生。Korchounov 等[21]比较了 148 例帕金森病患者的用药情况，发现与单用左旋多巴治疗相比，联合用药对心血管功能的影响更大。

3. 自主神经系统·帕金森病患者自主神经系统功能障碍导致围手术期相关并发症，不利于术中管理及术后康复。如胃肠道功能紊乱，可造成患者体重下降、营养缺乏。帕金森病患者还常伴有流涎、尿道刺激症状、排尿困难、心血管病变、体温调节障碍、糖代谢异常等[16]。

4. 认知功能·与正常人群相比，帕金森病患者存在显著的脑白质及灰质低代谢、营养不良和脑皮质厚度下降。Pereira 等[22]的研究发现帕金森病患者可能会对麻醉药物、应激的敏感性增加，可能更易发生术后认知功能障碍。除此之外，帕金森病患者的苏醒时间以及苏醒质量可能不如非帕金森病患者，苏醒期的术后谵妄和其他精神问题发生率较正常患者为高，甚至可出现震颤和视听幻觉[23]。Golden 等证实，帕金森病患者术后谵妄是正常老年患者的 8 倍，这也导致了住院时间的延长。

5. 帕金森病药物相关并发症·如上所述，帕金森病药物治疗可能会引起各系统相关疾病及围手术期众多并发症，但如果围手术期患者无法按时服用足够剂量的药物，可能会导致患者胃动力障碍、直立性低血压、谵妄、行动困难、吞咽困难或肺储备下降进一步加重，并发症风险也会增加，因此直到手术当天仍应该继续使用帕金森病药物。曾有文献报道左旋多巴突然停药可导致胸壁僵硬、运动障碍和震颤，从而引起通气障碍[24]。尽量减少中断帕金森病相关药物的服用时间，可能可以减少围手术期与此相关并发症的发生。

6. **手术相关并发症**·脑深部电刺激手术(DBS)是帕金森病患者常见的手术治疗方法,其中脑深部电极植入术(DBSI)常见的并发症有构音障碍、运动障碍、感觉障碍、眼球运动、肌肉痉挛等。术中事件可包括咳嗽、高血压、颅内出血、震颤、打喷嚏、意识模糊、支气管痉挛[25]、心绞痛等[26],与手术操作及麻醉方式有关。而年龄大于 64 岁是 DBSI 术中出现并发症的独立危险因素。文献报道清醒镇静下的 DBSI 术中事件发生率为 6.96%[25]。脑出血是 DBS 手术最大的风险。Binder 等报道 DBS 患者无症状脑出血发生率为 2.1%,症状性脑出血率为1.2%[27]。Umemura 等[28]报道 109 例 DBS 患者发生症状性脑出血 2 例,症状性硬膜下血肿2 例。

文献报道的长期并发症包括感染、电极移位、电极断裂、皮肤糜烂,而认知方面的不良反应包括情绪改变、抑郁、记忆力下降、冲动、幻觉[29]。因此,对于术前即有长期抑郁症状的患者,更应完善术前评估,并加强术后随访,以便及时治疗。

在其他类型手术中,帕金森病患者术后并发症发生率似比非帕金森病患者更高。例如,多个文献报道帕金森病患者关节置换手术中系统性并发症发生率较未患有帕金森病的患者高,包括静脉血栓形成、谵妄、尿路感染、尿潴留、呼吸道感染等并发症[30-35]。Burrus MT 等[36]进行了一项回顾性的调查研究,对帕金森病患者与未患有帕金森病患者进行配对,评估帕金森病患者的进行常规肩置换术(TSA)、扭转肩膀关节成形术(RSA)和人工半肩关节置换(HA)的围手术期并发症。研究发现在 3 种手术当中,帕金森病患者术后出现感染、错位、翻修手术和系统性并发症的概率较未患有帕金森病的患者高,表明帕金森病可增加此类手术的围手术期并发症的发生。

五、麻醉决策及处理

(一)麻醉决策

1. **麻醉方法选择**

(1)一般手术:帕金森病患者的麻醉一般而言可以按手术的需要以及患者的情况选用麻醉方法,无绝对禁忌。但是由于患者的气道问题,通常会优先选择局部麻醉或区域麻醉。这样可以避免全身麻醉药和肌肉松弛药对帕金森病震颤症状的掩盖,围手术期患者也可继续用药,术后的恶心呕吐也较少,不会给患者带来误吸的危险。但单纯神经阻滞有可能加剧帕金森病患者的自主神经功能紊乱,术中紧张或不自主运动,可能会影响或干扰手术的进行[37]。若由于手术需要或对于震颤明显患者,适宜选择全身麻醉,也建议在情况允许的条件下复合使用区域阻滞,以减少全身麻醉药物的用量[14]。

(2)神经外科手术:对帕金森病患者行神经外科手术,由于需要判断患者的症状,所以应根据患者病情及手术需要合理选择麻醉方式和麻醉药物。

伴有严重运动障碍的、有呼吸系统问题或者过于紧张的帕金森病患者推荐的麻醉方式为全身麻醉。但对于需要行全麻手术者,应注意合理选择麻醉药物,降低药物带来的不良反应。Yamada 等[38]回顾性地对比了全身麻醉和局部麻醉行下丘脑神经刺激术的患者,认为全身麻醉可能更有优势。而 Lefaucheur 等[39]则认为手术效果不会因麻醉方式而受到影响。

局麻由于不需要使用许多可能掩盖震颤症状的全麻药物和神经肌肉阻断剂,可减少药物间的相互作用对病情的影响,临床应用中优于全麻,所以对进行立体定向苍白球或者丘脑切开术的患者,首选局部麻醉。此外,颅骨钻孔大多数情况也可以在局部麻醉下完成,而单纯深部脑刺激电极植入引起的疼痛也并不剧烈。围手术期可以辅助小剂量的镇静镇痛,如咪唑安定可用于疼痛不太剧烈的术中镇静,而瑞芬太尼可以小剂量地用于镇痛[13]。

2. 麻醉药物选择·对于帕金森病患者,在选择不同麻醉药物时,不仅需要考虑其对多巴胺及多巴胺受体的影响,而且也需考虑对患者原本存在的临床症状的影响。

(1)吸入麻醉药:吸入麻醉药对脑内多巴胺浓度的影响复杂,临床浓度的吸入麻醉药可抑制突触再摄取多巴胺,从而增加其细胞外浓度,但也可影响自发性和去极化多巴胺释放。服用左旋多巴或单胺氧化酶抑制剂的患者,应避免吸入氟烷,因其可增强交感神经反应性,诱发心律失常。安氟烷可能导致脑电图出现惊厥性棘波,也可导致面颈部、四肢肌肉抽搐,加重帕金森病的临床症状。异氟醚和七氟醚较少引发心律失常,可安全用于帕金森病患者。但因为低血容量、去甲肾上腺素衰竭、自主功能紊乱和合用其他药物等,有可能会发生低血压。Lin等[40]使用七氟烷全身麻醉成功用于 10 例下丘脑神经刺激电极植入患者。

(2)静脉麻醉药:丙泊酚和咪达唑仑是目前临床上最常用的静脉麻醉药物,目前尚无明确证据[41]表明其不适用于帕金森病患者。Hertel 等[41]使用异丙酚诱导维持全身麻醉成功用于 9 例下丘脑神经刺激电极植入患者。Santos 等[42]认为术中间断使用异丙酚不会影响手术的进行,而且可以减少高血压、颅内血肿和其他并发症。Fukuda 等[43]对 28 例异丙酚麻醉下行立体定向手术的帕金森病患者进行的回顾性调查发现,术后运动情况有明显的改善。但也有报道称其可以引发运动障碍[44]。还有作者报道异丙酚有消除震颤和诱发自发性异常肢体运动如癫痫样活动的双重作用[45]。但是,这些报道样本量有限,缺乏大量随机对照研究,丙泊酚的围手术期应用仍是帕金森病患者麻醉管理研究的关注热点。

咪唑安定和右旋美托咪啶[46]是帕金森病患者较理想的静脉麻醉药。而氯胺酮在理论上因其可以增强交感神经反应性,使心脏应激性增高,心律失常发生率增加,应谨慎用于帕金森病患者。

(3)阿片类药物:帕金森病患者的主要症状之一为肌肉强直,而芬太尼可引发肌肉僵硬及胸壁强直,可能会使患者症状加重。但多数研究资料认为大部分阿片类药物可安全用于帕金森病患者,可与单胺氧化酶抑制剂安全合用。但是哌替啶临床应用时需注意,因其为 5 - 羟色胺再摄取抑制剂,若在单胺氧化酶抑制剂治疗者中使用,可引起肌肉强直、躁动、谵妄、血压改变、高热惊厥等严重不良反应。Gray 等[24]对多例进行双侧丘脑底核神经调节刺激器植入的帕金森病患者使用瑞芬太尼复合咪唑安定进行麻醉,没有发现肌肉强直、呼吸暂停、恶心的不良反应。

(4)肌松药与非去极化肌松药拮抗剂:琥珀胆碱可引起高钾,应避免用于帕金森病患者。目前尚无有关非去极化肌松药加重帕金森病患者症状的报道。有研究认为,中枢烟碱受体对改善神经变性疾病的认知功能有一定作用,因此认为阿曲库铵更适合于帕金森病患者的麻醉。而肌松拮抗剂新斯的明对胆碱酯酶有可逆抑制作用,兴奋骨骼肌,加重震颤麻痹,因此不适用于帕金森病患者。

(5)术中需避免使用的药物:围手术期应小心选择止呕药,避免应用吩噻嗪类、丁酰苯类及甲氧氯普胺,其抗多巴胺能作用能诱发或加重帕金森病症状[23]。

术中使用拟交感胺类药物如麻黄碱时要慎重,因其可间接促进多巴胺的释放,引起血压和心率的剧烈升高,国内曾有报道[47]术中使用麻黄碱致帕金森病患者严重高血压。

局麻药中不可加入肾上腺素,因其可增强外周多巴胺的 β 肾上腺素能作用,影响心律及血压的稳定。

（二）围手术期处理意见

帕金森病患者围手术期管理的主要目标是减少围手术期并发症,特别是肺部并发症的发生,同时控制帕金森症状,避免病情恶化。应加强术中监护,尤其是合并有明显心血管和呼吸系统病变时,术中要严密监测其变化。有学者建议帕金森病患者的围手术期管理应采用 3A 原则:先期计划(advance planning)、适宜处理(appropriate prescribing)与专家会诊(advice from specialists)[48]。

1. 术前呼吸功能锻炼·为了减少肺部感染的发生率,可加强吸气锻炼、抬高床头和早期下地活动。有学者尝试通过术前使用激励型肺量仪进行呼吸功能锻炼以期提高术后肺功能,但其效果尚不明确[49]。

2. 防治误吸·帕金森病患者术前要严格做到禁食、禁饮,且对有明显胃排空时间延长患者有必要延长禁食禁饮时间。对于有吞咽困难者尽量采用快速诱导插管,且诱导时及术中要高度警惕反流误吸的风险,做好随时吸引的准备;对此类患者全麻使用喉罩要慎重,建议尽量不用。复苏时应尽量在患者清醒程度好,肌松药完全代谢和麻醉药物大部分代谢完后拔管,减少误吸可能。

3. 防直立性低血压·帕金森病患者心血管事件中最常见问题为直立性低血压,因此围手术期患者改变体位时要缓慢,同时避免长时间站立。症状严重者,术前应减少可能导致直立性低血压的药物,如利尿药、扩血管药、三环类抗抑郁药和多巴胺受体激动剂等,可适当地增加水盐的摄入,术前应再次评估患者血管内容量状况,避免低血容量。

4. 恶心、呕吐的防治·如前所述,丁酰苯类等止呕药如氟哌利多和甲氧氯普胺,具有抗多巴胺能作用会使患者病情加重,应避免使用。如需术后止吐,可以选择 5 - 羟色胺受体拮抗剂如昂丹司琼或格拉司琼等。

5. 围手术期继续应用抗帕金森病药物·帕金森病治疗药物术前应继续服用直至手术当日晨,术后尽快恢复给药。手术过程中,可根据患者的用药情况继续给药,对于全身麻醉患者,建议在术中常规放置胃管,可通过胃管使用左旋多巴等药物,不仅便于长时间手术术中使用常规剂量抗帕金森病药物避免治疗中断,而且有利于围手术期特别是苏醒期突发严重震颤或肌强直的治疗。若患者术后将有一段时间无法口服用药,也可请专科医师将口服药物转换为静脉相应替代药物。若患者入手术室后症状严重,建议静脉补充左旋多巴、阿扑吗啡、多潘立酮与金刚烷胺注射液等,均可用于围手术期禁食患者以控制帕金森症状,但国内使用经验尚缺[48,50]。

6. 术中监护·对于帕金森病患者应加强术中监护,尤其是合并有明显心血管和呼吸功能障碍时,术中要严密监测其变化。建议对于手术时间较长或帕金森症状较重的患者,术中应连续监测有创动静脉压力变化,遇到血压降低或升高时,要慎用拟交感类和抗交感类血管活性药物。此外帕金森病患者常伴体温调节功能障碍,应警惕低体温的发生,对于手术时间稍长的患者术中需监测体温并采取保温措施。

7. 苏醒期管理·帕金森病患者苏醒期风险较大,容易发生血压和心率波动,拔管后容易出现喉痉挛,术后谵妄和其他精神问题发生率较高。因此,建议平稳诱导,使用短效药物维持麻醉,在苏醒期确保肌肉松弛药作用完全消失后方可拔除气管导管,以避免肌肉强直诱发喉痉挛,并密切关注中枢神经系统功能。

(作者　陈嘉欣,审校　蔡珺)

参考文献

［1］曹雷. 帕金森病的麻醉[J]. 中国实用医药,2009,(26)：181-182.

［2］de Lau LM, Breteler MM. Epidemiology of Parkinson's disease[J]. Lancet Neurol, 2006, 5：525-535.

［3］Alves G, Forsaa EB, Pedersen KF, et al. Epidemiology of Parkinson's disease[J]. J Neurol, 2008, 255(Suppl 5)：18-32.

［4］Crego-Vita D, Sanchez-Perez C, Gomez-Rico JAO, et al. Intracapsular hip fractures in the elderly. Do we know what is important?［J］. Injury, 2017, 48(3)：695-700.

［5］Bloem BR, Grimbergen YAM, Cramer M, et al. Prospective assessment of falls in Parkinson's disease[J]. Journal of Neurology, 2001, 248(11)：950-958.

［6］Williams RD. Predictors of falls and fractures in bradykinetic rigid syndromes：a retrospective study[J]. Journal of Neurology, Neurosurgery & Psychiatry, 2006, 77(4)：468-473.

［7］Melton LJ, Leibson CL, Achenbach SJ, et al. Fracture risk after the diagnosis of Parkinson's disease：Influence of concomitant dementia[J]. Movement Disorders Official Journal of the Movement Disorder Society, 2010, 21(9)：1361-1367.

［8］吴志刚,沈丽霞. 帕金森病患者下尿路功能障碍治疗研究进展[J]. 神经药理学报,2014,4(4)：36-41.

［9］Badri AV, Purohit RS, Skenazy J, et al. A review of lower urinary tract symptoms in patients with Parkinson's disease[J]. Curr Urol Rep, 2014, 15(9)：435-444.

［10］Przedborski S. The two-century journey of Parkinson disease research[J]. Nature Reviews Neuroscience, 2017, 18(4)：251-259.

［11］Checkoway H, Nelson LM. Epidemiologic approaches to the study of Parkinson's disease etiology[J]. Epidemiology, 1999, 10(3)：327-336.

［12］Mizuno Y, Mori H, Kondo T. Parkinson's disease：from etiology to treatment[J]. Intern Med, 1995, 34(11)：1045-1054.

［13］Nicholson G. Parkinson's disease and anaesthesia[J]. British Journal of Anaesthesia, 2002, 89(6)：904-916.

［14］仓静,金琳. 帕金森病患者的围手术期管理[J]. 老年医学与保健,2013,(5)：276-278.

［15］Krygowska-Wajs A, Furgała A, Laskiewicz J, et al. Early diagnosis of orthostatic hypotension in idopathic Parkinson's disease［J］. Neurological Sciences, 2002, 43(1-2)：1-4.

［16］衣玉胜,殷积慧,王世端. 帕金森病患者手术的麻醉处理[J]. 中国医师进修杂志：综合版,2006,4(12)：73-74.

［17］Brennan KA, Genever RW. Managing Parkinson's disease during surgery[J]. BMJ, 2010, 341(7780)：990-993.

［18］Reilly DF, Mcneely MJ, Doerner D, et al. Self-reported Exercise Tolerance and the Risk of Serious Perioperative Complications[J]. Archives of Internal Medicine, 1999, 159(18)：2185-2192.

［19］Spiegel J. Peri-operative Management of Patients with Parkinson's Disease[J]. American Journal of Medicine, 2013, 127(4)：275-280.

［20］Tomioka T, Ogaki N, Asari H. Anesthetic management of a Paget's disease patient complicated with Parkinson disease[J]. Masui, 1995, 44(10)：1384-1387.

［21］Korchounov A, Kessler KR, Schipper HI. Differential effects of various treatment combinations on cardiovascular dysfunction in patients with Parkinson's disease[J]. Acta Neurologica Scandinavica, 2010, 109(1)：45-51.

［22］Pereira JB, Per S, Daniel W, et al. Initial cognitive decline is associated with cortical thinning in early Parkinson disease[J]. Neurology, 2014, 82：2017-2025.

［23］Golden WE, Lavender RC, Metzer WS. Acute postoperative confusion and hallucinations in Parkinson disease[J]. Annals of Internal Medicine, 1989, 111(3)：218-222.

［24］Gray H, Wilson S, Sidebottom P, et al. Parkinson's disease and anaesthesia[J]. British Journal of Anaesthesia, 2003, 90(4)：524-525.

［25］Frost EA, Osborn I. Deep brain stimulation surgery for movement disorders and Parkinson's disease[J]. Int Anesthesiol Clin, 2009, 47：57-68.

［26］Khatib R, Ebrahim Z, Rezai A, et al. Perioperative events during deep brain stimulation：the experience at Cleveland clinic[J]. Neurosurg Anesthesiol, 2008, 20：36-40.

［27］Binder DK, Rau GM, Starr PA. Risk factors for hemorrhage during microelectrode-guided deep brain stimulator implantation for movement disorders[J]. Neurosurgery, 2005, 56(4) 722 - 728.

[28] Umemura A, Jaggi JL, Hurtig HI. Deep brain stimulation for movement disorders: morbidity and mortality in 109 patients[J]. J Neurosurg, 2003, 98(4): 779 - 780.

[29] Frank MJ, Samanta J, Moustafa AA, et al. Hold your horses: impulsivity, deep brain stimulation, and medication in parkinsonism[J]. Science, 2007, 318: 1309 - 1312.

[30] Oni OO, Mackenney RP. Total knee replacement in patients with Parkinson's disease[J]. J Bone Joint Surg Br, 1985, 67(3): 424 - 425.

[31] Duffy GP, Trousdale RT. Total knee arthroplasty in patients with parkinson's disease[J]. JArthroplasty, 1996, 11(8): 899 - 904.

[32] Erceg M, Maricević A. Recurrent posterior dislocation following primary posterior-stabilized total knee arthroplasty[J]. Croat Med J, 2000, 41(2): 207 - 209.

[33] Fast A, Mendelsohn E, Sosner J. Total knee arthroplasty in Parkinson's disease[J]. Arch Phys Med Rehabil, 1994, 75(11): 1269 - 1270.

[34] Shah SN, Hornyak J, Urquhart AG. Flexion contracture after total knee arthroplasty in a patient with Parkinson's disease: Successful treatment with botulinum toxin type A[J]. J Arthroplasty, 2005, 20(8): 1078 - 1080.

[35] Vince KG, Insall JN, Bannerman CE. Total knee arthroplasty in the patient with Parkinson's disease[J]. J Bone Joint Surg Br, 1989, 71(1): 51 - 54.

[36] Burrus MT, Werner BC, Cancienne JM, et al. Shoulder arthroplasty in patients with Parkinson's disease is associated with increased complications[J]. Journal of Shoulder and Elbow Surgery, 2015, 24(12): 1881 - 1887.

[37] Minville V, Chassery C, Benhaoua A, et al. Nerve Stimulator-Guided Brachial Plexus Block in a Patient with Severe Parkinson's Disease and Bilateral Deep Brain Stimulators[J]. Anesthesia & Analgesia, 2006, 102(4): 1296.

[38] Yamada K, Goto S. Kuratsu JI, et al. Stereotactic surgery for subthalamic nucleus stimulation under general anesthesia: a retrospective evaluation of Japanese patients with Parkinson's disease[J]. Parkinsonism & Related Disorders, 2007, 13(2): 101 - 107.

[39] Lefaucheur JP, Gurruchage JM, Bernard Pollin, et al. Outcome of bilateral subthalamic nucleus stimulation in the treatment of Parkinson's disease: correlation with intra-operative multi-unit recordings but not with the type of anaesthesia[J]. Eur Neurol, 2008, 60(4): 186 - 199.

[40] Lin, S. H., et al., Subthalamic deep brain stimulation after anesthetic inhalation in Parkinson disease: a preliminary study[J]. J Neurosurg, 2008, 109(2): 238 - 244.

[41] Hertel F, Züchner M, Weimar I, et al. Implantation of electrodes for deep brain stimulation of the subthalamic nucleus in advanced Parkinson's disease with the aid of intraoperative microrecording under general anesthesia[J]. Neurosurgery, 2006, 59(5): E1138.

[42] Santos P, Valero R, Arguis MJ, et al. Preoperative adverse events during stereotactic microelectrode-guided deep brain surgery in Parkinson's disease[J]. Rev Esp Anestesiol Reanim, 2004. 51(9): 523 - 530.

[43] Fukuda M, Kameyama S, Kawaguchi T, et al. Stereotaxy during intravenous anesthesia with propofo[J]. No Shinkei Geka, 1998, 26(8): 709 - 715.

[44] Krauss JK, Akeyson EW, Giam P, et al. Propofol-induced dyskinesias in Parkinson's disease[J]. Anesth Analg, 1996, 83: 420 - 422.

[45] Anderson BJ, Marks PV, Futter M E. Propofol-contrasting effects in movement disorders[J]. Br J Neurosurg, 1994, 8(3): 387 - 388.

[46] Deogaonkar A, Deogaonkar M, Lee JYK, et al. Propofol-induced dyskinesias controlled with dexmedetomidine during deep brain stimulation surgery[J]. Anesthesiology, 2006, 104(6): 1337 - 1339.

[47] 詹中利. 麻黄碱致帕金森病严重高血压反应一例[J]. 内蒙古医学杂志,2010,42(4): 492.

[48] Brennan KA, Genever RW. Managing Parkinson's disease during surgery[J]. BMJ, 2010, 341: c5718.

[49] Stannard, Daphne. Incentive spirometry for preventing pulmonary complications after coronary artery bypass graft [J]. Journal of Perianesthesia Nursing, 2013, 28(4): 236 - 238.

[50] Kim YE, Kim HJ, Yun JY, et al. Intravenous amantadine is safe and effective for the perioperative management of patients with Parkinson's disease[J]. J Neurol, 2011, 258(12): 2274 - 2275.

第三节
癫痫风险评估及处理

WHO癫痫术语委员会提出"癫痫是由不同原因引起的脑的慢性疾病,其特征是由大脑神经元过度放电所引起的具有各种临床和实验室表现的反复发作"。癫痫(epilepsy)不是一种特异性疾病,而是以突发性、暂时性、自限性、发作性为主要临床特征为的慢性脑功能障碍综合征[1]。癫痫患者多数在儿童或青少年时期发病,是儿童神经系统常见疾病。

一、流 行 病 学

文献报道,癫痫在全世界的患病率为0.5%~1%,我国约0.7%[2],中国儿童癫痫(不含热性惊厥)每年的发病率为151/10万,中国儿童癫痫患病率为0.345%[3]。癫痫的起病与年龄关系密切,具有年龄两极化特点,即小儿和老年人常见。小儿癫痫大多数发生于学龄前期,婴幼儿期是癫痫发病的第一个高峰期。发展中国家和经济水平较低的地区人群中发病率更高。

Merkle等[4]对2005—2013年因首次卒中就医的620 739例患者进行了平均3.4年的随访,结果发现,在随访期间,卒中幸存人群的癫痫发生率为15.3%,其中缺血性卒中的发生率为13.5%,出血性卒中的为24%。Merkle等还对1 911 925例颅脑创伤的患者进行了长期追踪,结果发现,颅脑创伤后的癫痫发生率为5.7%。据Vecht等[5]统计,脑瘤相关性癫痫的发生率为40%~60%。

二、病   因

癫痫的发生机制至今尚未完全清楚,它涉及遗传、解剖、生理生化、病理生理、免疫的范围,而每个患者的癫痫可能会有多种病因,病因并不是分等级的,重视哪一种病因依情况而定。目前比较统一的看法是:癫痫的发生是由遗传因素、脑内癫痫性病理改变和促发因素三者相互结合所产生的,任何一个单独的因素都不可能导致癫痫发生。通常通过神经影像学等检查可以帮助临床医师判断患者的癫痫是否有结构性的病因,而其他的病因组包括了遗传性、感染性、代谢性、免疫性及未知病因[6]。

结构性病因是指结构性神经影像学有可见的异常导致患者发作的原因。结构性病因可能是获得性的,如卒中、肿瘤、感染,或者遗传性如许多皮质发育异常。遗传性癫痫则是由已知或者推测的基因突变直接导致的,如Dravet综合征患者有钠离子通道亚基的基因(SCN1A)的致病性变异,从而引起严重癫痫。全世界最常见的病因是感染,包括神经囊虫病、结核病、HIV、脑型疟疾、亚急性硬化性全脑炎、脑弓形体原虫病等。代谢性病因是指明确的代谢缺陷伴随全身的生化改变如卟啉病、尿毒症、氨基酸代谢缺陷病等。免疫性病因是指中枢神经系统的自身免疫性炎症引起的癫痫发作,如抗 LGI1 脑炎等。

代谢性、感染性和遗传性疾病是诱发小儿癫痫主要病因,而老年人癫痫发作的诱因则多为结构性病因如肿瘤和血管性疾病等。

三、病情分级与术前评估

(一) 病情分级

在临床工作中,2017 年的 ILAE 意见书[6]将癫痫的类型分为局灶性、全面性、全面性合并局灶性和不明分类的癫痫发作。对手术麻醉威胁最大的为全面发作,而局灶性发作或者既往被称为部分性发作,术前较易控制,对麻醉和手术的影响较轻微。癫痫患者中 30%~40% 的患者为药物难治癫痫,而通过切除致痫灶,约 50% 的患者可以治愈[7]。

(二) 术前评估

对已确诊的癫痫患者术前访视时应了解患者癫痫发作类型、频率和最近一次发作时间、既往发作诱因、用药情况包括剂量和用药时间、是否应用手术治疗以及是否出现药物不良反应等。对行为认知有异常的患儿,应怀疑有癫痫的可能。对于近日有癫痫大发作或持续状态的非急诊患者,应在病情稳定后再手术。

1. 抗癫痫药物的围手术期应用·对于术中不需要皮质脑电监测或者电刺激的癫痫患者术前(包括手术当日)可以正常服用抗癫痫药物,如无法口服可改为静脉用药,并在术前按需加用苯二氮䓬类药物进行镇静。对术中需要进行脑部电生理监测的患者术前应该停用任何具有抗癫痫作用的镇静药物,除了个别癫痫发作十分频繁者,至少在术前 48 h 停用抗癫痫药。

2. 减少癫痫发作诱因·癫痫患者术前应避免诱发癫痫发作的各种因素如恐慌、焦虑、激动、失眠或劳累等;稳定情绪,充分休息和睡眠,同时避免吸烟等刺激物。当大脑局部病灶部位受高热、缺氧、低血糖、低血钙、低血钠、低血镁及某些感觉性刺激而致神经元兴奋性过高时,会产生异常高频放电,诱发癫痫发作,因此,术中应避免缺氧,维持水电解质及酸碱平衡。麻醉前不宜长时间禁饮、禁食,术中备妥抗癫痫药物及吸氧、机械通气等急救措施。

3. 完善各系统功能检查·癫痫患者长期应用抗癫痫药物如苯巴比妥和苯妥英钠,多数是肝代谢酶促进剂,应注意评估患者肝功能,尤其是肝功能减退者。此外,长期服用抗癫痫药物,可能诱发骨髓抑制,所以术前应完善血常规等检查,并予以积极纠正治疗。

4. 小儿癫痫·小儿是癫痫多发人群,随着癫痫外科的发展,小儿癫痫手术也会越来越多,长期使用抗癫痫药的小儿身体状况和病情较为复杂;频繁的癫痫发作常使患儿智力下降,使癫痫患儿在麻醉前和苏醒后与麻醉医师的配合存在一定障碍[8]。因此术前要充分考虑到患儿的疾病状态、年龄和癫痫手术的特殊性,做好术前病情评估,并与手术医师保持良好沟通。

5. 癫痫合并综合征·癫痫患者常合并各种疾病,尤其是由于获得性因素而发生的症状性或继发性癫痫,除常伴有原发病的各种不同症状之外,其中一些罕见综合征可能会导致多系统障碍,麻醉风险显著增加,影响麻醉的管理,因此术前需加强相关器官功能评估。例如,结节硬化症在婴儿期癫痫多见,常伴有心脏节律障碍、心室瘤、肾功能障碍、脑栓塞、肺功能障碍、肝、脑及主动脉的动脉瘤等并发症,使麻醉的危险性增加。又如多发性神经纤维瘤往往并发中枢神经肿瘤,由此而引起呼吸功能受损,这种患者 20% 合并心肺纤维化、肺泡炎、内脏肥大、嗜铬细胞瘤及神经肌肉等疾病。

四、围手术期意外和并发症以及对预后的影响

文献报道,既往有癫痫的患者比未患有癫痫的患者除围手术期癫痫发作,肺炎、卒中、败血症、急性肾功能衰竭、感染等术后并发症的发生率也增高[9]。

1. 癫痫发作·一项回顾性研究显示,在术前患有癫痫病的人群中,围手术期癫痫的发生率为 1%~5%。手术和麻醉类型与临床癫痫发作风险增加无相关性[10,11]。而术后若癫痫发作,发作类型通常和术前相同。围手术期癫痫发作风险增加相关因素包括:术前频繁发作,最后一次发作距离手术时间较短,使用的抗癫痫药物种类较多、围手术期感染、电解质及其他代谢紊乱等。

研究报道[12],全身性疾病如严重高血压、先兆子痫、肝性脑病、卟啉症和尿毒症可增加癫痫发作风险。

有时候癫痫灶或其周围脑组织切除不完全也会造成术后癫痫的复发。围手术期由于给药方式的变化和手术麻醉的后遗作用使药物的生物利用度发生变化,抗癫痫药物血药浓度可能发生波动,特别是在术后 24~48 h,这种血药浓度的变化可能与术后癫痫发作出现有关[13]。

2. 抗癫痫药物相关并发症·癫痫患者应用的抗癫痫药物如苯巴比妥和苯妥英钠,多数是肝代谢酶促进剂,可能产生部分不良反应如眩晕、困倦、共济失调、复视、眼球震颤等。在麻醉手术后,有可能因为肝脏代谢功能受损减退,从而出现上述症状,尤其对已存在肝功能不全的患者将产生不良影响。

3. 癫痫病灶切除术相关并发症·术中唤醒麻醉下切除致痫灶时,与手术相关的并发症包括癫痫发作、失语、出血、脑肿胀及因患者不能耐受而转为全麻方式[14]。癫痫手术中,由于皮质脑电监测的需要,监测前 15 min 需停止使用丙泊酚,这也增加了癫痫发作的概率[15]。而 Szelenyi 等[16]发现,脑皮质电刺激时给予 60 Hz 刺激要比连续 5 Hz 刺激的方式更容易诱发癫痫。

术中唤醒麻醉提高了手术操作的精确性,降低了脑功能损害的风险,但有些脑功能评价可能存在认识盲区,会产生神经损害。而术中唤醒期间主要并发症包括:躁动,呼吸抑制,高血压和心动过速,恶心、呕吐,心理障碍等[17]。

五、麻醉决策及处理

（一）麻醉决策

1. 麻醉方法选择

（1）一般手术:癫痫患者行非癫痫病灶切除手术的麻醉基本上同于其他类手术,麻醉的关注点是避免诱发大发作的各种因素,稳定情绪。对合作者、发作已基本控制的患者可依手术部位及方式选用神经阻滞麻醉及椎管内麻醉,但局部麻醉药过量或误入血管均可能诱发癫痫大发作,应严格按局麻常规操作,切记严格控制药量及注射速度,避免应用大剂量局部麻醉药物,以防出现毒性反应。对于发作频繁或术中有可能诱发癫痫者应在全麻下手术,可避免术中癫痫发作、便于气道管理。

（2）癫痫治疗手术:癫痫患者行癫痫病灶切除或联络通路切断手术的主要麻醉原则是保留癫痫灶的活性,不消除也不激活病灶的活性。传统观点认为该类型手术特别是需要患者配

合的手术应用局麻复合安定镇痛麻醉比较合适。神经安定麻醉经常联合应用氟哌利多、芬太尼,常用药物如氟哌利多(0.1 mg/kg)+芬太尼(0.5~0.75 μg/kg)+局麻,也可采用镇静剂量的咪唑安定(0.1 mg/kg)或安定及异丙酚(0.5~1 mg/kg)辅助阿芬太尼,以达到镇静、镇痛、心血管系统的稳定及最低程度的皮质抑制。然而虽不影响脑电监测,但因受患者合作程度、患者的体位、呼吸道的管理、术中可能诱发癫痫等原因,安定镇痛麻醉方式如今已经较少采用。

现今大多数癫痫外科手术都可在全麻下完成,选择适当的镇静、镇痛药物的种类与剂量,可以满足术中皮质脑电的监测需求。对于实行全身麻醉的患者,可选用阿片类药合用苯二氮䓬类镇静药,复合吸入低浓度异氟烷,小剂量丙泊酚,即可满足手术要求。当手术涉及脑功能区定位时,则可选择睡眠-清醒-睡眠麻醉(asleep-awake-asleep,AAA)。

(3)术中唤醒麻醉:睡眠-清醒-睡眠麻醉又称术中唤醒麻醉,是深度镇静甚至接近于全身麻醉的一种临床麻醉技术,其基本要求为:① 在颅骨切开和关闭期间提供足够的麻醉深度,控制或不控制通气;② 神经电生理监测期间患者完全清醒;③ 睡眠和清醒之间需要平稳的过渡;④ 清醒期间患者能够配合手术,完成指令动作或对呼唤姓名等问题做出反应。

对于术中唤醒麻醉,麻醉诱导时可采用丙泊酚靶控给药技术(TCI),以效应室靶浓度(Ce)4~6 μg/mL 及瑞芬太尼 0.1 μg/(kg·min)进行麻醉诱导,待患者进入深度镇静或全身麻醉的状态,置入喉罩等辅助通气装置,麻醉维持仍采用丙泊酚 TCI 输注,靶浓度是 1~3 μg/mL;瑞芬太尼输注速度为 0.1~0.2 μg/(kg·min)。辅助充分的头部神经阻滞与切口局部浸润麻醉,在进行神经电生理监测前 15~20 min 停止输注麻醉药物,唤醒患者,患者被唤醒后可遵嘱进行肢体活动和简单语言交流,以配合电生理监测和手术操作。

为最大限度地保护运动和语言功能,随着喉罩、脑电双频指数(BIS)[18]和 TCI[19]的开展,术中唤醒麻醉下切除位于功能区的肿瘤或致痫灶已成为趋势[20]。有研究发现 BIS 控制在40~50 范围时更有利于确定致痫灶[21];而 70 以上常可唤醒。而 TCI 具有麻醉深度容易控制、使用方便的优点,手术中可根据临床所需和患者对药物的反应及时调整靶位浓度,以适应不同麻醉深度的需要。麻醉过程中可减少因血药浓度的过度改变而引起的循环和呼吸的波动,麻醉唤醒期停药后可以预测患者清醒的时间。

然而,术中唤醒麻醉不适合小于 12 岁的患儿,以及认知和语言功能障碍、气道管理困难、颅内压明显增高、自主呼吸困难需要机械通气、癫痫发作频繁难以控制的患者。

近年来,有关儿童清醒开颅的报道逐渐增多,Soriano 等[22]报道丙泊酚和瑞芬太尼联合应用成功完成 11~15 岁患者手术的经验。然而,这需要儿童以及家长有充分的思想准备和良好的心理状态。

2. 麻醉药物的选择·大部分的麻醉药物都有致癫痫和抗癫痫的双重作用,具体的药效与药物剂量及使用时间有关[23]。围手术期应充分考虑药物对于癫痫活动的影响,尽可能减少对皮质脑电监测的干扰。预防术中癫痫的发作,维持稳定的血流动力学状态,选用最适当的麻醉药物是围手术期管理的关键。

(1)吸入麻醉药:异氟烷不会诱发惊厥样棘波活动,是癫痫灶切除患者常用的麻醉维持用药。研究表明,七氟烷联合持续过度换气可引起癫痫样的脑电活动,在麻醉诱导时多见。0.7~1.3 MAC 的七氟烷可安全用于癫痫患者的麻醉维持。但术中进行皮质脑电图监测时,通常不使用氟烷类麻醉药物,因为该类药物会影响监测的结果。安氟烷可诱发惊厥性棘波,癫痫患者麻醉时应慎用。

（2）静脉麻醉药:苯二氮䓬类药物因其具有抗惊厥作用而被用于治疗癫痫的急性发作。这类药物通过抑制癫痫灶放电向皮质扩散,会影响脑电活动,因此在应用皮质电图定位时,应谨慎使用此类药物。丙泊酚对脑电图的影响存在剂量相关性,具有致癫痫及抗癫痫的双重作用。低浓度时 β 波增多,而后可出现高频率的 δ 波和突发性抑制。丙泊酚具有起效快、作用时间短、解痉镇静的抗癫痫效应,也可有效用于对苯二氮䓬类药物治疗无效的癫痫持续状态。依托咪酯在麻醉诱导时可出现癫痫棘波或神经兴奋症状,因此对于有癫痫病史的患者,使用依托咪酯则要谨慎。

（3）阿片类药物:已有研究证明,阿片类药物对脑电图的影响同样呈剂量依赖性,大剂量可导致癫痫发作或脑电图出现棘波。在应用阿片类药物进行麻醉诱导的患者中 60% 出现癫痫样脑电活动,其中 40% 有明显的脑电图异常。因此癫痫患者行非癫痫手术时,仍要慎重应用此类药物。但也有研究报道[24]瑞芬太尼具有提高致痫灶痫样放电的作用,可以在术中辅助皮质脑电监测,还可以用于术后评价癫痫恢复效果的检查。

（4）肌松药:肌松剂以去极化肌松剂为首选,因不存在与抗癫痫药之间的协同作用,对癫痫活动无明显影响。手术中不应用电刺激的患者可持续应用肌肉松弛药,但需要电刺激的患者在癫痫灶切除或通路切断前最好应用中、短效肌松药,保证需要刺激时患者肌力可迅速恢复正常。如使用非去极化肌松剂宜小剂量使用或避用。

长期使用抗癫痫药物治疗可诱导肝脏微粒体 P－450 酶的表达,改变肝脏对麻醉药的代谢和清除能力,如苯妥英钠和卡马西平可缩短非去极化肌松药作用时间[25,26],需要增加术中患者对该类药物的需求量[27]。

（二）围手术期处理意见

1. 围手术期预防癫痫发作·术前完善血常规、肝功能等检查,并予以积极纠正治疗。避免诱发癫痫发作的各种因素,稳定情绪。术中及苏醒期间加强对呼吸和循环的监测和管理,防止气道梗阻造成缺氧、二氧化碳蓄积[28]、体温升高[29]、低血压,以及低血糖、麻醉过浅、疼痛等诱发癫痫。术中应维持动脉血二氧化碳分压正常,避免过度通气。为了预防术后癫痫的复发,部分患者术后需要继续使用抗癫痫药物治疗[30],尤其术后苏醒早期 24 h 内[31,32]。

2. 癫痫发作处理·术中应备妥抗癫痫药物如咪达唑仑、硫喷妥钠、丙泊酚、硫酸镁等,以及吸氧、机械通气等急救措施,如癫痫大发作时可静脉注射咪唑安定 0.1~0.2 mg/kg。在麻醉药物选择上应注意相应药物对脑电活动的影响。合理用药,尽量减少对癫痫原发病灶的激活或抑制,保证持续脑电监测的准确性,以期达到准确切除癫痫病灶的目的。

3. 术中唤醒麻醉注意事项·麻醉期间最易发生急性气道梗阻,尤其发生完全性气道梗阻时,如不即刻解除梗阻可危及生命,故需术中加强监测,及时应对;唤醒期间避免躁动,需要术前积极沟通,术中消除不良刺激,镇痛完善,避免使用药物拮抗剂。

4. 儿童癫痫术中管理·小儿体温调节中枢发育尚未完善,加之手术时间长、液体出入量大,易发生高温或低温,因此需加强体温监测。尽量避免低体温,低温可延长麻醉患儿的苏醒时间和拔管时间,甚至有可能增加伤口感染的风险和凝血障碍。常规进行有创动脉压和中心静脉压的监测,有利于监测血压的变化,指导快速输血、输液,以确保血压的稳定和脑灌注压的维持[8]。

(作者 陈嘉欣,审校 蔡珺)

参考文献

[1] Fisher RS, Acevedo C, Arzimanoglou A, et al. ILAE Official Report:A practical clinical definition of epilepsy[J]. Epilepsia, 2014, 55 (4): 475-482.

[2] 谭启富,李龄,吴承远. 癫痫外科学[M]. 北京:人民卫生出版社,2006:40-49.

[3] 秦炯. 小儿癫痫的药物治疗原则[J]. 中国处方药,2006,7:44-46.

[4] Merkler AE, Dunn LE, Lerario MP, et al. The Long-Term Risk of Seizures After Stroke[J]. Stroke, 2016; 47: A109.

[5] Vecht CJ, Kerkhof M, Duran-Pena A. Seizure Prognosis in Brain Tumors:New Insights and Evidence-Based Management [J]. The Oncologist, 2014, 19(7): 751-759.

[6] Scheffer IE, Berkovic S, Capovilla G, et al. 癫痫的 ILAE 分类:ILAE 委员会关于分类和术语的意见书[J]. 癫痫杂志,2018,4(6): 517-525.

[7] Fisher RS, Emde BWV, Blume W, et al. Epileptic Seizures and Epilepsy:Definitions Proposed by the International League Against Epilepsy (ILAE) and the International Bureau for Epilepsy (IBE)[J]. Epilepsia, 2005, 46.

[8] 李洪,杨天德,吴悦维,等. 婴幼儿难治性癫痫手术治疗的麻醉处理[J]. 重庆医学,2009,38:1888-1889.

[9] Lam F. Postoperative adverse outcomes in surgical patients with epilepsy:a population-based study[J]. Epilepsia, 2012, 53(6): 987-994.

[10] Niesen AD, Jacob AK, Aho LE, et al. Perioperative Seizures in Patients with a History of a Seizure Disorder[J]. Anesthesia & Analgesia, 2010, 111(3): 729-735.

[11] Benish SM, Cascino GD, Warner ME, et al. Effect of general anesthesia in patients with epilepsy:a population-based study[J]. Epilepsy & Behavior E & B, 2010, 17(1): 87-89.

[12] Zeiler FA, Zeiler KJ, Teitelbaum J, et al. Modern inhalational anesthetics for refractory status epilepticus[J]. Can J Neurol Sci, 2015, 42 (2): 106-115.

[13] Schiller Y, Cascino GD, So EL, et al. Discontinuation of antiepileptic drugs after successful epilepsy surgery[J]. Neurology, 2000, 54(2): 346.

[14] 赵国光,薛继秀,王天龙,等. 癫痫外科麻醉及进展[J]. 北京医学,2009,31(8): 481-483.

[15] Wass CT, Grady RE, Fessler AJ, et al. The effects of remifentanil on epileptiform discharges during intraoperative elctrocortieography in patients undergoing epilepsy surgery[J]. Epilepsia, 2001, 42: 1340-1344.

[16] Szelenyi A, Joksimovia B, Seifert V. Intraoperative risk of seizures associated with transient direct cortical stimulation in patients with symptomatic epilepsy. J Clin Neurophysiol, 2007, 24: 39-43.

[17] 徐朴,陈永权. 唤醒麻醉在手术中的应用进展[J]. 临床医药文献电子杂志,2016,3(22): 4527.

[18] 李京生,田肇隆,王天龙. 脑电双频谱在功能区癫痫灶切除术唤醒麻醉中的应用研究[J]. 北京医学,2009,10: 577-580.

[19] 李洪,吴悦维,黄河,等. 瑞芬太尼复合异丙酚靶控输注在幼儿癫痫手术麻醉中的应用研究[J]. 重庆医学,2008,37: 1922-1924.

[20] Piccioni F, Fanzio M. Management of anesthesia in awake craniotomy[J]. Minerva Anestesiol, 2008, 74: 393-408.

[21] 赵国光,薛继秀,单永治,等. 癫痫术中脑电双频谱指数监测麻醉下的皮层脑电图分析的前瞻性研究[J]. 中华神经外科杂志,2009,25 (3): 248-251.

[22] Soriano SG, Eldredge EA, Wang FK, et al. The effect of propofol on intraoperative electrocorticography and cortical stimulation during awake craniotomies in children[J]. PaediatrAnaesth, 2000, 10: 29-34.

[23] 李京生,田肇隆,王天龙. 小儿癫痫与麻醉[J]. 北京医学,2010,32(8): 655-659.

[24] Wass CT, Grady RE, Fessler AJ, et al. The effects of remifentanil on epileptiform discharges during intraoperative electrocorticography in patients undergoing epilepsy surgery[J]. Epilepsia, 2010, 42(10): 1340-1344.

[25] Borghs S, Solène Thieffry, Noack-Rink M, et al. Health care cost associated with the use of enzyme-inducing and non-enzyme-active antiepileptic drugs in the UK:a long-term retrospective matched cohort study[J]. Bmc Neurology, 2017, 17(1): 59.

[26] Perucca E. Clinically relevant drug interactions with antiepileptic drugs[J]. British journal of clinical pharmacology, 2006, 61(3): 246-255.

[27] Soriano SG, Bozza P. Anesthesia for epilepsy surgery in children[J]. Childs Nerv Syst, 2006, 22: 834.

[28] López-Ramos Juan C, Jordi D, Gruart Agnès, et al. Role of brain glycogen in the response to hypoxia and in susceptibility to epilepsy[J]. Frontiers in Cellular Neuroscience, 2015, 9.

[29] Sun Y, Vestergaard M, Christensen J, et al. Prenatal exposure to elevated maternal body temperature and risk of epilepsy in childhood:a population-based pregnancy cohort study[J]. Paediatr Perinat Epidemiol, 2015, 25(1): 53-59.

[30] Li X, Jefferys JGR, Fox J, et al. Neuronal population oscillations of rat hippocampus during epileptic seizures[J]. Neural Networks, 2008, 21(8): 1105-1111.

[31] Drees C, Chapman K, Lüders HO. Seizures after epilepsy surgery[J]. Epilepsy Research, 2003, 56(2): 101-104.

[32] 陈光辉,谭启富. 癫痫手术后再发作的高危因素及其机制[J]. 中国现代神经疾病杂志,2006,6(3): 225-228.

第六章

内 分 泌 疾 病

第一节
肾上腺功能异常风险评估及处理

肾上腺在解剖上分为髓质和皮质两部分,它们在组织学和功能上完全不同。肾上腺髓质主要分泌肾上腺素(80%)、去甲肾上腺素(18%)、多巴胺(2%)。肾上腺皮质的结构与功能较复杂,分别是球状带分泌醛固酮,影响电解质代谢,醛固酮异常增多可引起高血压、低血钾、肌无力等症状,临床上称为原发性醛固酮增多症;束状带分泌糖皮质激素,主要为氢化可的松,若糖皮质激素生成过多则形成皮质醇增多症或库欣综合征,若生成不足则形成艾迪森病;网状带主要分泌雄激素,雄激素分泌过多则会过雄化。

一、皮质醇增多症的风险评估与处理

皮质醇增多症(hypercortisolis)又称库欣综合征(Cushing's syndrome),是由多种病因引起的以高皮质醇血症为特征的临床综合征,称为内源性库欣综合征,此外,长期应用外源性糖皮质激素或饮用酒精饮料等也可以引起类似库欣综合征的临床表现,此种类型称为类库欣综合征或药物性库欣综合征。近年来,将仅有实验室检查异常而无明显临床表现的类型称为亚临床库欣综合征。

(一) 流行病学[1]

根据欧洲的数据库显示库欣综合征的年发病率为 2/100 万人 ~ 3/100 万人,男女比例约为 1:3,国内尚缺乏大规模的流行病学调查数据。在某些特殊人群如 2 型糖尿病、骨质疏松和肾上腺意外瘤患者中,亚临床库欣综合征的比例较高。

库欣综合征患者的死亡率较正常人群高 4 倍,因其最重要和最常见的并发症为高血压、糖尿病、骨质疏松及代谢综合征,故增加了心血管疾病的危险性,导致库欣综合征患者的大多数死因为心、脑血管事件或严重感染。但当高皮质醇血症缓解后,其标准化的死亡率(SMR)与年龄匹配的普通人群相当,若治疗后仍存在持续性中度皮质醇增多症的患者,与普通人群相比,SMR 增加 3.8~5 倍。

在围手术期,皮质醇增多症患者常见于肾上腺肿瘤手术,也可能因合并其他外科疾病,如骨折、创伤等接受外科治疗。

(二) 病因[1]

库欣综合征的病因如表 6 - 1 - 1。

唐志清[2]等回顾性分析了 1991—2011 年解放军总医院内分泌科确诊的库欣综合征患者 284 例,其中库欣病患者 169 例、肾上腺腺瘤患者 99 例、异位 ACTH 综合征患者 16 例。

表 6 - 1 - 1   库欣综合征的病因分类及患病率

病 因 分 类			患病率
内源性库欣综合征	ACTH 依赖性库欣综合征	垂体库欣综合征	60%~70%
		异位 ACTH 综合征	15%~20%
		异位 CRH 综合征	罕见
	ACTH 非依赖性库欣综合征	肾上腺皮质腺瘤	10%~20%
		肾上腺皮质腺癌	2%~3%
		ACTH 非依赖性大结节增生	2%~3%
		原发性色素结节性肾上腺病	罕见
外源性库欣综合征	假库欣综合征	大量饮酒	
		抑郁症	
		肥胖症	
	药源性库欣综合征		

（三）功能评估及危险分级

1. 功能评估[1]·典型的库欣综合征的临床表现主要是由各种原因引起皮质醇的长期过多引起蛋白质、脂肪、糖、电解质代谢的严重紊乱及干扰了多种其他激素的分泌。主要的临床表现有：向心性肥胖；糖尿病和糖耐量低减；负氮平衡引起的临床表现；高血压和低血钾；生长发育障碍；性腺功能紊乱；精神症状表现为欣快感、失眠、注意力不集中、情绪不稳定，少数患者会出现类似躁狂忧郁或精神分裂症样的表现；感染；高尿钙和肾结石；眼部表现等。

皮质醇症的诊断分三个方面：定性诊断、病因诊断和定位诊断。

（1）筛查：推荐对以下人群进行库欣综合征的筛查：① 年轻患者出现骨质疏松、高血压等与年龄不相称的临床表现；② 具有库欣综合征的临床表现，且进行性加重，特别是有典型症状如肌病、多血质、紫纹、瘀斑和皮肤变薄的患者；③ 体重增加而身高百分位下降，生长停滞的肥胖儿童；④ 肾上腺意外瘤患者。

（2）定性诊断检查：确定是否为皮质醇增多症。主要依靠内分泌学的检查指标来确定，如血浆皮质醇水平的测定、皮质醇昼夜分泌节律、24 h 尿游离皮质醇测定（UFC）、小剂量地塞米松抑制试验，该试验是确诊库欣综合征的必需实验，其诊断符合率都在 90% 以上，以及胰岛素低血糖兴奋试验等。

（3）病因诊断检查：目的在于确定皮质醇增多的原因。主要有大剂量地塞米松抑制试验，这是目前最常用的诊断方法；血浆 ACTH 水平测定、甲吡酮试验、CRH 兴奋试验、双侧岩下窦插管测 ACTH 或 ACTH 相关肽的水平等试验用于确定皮质醇增多的原因是下丘脑性的、垂体性的、肾上腺性的，还是异位分泌。

（4）定位检查：目的是确定皮质醇增多的位置，主要有 CT 和 MRI 检查。

2. 围手术期危险分级·目前尚无文献报道库欣综合征严重分级方法及围手术期的危险分级，常以受累器官功能作为风险评估依据。

（四）并发症与预后

参见（五）。

（五）麻醉决策和处理

1. 术前评估[2]·本类型患者多有高血压和电解质的异常，评估方法详见相关章节。术前应将血压控制良好并纠正电解质的紊乱。

2. 术中·维持血流动力学稳定，必要时使用糖皮质激素替代治疗。

3. 术后并发症的预防[3]

（1）伤口感染和愈合不良：伤口感染和愈合不良与本病胶原合成障碍、蛋白质分解代谢增加及皮质激素抑制炎症反应有关。据报道伤口感染率为4%~12%，应有效积极抗感染。

（2）骨折及皮肤损伤：库欣综合征患者全身处于分解代谢状态，骨质有明显丢失。50%的库欣病患者表现为骨质疏松，20%的患者可能发生病理性骨折，因此在术中和术后都应注意体位的摆放，避免骨折。

（3）血栓栓塞：库欣综合征患者有较高的深静脉血栓栓塞和肺栓塞的发生率，可能与血液中第Ⅷ因子升高有关。因此，术后应采取一些预防措施，如使用可间歇挤压的长腿袜或使用小剂量肝素。如果术后患者出现下肢水肿或疼痛、呼吸困难、心动过速或胸膜炎样胸痛都应该考虑有血栓形成或栓塞。

（4）应激性溃疡：患者血皮质醇水平增多，易出现应激性溃疡，在围手术期应采用 H_2 受体阻滞剂、质子泵抑制剂等预防应激性溃疡。

4. 激素替代治疗[4]·每日替代糖皮质激素的剂量少于在手术前每日分泌的过量皮质醇。由于糖皮质激素负反馈减少，ACTH 和其他阿黑皮素原（proopiomelanocortin，POMC）衍生肽的血浆浓度增加，在没有经过垂体照射的患者中，其增加可能更多。因此，所有接受双侧肾上腺切除术的库欣病患者，应进行连续 MRI 和血浆 ACTH 测量，以尽早发现 Nelson 综合征的发生。根据临床实验表明每日 15~20 mg 的氢化可的松或其等效药物可能是最佳的糖皮质激素替代药物。

二、原发性醛固酮增多症的术前评估

原发性醛固酮增多症（简称原醛症），是肾上腺皮质发生病变，从而分泌过多的醛固酮，导致水钠潴留、血容量增多、肾素-血管紧张素系统的活性受抑制，临床表现以高血压、低血钾为主要特征的综合征。大多数是由肾上腺醛固酮腺瘤引起，也可能是特发性醛固酮增多症。

（一）流行病学

原醛症患者常因高血压被收入内科病房，但最终因确诊肾上腺肿瘤而接受外科治疗。祁建成[5,6]等收集南通大学附属建湖医院门诊和住院的高血压患者 2 014 例，以血浆醛固酮/肾素活性比值（ARR）>240，同时醛固酮>150 pg/mL 诊断为原发性醛固酮增多症，结果显示 2 014 例高血压患者中，合并原发性醛固酮增多症患者 239 例（11.87%），其在难治性高血压人群中占 23.69%（145/612）。赵家胜等选择就诊于同济大学附属同济医院内分泌科门诊的难治性高血压患者 125 例，于清晨 8:00~9:00 卧位采血测定血浆醛固酮（ALD）水平和肾素活性（PRA），计算 ALD/PRA（ARR）。ARR≥20 且 ALD 水平≥207.75 pmol/L 的患者接受盐溶液

负荷试验,负荷试验后血 ALD 水平仍≥207.75 pmol/L 者诊断为醛固酮腺瘤。结果显示 125
例患者中 31 例(24.8%)ARR≥20,其中 24 例(19.2%)ARR≥20 且 ALD 水平≥207.75 pmol/L
的患者接受盐溶液负荷试验,输注 0.9%氯化钠溶液后血 ALD 水平仍≥207.75 pmol/L 者 8
例,确诊为醛固酮腺瘤(6.4%),该比例低于国外的报道。

(二) 病因[7]

病因不明,可能与遗传有关。

原醛症最常见的两种类型包括肾上腺皮质分泌醛固酮的腺瘤(醛固酮腺瘤,aldosterone
producing adenoma;APA)及双侧(极少数可为单侧)肾上腺皮质增生(特发性醛固酮增多症,
IHA)。其他少见的类型包括糖皮质激素可抑制型醛固酮增多症(glucocorticoid-remediable
aldosteronism,GRA)、原发性肾上腺皮质增生(PAH)、产生醛固酮的肾上腺癌或异位肿瘤等。
既往临床上醛固酮瘤为原醛的主要亚型,但近年来随着采用敏感的 ARR 比值筛查,多数早期
及较轻的原醛得以获得诊断,这些患者多数是 IHA。各种亚型在原醛中所占的比例见
表 6-1-2。

表 6-1-2 原醛亚型的比例

病　因	比例	病　因	比例
肾上腺醛固酮瘤	35%	糖皮质激素可抑制性醛固酮增多症	<1%
特发性醛固酮增多症	60%	产生醛固酮的肾上腺癌	<1%
原发性肾上腺皮质增生	2%	产生醛固酮的异位肿瘤或癌	<0.1%

(三) 功能评估及危险分级

1. 功能评估·不论何种病因或类型的原醛症,其临床表现均是由过量分泌醛固酮所致,
主要表现如下。

(1)高血压:最常见的首发表现,随病程持续进展或略呈波动上升,但一般呈良性经过,
血压为(150~170)/(90~110)mmHg,常对降压药物常无明显疗效,长期的高血压导致的患者
的心脏与血管的改变应引起麻醉医师的关注。

(2)低血钾:谢小英[8]等报道约 96%的原醛症患者伴有低血钾,4%的患者无低钾血症,
平均血钾为(2.8±0.7)mmol/L。14.1%低钾发生在高血压之前,65.2%发生在高血压之后,
20.6%与高血压同时发生。

(3)肾脏表现:长期大量失钾,肾小管浓缩功能减退,引起多尿、夜尿增多。醛固酮过多
使尿钙及尿酸排泄增多,易发生肾结石及泌尿系感染、肾盂肾炎、肾间质瘢痕形成。由于长期
继发性高血压可导致肾动脉硬化、蛋白尿、肾功能不全。

(4)心血管系统:Milliez[9]等对 124 例原醛症患者及 465 例原发性高血压患者进行了长
达 3 年的随访,结果发现,原醛症患者中非致命性的心肌梗死发生率较原发性高血压患者高
(4% vs. 0.6%);原醛症患者中心房颤动的发生率较原发性高血压患者高(7.3% vs. 0.6%);
超声心动图提示,原醛症患者左心室肥厚的发生率较原发性高血压患者高(32% vs. 14%,P<
0.01),且血醛固酮水平与左心室肥厚程度呈明显正相关性,从而提示了醛固酮对心脏结构的

改变具有一定影响。

2. 实验室检查

（1）低钾血症和不适当的尿钾增多。

（2）醛固酮分泌增高及不受抑制：表现为基础醛固酮水平增加以及卡托普利（巯甲丙脯酸）抑制试验后血中的醛固酮不被抑制。

（3）血浆肾素活性降低及不受兴奋：醛固酮水平增加和肾素活性的降低是原醛症的特征性改变。常用体位刺激试验，血浆醛固酮升高与肾素活性受抑并存则高度提示原醛症。

3. 影像学检查

（1）肾上腺 B 超：可检出直径>1.3 cm 以上的肿瘤。

（2）肾上腺 CT 扫描：在对肾上腺病变的定位诊断中列为首选。并被推荐用于鉴定其类型，其诊断正确率 70%~90%，但应除外一些无功能肾上腺意外瘤。

4. 围手术期危险分级·目前尚无文献报道原醛严重分级方法及围手术期的危险分级，常以受累器官功能，如心血管、肾脏功能作为风险评估依据。

（四）并发症和预后[9]

部分患者可能因病程长、长期高血压、低血钾引起的肾脏病变而仍需长期服用降压药，一般所需降压药量较术前小，以钙离子拮抗剂为好。Murayama 报道 30%~40% 的患者术后仍有高血压，因此术后血压监测和药物治疗是必不可少的。

（五）麻醉决策和处理[7]

术前准备：纠正高血压和低血钾。螺内酯为指南推荐的常用的醛固酮受体拮抗剂，如血钾水平较低，初始剂量可为 200~300 mg/d，分 3~4 次口服，待血钾恢复正常，血压下降后，可减至维持量 60~120 mg/d，长期服用或择期进行手术，术前至少应服用 4~6 周。依普利酮（eplerenone）为高选择性醛固酮拮抗剂，指南推荐为螺内酯不能耐受时的选择用药。

三、嗜铬细胞瘤的术前评估

嗜铬细胞瘤为起源于神经外胚层嗜铬组织的肿瘤，主要分泌儿茶酚胺，根据肿瘤是来自交感神经或副交感神经将副神经节瘤分为副交感神经副神经节瘤（包括化学感受器瘤、颈动脉体瘤等）及交感神经副神经节瘤（包括腹膜后、盆腔及纵隔后的副神经节瘤）。某些患者可因长期高血压致严重的心、脑、肾损害或因突发严重高血压而导致危象，危及生命，但如能及时、早期获得诊断和治疗，是一种可治愈的继发性高血压病。

（一）流行病学

嗜铬细胞瘤（副神经节瘤）占高血压患者的 0.1%~0.6%[10,11]，年发病率为（3~4）/100 万人，有 50%~70% 的嗜铬细胞瘤（副神经节瘤）未被发现。目前约 25% 的嗜铬细胞瘤系影像学偶然发现，占肾上腺偶发瘤的 4%~5%[12]。男女发病率无明显差别，可以发生于任何年龄，多见于 40~50 岁。副神经节瘤占全部嗜铬细胞肿瘤的 15%~24%[13]。

（二）病因

嗜铬细胞瘤（副神经节瘤）病因尚不明，可能与遗传有关。近年研究表明，约 30% 的患者有家族遗传背景，并已明确致病基因：Von Hippel-Lindau 病（VHL 病）（*VHL* 基因突变）、多发内分泌肿瘤-1型(MEN-1)(*MEN1*基因突变)、多发内分泌肿瘤-2型(MEN-2)(*RET*基因突变)、家族性PHEO-PGL综合征(*SDHD*、*SDHB*或*SDHC*基因突变)、神经纤维瘤病-1型(*NF-1*基因突变)。成年人散发性嗜铬细胞瘤(副神经节瘤)基因突变率约24%[14],儿童可达36%[15]。

(三) 功能评估及风险分级

1. 功能评估·本病的临床表现个体差异甚大,有患者突然发生恶性高血压、心力衰竭或脑出血等。临床症状及体征与儿茶酚胺分泌过量有关,表现有高血压、头痛、心悸、高代谢状态、高血糖、多汗。其常见症状和体征,如头痛、心悸、多汗是嗜铬细胞瘤的三联征。

苏颋为[16]等回顾分析瑞金医院1998—2003年所有病理诊断为嗜铬细胞瘤的93例患者,临床上有三联征(头痛、心悸、多汗)之一的占77.4%;表现为极不稳定性高血压或难治性高血压的占78.5%,18.3%无临床表现,认为是无症状嗜铬细胞瘤。

丁莉[17]等收集了2010年10月至2013年4月期间就诊于北京协和医院的78例嗜铬细胞瘤(副神经节瘤)患者,其中66例(84.6%)有高血压,3例(3.8%)病程中有低血压病史。45例(57.7%)存在可疑心脏损害,其中急性左心功能不全3例(3.8%),心肌酶与心电图ST-T段动态变化6例(7.7%),病程中出现左心室射血分数下降6例(7.7%)(其中5例于随访后恢复正常),出现心律失常30例(38.5%),超声心动图诊断左心室肥厚25例(32.1%)。

吴毅[18]收集1996年6月至2006年6月期间在四川大学华西医院住院的168例患者,统计其临床表现,发现最主要的临床表现为:高血压者共计112例,占总病例数的66.67%,其中,阵发性高血压者占57.14%(64例),血压持续升高伴阵发性加剧者占42.86%(48例);病程中曾发生高血压危象者30例,占总病例数的17.86%;明显直立性低血压者15例,占总病例数的8.93%;急性左心衰竭者5例,占总病例数的2.98%。其他症状有:头痛/头晕103例(61.31%)、心悸/心动过速72例(42.86%)、空腹血糖升高60例(35.71%)、腰腹部不适/疼痛58例(34.52%)、多汗42例(25.00%)等。无明显症状体征者42例(25.00%)。

2. 检查

(1) 血、尿儿茶酚胺及其代谢物测定:尿中儿茶酚胺、香草基杏仁酸、3-甲氧基肾上腺素(MN)和甲氧基去甲肾上腺素(NMN)及其总和(TMN)均可升高。血浆儿茶酚胺和DHPG测定:血浆儿茶酚胺值在本病持续或阵发性发作时明显高于正常。仅反映取血样即时的血中儿茶酚胺水平,故其诊断价值不比发作期24 h尿中儿茶酚胺水平测定更有意义。

(2) 肾上腺CT扫描:为首选。做CT检查时,由于体位改变或注射静脉造影剂可诱发高血压发作,应先用α肾上腺素能受体阻滞剂控制高血压,并在扫描过程中随时准备酚妥拉明以备急需。

(3) 磁共振成像(MRI):可显示肿瘤与周围组织的解剖关系及结构特征。

(4) B超:灵敏度不如CT和MRI,不易发现较小的肿瘤。可用作初步筛查、定位的手段。

(5) ^{131}I-间碘苄胺(MIBG)闪烁扫描、生长抑素受体和PET显像。

3. 围手术期危险分级·嗜铬细胞瘤临床功能分为四级:功能0级,血压<140/90 mmHg,尿去甲肾上腺素<40.65 μg/24 h,尿肾上腺素<6.42 μg/24 h,尿多巴胺<330.59 μg/24 h;功能1级,血压<140/90 mmHg,尿去甲肾上腺素>40.65 μg/24 h,尿肾上腺素>6.42 μg/24 h或尿多巴胺>330.59 μg/24 h;功能 2 级,具有典型儿茶酚胺增多症表现;功能 3 级,具有典型儿茶酚胺增多症表现且引起心脑血管意外。

（四）并发症和预后

1. 围手术期意外和并发症 · 未常规予 α 受体阻滞剂以前 PHEO 手术死亡率达 24%～50%[19,20],充分的药物准备可使手术死亡率低于 3%[21]。一项纳入了 108 例患者的观察性研究指出,在手术中未发生术中死亡病例,有 2 例患者出现术中心律失常,1 例患者出现术后中风[22]。另外一项纳入了 143 例患者的观察性研究报道,无术中死亡和心肌梗死的病例发生;有 25% 的患者在术中有持续性的高血压,其中 14% 的患者经历收缩压>220 mmHg;4% 的患者需要长时间的手术后气管插管;围手术期不良事件的危险因素包括肿瘤直径较大、术前高儿茶酚胺水平、手术时间长[23]。

2. 嗜铬细胞瘤对预后的影响 · 嗜铬细胞瘤(副神经节瘤)的预后与年龄、良恶性、有无家族史及治疗早晚等有关。良性者 5 年生存率>95%,但约 50% 患者仍持续高血压[24]。复发率为 6.5%～17%,复发者恶性率约 50%,家族性、肾上腺外及右侧者更易复发。恶性嗜铬细胞瘤(副神经节瘤)不可治愈[25],5 年生存率约 50%,肝、肺转移较骨转移者预后差,其中约 50% 死于 1～3 年,但约 50% 可存活 20 年以上。

（五）麻醉决策和处理

1. 嗜铬细胞瘤对麻醉决策影响

（1）麻醉选择与用药应尽量满足下列条件

1）对心泵效应无明显抑制作用。

2）不增加交感肾上腺素系统的兴奋性,不增加儿茶酚胺的释放。

3）麻醉作用安全,肌肉松弛充分。

4）对代谢影响小。

5）麻醉作用发生快,消失也快,便于调节。

6）有利于术中控制血压。

7）有利于肿瘤切除后恢复血容量和维持血压。

（2）麻醉方式的选择

1）诱导方法不宜以快速为主,应以平稳减少心肌氧耗为目的。

2）维持以丙泊酚+瑞芬太尼靶控输注或者复合少量七氟烷吸入的精细复合麻醉为宜(肌松药间断静注),不仅麻醉平稳,而且有利于控制血压,是一组较好的麻醉方法。硬膜外+全麻联合麻醉用于嗜铬细胞瘤麻醉有其优势,由于硬膜外阻滞后血管扩张,有利于扩容和控制高血压,而全麻可阻滞手术刺激所致的内脏牵拉反应,以维持麻醉平衡。但是术中使用硬膜外麻醉会增加术中结扎肿瘤静脉后导致的低血压的风险。硬膜外术后带镇痛泵返回病房,行术后镇痛,以抑制应激反应。

（3）术中监测:有创动脉压的监测和中心静脉置管是必要的,需要时可以置入肺动脉导管和使用经食管心脏超声检查。

（4）麻醉药物的选择

1）禁用甲氧氯普胺,有报道指出嗜铬细胞瘤患者使用甲氧氯普胺会增加高血压危象发生的可能性,甚至有报道指出会发生肾上腺性心肌炎,具体的机制是多方面的,可能与甲氧氯普胺刺激嗜铬细胞瘤细胞释放儿茶酚胺相关。

2)有病例报道指出在未使用 α 受体拮抗剂的嗜铬细胞瘤的患者中使用大剂量的氟哌利多会出现高血压危象。

3)禁用胰高血糖素,会刺激肿瘤释放儿茶酚胺,与高血压危象相关。

4)尽可能避免使用吗啡、卡机宁、阿托品、麻黄碱、氯胺酮、可卡因、氟烷等药。

2. 建立在临床研究基础上的围手术期处理建议·充分的准备是手术成功的关键,术前药物准备的目标在于阻断过量 CA 的作用,维持正常血压、心率/心律,改善心脏和其他脏器的功能;纠正有效血容量不足;防止手术、麻醉诱发 CA 的大量释放所致的血压剧烈波动,减少急性心力衰竭、肺水肿等严重并发症的发生。

(1)控制高血压

1)α 受体阻滞剂(推荐)[22,26,27]:最常用的是长效非选择性 α 受体阻滞剂——酚苄明,也可选用 α₁ 受体阻滞剂如哌唑嗪(2～5 mg,2～3 次/日)、特拉唑嗪(2～5 mg/d)、多沙唑嗪(2～16 mg/d)等。乌拉地尔(压宁定)具有中枢和外周双重作用,每日 30～90 mg,分次口服。服药期间饮食中增加含盐液体的摄入,以减少直立性低血压的发生,并有助扩容。

2)钙离子通道阻滞剂(推荐):钙拮抗剂能够阻断 NE 介导的钙离子内流入血管平滑肌细胞内,达到控制血压和心律失常的目的,它还能防止 CA 相关的冠状动脉痉挛,有利于改善心功能[28]。其疗效几乎与 α 受体阻滞剂相当,但不会引起直立性低血压。

3)推荐以下 3 种情况联合或替代 α 受体阻滞剂:① 单用 α 受体阻滞剂血压控制不满意者,联合应用以提高疗效,并可减少前者剂量;② α 受体阻滞剂严重不良反应患者不能耐受者,替代之;③ 血压正常或仅间歇升高,替代 α 受体阻滞剂,以免后者引起低血压或直立性低血压。

(2)控制心律失常:对于 CA 或 α 受体阻滞剂介导的心动过速(>100～120 次/min)或室上性心律失常等需加用 β 受体阻滞剂,使心率控制在<90 次/min。但 β 受体阻滞剂必须在 α 受体阻滞剂使用 2～3 日后,因单用前者可阻断肾上腺素兴奋 β₂ 受体扩张血管的作用而可能诱发高血压危象、心肌梗死、肺水肿等致命的并发症。推荐心选择性的 β₁ 受体阻滞剂如阿替洛尔、美托洛尔等。

(3)高血压危象的处理:推荐硝普钠、酚妥拉明或尼卡地平静脉泵入。

(4)补充血容量。

(5)术前药物准备的时间和标准[29]:推荐至少 10～14 日,发作频繁者需 4～6 周。以下几点提示术前药物充分:① 血压稳定在 120/80 mmHg 左右,心率<80～90 次/min;② 无阵发性血压升高、心悸、多汗等现象;③ 体重呈增加趋势,血细胞比容<45%;④ 轻度鼻塞,四肢末端发凉感消失或有温暖感,甲床红润等表明微循环灌注良好。

四、肾上腺皮质功能不全的术前评估

肾上腺皮质功能不全(adrenocortical insufficiency)是由许多先天或后天的原因引起的肾上腺皮质分泌皮质醇和(或)醛固酮不足,产生一系列的临床表现。

（一）病因

根据发病机制不同,可分为原发性、继发性和三发性肾上腺皮质功能减退。原发性肾上腺皮质功能减退病因为肾上腺皮质病变。中枢性肾上腺皮质功能减退症包括继发性和三发性病变,由于促肾上腺皮质激素(adrenocorticotropic hormone,ACTH)分泌不足或者作用障碍。继发性肾上腺皮质功能减退症主要因为垂体病变影响到 ACTH 合成和分泌,或者肾上腺对 ACTH 不反应。三发性肾上腺皮质功能减退是由于来源于下丘脑促肾上腺皮质激素释放激素(corticotropin releasing hormone,CRH),或者精氨酸加压素(argininevasopressin,AVP)合成或者作用障碍,或者两者兼有,从而抑制了皮质醇分泌。

（二）流行病学

吴妙琼[30]等回顾性分析 2002 年 1 月—2007 年 12 月 67 例原发性和继发性慢性肾上腺皮质功能减退症的临床资料,并进行治疗追踪。结果原发性的主要病因是结核(26.87%)、恶性肿瘤治疗后(16.42%)、自身免疫疾病(4.48%),继发病因主要是各种原因长期应用糖皮质激素停药后(37.31%)、希恩综合征(14.93%)。

陈贤[31]等回顾性分析了 2005 年 2 月—2007 年 2 月就诊于浙江大学医学院附属第一医院的 39 例肾上腺皮质功能减退症患者的临床病例资料。结果显示诊断符合为肾上腺皮质功能减退症共 39 例,其中艾迪生病 13 例,包括肾上腺结核 4 例,特发性 3 例,肾上腺皮质腺瘤切除后 1 例,POMES 综合征 2 例,不明原因 2 例,多发性内分泌腺功能减退症 1 例,继发性肾上腺皮质功能减退症 26 例,包括希恩综合征 9 例,垂体手术后 7 例,空泡蝶鞍 4 例,特发性 4 例,不明原因 2 例。

危重症患者可能存在肾上腺皮质功能代偿通路受损,从而发生危重症相关性肾上腺皮质功能不全(critical illness-related corticosteroid insufficiency,CIRCI),文献报道其发生率差异较大。围手术期还需警惕继发于垂体、肾脏手术后的继发性肾上腺皮质功能不全。

（三）功能评估及危险分级

1. 功能评估·肾上腺皮质功能不全主要临床表现多数兼有糖皮质激素及盐皮质激素分泌不足所致综合征。一般发病隐匿,各种临床表现在很多慢性病都可见到,如逐渐加重的全身不适、无精打采、乏力、倦怠等,因此诊断较难。

（1）皮质醇缺乏症状

1）消化系统:食欲减退,嗜咸食,体重减轻,消化不良。

2）精神神经系统:乏力、易疲劳、表情淡漠、嗜睡。

3）心血管系:血压降低,常有头昏、眼花或直立性昏厥。

4）内分泌、代谢障碍:可发生空腹低血糖症。因反馈性的 ACTH 分泌增多,出现皮肤、黏膜色素沉着,是艾迪生病特征性的表现。色素为棕褐色,有光泽,不高出皮面,分布于全身,但以暴露部位及易摩擦的部位更明显,如脸部、手部、掌纹、乳晕、甲床、足背、瘢痕和束腰带的部位;在色素沉着的皮肤常常间有白斑点。齿龈、舌表面和颊黏膜也常常有明显的色素沉着。

5）对感染、外伤等各种应激能力减弱,在发生这些情况时,易出现肾上腺危象。

6）生殖系:阴毛、腋毛脱落,女性常闭经。男性有性功能减退。

（2）醛固酮缺乏:厌食、无力、低血压、慢性失水和虚弱、消瘦最常见。因严重负钠平衡导致低钠血症。食欲减退、恶心、体重减轻、头晕和直立性低血压等。

（3）急性肾上腺皮质危象：为此病急骤加重的表现,常发生于感染、创伤、手术、分娩、过度劳累、大量出汗或突然中断治疗等应激情况。大多患者有发热,体温可达 40℃ 以上；严重低血压,甚至休克,伴有心动过速,四肢厥冷、发绀和虚脱；患者极度虚弱无力,萎靡、淡漠和嗜睡；也可表现烦躁不安和谵妄、惊厥,甚至昏迷；消化道症状突出,表现为恶心、呕吐和腹痛、腹泻；腹痛常伴有深压痛和反跳痛而被误诊为急腹症,但常常缺乏特异性定位体征；肾上腺出血患者还可有腹胁肋部和胸背部疼痛,血红蛋白的快速下降。

（4）辅助检查

1）血糖和糖耐量试验：可有空腹低血糖,口服糖耐量试验示低平曲线。

2）血浆皮质醇：一般认为血浆总皮质醇基础值≤82.77 nmol/L（3 μg/dL）可确诊为肾上腺皮质减退症,≥550 nmol/L（20 μg/dL）可排除本症。

3）血浆 ACTH：原发性肾上腺皮质功能减退症中血浆 ACTH 显著升高,总皮质醇在正常范围,血浆 ACTH 也常≥100 pg/mL。

2. 围手术期危险分级·目前尚无文献报道肾上腺皮质功能减退严重分级方法及围手术期的危险分级。

（四）　并发症和预后

肾上腺功能不全患者因皮质醇和(或)醛固酮不足,可出现相关并发症(详见前述相关章节),特别要引起警惕的是,这类患者接受手术治疗容易诱发肾上腺危象,可表现为发热、低血压甚至休克。

（五）　麻醉决策与处理

1. 术前准备·纠正脱水、电解质紊乱和低血压,在进手术室以前应肌内注射氢化可的松 100 mg,避免出现肾上腺危象。

2. 麻醉选择·避免使用抑制肾上腺皮质功能的药物如依托咪酯等。

3. 术中治疗及保护·若术中出现肾上腺危象,则要纠正低血压、电解质紊乱和皮质醇缺乏的状态：① 补充皮质醇：可先静脉注射磷酸氢化可的松或琥珀酸氢化可的松 100～200 mg,然后每 6 h 静脉点滴 50～100 mg,开始 24 h 总量约 400 mg；② 纠正低血压和电解质紊乱：一般认为肾上腺危象时总脱水量很少超过总体液量的 10%,估计液体量的补充约为正常体重的 6%,开始 24 h 内可静脉补葡萄糖生理盐水 2 000～3 000 mL,补液量应根据失水程度、患者的年龄和心功能情况而定,注意观察电解质和血气指标的变化,必要时补充钾盐和碳酸氢钠。应同时注意预防和纠正低血糖症。避免使用依托咪酯等抑制肾上腺皮质功能的药物。

（作者　吴珊,审校　蔡珺）

参考文献

[1] 曾正陪.中国指南：库欣综合征专家共识[C]//中华医学会第十次全国内分泌学学术会议论文汇编,2011.
[2] 唐志清.库欣综合征患者血管并发症和临床特点的比较[D].中国人民解放军医学院,2013.
[3] 王全顺,苏宁,董寿岳,等.库欣综合征的围手术期处理[J].中国医师杂志,2011(s1)：210-211.
[4] 袁令兴.皮质醇增多症患者围手术期简化激素替代治疗方案的应用与评价[D].天津医科大学,2012.

［5］ 祁建成,居峰,万镇,等.苏北地区原发性醛固酮增多症流行病学研究[J].心血管康复医学杂志,2015,24(03)：264－267.

［6］ 祁建成,万镇,刘品刚.不同血钾水平的原发性醛固酮增多症继发心脏病患者的临床研究[J].中国慢性病预防与控制,2018,26(01)：54－57.

［7］ 曾正陪.原发性醛固酮增多症临床实践指南解读[J].中国实用内科杂志,2010,30(01)：29－31.

［8］ 谢小英.华西医院1998年—2006年住院原发性醛固酮增多症患者的临床资料分析[D].四川大学,2008.

［9］ Milliez P, Girerd X, Plouin PF, et al. Evidence for an increased rate of cardiovascular events in patients with primary aldosteronism[J]. J Am Coll Cardiol, 2005, 45(8)：1243－1248.

［10］ Ariton M, Juan CS, AvRuskin TW. Pheochromocytoma：clinical observations from a Brooklyn tertiary hospital[J]. Endocr Pract, 2000, 6(3)：249－252.

［11］ Pederson LC, Lee JE. Pheochromocytoma[J]. Curr Treat Options Oncol, 2003, 4(4)：329－337.

［12］ Laurence A, Aude S, Anne-Paule GR, et al. Year of diagnosis, features at presentation, and risk of recurrence in patients with pheochromocytoma or secreting paraganglioma[J]. Journal of Clinical Endocrinology & Metabolism, 2005, 90(4)：2110－2116.

［13］ Jennifer B, Jennifer F, Kessler LJ, et al. Pheochromocytoma：the expanding genetic differential diagnosis[J]. J Natl Cancer Inst, 2003, 95(16)：1196－1204.

［14］ Neumann HP, Bausch B, Mcwhinney SR, et al. Germ-line mutations in nonsyndromic pheochromocytoma[J]. N Engl J Med, 2002, 346(19)：1459－1466.

［15］ Barontini M, Levin G, Sanso G. Characteristics of pheochromocytoma in a 4- to 20-year-old population[J]. Ann N Y Acad Sci, 2006, 1073：30－37.

［16］ 苏颢为,王卫庆,关黎清,等.93例嗜铬细胞瘤临床分析[J].中华内分泌代谢杂志,2005,21(5)：426－427.

［17］ 丁莉,方理刚,朱文玲,等.嗜铬细胞瘤/副节瘤患者心血管表现的临床分析[J].中国心血管杂志,2014(4)：246－251.

［18］ 吴毅.嗜铬细胞瘤十年临床回顾分析[D].四川大学,2007.

［19］ Brunaud L, Nguyen-thi PL, Mirallie E, et al. Predictive factors for postoperative morbidity after laparoscopic adrenalectomy for pheochromocytoma：a multicenter retrospective analysis in 225 patients[J]. Surg Endosc, 2016, 30(3)：1051－1059.

［20］ Harrison TS, Bartlett JJ, Seaton JF. Current evaluation and management of pheochromocytoma[J]. Ann Surg, 1968, 168(4)：701－713.

［21］ Kinney MA, Warner ME, Vanheerden JA, et al. Perianesthetic risks and outcomes of pheochromocytoma and paraganglioma resection[J]. Anesth Analg, 2000, 91(5)：1118－1123.

［22］ Kinney MA, Narr BJ, Warner MA. Perioperative management of pheochromocytoma[J]. J Cardiothorac Vasc Anesth, 2002, 16(3)：359－369.

［23］ Prys-Roberts C, Farndon JR. Efficacy and safety of doxazosin for perioperative management of patients with pheochromocytoma[J]. World Journal of Surgery, 2002, 26(8)：1037－1042.

［24］ Plouin PF, Amar L, Gimenez-roqueplo AP. Hypertension, catecholamine hypersecretion and potential for metastasis：recent progress in the pathophysiology and genetics of pheochromocytoma and paraganglioma[J]. Bull Acad Natl Med, 2015, 199(2)：313－319.

［25］ Eisenhofer G, Bornstein SR, Brouwers FM, et al. Malignant pheochromocytoma：current status and initiatives for future progress[J]. Endocr Relat Cancer, 2004, 11(3)：423－436.

［26］ 郭向阳,罗爱伦.嗜铬细胞瘤切除的术前评估与准备[J].实用医学杂志,2004,20(5)：469－472.

［27］ 张荣明,沈周俊,何威,等.嗜铬细胞瘤的术前准备[J].上海医学,2009,32(2)：108－110.

［28］ Lebuffe G, Dosseh ED, Tek G, et al. The effect of calcium channel blockers on outcome following the surgical treatment of phaeochromocytomas and paragangliomas[J]. Anaesthesia, 2005, 60(5)：439－444.

［29］ Lenders JW, Eisenhofer G, Mannelli M, et al. Phaeochromocytoma[J]. Lancet, 2005, 366(9486)：665－675.

［30］ 吴妙琼,邝树均,谭晓军.慢性肾上腺皮质功能减退症临床分析[J].现代医院,2008,8(5)：27－29.

［31］ 陈贤.肾上腺皮质功能减退症的临床研究[D].浙江大学,2007.

第二节
HPA 轴功能低下风险评估及处理

下丘脑-垂体-肾上腺轴(the hypothalamic-pituitary-adrenal axis,HPA 轴或 HTPA 轴),是由下丘脑、脑垂体及肾上腺组成的一个直接作用和反馈互动的复杂集合,是神经内分泌系统的重要组成部分,参与控制应激反应,并调节许多身体活动,如消化系统、免疫系统、心情和情绪、性行为,以及能量贮存和消耗等。HPA 轴的正常生理作用过程为:下丘脑室旁核合成并分泌促肾上腺皮质激素释放激素(CRH),作用于腺垂体,合成并释放促肾上腺皮质激素(ACTH),进而作用于肾上腺皮质,合成并释放皮质激素。皮质激素亦可反馈作用于垂体和下丘脑(分别抑制 ACTH 和 CRH 的合成与分泌),形成反馈调节环路。HPA 轴的重要功能在于它的反馈调节通路。

HPA 轴功能低下,是指 HPA 轴功能受到抑制,病变或损伤可发生于该轴的任何一个部分或作用环节,但最终都表现为肾上腺皮质功能低下,即肾上腺皮质激素分泌不足。因此,本文将主要围绕围手术期肾上腺皮质功能低下的风险评估及处理展开讨论。

一、流 行 病 学

正常人每天分泌 15~30 mg 活化的糖皮质激素(氢化可的松),在正常生理条件下,它与其受体结合,启动各类转录因子发挥生物学效应,包括调节物质代谢、抗炎、抗感染和免疫调节作用,从而维持机体稳态[1]。在应激状态下,HPA 轴功能亢进,血浆中皮质激素水平可达基础量的 10 倍以上[2,3]。一般而言,正常成年人皮质醇的基础分泌值为 10~20 mg/d,中小手术时为 50 mg/d,而大手术时则可增至 75~150 mg/d,甚至高达 200 mg/d 或更高[4]。糖皮质激素,无论是在正常生理还是应激状态下,对于机体都是非常重要的。由于多种原因均可导致 HPA 轴功能低下,因此并不罕见。近年来发现严重应激及重症患者常存在肾上腺皮质功能不全,其发生率高达 30%~70%[5-7]。

脑外伤者有较高的肾上腺功能不全(adrenal insufficiency,AI)发生率[8]。国外有研究发现,大约 25% 的急性颅脑创伤患者可出现 HPA 轴功能的异常[9]。而另一项国外的前瞻性研究发现,至少有 50% 的中、重型颅脑创伤患者会发生短暂的 AI[10]。脑外伤后,颅内下丘脑及腺垂体的直接损伤和严重应激状态影响,均可导致继发肾上腺功能不全,在伤后 10 日内发生率为 25%~100%[11]。

危重病患者并发急性肾上腺皮质功能不全较为普遍,患者病死率高[12]。由于原发病的类型及病情严重程度、诊断标准不同,危重病并发急性肾上腺皮质功能不全的发生率从 0~77%

不等[13]。据报道,外伤和一般外科手术患者,其肾上腺皮质功能不全发生率为 0.66%;住院 14 日以上,发生率为 6%;而年龄超过 55 岁并住院 14 日以上的患者,发生率上升至 11%[14]。Rivers 等[15]研究发现,55 岁以上伴低血压,并且血管收缩剂依赖的术后患者,急性肾上腺皮质功能不全的发生率为 32.7%。而 Pene 等[16]观察的 64 例心脏停搏复苏后患者,其发生率为 52%。Salluh 等[17]观察了 40 例严重社区获得性肺炎患者,发生率高达 65%。经 Zaloga 等[18]指出,危重病患者并发急性肾上腺皮质功能不全总的发生率为 30%～40%,在感染性休克患者则高达 50%～60%。有研究分别采用高剂量 ACTH(HD‐ACTH)刺激试验、低剂量 ACTH(LD‐ACTH)刺激试验、血浆游离可的松水平<690 nmol/L 诊断同一组感染性休克患者,急性肾上腺皮质功能不全发生率分别为 8%、22%、61%[19]。因此,不同的疾病类型、不同的诊断标准,导致其发生率差异较大。

二、病　　因

HPA 轴功能低下的原因可来自多方面,原发性包括下丘脑、垂体、肾上腺的病变或损伤,可由相应部位的严重外伤、肿瘤、手术、自身免疫性疾病、结核、感染、急性应激打击等引起。另外,长期应用外源性 GCs 亦是临床上常见的引起继发性 HPA 轴功能低下的一个重要原因。长期给予外源性 GCs 可通过负反馈机制抑制 CRH 的分泌,导致 ACTH 分泌量下降,引起肾上腺皮质萎缩、功能减退,特别是骤然停药,甚至可诱发肾上腺皮质危象。

三、HPA 轴功能评估

(一) HPA 轴功能低下临床表现

1. 消化系统·厌食、体重下降,进而出现恶心、呕吐、腹痛、便秘、腹泻。
2. 心血管系统·低血压或直立性低血压、体位性眩晕或晕厥。
3. 皮肤黏膜·慢性原发性肾上腺皮质功能低下者特征性表现为皮肤弥漫性色素沉着,尤其是暴露、摩擦和新瘢痕部位。颊、唇和舌黏膜片状色素沉着和齿龈线状色素沉着。掌纹、乳晕、腋下、脐和会阴部色素沉着尤为显著。
4. 生殖系统·腺垂体功能减退者,患者有性欲减退、腋毛和阴毛脱落、闭经、阳痿等表现。
5. 肌肉、神经精神系统·全身疲乏无力、精神不振、表情淡漠、记忆力减退、混乱、健忘、头昏、嗜睡、木僵、抑郁、烦躁,甚至精神错乱等。
6. 其他·脱水,电解质紊乱,对饥饿耐受力下降,易发生低血糖。对镇静和麻醉药物高度敏感。

(二) HPA 轴功能评估

近年来,关于 HPA 轴功能评价方法的选择有许多争议,对于 HPA 轴功能测定最佳方法仍无统一的意见。但公认的是,随机的皮质醇测试水平不是一个敏感的指标,除非它特别高或特别低[20]。胰岛素耐受(低血糖)试验(insulin tolerance test,ITT)是传统的金标准,但由于具有一定的局限性,随后几种评价 HPA 轴功能的替代试验先后被提出,包括地塞米松抑制试验[21]、甲吡酮试验[22]、胰高血糖素刺激试验[23]、CRH 刺激试验[24]、ACTH 刺激试验[25,26]等。

皮质醇进入血液后,75%～85%与血中皮质类固醇结合球蛋白结合,15%与血浆白蛋白结合,仅 5%～10% 皮质醇是游离的。只有游离的皮质醇才能进入靶细胞发挥作用,因此只有血清游离皮质醇的水平能够准确评估 HPA 轴功能[20,27]。目前国内外对游离皮质醇的检测包括直接检测血清、尿及唾液中游离皮质醇[28]。

1. **胰岛素耐受(低血糖)试验(ITT)** · 该试验由 Pjumpton 和 Besser 的研究[29]证明,通过 ITT 可预测重大腹部手术时肾上腺皮质的应激反应功能。曾被认为是评价肾上腺功能的金标准,其机制为胰岛素诱导的低血糖应激,兴奋交感神经,促使 ACTH 分泌。此试验需引起症状性低血糖,易出现严重低血糖反应,对于低龄儿童和患有癫痫或心脏病的成年人存在潜在的危险性,需要住院严密监测,且可能出现假阳性结果[30]。

2. **甲吡酮试验** · 其作用机制为阻断 11β -羟化酶,使 11 -脱氧皮质醇转化为皮质醇过程受阻,以减弱皮质醇对垂体的负反馈作用,从而使 ACTH 分泌增多。服用后通过测定尿 17 -羟皮质类固醇(17 - OHCS)或血皮质醇浓度,以检测肾上腺功能。此试验评价肾上腺功能不全准确度较高,但却存在恶心、呕吐、眩晕等不良反应,使受试者产生严重不适,甚至会出现肾上腺危象等[31]。

由于甲吡酮对皮质醇浓度的远期抑制以及低血糖对肾上腺功能不全患者的致命危害,试验时亦需要对受试者进行严密的监测,尤其是对那些严重怀疑肾上腺功能不全的患者更应慎用。

3. **标准剂量 ACTH(250 μg)刺激试验** · 该试验是利用外源性 ACTH 对肾上腺皮质的刺激作用,通过测定血、尿中的皮质醇及其代谢产物的浓度变化来判定肾上腺功能及其储备能力。此种方法对于原发性肾上腺功能不全与继发性肾上腺功能不全有鉴别诊断作用。原发性肾上腺功能低下者,血皮质醇基础浓度低于正常或在正常低限,刺激后皮质醇浓度轻微上升或不升;对于继发性(下丘脑-垂体性)肾上腺功能不全,可连续 3～5 日静脉注射 ACTH,经过连续注射,血皮质醇浓度可逐渐升高。

经典的快速 ACTH 刺激试验是静脉注射或肌注 250 μg ACTH,分别在 0 min、30 min、60 min 测定血皮质醇浓度,皮质醇浓度>550 nmol/L(20 μg/dL),认为是正常反应。这个试验曾被看作是评价任何原因引起的肾上腺功能不全的理想方法。虽具有较高特异性,但灵敏性仍有待商榷。另外,由于 ACTH 刺激试验更多反映了肾上腺储备功能,对于危重症患者而言,因其肾上腺已受多种应激而过度刺激,储备功能被消耗,因此标准剂量 ACTH 刺激试验不适用于危重症患者肾上腺功能评价[32]。

4. **小剂量 ACTH(1 μg)刺激试验** · 有研究认为,小剂量 ACTH 刺激试验比标准剂量 ACTH 刺激试验灵敏度更高,小剂量 ACTH 可刺激肾上腺达到最大反应程度[33-36]。250 μg ACTH 远超过生理剂量,导致试验结果不能反映真实 HPA 轴功能状态,亚临床肾上腺功能不全可能被漏诊;小剂量(1 μg)ACTH 刺激试验有简便易行、敏感性高、假阳性率低等优点[31,37-39],被认为是目前最安全精确的 HPA 轴功能评估方法[40]。

5. **唾液皮质醇测定** · 由于取材方便,目前唾液中的皮质醇检测被广泛关注。另外,不同于血清,唾液中的皮质醇大多数(约85%)为游离皮质醇,而且与血清皮质醇水平相关,为临床评估检测游离皮质醇提供了广泛的应用前景[41]。最新研究提示,给予小剂量 ACTH 刺激后测定唾液皮质醇含量成为一种新的试验方法[42-44],即应用 1 μg ACTH 刺激试验,分别在注射 ACTH 前 30 min 及注射后 30 min、60 min 取唾液测定其皮质醇含量。有文献认为,1 μg ACTH

注射 30 min 后唾液皮质醇浓度为 23.5 nmol/L 时相当于血清皮质醇的 500 nmol/L,为诊断肾上腺功能不全的切点[42]。然而,唾液皮质醇测定的灵敏度(78.1%)及特异度(70%)过低,不能完全替代血清皮质醇测定。

理想的肾上腺功能不全诊断方法应具有简便、花费少、不良反应小、效率高、患者痛苦小等优点。由于严重肾上腺功能不全会危及生命,试验应具较高灵敏度,以防漏诊[32,37]。

四、并发症和预后

(一) 围手术期意外和并发症

手术本身作为一种应激,易对 HPA 轴产生打击,刺激肾上腺分泌更多的皮质激素以应对手术产生的创伤及炎症反应等,因此围手术期患者易发生肾上腺危象。另一方面,手术患者施行全身麻醉时,麻醉状态下机体多个器官功能受到抑制,且一些麻醉药物本身亦可能使肾上腺皮质功能受到抑制,这也是全麻患者围手术期更易发生肾上腺危象的原因之一。易引起肾上腺功能不全的麻醉药物,除了已熟知的依托咪酯,近年来,阿片类药物相关肾上腺功能不全越来越受到关注。围手术期患者由于疼痛治疗可能需要应用阿片类药物,有研究表明,对于长期应用阿片类药物的患者,阿片类药物相关肾上腺功能不全发生率为 8.9% ~ 29%[45]。

肾上腺危象是指应激状态下肾上腺皮质发生急性功能衰竭时所产生的危急综合征。临床表现为神志淡漠、精神萎靡、嗜睡或躁动不安、谵妄,高热、惊厥甚至昏迷;脱水、严重低血压及休克,伴有心动过速,四肢厥冷、发绀等;消化道症状常常比较突出,表现为在体重降低和厌食基础上出现的恶心、呕吐、腹痛、腹泻,难以解释的低血糖,常伴有低钠血症、高血钾、氮质血症、高血钙等电解质紊乱。

合并症:可合并生长发育迟缓、甲状腺功能低下、性腺功能低下等。

(二) 对预后的影响

由于 HPA 轴的活性在危重病中起着重要的作用,在严重创伤应激和颅内病变状态下,HPA 轴损伤导致的皮质醇缺乏可能是致命的[46]。Hinshaw LB[47]研究发现,肾上腺切除的动物很快会出现感染性和出血性休克,而切除肾上腺但同时补充皮质醇的动物,则两种休克情况都不会出现。

近年来发现应激及重症患者肾上腺皮质功能不全发生率高,并与患者预后明显相关[48]。研究表明,在颅脑损伤患者中,HPA 轴功能低下者具有较高的病死率。虽然肾上腺皮质激素测定在重症患者预后评估中的价值仍存在争议,但过高或过低的基础皮质激素水平常常提示不良的预后[49-51]。众多研究显示,颅脑损伤后的 HPA 轴功能低下可明显增加患者的死亡率[52-54]。因此,早期评价长期服用糖皮质激素者和危重症患者的 HPA 轴功能,对预后有不可估量作用。

五、麻醉决策和处理

(一) 麻醉决策

1. 术前准备·择期手术应尽量完善术前检查和评估,尤其注意评估 HPA 轴功能,及时补充皮质激素,纠正水电解质紊乱。有研究[55]认为凡术前一年应用过皮质激素的患者,在手术前应进行下丘脑-垂体-肾上腺轴的功能评价,肾上腺皮质功能反应不良者,术前应补充皮质激素以防肾上腺危象的发生。

2. 麻醉管理·HPA 轴功能低下患者对麻醉和手术的刺激不能相应地增加皮质醇分泌,对镇静、镇痛药和血管活性药非常敏感,使麻醉管理难度增大。因此,应根据手术方式和病情,选择对患者 HPA 轴功能抑制较少的麻醉方式,如神经阻滞、椎管内麻醉等区域麻醉。麻醉过程中注意加强监护,严密监测血流动力学、水电解质、血糖等,维持适当的麻醉深度,预防并及时诊治肾上腺危象。

3. 麻醉药物的选择·由于患者对药物耐受性低、应激能力差,可能存在肌无力、低钾、延迟性呼吸抑制,因此应酌情减少全麻药物、肌松药物的用量。可疑 HPA 轴功能低下患者避免使用依托咪酯等抑制肾上腺皮质功能的药物,尽量避免使用吗啡、氯丙嗪、巴比妥等中枢抑制药物,限制胰岛素及其他降糖药物的使用。

(二) 围手术期处理

1. 术前访视与评估·糖皮质激素是很多疾病的重要治疗药物,我们作为麻醉医师应对相关疾病的治疗有所了解,进行术前访视时应详细询问病史及用药情况,并查看患者检验结果了解患者 HPA 轴功能。对于长期应用糖皮质激素治疗的患者,当糖皮质激素用量超过生理分泌量的 3 倍,即氢化可的松每日 60 mg,地塞米松每日 2 mg,泼尼松每日 15 mg 时就可反馈抑制垂体 ACTH 的分泌,持续用药 2 周肾上腺皮质即可因无足够的 ACTH 刺激而出现组织学上的退化和萎缩,导致肾上腺皮质功能减退,故应提醒外科医师定期监测 HPA 轴功能。长期大量应用糖皮质激素的患者,如使用时间达到 18 个月或以上,下丘脑-垂体-肾上腺轴的恢复可能需要 1 年以上。

2. 激素治疗

(1) 激素替代治疗:在停药后 1~2 年内,如发生应激情况,仍需采用糖皮质激素替代治疗以防发生肾上腺皮质功能不全。

原发性肾上腺皮质功能低下首选氢化可的松,早上 20 mg,下午 5~6 点 10 mg。

继发性肾上腺皮质功能低下者可予泼尼松早上 5 mg,下午 5~6 点 2.5 mg。

文献指出,严重败血症的死亡率高达 30%~50%,糖皮质激素替代治疗可能提高 10% 的存活率[56]。

(2) 应激状态下激素剂量调整

1) 一般应激:如发热体温 38℃左右、小手术、小外伤,激素剂量增加 1 倍左右。

2) 中等程度应激:如发热 39℃、中等手术、中等外伤,氢化可的松 50~100 mg/d。

3) 严重应激状态:如高热 40℃、大手术、严重外伤,氢化可的松 100~200 mg/d[57]。

(3) 肾上腺危象的治疗:及时诊断,并尽早开始大剂量糖皮质激素治疗,第一个 24 h 予氢化可的松 200~400 mg 静滴,次日剂量减半,4~5 日减至维持量。及时纠正水电解质紊乱,大量补充生理盐水或 5% 葡萄糖氯化钠注射液,心功能允许者,第一个 24 h 可补充 2 000~3 000 mL 的液体[57-59]。注意预防和纠正低血糖。

(4) 合并症激素用法:合并甲状腺功能低下时,先补充糖皮质激素,2 周后再补充甲状腺激素;使用利福平类抗痨药时,糖皮质激素剂量适当加大;值得注意的是,合并糖尿病时更易出现低血糖[56]。

3. 病因治疗·去除诱因,针对感染、外伤、出血等的处理。

(作者　陈惠欣,审校　罗晨芳)

参考文献

[1] Kleiman A, Tuekermann JP. Glucocorticoid receptor action in benefitcial and side effects of steroid therapy: lessons from conditional knock out mice[J]. Mol Cell Endocrinol, 2007, 275(1-2): 98-108.

[2] 张延龄. 围手术期一次剂量糖皮质激素的作用[J]. 国外医学外科学分册,2002,30(4): 224-225.

[3] 陈家伦. 临床内分泌学[M]. 上海: 上海科学技术出版社,2011: 548-554.

[4] Alford WC Jr, Meador KA, Freedman AM, et al. Acute adrenal insufficiency following cardiac surgical procedures[J]. J Thorac cardiovasc surg, 1979, 78: 489-493.

[5] Charmandari E, Nicolaides NC, Chrousos GP. Adrenal insufficiency[J]. Lancet, 2014, 383(9935): 2152-2167.

[6] Fleseriu M, Loriaux DL. "Relative" adrenal insufficiency in critical illness[J]. Endocr Pract, 2009, 15(6): 632-640.

[7] Cheung AM, Tansey CM, Tomlinson G, et al. Two-year outcomes, health care use, and costs of survivors of acute respiratory distress syndrome[J]. Am J Respir Crit Care Med, 2006, 174(5): 538-544.

[8] Lieberman SA, Oberoi AL, Gilkison CR, et al. Prevalence of neuroendocrine dysfunction in patients recovering from traumatic brain injury [J]. J Clin Endocrinol Metab, 2001, 86(6): 2752-2756.

[9] Powner DJ, Boccalandro C. Adrenal insufficiency following traumatic brain injury in adults[J]. Curr Opin Crit Care, 2008, 14(2): 163-169.

[10] Wachter D, Giindling K, Oertel MR, et al. Pituitary insufficiency after traumatic brain injury[J]. J Clin Neurosci, 2009, 16(2): 202-208.

[11] Bernard F, Outtrim J, Menon DK, et al. Incidence of adrenal insufficiency after severe traumatic brain injury varies according to definition used: clinical implications[J]. Br J Anaesth, 2006, 96(1): 72-76.

[12] Soni A, Pepper GM, Wyrwinski PM, et al. Adrenal insufficiency occurring during septic shock: incidence, outcome, and relationship to peripheral cytokine levels[J]. Am J Med, 1995, 98(3): 266-271.

[13] Marik PE, Zaloga GP. Adrenal insufficiency in the critically ill: a new look at an old problem[J]. Chest, 2002, 122(5): 1784-1796.

[14] Barquist E, Kirton O. Adrenal insufficiency in the surgical intensive care unit patient[J]. J Trauma, 1997, 42(1): 27-31.

[15] Rivers EP, Gaspari M, Saad GA, et al. Adrenal insufficiency in high-risk surgical ICUpatients[J]. Chest, 2001, 119(3): 889-896.

[16] Pene F, Hyvernat H, Mallet V, et al. Prognostic value of relative adrenal insufficiency after out-of-hospital cardiac arrest[J]. Intensive Care Med, 2005, 31(5): 627-633.

[17] Salluh JI, Verdeal JC, Mello GW, et al. Cortisol levels in patientswith severe community-acquired pneumonia[J]. Intensive Care Med, 2006, 32(1): 1-4.

[18] Zaloga GP, Marik P. Hypothalamic-pituitary-adrenal insufficiency[J]. Crit Care Clin, 2001, 17(1): 25-41.

[19] Marik PE, Zaloga GP. Adrenal insufficiency during septic shock[J]. Crit Care Med, 2003, 31(1): 141-145.

[20] Rothman MS, Arciniegas DB, Filley CM, et al. The neuroendocrine effects of traumatic brain injury[J]. J Neuropsychiatry Clin Neurosci, 2007, 19(4): 363-372.

[21] Neidert S, Schuetz P, Mueller B, et al. Dexamethasone suppression test predicts later development of an impaired adrenal function after a 14-day course of prednisone in healthy volunteers[J]. Eur J Endocrinol, 2010, 162(5): 943-949.

[22] Calis M, Gok9e C, Ates F, et al. Investigation of the hypothalamo-pituitary-adrenal axis (HPA) by 1 μg ACTH test and metyrapone test in patients with primary fibromyalgia syndrome[J]. J Endocrinol Invest, 2004, 27(1): 42-46.

[23] Cegla J, Jones B, Seyani L, et al. Comparison of the overnight metyrapone and glucagon stimulation tests in the assessment of secondary hypoadrenalism[J]. Clin Endocrinol, 2013, 78(5): 738-742.

[24] Dickstein G. The assessment of the hypothaiamo-pituitary-adrenal axis in pituitary disease: Are there short cuts[J]? J Endocrinol Invest, 2003, 26(7 Suppl): 25-30.

[25] Giordano R, Picu A, Bonelli L, et al. Hypothalamus-pituitary-adrenal axis evaluation in patients with hypothalamo-pituitary disorders: comparison of different provocative tests[J]. Clin Endocrinol, 2008, 68(6): 935-941.

[26] Poomthavom P, Isaradisaikul B, Chuansumrit A, et al. High prevalence of "biochemical" adrenal insufficiency in thalassemics: is it a matter of different testings or decreased Cortisol binding globulin[J]? J Clin Endocrinol Metab, 2010, 95(10): 4609-4615.

[27] Hamrahian AH, Oseni TS, Arafah BM. Measurements of serum free Cortisol in critically ill patients[J]. N Engl J Med, 2004, 350(16): 1629-1638.

[28] Coolens JL, Van Baelen H, Heyns W. Clinical use of unbound plasma Cortisol as calculated from total Cortisol and corticosteroid-binding globulin[J]. J Steroid Biochem, 1987, 26(2): 197-202.

[29] Plumpton FS, Besser GM. The adrenocortical response to surgery and insulin-induced hypoglycemia in corticosteroid-treated and normal subjects[J]. Br J Surg, 1968, 55(11): 857.

［30］刘师伟,杨静,王泽民,等.肾上腺皮质功能低下评估方法研究进展[J].中国药物与临床,2010,10(12):1371-1373.

［31］Beishuizen A, van Lijf JH, Lekkerkerker JF, et al. The low-dose (1 μg) ACTH stimulation test for assessment of the hypothalamo-pituitary-adrenal axis[J]. Neth J Med, 2000, 56(3): 91-99.

［32］黄建华,沈自尹.危重病与急性肾上腺皮质功能不全[J].中国急救医学,2006,26(7):537-539.

［33］Pizarro CF, Troster EJ, Damiani D, et al. Absolute and relative adrenal insufficiency in children with septic shock[J]. Crit Care Med, 2005, 33(4): 855-859.

［34］Tordjman K, Jaffe A, Grazas N, et al. The role of the low dose(1 μg)adrenocorticotropin test in the evaluation of patients with pituitary diseases[J]. J Clin Endocrinol Metab, 1995, 80(4): 1301-1306.

［35］Magnotti M, Shimshi M. Diagnosing adrenal insufficiency: which test is best — the 1-microg or the 250-microg cosyntropin stimulation tes[J]. Endocr Pract, 2008, 14(2): 233-238.

［36］Sweeney DA, Natanson C, Banks SM, et al. Defining normal adrenal function testing in the intensive care unit setting: a canine study[J]. Crit Care Med, 2010, 38(2): 553-561.

［37］Smans LC, Zelissen PM. Does recovery of adrenal function occur in patients with autoimmune Addison's disease[J]? Clin Endocrino, 2011, 74(4): 434-437.

［38］Lathan P, Moore GE, Zambon S, et al. Use of a low-dose ACTH stimulation test for diagnosis of hypoadrenocorticism in dogs J Ve[J]. Intern Med, 2008, 22(4): 1070-1073.

［39］张焱,黄建萍,姚勇.小剂量快速法 ACTH 1~39 兴奋试验评价肾病综合征患儿肾上腺皮质功能初探[J].中国循证儿科杂志,2008,3(3):186-189.

［40］Kazlauskaite R, Evans AT, Villabona CV, et al. Corticotropin tests for hypothalamic-pituitary-adrenal insufficiency: a metaanalysis[J]. J Clin Endocrinol Metab, 2008, 93(11): 4245-4253.

［41］Dalegrave D, Silva RL, Becker M, et al. Relative adrenal insufficiency as a predictor of disease severity and mortality in severe septic shock[J]. Rev Bras Ter Intensiva, 2012, 24(4): 362-368.

［42］Simû nková K, Hampl R, Hill M, et al. Salivary cortisol in low dose(1 μg) ACTH test in healthy women: comparison with serum cortiso[J]. Physiol Res, 2007, 56(4): 449-453.

［43］Schindhelm RK, van de Leur JJ, Rondeel JM. Salivary cortisol as an alternative for serum cortisol in the low-dose adrenocorticotropic hormone stimulation test[J]? J Endocrinol Invest, 2010, 33(2): 92-95.

［44］Kerlik J, Penesova A, Vlcek M, et al. Comparison of salivary cortisol and calculated free plasma cortisol during low-dose ACTH test in healthy subjects[J]. Clin Biochem, 2010, 43(9): 764-767.

［45］Donegan D. Opioid induced adrenal insufficiency: what is new[J]? Curr Opin Endocrinol Diabetes Obes, 2019, 26: 1-6.

［46］Rothman MS, Arciniegas DB, Filley CM, et al. The neuroendocrine effects of traumatic brain injury[J]. J Neuropsychiatry Clin Neurosci, 2007, 19(4): 363-372.

［47］Hinshaw LB, Beller BK, Chang ACK, et al. Corticosteroid/antibiotic treatment of adrenalectomized dogs challenged with lethal E. coli[J]. Circ Shock, 1985, 16(3): 265-277.

［48］Rubenfeld GD, Herridge MS. Epidemiology and outcomes of acute lung injury[J]. Chest, 2007, 131(2): 554-562.

［49］Llompart-Pou JA, Raurich JM, Ibanez J, el al. Relationship between plasma adrenocorticotropin hormone and intensive care unit survival in early traumatic brain injury[J]. J Trauma, 2007, 62(6): 1457-1461.

［50］Rydvall A, Brandstrom AK, Banga R, et al. Plasma Cortisol is often decreased in patients treated in an intensive care unit[J]. Intensive Care Med, 2000, 26(5): 545-551.

［51］Agha A, Phillips J, O'Kelly P, et al. The natural history of post-traumatic hypopituitarism: implications for assessment and treatment[J]. Am J Med, 2005, 118(12): 1416.

［52］Benvenga S. Brain injury and hypopituitarism: the historical background[J]. Pituitary, 2005, 8(3-4): 193-195.

［53］Gotyo N, Doi M, Izumiyama H, et al. Secondary adrenal insufficiency caused by adult development of pituitary stalk transection[J]. Intern Med, 2007, 46(20): 1711-1715.

［54］Klose M, Juul A, Struck J, et al. Acute and long-term pituitary insufficiency in traumatic brain injury: a prospective single-centre study[J]. Clin Endocrinol, 2007, 67(4): 598-606.

［55］Reingradiene D. Acute adrenocortical insufficiency[J]. Medicina, 2002, 38(7): 769-675.

［56］Shapiro NI, HowellM, Talmor D. Ablueprint for a sepsis protocol[J]. Acad EmergMed, 2005, 12(4): 352-359.

［57］郭向阳,罗爱伦.内分泌疾病合并重要脏器功能改变的麻醉管理[C]//2006 年中华医学会全国麻醉学术年会知识更新讲座,208-210.

［58］崔佳,窦京涛.药源性肾上腺功能障碍[J].药物与临床,2014,11(11):31-36.

［59］刘亚峰,司英奎,陈雪,等.原发性肾上腺皮质功能减退的研究进展[J].中国中医药现代远程教育,2011,9(24):124-127.

第三节
糖尿病风险评估及处理

　　糖尿病是胰岛素相对或绝对不足以及不同程度的胰岛素抵抗,引起碳水化合物、脂肪和蛋白质代谢紊乱的综合征,主要表现为血糖升高和(或)糖尿,是一种慢性全身性疾病。长期碳水化合物以及脂肪、蛋白质代谢紊乱可引起多器官损伤,导致眼、肾、心血管等器官慢性进行性病变、功能减退及衰竭;病情严重或应激时可发生急性严重代谢紊乱,如糖尿病症酸中毒、高渗高血糖综合征。

一、流 行 病 学

　　2005 年约 110 万人口死于糖尿病(DM)及其相关并发症,2008 年世界卫生组织(WHO)报道估计全球 DM 患病人数为 1.8 亿人,预计 2025 年将突破 3 亿人。2013 年,全国 14 省市糖尿病和代谢综合征的患病率调查显示,我国糖尿病患病率达到 9.6%,患者对糖尿病的知晓率却仅为 44.0%。青年人的知晓率更是远远低于中老年人[1]。其中大约 50% 的糖尿病患者一生中至少一次同时合并外科疾患需要手术和麻醉。在外科手术患者中约 2% 的患者合并糖尿病。

二、病 　 因

　　1. 遗传因素·1 型或 2 型糖尿病均存在明显的遗传异质性。糖尿病存在家族发病倾向,1/4~1/2 患者有糖尿病家族史。临床上至少有 60 种以上的遗传综合征可伴有糖尿病。1 型糖尿病有多个 DNA 位点参与发病,其中以 HLA 抗原基因中 DQ 位点多态性关系最为密切。在 2 型糖尿病已发现多种明确的基因突变,如胰岛素基因、胰岛素受体基因、葡萄糖激酶基因、线粒体基因等。

　　2. 环境因素·进食过多,体力活动减少导致的肥胖是 2 型糖尿病最主要的环境因素,使具有 2 型糖尿病遗传易感性的个体容易发病。1 型糖尿病患者存在免疫系统异常,在某些病毒如柯萨奇病毒、风疹病毒、腮腺病毒等感染后导致自身免疫反应,破坏胰岛素 B 细胞。

三、功能评估及危险分级

(一)功能评估

1. 实验室检查

(1)尿糖测定:尿糖阳性是诊断糖尿病的重要线索但不作为糖尿病的诊断标准,尿糖阳性仅代表血糖值超过肾糖阈。

（2）血糖测定和 OGTT：血糖是诊断及判断糖尿病病情和控制情况的主要标准。

（3）糖化血红蛋白和糖化血浆白蛋白测定：糖化血红蛋白反映患者近 8~12 周平均血糖水平，糖化血浆白蛋白反映近 2~3 周内平均血糖水平，是糖尿病患者近期病情检测的指标。另外，糖化血红蛋白水平升高可能预示术后不良事件的发生率更高，包括术后感染、心肌梗死和死亡[2]。

（4）尿酮体检查：出现尿酮即表示胰岛素缺乏，糖尿病控制不理想。

（5）尿微量白蛋白的测定：尿微量白蛋白>20 μg/min 或 30 mg/24 h 可诊断糖尿病肾病。

2. 体格检查及非实验室检查

（1）心电图、运动心电图、心脏超声、心脏自主神经电生理检测、CTA、冠脉造影：糖尿病心脏病包括冠心病、糖尿病心肌病变、糖尿病心脏自主神经病变。糖尿病患者心肌梗死的发生率是正常人的 2 倍，且因合并自主神经病变，15%~60%的糖尿病患者发生心肌缺血和梗死可无症状。故即使活动耐量无受损心功能评级好的患者也需行上述检查。

（2）眼底检查：糖尿病眼部的并发症，主要与病程和血糖的控制情况等有关。常见的有糖尿病视网膜病变、白内障、玻璃体出血等，它能导致视力下降甚至失明。

（3）神经病变：对外周神经的检查可采用 10 克单个尼龙纤维触觉检查，检查部位分足背和足底，足背 1 个点，足底 9 个点。糖尿病神经病变的客观金标准诊断方法是神经电生理检查，即神经传导速度测定及肌电图。

（4）周围血管病：全身大血管均可受累，下肢最为常见。注意体格检查是触诊下肢皮温，足背动脉搏动及视诊足部皮肤有无破溃等。彩色超声多普勒探查有助于早期发现外周血管病变而进行早期防治。

（5）微循环异常：糖尿病微血管病主要累及眼底、肾脏，体格检查也可以通过对甲襞进行微循环检查，间接推断全身微循环状况。

（6）牙病：糖尿病患者牙周病患病率可达 30%左右。慢性牙龈炎反复发作，齿槽骨萎缩，造成牙齿松动脱落。因此糖尿病患者尤其对于需插管全麻的患者体检时还应该进行口腔科体检。

（7）关节畸形：幼年糖尿病患者可出现特征性的 Stiff 关节综合征，发生率为 33.2%[3]。特点是寰枕关节僵直和头部活动受限，可使气管插管困难，数据显示糖尿病患者插管困难是正常人的 10 倍。Stiff 关节综合征最先表现为手指和手部小关节病变，指间关节屈曲困难可预示困难插管，需行颈部 X 线检查确诊。

（二）围手术期危险分级

除酮症酸中毒、高渗性昏迷等急症外，糖尿病本身对术中不会带来主要危险，其风险程度主要取决于器官的受累情况。在分别对糖尿病患者的器官改变（心脏、神经系统、肾、血管疾病），和糖尿病与年龄等进行分类研究中发现，糖尿病在外科死亡率中是非糖尿病的 5 倍。手术患者糖尿病的主要风险与手术类型无关，而与终末器官的病理改变有关。当合并以下情况时，我们认为围手术期危险程度为高危：年龄≥65 岁，病程≥5 年，糖尿病合并高血压和冠心病，术前空腹血糖增高（平均≥13.3 mmol/L），手术时间≥90 min。尤其是术前合并有心血管疾病,手术和麻醉危险性大增,应重视围手术期处理。

四、并发症和预后

（一）围手术期意外和并发症

1. 加重病情,诱发酮症酸中毒·手术及应激反应是诱发糖尿病患者发生并发症及加重病情的重要因素。即使非糖尿病的患者,较大的手术常可使血糖升高至 8.3~11.1 mmol/L,而糖尿病患者手术时,如胰岛素缺乏或用量不足则常易发生严重高血糖,甚至发生酮症酸中毒及高渗性非酮症昏迷。对于一些血糖控制不理想患者,如果实施手术和麻醉,酮症酸中毒风险将进一步加大达 9.1%,急诊手术患者的发生率甚至更高。糖尿病患者本身的代谢紊乱给手术增加了危险,而手术和麻醉又加重了糖尿病患者的病情,两者在特定环境下互为因果,又相互影响。

2. 心血管意外·糖尿病并发无痛性心肌梗死是围手术期的主要死亡原因。糖尿病患者随着病程的延长,易引发严重的心、脑、血管并发症。糖尿病患者心血管病的死亡率是非糖尿病患者群的 1.5~4.5 倍,有 70%~80% 的糖尿病患者死于心血管并发症和伴随症状[4]。约 1/3 糖尿病性心脏病患者,特别是因心脏微血管病变和心肌代谢紊乱引起心肌梗死的患者,由于同时伴有未被发现的末梢神经炎和神经功能障碍掩盖了疼痛症状,早期无典型心血管症状;如果实施手术麻醉,手术本身及创伤失血极易诱发心肌梗死和脑血管意外,成为糖尿病患者围手术期死亡的主要原因。因此,外科医师对手术前糖尿病患者都应当看作有冠状动脉粥样硬化性心脏病(冠心病)的可能。

3. 术后感染·糖尿病影响机体细胞免疫功能,如果在围手术期血糖控制不好合并糖尿病酮症酸中毒时,机体防御功能明显下降,增加了患者术后感染的机会和程度,易引发难以控制的感染,有时还可以引发败血症或脓毒血症等全身性感染。报道显示术后感染率为 14.2%~23.8%,同时糖尿病患者微循环功能障碍和蛋白分解增加,易导致术后切口愈合不良或延迟愈合[3]。

4. 肾损害·糖尿病患者术后易出现肾功能损害,其发生率为 4.48%。糖尿病病史较长者,均可有不同程度的肾损害,糖尿病肾病的发生率约占糖尿病患者的 33.6%[5]。主要是肾小球硬化致功能受损,而手术本身又会引发组织损伤、细胞溶解及一些代谢产物吸收增加,又进一步影响了肾小球滤过功能,出现严重的肾功损害。部分手术患者术后常需留置导尿管,由于糖尿病患者的尿糖浓度高时促进尿路细菌繁殖,易引发尿路感染,而尿路感染又增加肾功能不全的发生[6]。

（二）预后

目前暂无围手术期糖尿病对预后影响的直接文献,但其可能通过以下几点对患者短期,长期预后产生影响。

1. 感染·围手术期高血糖可显著增加术后感染的风险,这已为很多研究所证实。这是因为高血糖可引起白细胞功能异常,包括粒细胞黏附功能下降、吞噬作用降低、趋化作用延缓和杀菌效力受到抑制等[7]。心脏手术的患者术后进入 ICU 后,若血糖持续>11.1 mmol/L,则可显著增加胸骨深部伤口感染和引发住院期间并发症[8]。一项关于下肢关节成形无菌手术的研究表明,在术后并发感染组中,有糖尿病史的患者占22%,远高于非糖尿病患者的9%,且其术前的血糖和术后1日的血糖均高于非感染组;若术后空腹血糖>11.1 mmol/L,则感染风险增加2倍,非糖尿病者若血糖>7.8 mmol/L,则感染风险会增加3倍。因此认为,糖尿病和术后空腹血糖增高是术后感染的预测因子,即使未明确诊断为糖尿病而术后出现了高血糖,其感染风险也显著增高[9]。

2. 心脑血管事件·对开腹结肠癌手术的研究表明,术后1日血糖>11.1 mmol/L者与围手术期心搏骤停和死亡有关;即使血糖轻度升高也可造成不良后果,因此建议将血糖维持在正常水平[10]。糖尿病是缺血性心脏病、慢性肾功能不全和脑血管疾病的危险因素,糖尿病患者围手术期并发症的发生率与病死率均高于非糖尿病患者。一项大样本的回顾性研究表明,在全关节成形术后,未控制血糖的糖尿病患者发生脑卒中、泌尿系感染、肠梗阻、术后出血、伤口感染、住院时间以及病死率均显著增加[11]。心肺转流可显著增加术后血糖水平和胰岛素的需要量,且女性糖尿病患者行心肺转流手术后,血糖更难以控制在11.1 mmol/L以内,无法控制的高血糖与术后早期出现的并发症发生率及病死率增高均显著相关[12]。

五、麻醉决策和处理

(一) 糖尿病对麻醉决策的影响

糖尿病对麻醉决策的影响主要表现在以下几个方面:① 血糖控制水平;② 麻醉方式的选择;③ 麻醉药物的选择;④ 术后镇痛。

1. 血糖控制水平·对于择期手术患者,术前FPG水平应控制在7.8 mmol/L以下,餐后2小时血糖(2 h PG)在10.0 mmol/L以下。对于急诊手术患者主要评估血糖水平,有无酸碱、水、电解质平衡紊乱。如果存在,应及时纠正。

2. 麻醉方式的选择·糖尿病患者实施麻醉手术引起体内一系列内分泌功能紊乱,特点是多种应激性激素水平分泌增高,如皮质醇、儿茶酚胺等。激素水平的升高可以引起机体内环境的改变,尤以血糖代谢改变表现最明显,主要表现为血糖增高及外周组织对葡萄糖的摄取和利用下降。单纯全身麻醉只抑制下丘脑对大脑皮质的投射系统或大脑皮质边缘系统,但是不能完全阻断手术区域的机械性刺激向中枢的信号传导,不能完全阻止交感神经系统兴奋信号和儿茶酚胺分泌增加,而硬膜外麻醉能阻断手术区域机械性刺激向中枢神经的信号传导,并显著抑制儿茶酚胺等激素的增高。因此,有研究证明全麻联合硬膜外麻醉更能全面阻断神经信号的传导,从而维持患者术中血糖及血流动力学的稳定。

值得注意的是,对糖尿病患者实施神经刺激仪引导下的神经阻滞时,由于外周神经病变,目标肌肉常不易引出阳性体征,需适当加大刺激电流量[13,14]。

3. 麻醉药物的选择

(1)局麻药:糖尿病患者合并有外周神经病变时可影响局部麻醉药的神经阻滞作用。由于糖尿病患者细胞色素P450在肝脏的浓度和活性增强,局部麻醉药吸收后代谢加快。动物实验表明,布比卡因可抑制糖尿病鼠离体心肌的收缩性,推测现存的糖尿病可增加布比卡因的心肌抑制作用。

(2)全麻药:动物实验中未经治疗的糖尿病可使吸入麻醉药的MAC下降,从而推测糖尿病患者对吸入麻醉药的需要量减少,可能与糖尿病患者神经病变导致的外周神经和脊髓神经传导速率下降、压力感受器反射功能丧失有关,也可能与大脑中枢 5 - 羟色胺介导的神经传导抑制、脑内儿茶酚胺类物质活性下降有关。

(3)肌松药:糖尿病外周神经病变可引起机体对肌肉松弛药产生不同的敏感性,可引起肌松作用起效时间加长。

(4)α_2 肾上腺能受体兴奋剂:如右美托咪啶,可减少机体对麻醉药的需要量和降低有害刺激时机体心血管的反应性。但糖尿病可使体内 α_2 肾上腺能受体功能严重受损,所以糖尿病减少机体麻醉药需要量的作用几乎消失,降低有害刺激时机体心血管反应性的作用也有不同下降,但是通过胰岛素治疗,以上作用可得到恢复。

4. 术后镇痛·糖尿病患者往往存在着痛觉的高敏感性以及对吗啡术后镇痛效应减弱,动物实验中发现糖尿病动物模型中吗啡的镇痛效能显著降低,而通过胰岛素控制血糖水平可以明显改善吗啡的镇痛效能,临床试验结果也与之相符,提示糖尿病患者的术后镇痛用药需要量较大。

另有些研究显示,吗啡类药物会对胰岛素的分泌产生抑制作用,对于需要长期大剂量使用吗啡类镇痛药的糖尿病患者(如癌痛患者)建议定期检测胰岛功能。

(二)建立在临床研究基础上的围手术期处理意见

1. 术前准备

(1)完善术前检查明确诊断,详细询问病史和治疗史。

(2)做好术前脏器功能评估:糖尿病患者心血管、脑、肾及眼底并发症发病率明显高于一般患者,术前应进行相关心、脑、肾及眼底检查,充分评估了解主要脏器功能状态。

(3)充分做好术前血糖监测及控制:对于择期手术患者,术前 FPG 水平应控制在 7.8 mmol/L 以下,2 h PG 在 10.0 mmol/L 以下。必要时请内分泌科医师会诊指导控制血糖。对于择期接受大中型手术、全身麻醉的患者都需要以胰岛素作为控制围手术期血糖的主要手段。其中,分次皮下注射强化治疗最常用,三餐前注射短效胰岛素或超短效胰岛素类似物,睡前注射中效胰岛素或长效胰岛素类似物。这种方法起效快、调整方便、比较符合胰岛素生理分泌规律。应该在手术前至少 3 日开始进行强化胰岛素治疗。对使用胰岛素"3 短 1 长"或"3 短 1 中"治疗方案的患者,术前禁食时最好停用速效胰岛素,可保留长效胰岛素类似物或中效胰岛素。对使用预混胰岛素的患者,术前禁食时最好停用预混胰岛素,改为长效胰岛素类似物或中效胰岛素。对使用长效胰岛素类似物+口服降糖药物治疗方案的患者,术前禁食时停用口服降糖药物,保留长效胰岛素类似物。对使用磺脲类药物的患者,最好在术前 1 日停用磺脲类药物,改为长效胰岛素类似物或中效胰岛素皮下注射,格列奈类及双胍类药物术前 1 日晚餐的药物停服。

对于接受小型手术(浅表手术,如清创术、口腔科操作、皮肤活检等)或手术时间极短、不需要禁食的患者可不需要改变原有降糖治疗方案,继续使用口服降糖药物或胰岛素。

(4)重视急诊手术:处理急诊手术时,术前要尽快了解糖尿病患者病史和目前治疗情况,血糖水平,如果血糖控制不良,将增加手术风险,应积极使用普通胰岛素迅速控制血糖,对于没有合并酮症酸中毒患者可给予糖、胰岛素、钾混合液或胰岛素加氯化钾、0.9%氯化钠溶液混合液静脉滴注治疗,使血糖稳定在 14 mmol/L 以下时手术。有酮症酸中毒或高渗昏迷的患者要积极纠正脱水、恢复血容量、纠正酸中毒、适当补充电解质,使血糖稳定在 14 mmol/L 以下,酸中毒和低血容量纠正后,再慎重施行手术。

（5）术前保证患者热量、营养供给,防止机体发生代谢紊乱:为了保证糖尿病患者术前有足够热量,术前 3 日应每日供给糖类 250 g 以上,防止患者机体内脂肪和蛋白质的分解增加,对手术前不能进食或合并营养不良的患者应常规给予肠外营养。

2. 术中治疗及保护

（1）ADA 指南(2009 版)指出:危重症外科手术患者的血糖调控目标应该尽量维持在 6.1 mmol/L(110 mg/dL)左右,不高于 7.8 mmol/L(140 mg/dL)。

（2）加拿大的 CDA 指南(2008 版)指出:合并 DM 行冠脉搭桥术(CABG)的患者,术中血糖应该维持在 5.5~10.0 mmol/L;血糖调节的方法可以采用持续静脉胰岛素泵注,或者在泵注的同时输注极化液。其他外科手术的术中血糖应该控制在 5.0~11.0 mmol/L。

（3）中国中华医学会指南(2007 版)指出:对于仅需单纯饮食治疗或小剂量口服降糖药即可使血糖控制达标的 2 型糖尿病患者,在接受小手术时,术中不需要使用胰岛素。大中型手术术中,均需静脉应用胰岛素,并加强血糖监测,血糖控制的目标为 5.0~11.0 mmol/L。术中宜输注 5% 葡萄糖液 100~125 mL/h,以防止低血糖的发生。联合输入极化液(GIK)是代替分别输入胰岛素和葡萄糖的简单方法,并根据血糖变化及时调整葡萄糖与胰岛素的比例。

3. 术后并发症的预防

（1）合理使用胰岛素,防止术后并发高血糖及酮症酸中毒等并发症:术后禁食期间,机体肝脏、肌肉等主要利用和存储糖的器官功能尚未完全恢复,加之体内胰岛素分泌不足,糖原异生增加、血液浓缩等一系列病理生理变化,易使糖尿病患者术后发生高血糖、高渗性脱水或昏迷及酮症酸中毒等并发症,术后要加强血糖监测预防上述并发症的发生,术后禁食期间每天需静脉补给葡萄糖 150~200 g,同时按(1:3)~(1:4)比例加入胰岛素。对于术后合并严重感染者及有胰岛素抵抗倾向者其比例可增加至 1:2,使术后血糖<11.1 mmol/L[8],患者如能恢复正常进食,即停止葡萄糖液的输入,根据患者病情、所实施手术的大小,改用口服降糖药或皮下注射胰岛素,并根据血糖监测结果调整胰岛素和降糖药剂量,使用胰岛素者最好使其沿用至伤口拆线、感染得到控制时。

（2）纠正维持水电解质和酸碱平衡:手术及创伤对糖尿病患者来说是诱发糖尿病酮症酸中毒的一个重要因素,而术前血糖控制不理想及急诊手术的糖尿病患者,术后更容易并发糖尿病酮症酸中毒和非酮症高渗性糖尿病昏迷,同时伴有水电解紊乱,因此术后应注意维持水电解质和酸碱平衡,采取措施积极予以纠正。

（3）采取积极有效措施预防术后感染:为有效预防术后感染,此类患者应在术前 30 min 或麻醉诱导开始时,静脉输注足量广谱抗生素,手术时间较长者术中应再追加一次,对术后感染严重且抗生素治疗无效者,应警惕合并真菌或其他细菌感染。对尿蛋白阳性者不宜使用有肾毒性的抗生素,以防止肾功能损害。

（4）加强术后护理:糖尿病患者术后应早期进行活动,可起到调整神经及内分泌功能,帮助增加胰岛素的敏感性的作用,根据情况可做床上全身肌肉运动,抬高床头半卧位坐起,床边站立、行走等活动。

六、围手术期血糖控制水平对死亡率及并发症的影响

目前,围手术期血糖控制水平对患者死亡率及并发症的影响尚有争议。

一部分研究者认为,围手术期应加强胰岛素治疗严格控制血糖。术前糖尿病治疗方案的差异及手术引起的应激性高血糖使得围手术期血糖的控制显得更为复杂并有一定的难度,但只要不出现低血糖,将血糖维持在 4.4~8.2 mmol/L 的大致正常水平即视为合理水平[15]。对于非糖尿病患者在心脏手术的围手术期严格控制血糖在 4.4~6.1 mmol/L,可显著降低术后肾功能不全、肾衰竭及需要肾透析的概率,其术后 30 日的病死率也显著降低[16]。因胃癌行胃切除的患者,围手术期胰岛素严格控制血糖至正常水平,与常规将血糖控制在≤10.0 mmol/L 的水平相比,可显著减少围手术期胰岛素抵抗状态、降低患者的蛋白质、脂质以及能量的消耗,有利于患者的恢复[17]。

另一部分研究者认为,与严控血糖至正常范围相比,将血糖控制在适当高于正常的水平(7.1~9.9 mmol/L)可显著减少病死率和严重并发症的发生率,是一个较为理想的血糖水平[18]。在冠状动脉旁路移植术中也得出了类似的结果,即围手术期维持血糖水平在 6.7~10.0 mmol/L,并发症的发生率并不高于血糖正常组,且对血糖的调控与管理更加简单易行,因此建议将血糖维持在这一水平。与此类似的是,对 0~36 个月的小儿行心脏手术的研究也发现,严格控制血糖至正常水平时围手术期低血糖的发生率虽然不高,但与标准控制相比,并不能显著改变感染率、病死率、住院时间或器官衰竭的发生率[19]。冠状动脉旁路移植患者与适度控制血糖为 6.7~10.0 mmol/L 相比,将血糖严格控制在 5.0~6.7 mmol/L 水平会增加低血糖的发生率,临床预后亦无显著改善。在冠状动脉旁路移植的糖尿病患者,维持血糖≤10.0 mmol/L 可减少发病率与病死率,减少伤口感染和住院时间,延长远期生存率,对非糖尿病患者亦可显著改善临床结果[20]。

（作者 吴惠珍 邓颖青,审校 周少丽）

参考文献

[1] Yang W, Lu J, Weng J, et al. Prevalence of Diabetes among Men and Women in China[J]. The New England Journal of Medicine, 2010, 362(12): 1090-1101.

[2] Halkos ME, Puskas JD, Lattouf OM, et al. Elevated preoperative hemoglobin A1c level is predictive of adverse events after coronary artery bypass surgery[J]. J Thorac Cardiovasc Surg, 2008, 136: 631.

[3] 方存贵. 糖尿病人麻醉风险评估[J]. 国外医学: 麻醉学与复苏分册, 1998, 19(3): 129-131.

[4] 江济华, 韦红霞. 糖尿病合并冠心病的临床特点[J]. 临床内科杂志, 2002. 19(3): 216-218.

[5] 中华医学会糖尿病学分会慢性并发症调查组. 1991—2000 年全国住院糖尿病患者慢性并发症及相关大血管病变回顾性分析[J]. 中国医学科学院学报, 2002, 24(5): 447-451.

[6] 张鹏. 糖尿病患者围手术期处理策略[J]. 中国当代医药, 2011, 18(24): 233-234.

[7] Hanazaki K, Maeda H, Okabayashi T. Relationship between perioperative glycemic control and postoperative infections[J]. World J Gastroenterol, 2009, 15(33): 4122-4125.

[8] Mularski KS, Yeh CP, Bains JK, et al. Pharmacist glycemic control team Improves quality of glycemic control in surgical patients with perioperative dysglycemia[J]. Perm J, 2012, 16(1): 28-33.

[9] Mraovic B, Suh D, Jacovides C, et al. Perioperative hyperglycemia and postoperative infection after lower limb arthroplasty[J]. J Diabetes Sci Technol, 2011, 5(2): 412-418.

［10］Jackson RS，Amdur RL，White JC，et al. Hyperglycemia is associated with increased risk of morbidity and mortality after colectomy for cancer［J］. J Am Coll Surg，2012，214（1）：68 - 80.

［11］Marchant MH Jr，Viens NA，Cook C，et al. The impact of glycemic control and diabetes mellitus on perioperative outcomes after total joint arthroplasty［J］. J Bone Joint Surg Am，2009，91（7）：1621 - 1629.

［12］Knapik P，Nadziakiewicz P，Urbanska E，et al. Cardiopulmonary bypass increases postoperative glycemia and insulin consumption after coronary surgery［J］. Ann Thorac Surg，2009，87（6）：1859 - 1865.

［13］蔡慧敏，付志新，张宁，等. 糖尿病性神经病不同临床表现的神经电生理分析［J］.中华老年心脑血管病杂志，2014，16（3）：284 - 286.

［14］高顺利，纪洪波，尹立军. 糖尿病神经损伤的评价［J］.青岛医药卫生，2015，47（4）：276 - 278.

［15］Rittler P，Broedl UC，Hartl W，et al. Diabetes mellitus-perioperative management［J］. Chirurg，2009，80（5）：410，412 - 415.

［16］Lecomte P，Van Vlem B，Coddens J，et al. Tight perioperative glucose control is associated with a reduction in renal impairment and renal failure in non-diabetic cardiac surgical patients［J］. Crit Care，2008，12（6）：R154.

［17］Li HC，Zhou YB，Chen D，et al. Effect of intensive vs conventional insulin therapy on perioperative nutritional substrates metabolism in patients undergoing gastrectomy［J］. World J Gastroenterol，2012，18（21）：2695 - 2703.

［18］Bhamidipati CM，LaPar DJ，Stukenborg GJ，et al. Superiority of moderate control of hyperglycemia to tight control in patients undergoing coronary artery bypass grafting［J］. J Thorac Cardiovasc Surg，2011，141（2）：543 - 551.

［19］Lazar HL，McDonnell MM，Chipkin S，et al. Effects of aggressive versus moderate glycemic control on clinical outcomes in diabetic coronary artery bypass graft patients［J］. Ann Surg，2011，254（3）：458 - 463.

［20］Lazar HL. How important is glycemic control during coronary artery bypass［J］. Adv Surg，2012，46：219 - 235.

第七章

产 科 疾 病

第一节
妊娠高血压风险评估及处理

妊娠高血压（hypertensive disorders in pregnancy，HDP）既往被称为"妊娠高血压综合征"，是以高血压、伴或不伴有蛋白尿，并可出现脑水肿、抽搐等神经系统症状的妊娠期常见严重并发症。2013 年美国妇产科医师协会（American Congress of Obstetricians and Gynecologists，ACOG）妊娠高血压指南更新了诊断标准[1]。妊娠高血压包括妊娠期高血压、子痫前期–子痫、慢性高血压、慢性高血压并发子痫前期。长期以来，无论在国内外，妊娠期高血压疾病都是孕产妇的主要死亡原因之一，因而成为产科最重要的并发症。

一、流 行 病 学

根据我国近年来的统计，产科出血是孕产妇死亡的第一位原因，妊娠期高血压疾病则为第二位原因[2,3]。万淑梅[4]通过 71 020 例孕妇大样本研究发现妊娠期高血压综合征发病率为5.78%，其中重度妊娠期高血压综合征占 27.78%，中度妊娠期高血压综合征占 27.71%，轻度妊娠期高血压综合征占 44.51%。孕产妇死亡率为 0.19%，围产儿死亡率为 3.01%。上海市统计 158 790 次分娩中妊娠期高血压综合征发生率为 5.57%，其中轻、中、重度妊娠期高血压综合征各占 55.83%、29.39%及 14.78%，子痫占 1.29%[5]。Ye C[6]等调查 112 386 例孕妇发现 5.22%患有妊娠期高血压疾病，其中重度子痫前期占 39.96%，妊娠期高血压为 31.40%，轻度子痫前期为 15.13%，慢性高血压为 6.00%，妊娠子痫前期并慢性高血压为 0.89%，子痫为3.68%。也有研究表明，在加纳 Korle‐Bu 教学医院（KBTH），高血压疾病是孕产妇死亡率的主要直接原因，占所有孕产妇死亡的 31.7%，已经超过出血[7]。荷兰的一项研究显示，371 000例孕产妇中子痫的发病率为 6.2/万，HELLP 综合征为 19 例[8]。

二、病　　因[9]

大量研究表明，妊娠高血压综合征是血管内皮细胞激活导致内皮细胞合成或分泌的血管收缩因子（如内皮素、血栓素 A2）增加，血管舒张因子（如一氧化氮、前列环素）下降，凝血因子（如Ⅷ因子、血栓素 A2）增加，抗凝因子（如抗凝血酶–Ⅲ、凝血酶调节素）减少而引发小动脉痉挛、血压增高、血管通透性增加、血液浓缩、血管内凝血等一系列病理生理表现。因此，目前认为，导致妊娠高血压综合征的病因主要与多基因有关，这种多基因的遗传背景使妊娠期高血压综合征的易感性增加，胎母免疫平衡或免疫耐受失调，胎母界面生理性免疫抑制反应减弱，Th1 介导的细胞免疫反应增强，滋养细胞受累且浸润能力下降，胎盘浅着床，造成胎盘缺血、缺氧及局部细胞免疫反应增强,胎盘局部出现氧化应激,引起脂质过氧化和绒毛间隙的白细胞活化,导致血管内皮损伤,最终引发妊娠高血压综合征的发生。

三、功能评估及危险分级

(一) 功能评估

妊娠高血压疾病在妊娠期病情复杂、变化快,分娩和产后生理变化及各种不良刺激均可能导致病情加重。因此,对产前、产时和产后的病情进行密切评估和监测十分重要。评估和监测的目的在于了解病情轻重和进展情况,及时合理干预,早防早治,避免不良临床结局发生[10]。

1. **基本检查** · 了解头痛、胸闷、眼花、上腹部疼痛等自觉症状。检查血压、血尿常规、体质量、尿量、胎心、胎动、胎心监护。

2. **孕妇特殊检查** · 包括眼底检查、凝血指标、心肝肾功能、血脂、血尿酸及电解质等检查。

3. **胎儿的特殊检查** · 包括胎儿发育情况、B 超和胎心监护监测胎儿宫内状况和脐动脉血流等。

根据病情决定检查频度和内容,以掌握病情变化。

据报道一些实验室检查对妊娠期高血压综合征具有一定的诊断、评估病情程度和判断预后的价值。有研究表明,全血黏度、血细胞比容、血沉、纤维蛋白原、D-二聚体、活化部分凝血酶原、凝血酶原时间、凝血酶时间等指标变化与妊娠期高血压疾病产妇病情和预后密切相关,可以预测妊娠期高血压疾病产妇血液高凝状态的严重程度并指导治疗[11-13]。

有研究发现,妊娠高血压综合征患者随着尿蛋白程度不断加重,低蛋白血症、高脂血症表现也越来越突出,应加强血浆蛋白、血脂和尿蛋白监测,及早干预并纠正以保证母婴健康[14]。张爱平等[15]认为判断妊娠高血压病患者心脏功能受损的各指标中,血浆脑钠肽(BNP)较血清肌钙蛋白 T(cTnT)和肌红蛋白(Myo)的变化更加敏感。血清人绒毛膜促性腺激素(β-HCG)与妊娠期高血压综合征的严重程度呈正相关[16]。血清同型半胱氨酸浓度增高与叶酸水平下降是妊娠期高血压综合征的一个重要的危险因素,可作为评价和预测妊娠期高血压综合征一个敏感可信的指标[17]。

(二) 围手术期危险因素及诊断分类

1. **危险因素** · 妊娠高血压疾病的病因尚未完全明确,因而不能完全预防其发病,但是目前认识了一些相关的高危因素,如能针对这些高危因素做好预防措施,能对预防该疾病的发生起到重要作用。研究表明,引发 HDP 的危险因素包括初产、高龄(≥40 岁)、焦虑、多胎妊娠、糖尿病、肥胖、系统性红斑狼疮、慢性高血压和慢性肾脏疾病病史、血栓病史、既往 HDP 病史等[18-20]。李敏[21]对 HDP 临床上常见主要危险因素进行了 Meta 分析后认为,HDP 发病的临床常见主要危险因素,按联系强度由强至弱依次为:子痫前期病史、慢性高血压病史、高血压家族史、营养缺乏、心理社会应激、初次产检时 BMI ≥35 kg/m^2、糖尿病、孕妇年龄≥40 岁、首次怀孕,而孕妇文化程度高为 HDP 的保护因素。曹党恩等[22]研究表明:2013—2015 年大冶地区 HDP 患病率与全国水平大致相符,BMI ≥28 kg/m^2、年龄≥35 岁、家庭年收入<20 000 元、有高血压家族史、流产次数≥2 次均会增加产妇患 HDP 风险。

2. 2013 年 ACOG 指南中 HDP 的诊断和分类[23]

（1）妊娠高血压：妊娠 20 周后首次出现血压≥140/90 mmHg，并于产后 12 周内恢复正常，尿蛋白(−)。

（2）子痫前期与子痫：子痫前期指妊娠 20 周后首次出现血压≥140/90 mmHg，或血压≥160/110 mmHg。尿蛋白≥0.3 g/24 h 或尿蛋白/肌酐≥0.3，无蛋白尿时伴有以下任一表现：血小板<100×10^9/L，肝功能损害、肾功能损害、肺水肿、脑功能或视觉障碍。将子痫前期分为无严重表现的子痫前期(preeclampsia without severe features)和伴有严重表现的子痫前期(preeclampsia with severe features)。

子痫前期的严重表现包括以下几点。

1）收缩压≥160 mmHg 或舒张压≥110 mmHg(卧床休息，两次血压测量间隔至少 4 h)。

2）血小板减少(血小板<100×10^9/L)。

3）肝功能损害(血清转氨酶水平为正常参考值 2 倍以上)。

4）肾功能损害(血肌酐升高，>97.2 μmol/L 或为正常参考值 2 倍以上)。

5）肺水肿。

6）新发生的脑功能或视觉障碍。

子痫是指患者在子痫前期基础上新发抽搐，可在产前、产时或产后发作。

（3）慢性高血压：妊娠前或妊娠 20 周前检查发现血压升高，但妊娠期无明显加重；或妊娠 20 周后首次诊断高血压病并持续到产后 12 周以后。

（4）慢性高血压并发子痫前期：妊娠 20 周前后新发蛋白尿并满足下列条件之一的患者即可诊断为慢性高血压：① 血压突然升高，或在原先降压药物治疗基础上需要加药；② 突然出现其他临床指征，如肝酶升高；③ 血小板<100×10^9/L；④ 出现自觉症状，如右上腹疼痛、剧烈头痛；⑤ 肺充血或肺水肿；⑥ 肾功能不全(血肌酐浓度≥97.24 μmol/L，或患者无其他肾脏疾病时，肌酐浓度升高 2 倍)；⑦ 突然出现大量持续性蛋白尿。

四、并发症和预后

（一）妊娠高血压可能引起的围手术期意外和并发症

国内有研究显示，妊娠高血压疾病严重并发症发生率：胎盘早剥为 1.68%，DIC 为 1.36%，妊娠高血压疾病性心脏病为 1.05%，肾功能衰竭为 0.97%，脑血管意外为 0.58%，HELLP 综合征为 0.51%。妊娠高血压综合征孕产妇死亡率为 0.19%，死亡专率为 11.26/10 万，死亡病例中，脑血管意外 4 例(17%，4/24)，HELLP 综合征 2 例(10%，2/21)，DIC 3 例(5%，3/56)，妊娠期高血压疾病性心脏病 1 例(2%，1/43)。围产儿死亡率为 3.01%[4]。

Ye C 等[6]研究发现 112 386 例孕妇中严重妊娠并发症的患病率有：胎盘早剥为 3.20%，HELLP 综合征为 1.64%，心力衰竭为 0.51%，肾功能衰竭为 0.27%，脑血管意外为 0.34%，肺水肿为 0.12%，DIC 为 0.12%。而在对围产儿的影响则表现为低出生体重（出生体重<2 500 g）、新生儿窒息和围产儿死亡的发生率明显高于未患有妊娠高血压疾病孕妇。同时，孕妇患有妊娠高血压疾病行剖宫产手术的比例(76.95%)明显高于那些未患有妊娠高血压疾病孕妇(53.36%)。患有妊娠高血压疾病的 5 869 例孕妇中，有 5 例死亡，死亡的原因是主要

器官的功能性衰竭(心、肺和肾脏,3例),严重肺动脉高压与HELLP综合征(1例)。5例孕产妇死亡病例中,3例为重度子痫前期患者。

Leffert LR等[24]通过81 983 216例大样本研究发现患有妊娠高血压疾病的孕产妇发生脑卒中事件的可能性是没有妊娠高血压疾病的5.2倍。Kuklina EV等[25]发现相较于没有任何妊娠期高血压的孕产妇,患有子痫或重度子痫前期的孕产妇发生严重的产科并发症的风险是3.3~34.8倍,患妊娠高血压的孕产妇则为1.4~2.2倍。住院的孕产妇中有0.94%~1.24%患有子痫或重度子痫前期,其中38%的孕产妇发生急性肾功能衰竭和约19%以上发生DIC、肺水肿、产后脑血管疾病、呼吸窘迫综合征等,而所有妊娠高血压疾病中约57%发展为急性肾衰,27%为DIC,超过30%为肺水肿、产后脑血管疾病、成人呼吸窘迫综合征及过度换气,11%为肺栓塞,18%为心力衰竭,孕产妇死亡率为0.008%。

(二) 妊娠高血压对预后的影响[26]

国内外研究结果表明,妊娠高血压可导致血压、血脂、血糖异常,肾功能损害等;其预后转归与病情、治疗方式、孕次等因素密切相关。Williams D[27]研究表明,子痫前期孕产妇的远期并发症可能有慢性高血压、糖尿病、缺血性心脏病、脑血管疾病、肾脏疾病、血栓栓塞、甲状腺功能减退,甚至记忆受损等风险。

有研究表明[28],妊娠高血压患者产后远期发生心脑血管疾病的风险明显增加。Chesley等[29]分析曾患子痫的2 637例患者远期高血压的平均发病率为23.8%(0~78%)。Callaway等[30]研究显示,妊娠高血压组的远期高血压发生率(32.46%)显著高于非妊娠高血压组(14.58%)。国内有研究发现PIH组和NPIH组远期高血压患病率分别为32.4%和5.7%,前组是后组的5.7倍。PIH组的糖尿病、冠心病、脑血管意外和肾功能损害患病率的总和也明显高于NPIH组,分别为17.6%和3.8%[31]。英国进行了一项超大样本研究[32],随访了3 488 160例女性中有198 252例伴发子痫前期,曾有子痫前期病史者产后14.1年患高血压病风险增加3.7倍,产后11.7年患缺血性心脏病风险增加2.16倍,产后10.4年脑卒中风险增加1.81倍,并且14.5年后其远期总死亡率增加1.49倍。冰岛一项研究发现[33],妊娠高血压组的远期缺血性心脏病死亡率为24.3%,对照组为14.6%;妊娠高血压组因脑血管事件死亡者占9.5%,对照组占6.5%。因此,妊娠期是否并发妊娠高血压可以作为预测女性心脑血管疾病风险的重要指标。

Forest等[34]发现妊娠高血压患者的血糖、胰岛素水平均高于对照组,HDL水平则低于对照组,且妊娠高血压患者产后远期发生代谢综合征的危险性较正常妊娠者高3~5倍。还有研究证实,妊娠高血压患者的BMI、血压、总胆固醇、LDL、三酰甘油水平均高于非妊娠高血压者[35]。

妊娠高血压患者产后远期发生肾脏疾病的风险亦明显增加。有研究报道[36],妊娠高血压患者的产后微量白蛋白尿发生率显著增加,表明患者可能存在早期的肾脏损伤。妊娠高血压患者产后长期的血尿酸、血肌酐水平也相应增高[37],提示妊娠高血压患者远期发生肾脏损伤的概率升高。

妊娠高血压患者的病情严重程度与预后明显相关[38,39]。病情愈重,其死亡风险愈高。

五、麻醉决策和处理

（一）妊娠高血压综合征对麻醉决策的影响

1. 麻醉方式及药物的选择[40]·术前应针对疾病的严重性、相关特征及系统变化进行全面评估,完善相关检查,从而掌握患者的病史和病情及胎儿的状况。

对于无凝血异常、无 DIC、无休克和昏迷的产妇应首选连续椎管内麻醉。持续硬膜外阻滞麻醉具有良好的镇痛作用,由于能阻滞交感神经,抑制心血管兴奋功能,减少儿茶酚胺的分泌,使血管扩张降低了血压,缓解高血压症状,降低子宫-胎盘血管阻力,增加了脐血管血流量和绒毛间腔血流量,改善了微循环,从而达到预防胎儿宫内窘迫和减少剖宫产新生儿的呼吸困难。同时肌松好,牵拉反应轻,适用于妊娠高血压综合征剖宫产手术[41]。而腰硬联合麻醉起效更快,镇痛肌松更完全,缩短胎儿娩出时间。局麻药物多选用 2% 利多卡因或 1% 罗哌卡因,0.75% 布比卡因因其影响心脏,使用应小心谨慎。

对于产妇有椎管内禁忌证、重度妊娠高血压综合征合并心力衰竭、凝血功能障碍、肺水肿、心功能不全、伴有子痫发作者、伴气道梗阻或意识不清无法配合麻醉,ASA Ⅲ ~ Ⅳ 级者,宜选用气管内插管麻醉。全身麻醉需要注意静脉麻醉药物对新生儿的影响。异丙酚、琥珀胆碱可以安全地用于全麻诱导。异氟醚对胎儿无不良影响可以用于麻醉维持。阿片类镇痛药芬太尼和镇静药安定类在新生儿未娩出前禁止使用。因为术前硫酸镁的使用,全麻时肌松剂、吸入麻醉药、镇痛药均应减量[42]。

2. 应注意术前用药对麻醉的影响·麻醉前用药尽量不用吩噻嗪类,如用了则搬动患者时须防止直立性低血压。治疗剂量的硫酸镁可产生镇静作用,并可强化局麻药,强化和延长短效非去极化肌松药的作用,应用这些药物时减少剂量。镁尚可降低低血压引起的反射性交感神经缩血管反应及许多缩血管药引起的高血压反应的作用,硬膜外麻醉时,可加重一过性低血压程度,麻醉诱导时应缓慢进行,并密切注意血容量状况。地西泮有增强非去极化肌松药和减少琥珀胆碱用药量的功能。麻醉性镇痛药易促使地西泮等出现呼吸抑制。利尿药引起的低血钾在术中容易诱发室性心律失常。β 受体阻滞剂的应用,在降压的同时可抑制吸入麻醉药引起的反射性心率过快,使心脏代偿功能减弱。硝苯地平能增强恩氟烷等吸入麻醉药的心脏抑制作用。术前抗凝治疗有致硬膜外血肿之虑,而全麻用药禁忌较多,应严格掌握适应证。

（二）建立在临床研究基础上的围手术期处理建议

1. 术前准备·目前重度妊娠高血压综合征的治疗仍然以对症治疗为主,即解痉、镇静、降压、利尿和预防各种并发症如 DIC、脑血管意外、肝肾功能损害等。先兆子痫的产妇因术前已使用大量镇静、解痉及降压利尿药,故术前应充分了解用药种类、剂量、用药时间、治疗效果及对麻醉的影响。麻醉前还应检查血镁、膝反射及呼吸频率。如血镁 7.5 mmol/L 或呼吸 <16 次/min,应给予钙剂 1~2 g 缓慢静脉注射拮抗镁中毒,防止硫酸镁血药浓度过高产生呼吸抑制甚至心跳停止。RCT 研究显示,妊娠期高血压疾病患者产前给予糖皮质激素治疗,可减少新生儿呼吸窘迫综合征、新生儿死亡、脑室出血的发生率[43]。

（1）一般治疗:保证充足的休息,避免焦虑情绪,摄入足够的蛋白质和热量以及钙、硒等微量元素,不应过分限制食盐摄入。维持体液平衡,使心排血量、肾血流量和外周血管阻力尽可能达到其所能达到的最佳状态。密切监控血流动力学的变化。

（2）降压：ACOG 指南建议当血压≥160/110 mmHg 开始应用降压药，治疗目标（130～155）/（80～105）mmHg，若伴有脏器功能损伤，应将血压控制在（130～139）/（80～89）mmHg，但不宜低于 130/80 mmHg，以免影响胎盘灌注而导致胎儿生长发育异常[44]。推荐硝苯地平、甲基多巴、拉贝洛尔、酚妥拉明、硝酸甘油作为降压治疗的首选药物，不推荐使用肾素-血管紧张素受体拮抗剂。ACOG 指南建议妊娠合并慢性高血压患者血压应维持在（120～160）/（80～105）mmHg，若存在靶器官损伤，血压应<140/90 mmHg。妊娠合并慢性高血压患者在产后应继续行降压治疗。药物选择需注意其不良反应对母体、胎儿的影响。有研究认为拉贝洛尔治疗妊娠期高血压，能够迅速起到降压效果，未出现严重不良反应，并能抑制各种并发症的发生，显著改善了分娩的结果，降低胎儿的病死率[45]。

（3）解痉：解痉治疗一直是重度妊娠高血压综合征治疗的最重要的一环，首选硫酸镁。由于硫酸镁的有效治疗浓度与毒副作用的浓度相差甚窄，有效血镁浓度为 1.8～3.0 mmol/L（4.2～7.2 mg/dL），毒副作用的硫酸镁浓度为 3.5 mmol/L，故临床使用风险较大。

（4）镇静：子痫患者抽搐症状难以控制或产妇烦躁不安及过度焦虑时可给予适量的镇静剂，同时也可预防抽搐发作。但安定类药物可引起胎儿呼吸抑制，分娩前 6 h 应慎用。冬眠合剂降压作用较明显，但氯丙嗪可导致肾脏及胎盘血流量降低，并对母体肝功能有一定损害应慎用。

（5）利尿：不适当的利尿剂应用可加重低血容量和高凝状态，引发先兆子痫；还可引起肾小球滤过率降低，加重肾功能受损；引起酸碱、电解质紊乱。一般不主张应用利尿剂，除非出现全身性水肿、急性心力衰竭、肺水肿、脑水肿及血容量过高且常伴有潜在肺水肿者，同时应注意监测肾功能和血清电解质水平[42]。为减少硫酸镁的用量，联合应用新利尿合剂是目前应用较多的妊娠高血压综合征解痉方案，硫酸镁 15～20 mg/d 加入葡萄糖注射液中静脉滴注；呋塞米 60 mg，多巴胺 20 mg，酚妥拉明 10 mg 加入 5% 葡萄糖注射液 500 mL 中静脉滴注。

2. 术中治疗与保护·严密监测和及时纠正手术中的血流动力学改变是麻醉处理的关键。妊娠高血压综合征患者术中应根据血流动力学变化调整输液速度，保持液体出入的负平衡和提高胶体渗透压，预防发生心力衰竭和肺水肿。

妊娠高血压综合征剖宫产术中一般不需输血，但遇前置胎盘、胎盘早剥、凝血功能异常、DIC 时，术中出血增多，或术前严重贫血者应及时输全血或血液成分，尤其注意血液成分与凝血因子的补充，以维持循环、凝血功能的稳定。若血压下降，可用麻黄碱升压以维持血压相对稳定，并积极补充液体量。硬膜外麻醉平面宜控制在 T6 以下，并加强循环监测，保持血压平稳。

保持充足有效的供氧。硬膜外用药应采取低浓度、分次注药的方法，避免阻滞平面过广甚至过高，影响呼吸及循环动力学稳定。

应注意加强新生儿复苏抢救工作。术前硫酸镁、地西泮或冬眠合剂等解痉镇静药的使用，对新生儿有呼吸循环及反射抑制作用。妊娠期高血压综合征可致宫内胎儿发育不全、早产、低体重儿呼吸中枢发育不成熟，呼吸肌发育差，常不能及时建立自主呼吸。麻醉中血压升降也可加重胎儿宫内窘迫，术中应常规面罩给氧，增强胎儿氧供，避免新生儿呼吸抑制，积极做好新生儿复苏抢救。必要时可联系儿科医师给予协助处理[41]。

3. 术后并发症的预防·妊娠高血压综合征一般延续到分娩后48 h才消退,术后24~72 h是发生子痫、心力衰竭的危险阶段,而术后疼痛势必加重妊娠高血压综合征患者血压的升高,增加并发症的发生。因此,术后镇痛十分必要。

重度子痫前期患者产后应继续使用硫酸镁24~48 h预防产后子痫。子痫前期患者产后3~6日是产褥期血压高峰期,高血压、蛋白尿等症状仍可能反复出现甚至加剧,因此这期间仍应每天监测血压及尿蛋白。如血压≥160/110 mmHg应继续给予降压治疗。哺乳期可继续应用产前使用的降压药物,禁用ACEI和ARB类(卡托普利、依那普利除外)。

国内有研究认为应用新利尿合剂(呋塞米+多巴胺+酚妥拉明)辅助硫酸镁治疗PIH能够明显降低血压,改善妊娠预后[46]。还有研究发现,同对照组(呋塞米用量20~40 mg/d)相比,强化利尿组(呋塞米静脉滴注100~200 mg/d)日均尿量显著增加;患者血压、肺部氧合、肾功能显著改善,达到利尿终点时间、ICU停留时间显著缩短;强化利尿组APACHE Ⅱ评分显著下降,死亡风险系数低于对照组。认为重度妊娠高血压综合征患者产后强化利尿治疗可使病情较快恢复,并有助于降低重度妊娠高血压综合征患者产后死亡风险[47]。

(作者　高婉菱,审校　黑子清)

参考文献

[1] American College of Obstetricians and Gynecologists, Task Force on Hypertension in Pregnancy. Hypertension in pregnancy. Report of the American College of Obstetricians and Gynecologists' Task Force on Hypertension in Pregnancy[J]. Obstet Gynecol, 2013, 122(5): 1122 - 1131.

[2] 刘敬涛,熊庆,梁家智,等.四川省2003年孕产妇死亡潜在损失分析[J].中华妇产科学杂志,2005,40(4): 246 - 248.

[3] 谭晶,秦敏,朱丽萍.上海市2000—2007年孕产妇死亡情况分析[J].中国妇幼保健,2008,23(28): 3954 - 3957.

[4] 万淑梅,余艳红,黄莺莺,等.妊娠期高血压疾病严重并发症的发生规律及其对母儿的影响[J].中华妇产科杂志,2007,42(8): 510 - 514.

[5] 上海市妊娠高血压综合征调查协作组.上海市10年妊娠高血压综合征发病的研究[J].中华妇产科杂志,2001,36(3): 137 - 139.

[6] Ye C, Ruan Y, Zou L, et al. The 2011 survey on hypertensive disorders of pregnancy (HDP) in China: prevalence, risk factors, complications, pregnancy and perinatal outcomes[J]. PLoS One, 2014, 9(6): e100180.

[7] Adu-Bonsaffoh K, Oppong SA, Binlinla G, et al. Maternal deaths attributable to hypertensive disorders in a tertiary hospital in Ghana[J]. Int J Gynaecol Obstet, 2013, 123(2): 110 - 113.

[8] Zwmrt JJ, Richtem JM, Ory F, et al. Severe maternal morbidity during pregnaney delivery and puerperium in the netherlands: a nationwide population-based study of 371 000 pregnaneios[J]. Obstetric Anesthesia Digest, 2009, 29(1): 14 - 15.

[9] 林其德.妊娠高血压综合征病因学研究进展与展望[J].中华妇产科杂志,2003,8: 471 - 473.

[10] 中华医学会妇产科学分会妊娠期高血压疾病学组.妊娠期高血压疾病诊治指南(2020)[J].中华妇产科杂志,2020,55(4): 227 - 238.

[11] 李媛.妊娠高血压患者D-二聚体变化与患者病情程度、预后的关系研究[J].中国现代医生,2015,53(1): 16 - 21.

[12] 冯艳.血液流变学指标检测在妊娠期高血压疾病产妇病情发展及预后中的价值分析[J].中国妇幼保健,2015,30(18): 2917 - 2919.

[13] 颜丽香,刘惠敏,吴秀珍.对妊娠高血压综合征孕妇生化检验指标变化特征的分析[J].当代医药论丛,2017,(15)19: 202 - 203.

[14] 徐斐,徐晓杰.不同程度妊娠高血压综合征患者血浆蛋白、血脂和尿蛋白代谢特点[J].现代中西医结合杂志,2008,17(35): 5458 - 5459.

[15] 张爱平,杨文明,赵军,等.监测BNP cTnT Myo指标判断妊娠高血压患者心脏功能的比较[J].河北医学,2015,21(2): 298 - 300.

[16] 杨华.妊娠高血压综合征患者检测血HCG的临床意义[J].基层医学论坛,2012,16(10): 1303 - 1304.

[17] 邹前芽,曾晓燕,刘国忠.妊娠高血压综合征患者血清同型半胱氨酸、叶酸、维生素B_{12}检测水平及临床意义[J].中国实用医药,2012,7(28): 73 - 74.

[18] Arulkumaran N, Lightstone L. Severe pre-eclampsia and hypertensive crises[J]. Best Pract Res Clin Obstet Gynaecol, 2013, 27(6): 877 - 884.

[19] Schneider S, Freerksen N, Maul H, et al. Risk groups and maternal-neonatal complications of preeclampsia-Current results from the national German Perinatal Quality Registry[J]. J Perinat Med, 2011, 39(3): 257 - 265.

[20] Lykke JA, Langhoff-Roos Jens, Sibai BM, et al. Hypertensive disorders in pregnancy, recurrence in a second pregnancy, and subsequent cardiovascular events: 10[J]. Am J Obstet Gynecol, 2008, 199(6): s6.

[21] 李敏. 妊娠期高血压疾病相关危险因素的 Meta 分析[D]. 吉林：吉林大学,2015.

[22] 曹党恩,鲁霞. 2013—2015 年湖北大冶地区妊娠期高血压疾病患病率及影响因素分析[J]. 中国妇幼保健,2018,33(18)：4166 - 4168.

[23] 何娅妮,刘佳睿. 妊娠期高血压疾病的处理[J]. 中华肾病研究电子杂志,2015,4(4)：192 - 195.

[24] Leffert LR, Clancy CR, Bateman BT, et al. Hypertensive disorders and pregnancy-related stroke: frequency, trends, risk factors, and outcomes[J]. Obstetrics & Gynecology, 2015, 125(1): 124 - 131.

[25] Kuklina EV, Ayala C, Callaghan WM. Hypertensive disorders and severe obstetric morbidity in the United States [J]. Obstetrics & Gynecology, 2009, 113(6): 1299 - 1306.

[26] 吴扬. 妊娠期高血压疾病患者的预后特点及其影响因素[J]. 现代妇产科进展,2013,22(8)：666 - 668.

[27] Williams D. Long-term complications of preeclampsia[J]. Semin Nephrol, 2011, 31(1): 111 - 122.

[28] Fraser A, Nelson SM, Macdonald-Wallis C, et al. Associations of pregnancy complications with calculated cardiovascular disease risk and cardiovascular risk factors in middle age: the Avon Longitudinal Study of Parents and Children [J]. Circulation, 2012, 125(11): 1367 - 1380.

[29] Chesley SC, Annitto JE, Cosgrove RA. The remote prognosis of eclampfic women. Sixth periodic report[J]. Am J Obstet Gynecol, 2000, 182(1): 247 - 248.

[30] Callaway LK, David MH, Williams GM, et al. Diagnosis and treatment of hypertension 21 years after a hypertensive disorder of pregnancy [J]. Aust NZJ Obstet Gynaecol, 2011, 51(5): 437 - 440.

[31] 谢志红,苏海,张倩萍,等. 妊娠高血压综合征患者远期高血压患病率的调查[J]. 中华高血压杂志,2008,16(3)：261 - 263.

[32] Bellamy L, Casas JP, Hingorani AD, et al. Pre-eclampsia and risk of cardiovascular disease and cancer in later life: systematic review and meta-analysis[J]. BMJ, 2007, 335(7627): 974.

[33] Arnadottir GA, Geirsson RT, Arngrimsson R, et al. Cardiovascular death in women who had hypertension in pregnancy: a case-control study [J]. BJOG, 2005, 112(3): 286 - 292.

[34] Forest JC, Girouard J, Masse J, et al. Early occurrence of metabolic syndrome after hypertension in pregnancy[J]. Obstet Gynecol, 2005, 105(6): 1373 - 1380.

[35] Magnussen EB, Vatten LJ, Smith GD, et al. Hypertensive disorders in pregnancy and subsequently measured cardiovascular risk factors[J]. Obstet Gynecol, 2009, 114(5): 961 - 970.

[36] Shahbazian N, Shahbazian H, Ehsanpour A, et al. Hypertension and microalbuminuria 5 years after pregnancies complicated by pre-eclampsia [J]. Iran J Kidney Dis, 2011, 5(5): 324 - 327.

[37] Lip GY, Beevers M, Beevers DG. Malignant hypertension in young women is related to previous hypertension in pregnancy, not oral contraception[J]. QJM, 1997, 90(9): 571 - 575.

[38] McDonald SD, Han Z, Walsh MW, et al. Kidney disease after preeclampsia: a systematic review and meta-analysis[J]. Am J Kidney Dis, 2010, 55(6): 1026 - 1039.

[39] Wikstrom AK, Haglund B, Olovsson M, et al. The risk of maternal ischaemic heart disease after gestational hypertensive disease[J]. BJOG, 2005, 112(11): 1486 - 1491.

[40] 尹恒. 妊高症病人剖宫产麻醉的选择与管理[J]. 中国保健营养：下半月,2013(4)：1013.

[41] 朱世明,魏勇剑,顾静凡. 98 例妊娠高血压综合征剖宫产手术的麻醉处理体会[J]. 中国医药导报,2010,7(3)：167 - 168.

[42] 谭兴中,岳永猛,汪清. 重度妊娠高血压综合征行剖宫产术的麻醉处理[J]. 中国当代医学,2012,19(4)：80 - 81.

[43] Amorim MM, Santos LC, Faundes A. Corticosteroid therapy for prevention of respiratory distress syndrome in severe preeclampsia[J]. Am J Obstet Gynecol, 1999, 180: 1283 - 1288.

[44] Duley L, Henderson-Smart DJ. Drugs for treatment of very high blood pressure during pregnancy[J]. Cochrane Database Syst Rev, 2002, 4: CD001449.

[45] 王玉红,王峥艳,张海燕,等. 拉贝洛尔治疗妊娠期高血压对母婴预后的影响[J]. 临床合理用药,2015,8(1A)：35 - 36.

[46] 周梅冰,周大千. 不同药物治疗 84 例妊娠高血压综合征的临床对比研究[J]. 医学综述,2014,20(5)：954 - 955.

[47] 符晖,王桥生. 强化利尿降低重度妊娠高血压综合征患者死亡风险[J]. 基层医学论坛,2015,19(1)：4 - 7.

第二节

妊娠合并重型肝炎风险评估及处理

    重型肝炎这一命名,国外学者几乎不用,常用暴发性肝衰竭(fulminant hepatic failure, FHF)一词,偶尔亦用暴发性肝炎(fulminant hepatitis)。肝衰竭可由嗜肝性病毒感染、药物性肝炎、酒精性肝病及其他遗传相关等原因引起的严重肝脏损害,导致肝脏合成、解毒、代谢和生物转化功能严重障碍或失代偿,出现以黄疸、凝血功能障碍、肝肾综合征、肝性脑病、腹水等为主要表现的一组临床综合征[1,2]。根据我国2018年新版《肝衰竭诊治指南》[2],基于病史、起病特点及病情进展速度,肝衰竭可分为四类:急性肝衰竭(acute liver failure, ALF)、亚急性肝衰竭(subacute liver failure, SALF)、慢加急性(亚急性)肝衰竭[acute(subacute)-on-chronic liver failure, ACLF或SACLF]和慢性肝衰竭(chronic liver failure, CLF)。

    妊娠合并重型肝炎是指妊娠后发病10日以内出现黄疸迅速加深、肝迅速缩小、严重出血倾向、腹水迅速增多、有肝臭、急性肾功能不全和不同程度的肝性脑病。此类病由于常伴全身微循环障碍、血液生化及代谢紊乱,易并发多器官功能衰竭,严重危及母婴的生命安全[3]。因病情发展迅速,这类患者常常需紧急手术终止妊娠。因此,围手术期进行快速功能评估并及时准确处理对母婴预后有重要的意义。

一、流 行 病 学

    由于病毒感染是导致妊娠妇女肝功能损害的重要原因,其流行谱决定了妊娠合并重型肝炎的发病率。全球20亿人曾感染过HBV,其中3.5亿HBV感染者中,每年约有100万人死于肝功能衰竭、肝硬化及原发性肝癌,女性感染者为1.5亿~1.7亿人,5%妊娠女性为慢性HBV感染者,其中50%以上为HBeAg(+)[4]。孕妇病毒性肝炎的发生率约为非孕妇的6倍,而重型肝炎的发生率约为非孕妇的66倍[5]。陈志英等[6]研究发现1 412例孕妇中,正常1 080例,占76.49%,感染率23.51%,HBSAg携带率2.62%。临床上0.2%~0.5%病毒性肝炎患者可发展到重型肝炎。在不发达的非洲及亚洲国家里感染乙型病毒性肝炎和戊型病毒性肝炎的孕妇最常见,有报道[7]称产妇死亡率为56%~75%、围产儿病死率37%~49%。也有文献报道[8],妊娠合并肝炎产妇死亡率高达19.2%,其中HEV病毒感染最为常见(77.9%)。因此,有效地防治各种嗜肝性病毒感染,是降低妊娠合并重症肝炎发生率的首要前提。

二、病 因

    妊娠期肝功能损伤的原因有很多,而不同原因引起的妊娠期肝损伤程度不一致,其中导致妊娠期肝衰竭的主要原因有病毒感染、妊娠特发性疾病、药物或毒物性肝损伤、自身免疫性肝炎、Budd‐Chiari 综合征及不明原因等。不同的国家和地区,妊娠期肝衰竭的主要病因不同,在印度和非洲的流行地区,戊肝病毒感染是导致孕产妇发生肝衰竭的最常见原因;药物性肝损伤是美国妊娠期急性肝衰竭的最重要原因;而在我国,妊娠期肝衰竭最常见的病因为病毒性肝炎,其中以乙型肝炎为主,其次为妊娠期急性脂肪肝[9]。宋影[10]等收集中国近 20 年间发表的关于妊娠期肝异常的 37 篇研究文献,累计病例共计 8 367 例。Meta 分析结果显示中国妇女妊娠期肝异常的常见病因构成比(95%CI)为:肝炎 39%(30%～48%)、妊娠高血压综合征 17%(10%～25%)、妊娠性肝内胆汁淤积症(intrahepatic cholestasis of pregnancy,ICP)17%(14%～19%)、妊娠期急性脂肪肝(AFLP)3%(2%～4%)、妊娠剧吐 8%(6%～11%)、HELLP 综合征 3%(1%～5%)。

妊娠期容易发生重症肝炎,其原因主要有:妊娠期新陈代谢率高,营养物质消耗多,除母体外胎儿的代谢及解毒需依靠母体肝脏来进行,肝脏的负担较非妊娠期明显加重;妊娠期内分泌变化的影响,大量性激素需在肝脏代谢和灭活;妊娠期常合并妊娠高血压疾病,本身可存在不同程度的肝损害,若在此基础上再合并病毒性肝炎,则极易发生大块性肝坏死;妊娠期血清蛋白、血糖、糖原储备均较非妊娠期低,一旦出现肝脏损害,则不利于肝功能恢复;分娩时疲劳、精神紧张、出血、手术、麻醉、均加重肝脏负担。

HBV 感染对妊娠可能通过以下方面产生影响:① 骨髓造血微环境的改变及脾功能亢进可导致血小板减少而增加产后出血风险;② 低白蛋白血症、贫血发生率高,导致胎儿营养供应不足;③ 糖耐量下降,妊娠糖尿病发生风险增加;④ 白细胞减少和免疫功能缺陷,使孕妇免疫功能下降,容易发生各种感染;⑤ 肝功能异常,导致许多激素及血管活性物质灭活减少,妊娠高血压发生风险增加。同时妊娠期肝病加重与以下两个因素有关:① 母体发生一系列生理变化,而致肝脏负担加重;② 母体内分泌发生变化,肾上腺皮质激素水平升高,可能导致 HBV 高复制,促使乙型肝炎活动[11]。

三、功能评估及危险分级

各种肝功能评价及预后评估标准仍适用于妊娠期妇女。肝衰竭预后评估应贯穿诊疗全程,尤其强调早期预后评估的重要性。

多因素预后评价模型包括:Child-Turcotte-Pugh 评分[12](表 7‐2‐1)、终末期肝病模型(model for end-stage liver disease,MELD)[13,14]、MELD 联合血清 Na(MELD‐Na)[15]、iMELD、皇家医学院医院(King's collegehospital,KCH)[16]标准(表 7‐2‐2)、序贯器官衰竭评估(sequential organ failureassessment,SOFA)[17](表 7‐2‐3)、慢性肝功能衰竭联盟-器官功能衰竭评分(CLIF‐COFs)[18,19]、CLIF‐CACLF、重型病毒性肝炎患者预后的评分模型(scoring model of severe viral hepatitis,SMSVH)、简化急性生理评分Ⅱ(simple acute physiology scoreⅡ,SAPSⅡ)及急性生理功能和慢性健康状况评分Ⅱ/Ⅲ(acute physiology and chronic health evaluation,APACHEⅡ/Ⅲ)[20]等。

杨越波等[21]研究发现,MELD 评分对晚期妊娠合并重型肝炎的短期预后显示出非常好的预测价值。MELD 分值越高,短期预后越差,MELD 分值≥40 分的患者死亡率达 100%;剖宫产

表7-2-1　Child-Turcotte-Pugh 评分

项　目	1分	2分	3分
PT(s)	<4	4~6	>6
TBIL(μmol/L)	<34.2	34.2~51.3	>51.3
ALB(g/L)	>35	28~35	<28
肝性脑病(级)	0	Ⅰ/Ⅱ	Ⅲ/Ⅳ
腹水	无	少量/中量	大量

注：5~6分为 A 级，7~9分为 B 级，10~15分为 C 级

表7-2-2　KCH 评分标准

病　因	临床/生化指标
非对乙酰氨基所致	PT>100 s(或 INR>6.5)或满足以下任意3项： 病因为非甲和非乙型肝炎/氟烷/特异性药物反应/Wilson 病 年龄<10 岁或>40 岁 急性或亚急性起病 PT>50 s(或 INR>3.5) 血清总胆红素>300 μmol/L
对乙酰氨基酚所致	动脉血 pH<7.3 或者同时合并以下表现： 3级以上的肝性脑病 血肌酐>300 μmol/L PT>100 s(或 INR>6.5)

表7-2-3　SOFA 评分系统

评分标准	PaO₂/FiO₂ (mmHg)	血小板计数 (×10⁹/L)	总胆红素 (μmol/L)	Glasgow 昏迷分数	肌酐(μmol/L) 或尿量(mL/d)	低血压 升压药[μg/(kg·min)]
0	≥400	>150	<20	15	肌酐≤110	中心静脉压≥70 mmHg
1	300~399	101~150	20~32	13~14	肌酐 110~170	中心静脉压<70 mmHg
2	200~499	51~100	32~101	10~12	肌酐 171~299	不使用升压药或任意计量的多巴酚丁胺或多巴胺<5
3	100~199	21~50	101~204	6~9	肌酐 300~440或尿量<500	多巴胺 5~15 或(去甲)肾上腺素≤0.1
4	<100	≤20	≥204	3~5	肌酐 >440 或尿量<200	多巴胺>15 或(去甲)肾上腺素>0.1

术的妊娠晚期患者，手术后3日同术前 MELD 分值的差值(ΔMELD)也有着非常好的预测价值。还有一些单因素指标如年龄、肝性脑病的发生、血清胆红素、凝血酶原或 INR、AST/ALT 比值、血浆胆固醇、总胆汁酸、血氨、血清碱性磷酸酶(AKP)、血肌酐、前白蛋白、胆碱酯酶、甲胎蛋白(AFP)、肿瘤坏死因子(TNF-α)、乳酸、血糖、血清钠、血小板等对肝衰竭预后评估有一定价值，临床可参考应用。吲哚菁绿(ICG)清除试验可动态观察受试者有效肝功能或肝储备功能，对肝衰竭及肝移植前后预后评估有重要价值[22-24]。

(1) 肝性脑病 West-Haven 分级标准：见表7-2-4。

（2）MELD 计算公式：MELD 分值 = 3.8×ln［胆红素（mg/dL）］+11.2×ln（INR）+9.6×ln［肌酐（mg/dL）］+6.4×（病因：胆汁性或酒精性为 0；其他病因为 1）。

（3）MELD－Na 计算公式：MELD－Na 分值＝MELD+1.59×（135－Na$^+$），其中公式规定血清 Na$^+$ 浓度>135 mmol/L 者按 135 mmol/L 计算，<120 mmol/L 者按 120 mmol/L 计算。

表 7－2－4　肝性脑病 West-Haven 分级标准[25]

肝性脑病分级	临 床 要 点
0 级	没有能觉察的人格或行为变化，无扑翼样震颤
Ⅰ级	轻度认知障碍，欣快或抑郁，注意力时间缩短，加法计算能力降低，可引出扑翼样震颤
Ⅱ级	倦怠或淡漠，时间或空间定向力轻度异常，轻微人格改变，行为错乱，语言不清，减法计算能力异常，容易引出扑翼样震颤
Ⅲ级	嗜睡到半昏迷，但对语言刺激有反应，意识模糊，明显的定向障碍，扑翼样震颤可能无法引出
Ⅳ级	昏迷（对语言和强刺激无反应）

四、并发症和预后

（一）妊娠合并重型肝炎可能引起的并发症

重型肝炎可能引起的并发症：肝性脑病、电解质紊乱、脑水肿、腹水、肝肾综合征、自发性腹膜炎、脑疝、胸水、上消化道出血等，在妊娠合并重型肝炎患者中同样出现。但这些并发症在妊娠患者中的发生率目前缺乏相关数据。现有的肝衰竭患者并发症的发生率资料可供参考。如张野等[26]回顾性总结和分析 1 892 例肝衰竭患者的并发症包括感染、出血、肝性脑病、肝肾综合征和脑水肿，发生率分别为 69.82%、30.97%、23.04%、16.97% 和 2.59%；急性肝衰竭患者在肝性脑病、肝肾综合征和脑水肿的发生率分别为 77.14%、45.71% 和 20.0%，发生率均明显高于其他几型肝衰竭。

妊娠合并重型肝炎是一种严重的临床综合征，常伴全身微循环障碍，血液生化及代谢紊乱，易并发多器官功能衰竭[27]，可严重影响着孕产妇与围产儿预后[28]，病死率高达 43% ~ 80%[29]。因此，处理好妊娠合并重型肝炎能更好地提高产科质量，降低孕产妇死亡率及明显改善了新生儿预后。

（二）妊娠合并重型肝炎对预后的影响

妊娠合并重型肝炎的临床特点是病情进展迅速，短期内即可出现多种器官功能衰竭等并发症，治疗困难，病死率高。相比其他慢重肝患者，妊娠合并重型肝炎由于肝脏负担更重，当肝功能衰竭，机体免疫功能紊乱时，如果诊治不及时，更易导致各种并发症的发生，而且一种并发症又可诱发另一种并发症，致使一个患者出现多种并发症，病情迅速恶化而死亡。有研究发现[19]发生脑水肿、肝肾综合征的患者死亡率分别为 100% 和 90.65%；发生 1 种、2 种、3 种及以上并发症的患者死亡率分别为 62.09%、78.47% 和 98.16%。李保森等[30]发现并发症中脑水肿和脑疝预后最差，无效和病死发生率为 100%，其次为肝肾综合征、上消化道出血和肝性脑病，无效和病死发生率分别为 97.6%、92.7% 及 90.5%，出现Ⅳ级肝性脑病，100% 病例无效或死亡。周水生[31]等分析了14例妊娠合并重型肝炎死亡病例,死亡原因分别为:出血9例,其中产后出血4例,产后出血并消化道出血1例,消化道出血1例,脑出血1例,剖宫产术后腹腔内出血1例,呼吸道出血1例;多器官功能衰竭3例;严重感染1例;原因不明1例。结论:出血是妊娠合并重型肝炎最常见的死亡原因,其中又以产后出血多见。

妊娠合并重型肝炎除了影响孕产妇的预后,还会影响到围产儿的预后。周水生等[28]发现妊娠合并重型肝炎多数在妊娠晚期发病75.0%(30/40);产前出血20.0%(8/40);妊娠期高血压疾病27.5%(11/40);急产20.0%(8/40);宫缩乏力66.7%(12/18);产后出血88.6%(31/35);胎儿窘迫50.0%(20/40);死胎17.5%(7/40);早产、流产65.0%(26/40);围产儿死亡率20.0%(6/30),窒息率43.3%(13/30)。宋影[10]等对中国妇女妊娠期肝异常对妊娠结局影响的Meta分析发现由肝炎引起的妊娠期肝异常的妊娠结局中,孕妇早产、剖宫产、产后出血的概率分别为20%、35%、15%;胎儿窘迫、围产儿死亡的概率分别为26%、16%;妊娠高血压综合征引起的妊娠期肝功能异常中,孕妇早产、剖宫产、产后出血的概率分别为21%、62%、16%;胎儿窘迫、围产儿死亡的概率分别为40%、15%;由妊娠性ICP引起的妊娠期肝功能异常中孕妇早产、剖宫产、产后出血的概率分别为36%、70%、15%,胎儿窘迫、围产儿死亡的概率分别为35%、16%。并且妊娠期肝异常与不良妊娠结局显著相关,其OR值(95%CI)分别为:早产4.48(3.89~6.60),剖宫产3.75(3.28~4.29),产后出血5.36(4.07~7.05),胎儿窘迫3.78(3.16~4.53),围产儿死亡6.39(3.27~12.49),妊娠高血压4.67(3.44~6.35),新生儿窒息3.07(2.18~4.32)。

因此,多学科协作,积极有效地防治并减少严重并发症的发生是降低妊娠合并重型肝炎患者病死率的重要措施。

五、麻醉决策和处理

(一) 妊娠合并重型肝炎对麻醉决策的影响

妊娠合并重症肝炎时,因肝功能损害严重,有产科指征者应尽早行剖宫产结束分娩,以减轻肝脏的负担。而此时行剖宫产术,因凝血功能差,患者常需合并切除子宫,以减少术后大出血的发生,麻醉与手术的风险性均大大增加。

麻醉方式的选择应根据患者的凝血功能及血小板综合考虑。一般 PLT>$60×10^9$/L、PT<20 s及APTT<60 s的产妇可选择硬膜外麻醉,否则选择全身麻醉[32]。产妇入室后建立静脉通道,常规行ECG、HR和SpO_2监测。麻醉前予输注血浆及血小板等凝血物质,静脉注射立止血1U。然后行深静脉穿刺置管监测CVP,桡动脉穿刺置管监测ABP。行硬膜外麻醉的产妇予调整麻醉平面至T5~6,根据手术时间和麻醉平面追加局麻药。而全身麻醉产妇待手术切皮前静脉注射氯胺酮0.8~1.2 mg/kg,待充分暴露子宫,剖宫前静脉注射琥珀胆碱1 mg/kg,肌松后插入气管导管,接麻醉机行控制呼吸。待胎儿取出断脐后静脉追加丙泊酚、雷米芬太尼、阿曲库铵。术中持续静脉泵注上述麻醉药物以维持麻醉和镇痛。还可考虑使用糖皮质激素及镁剂,但需注意糖皮质激素引起的血糖升高,并用胰岛素加以控制。而镁剂可能造成肌松时效的延长[33]。手术结束后接麻醉镇痛泵行患者自控镇痛。手术中输注新鲜冰冻血浆、冷沉淀、血小板、维生素 K_1、白蛋白、凝血酶原复合物和纤维蛋白原等[34]。总的来说,妊娠合并重型肝炎

手术患者的麻醉要点在于维持呼吸循环功能的稳定,改善凝血功能及尽量应用对肝功能损害少的药物。

(二) 建立在临床研究基础上的围手术期处理建议

1. 术前准备[35-37]

(1) 积极内科治疗:绝对卧床休息,密切监测生命体征;补充能量,低蛋白、低脂、高糖饮食,以流质、半流质为主;维持水、电解质、酸碱平衡;纠正低蛋白血症;纠正凝血功能障碍;严格无菌操作,防治感染;护肝药物。治疗中注意晶体、胶体交替使用,保持出入量平衡。

(2) 尽量不使用苯巴比妥等镇静药。

(3) 若病情允许,术前尽可能行灌肠以清除患者肠道内容物。

(4) 保暖。

(5) 行中心静脉插管及建立静脉通路。

(6) 停留尿管用精密尿袋测量尿量。

(7) 请新生儿科医师到场协助处理新生儿。

2. 术中治疗及保护·一般行剖宫产,必要时行子宫(次)全切除术。注意探查肝脏、冲洗腹腔及放置腹腔引流管。

3. 术后并发症的预防[38]

(1) 加强监测:严密监测各项生命体征,测中心静脉压和每小时尿量,密切注意血常规、肝功能、凝血功能、电解质、酸碱平衡等实验室指标变化。

(2) 一般治疗:饮食宜低盐、低脂和适量蛋白质(每天 25 g),补充多种维生素。

(3) 类固醇类药物的应用:肾上腺皮质激素能够促胎肺成熟,主张早期应用,同时可改善中毒症状,既能抑制细胞免疫,又能抑制体液免疫,具有抗炎、加速代谢、稳定细胞结构的作用,改善肝功能,从而提高肝衰竭患者生存率[39,40]及围产儿的存活率。牛丹等[41]研究发现早期肝衰竭激素治疗组与非激素治疗组的生存率分别为 72.72% 和 42.86%。早期及中期肝衰竭激素治疗组与非激素治疗组的病程分别是(23.62/34.73;23.1/35.48),可见激素治疗可以提高早期肝衰竭患者的生存率并缩短病程,对肝衰竭患者预后有影响。

(4) 保肝治疗:可适当使用保肝药,包括复方甘草酸苷类(如复方甘草酸苷片)、多烯磷脂酰胆碱(如多烯磷脂酰胆碱胶囊)及抗氧化剂(还原型谷胱甘肽片)、肝细胞生长因子(HGF)、门冬氨酸钾镁、胰高血糖素和胰岛素(GI)、胸腺肽 α1 等,具有改善肝血流、促肝细胞生长、辅助肝脏解毒等功能,可改善肝功受损情况[42]。高艳颖[43]研究发现使用白蛋白与未使用白蛋白患者病死率分别是 48.9% 和 37.1%(P>0.05),使用促肝细胞生长素与未使用促肝细胞生长素患者病死率分别是 47.1% 和 52.6%(P>0.05),使用前列腺素 E1 与未使用前列腺素 E1 患者病死率分别是 41.5% 和 57.8%(P<0.05),使用胸腺肽与未使用胸腺肽患者病死率分别是 48.6% 和 41.7%(P>0.05)。张晓燕[44]认为多烯磷脂酰胆碱联合促肝细胞生长素能改善妊娠合并乙型肝炎患者的预后。

(5) 防治出血:补充凝血因子和血小板;止血药;用制酸药、生长抑素防止消化道出血,已有消化道出血者可用三腔二囊管压迫或血管内注射硬化剂止血;防治 DIC。

(6) 防治肝性脑病:去除诱因,限制蛋白质饮食。可根据实际情况选用乳果糖、乙酰谷氨酰胺、精氨酶、门冬氨酸钾镁、L－鸟氨酸－L－天冬门氨酸以降血氨;补充支链氨基酸纠正氨基酸失衡;左旋多巴对抗假性神经递质;避免使用镇静药及大量利尿药;用新霉素或卡那霉素或甲硝唑抑制肠道菌丛生长和易位;防治脑水肿,醒脑药。

　　(7)防治肝肾综合征:限制液体入量;避免使用损害肾脏药物;扩张肾血管、改善肾血流;利尿药;防治高血钾;透析疗法。

　　(8)防治感染:注意无菌操作;有计划地足量使用广谱抗生素及经验性抗真菌治疗;密切注意肠道微生态平衡;丙种球蛋白。

　　(9)人工肝:大量研究表明人工肝治疗能及时有效地清除血浆中的胆红素、胆酸、内毒素等,并能补充白蛋白凝血因子等物质,有利于治疗高胆红素血症,改善凝血功能,肝性脑病者还可改善意识障碍。对孕产妇行人工肝治疗,可明显降低孕产妇死亡率减少产后出血量,提高了围产儿存活率,临床疗效十分显著[45-48]。

　　(10)肝移植是治疗中晚期肝衰竭最有效的挽救性治疗手段,重症肝炎患者行肝移植手术是安全可靠的[49]。目前国内外已有较多妊娠期重症肝炎肝移植成功案例报道,甚至已有妊娠中期进行肝移植并在妊娠晚期成功产下健康女婴的案例报道,且连续3年观察,并未发现任何并发症[50]。

(作者　高婉菱,审校　黑子清)

参考文献

[1] 汤善宏,曾维政,蒋明德,等.肝衰竭患者临床预后判断研究进展[J].临床肝胆病杂志,2015,31(1):135-138.

[2] 中华医学会感染病学分会肝衰竭与人工肝学组,中华医学会肝病学分会重型肝病与人工肝学组.肝衰竭诊治指南(2018年版)[J].临床肝胆病杂志,2019,35(1):38-44.

[3] 李小毛.妊娠合并重型肝炎救治的基础与临床[J].2009.

[4] Chu CM, Liaw F. Genotype C hepatitis B virus infection is associated with a higher risk of reactivation of hepatitis B and progression to cirrhosis than genotype B: a longitudinal study of hepatitis B antigen-positive patients with normal aminotransferase levels at baseline[J]. J Hepatol, 2005, 43(3): 411-417.

[5] Ogasawara K, Une Y, Nakajima Y, et al. The significance of measuring liver volume using computed tomographic images before and after hepatectomy[J]. Surgery Today, 2008, 25(9): 43-48.

[6] 陈世英,孟和.妊娠妇女乙型肝炎流行病学调查[J].中国妇幼保健,2008,23(24):3460-3461.

[7] Khruoo MS, Kamili S, Aetiology. Clinical course and outcome of sporadic acute viral hepatitis in pregnancy[J]. Journal of viral hepatitis. 2003, 10(1): 61-69.

[8] Sahai S, Mishra V, Ganga DJ, et al. Viral Hepatitis in Pregnancy-A study of its Effect on Maternal and Foetal Outcome. Assoc Physicians India[J]. 2015, 63(1): 28-33.

[9] 张宝忠,周鹏志.妊娠期肝衰竭的病因研究进展[J].临床肝胆病杂志,2018,34(9):2012-2016.

[10] 宋影,李三强,张勇勇,等.中国妇女妊娠期肝异常的常见病因及对妊娠结局的影响Meta分析[J].世界华人消化杂志,2018,26(19):1169-1175.

[11] Tan J, Surti B, Saab S. Pregnancy and cirrhosis[J]. Liver Transpl, 2008, 14(8): 1081-1091.

[12] Pugh RN, Murray-Lyon IM, Dawson JL, et al. Transection of the oesophagus for bleeding oesophageal varices[J]. Br J Surg, 1973, 60(8): 646-649.

[13] Kamath PS, Wiesner RH, Malinchoc M, et al. A model to predict survival in patients with end-stage liver disease[J]. Hepatology, 2001, 33(2): 464-470.

[14] Yang Y, Deng L, Li X, et al. Evaluation of the prognosis of fulminant viral hepatitis in late pregnancy by the MELD scoring system[J]. Eur J Clin Microbiol Infect Dis, 2012, 31(10): 2673-2678.

[15] Biggins SW, Kim WR, Terrault NA, et al. Evidence-based incorporation of serum sodium concentration into MELD[J]. Gastroenterology, 2006, 130(6): 1652-1660.

[16] O'Grady JG, Alexander GJ, Hayllar KM, et al. Early indicators of prognosis in fulminant hepatic failure[J]. Gastroenterology, 1989, 97(2): 439-445.

［17］ Vincent JL, Moreno R, Takala J, et al. The SOFA（Sepsis-related Organ Failure Assessment）score to describe organ dysfunction／failure. On behalf of the Working Group on Sepsis-Related Problems of the European Society of Intensive Care Medicine［J］. Intensive Care Med, 1996, 22（7）：707 - 710.

［18］ Moreau R, Jalan R, Gines P, et al. Acute-on-chronic liver failure is a distinct syndrome that develops in patients with acute decompensation of cirrhosis［J］. Gastroenterology, 2013, 144（7）：1426 - 1437.

［19］ Jalan R, Saliba F, Pavesi M, et al. Development and validation of a prognostic score to predict mortality in patients with acute-on-chronic liver failure［J］. J Hepatol, 2014, 61（5）：1038 - 1047.

［20］ Knaus WA, Draper EA, Wanger DP, et al. APACHE Ⅱ：a severity of classification system［J］. Crit Care Med, 1985, 13（40）：818 - 829.

［21］ 杨越波,邓柳枝,李小毛. MELD 评分对晚期妊娠合并重型肝炎预后的评价作用［J］.中国优生与遗传杂志,2011,19（3）：57 - 59.

［22］ Yang Y, Deng L, Li X, et al. Analysis of prognosis-associated factors in fulminant viral hepatitis during pregnancy in China［J］. Int J Gynaecol Obstet, 2011, 114（3）：242 - 245.

［23］ 刘文芝,冯继红,金萍,等.重型肝炎患者的实验室检测与预后的关系［J］.中国实验诊断学,2010,14（5）：752 - 753.

［24］ Salam GD, Kumar A, Kar P, et al. Serum tumor necrosis factor-alpha level in hepatitis E virus-related acute viral hepatitis and fulminant hepatic failure in pregnant women［J］. Hepatol Res, 2013, 43（8）：826 - 835.

［25］ 中华医学会消化病学分会,中华医学会肝病学分会.中国肝性脑病诊治共识意见（2013 年,重庆）［J］.中国医学前沿杂志（电子版）, 2014,6（2）：81 - 93.

［26］ 张野,聂青和.1 892 例肝衰竭患者并发症及死亡原因分析［J］.实用肝脏病杂志,2014,17（2）：129 - 132.

［27］ Delia MP, Pier FG, Francesca M. Acute hepatic failure in pregnancy［J］. European Journal of Obstetrics&Gynecology and Reproductive Biology. 2004, 11（2）：230 - 232.

［28］ 周水生,李小毛,谌小卫.妊娠合并重型肝炎的产科特点分析［J］.中国热带医学,2008,8（2）：232 - 234.

［29］ 杨越波,李小毛,周水生.妊娠并发重症肝炎 20 例分析［J］.齐齐哈尔医学院学报,2004,25（1）：13 - 14.

［30］ 李保森,邹正升,陈菊梅,等.慢性重型肝炎并发症与预后的关系［J］.中国医师杂志,2002,4（10）：1096 - 1098.

［31］ 周水生,李小毛,杨越波,等.妊娠合并重型肝炎的死亡原因分析［J］.中国基层医药,2018,15（1）：6 - 7.

［32］ 刘德昭,周少丽,陈信芝.妊娠合并重型肝炎剖宫产术的麻醉处理［J］.临床麻醉学杂志,2005,21（4）：240 - 242.

［33］ Pandey CK, Karna ST, Pandey VK, et al. A cute liver failure in pregnancy：Challenges and management［J］. Indian J Anaesth, 2015, 59 （3）：144 - 149.

［34］ 廖建梅,王佳,陈家华.妊娠合并重型肝炎剖宫产术的麻醉处理［J］.江苏医学,2008,34（8）：851 - 852.

［35］ 李小毛,周水生.晚期妊娠合并重型肝炎的产科处理［J］.中国实用妇科与产科杂志,2011,27（2）：106 - 109.

［36］ 赵有仙,李永华,杨建华,等.晚期妊娠合并重型肝炎的治疗体会［J］.淮海医药,2006,24（1）：32 - 33.

［37］ 侯红瑛.妊娠合并重症肝炎的诊断及急救策略［J/CD］.中华产科急救电子杂志,2016,5（2）：75 - 79.

［38］ 刘丝苏,易为民.妊娠期肝功能衰竭的抢救［J］.中国实用妇科与产科杂志,2001,17（6）：336 - 338.

［39］ Matsumoto K, Miyake Y, Miyatake H, et al. A combination treatment of entecavir and early-phase corticosteroid in severe exacerbation of chronic hepatitis B［J］. World J Gastroenterol, 2009, 15：1650 - 1652.

［40］ Zhang XQ, Jiang L, You JP, et al. Efficacy of short-term dexamethasone therapy in acute-on-chronic pre-liver failure［J］. Hepatology Research, 2011, 41：46 - 53.

［41］ 牛丹.肝衰竭预后的临床研究［D］.苏州大学,2011.

［42］ 黄琳琳,刘建.妊娠合并重症肝炎治疗进展［J］.中外医疗,2015,（11）：194 - 196.

［43］ 高艳颖.影响肝衰竭患者预后和生存时间的临床研究［D］.天津医科大学,2008.

［44］ 张晓燕.多烯磷脂酰胆碱联合促肝细胞生长素治疗妊娠合并乙型肝炎临床疗效［J］.医学信息,2009,22（8）：1654.

［45］ 姜明建,范蔚芳,林淑媛.人工肝血浆置换联合血液滤过对妊娠中晚期重症肝病患者临床指标和生存率的影响［J］.肝脏,2018,23（10）： 892 - 894.

［46］ Yu CB, Chen JJ, Du WB, et al. Effects of plasma exchange combined with continuous renal replacement therapy on acute fatty liver of pregnancy［J］. Hepatobiliary Pancreat Dis Int, 2014, 13（2）：179 - 183.

［47］ Seyyed Majidi MR, Vafaeimanesh J. Plasmapheresis in acute Fatty liver of pregnancy：an effective treatment［J］. Case Rep Obstet Gynecol, 2013, 2013：615975.

［48］ 刘静莉.妊娠合并重型肝炎患者的临床治疗方法研究［J］.现代诊断与治疗,2017,28（22）：4249 - 4250.

［49］ 颉斌,向文,王冠武,等.肝移植治疗重症肝炎的临床分析［J/CD］.实用器官移植电子杂志,2017,5（4）：268 - 270.

［50］ Mendizabal M, Rowe C, Pinero F, et al. Successful orthotopic liver transplantation and delayed delivery of a healthy newborn in a woman with fulminant hepatic failure during the second trimester of pregnancy［J］. Annals of hepatology, 2013, 13（2）：288 - 292.

第三节
前置胎盘风险评估及处理

前置胎盘(placenta previa)是最常见的产前出血疾病。胎盘在正常情况下附着于子宫体部的后壁、前壁或侧壁。前置胎盘即胎盘种植于子宫下段或覆盖于子宫颈内口上,位于胎先露之前。前置胎盘的表现是在妊娠中期至妊娠晚期可以出现轻微直至严重的阴道出血,是妊娠期的严重并发症,处理不当可危及母儿生命安全。所以,它是引起孕产妇死亡和围生儿死亡的重要原因之一[1,2]。

一、流 行 病 学

妊娠晚期出血的原因很多,前置胎盘和胎盘早剥是产前大出血的主要原因。在产科急诊中前置胎盘最常见,可造成产妇大出血死亡,而围生期胎儿死亡率也达 1/3[3]。有文献报道前置胎盘发生率为 0.5%~1.8%,国外报道为 0.3%~0.5%[4,5]。

二、病 因

病因不完全清楚,但经过国内外学者大量研究,已初步确定可能与下列因素有关。

1. 子宫内膜病变与损伤

(1)人工流产与前置胎盘关系:有报道人工流产术使前置胎盘的发生率提高 7~15 倍。也有人证实人工流产后即妊娠者,前置胎盘发生率为 4.6%。人工流产刮匙清宫或人流吸引均可损伤子宫内膜,引起内膜瘢痕形成,再受孕时蜕膜发育不良,使孕卵种植下移;或因子宫内膜血供不足,为获得更多血供及营养,胎盘面积增大,因而导致前置胎盘。国内很多研究报道都证实了人工流产和前置胎盘发生的相关性,且流产次数愈多,前置胎盘发生率愈高[6]。

(2)既往剖宫产与前置胎盘发生的关系:有剖宫产史的前置胎盘发生率是无剖宫产的5.95 倍。经历了 2 次及 3 次或以上剖宫产的孕妇,其前置胎盘发生率分别增高了 1.9% 和4.1%。随着既往剖宫产次数的增加前置胎盘的发生率亦增加[7]。相反,也有些学者对此持不同的观点:尽管既往有剖宫产史的孕妇发生前置胎盘的危险性增加,但其危险性不随既往剖宫产次数增加而增加。对于既往剖宫产导致前置胎盘发生率增加的机制虽不很清楚,但人们提出了一些假说,如有学者认为前次为古典式或子宫下段直切口剖宫产,宫体或下段纵向有瘢痕形成,再次妊娠对局部蜕膜供血差,易导致前置胎盘的发生;也有人提出子宫下段的瘢痕可能以某种方式吸引胎盘种植或者胎盘黏附于子宫下段,从而导致前置胎盘的发生率增加,胎盘植入机会也大[8]。

（3）孕妇年龄与前置胎盘的关系：许多学者研究发现，随着孕妇年龄的增加，前置胎盘的发生率也增加。从生理学方面来说，随着妇女年龄的增加，胶原蛋白替代子宫肌层动脉壁的正常肌肉成分也愈多。也有学者发现，带有硬化性损害的子宫肌层内动脉所占的百分比在各个年龄时期是不同的，如在 17～19 岁时，仅占 11％；在 20～29 岁时，占 37％；在 30～39 岁时，占 61％；而在 39 岁以后，则占 83％。这些血管壁损害可以限制动脉管腔的扩张，继而影响胎盘的血液供应，在蜕膜上表现为血管发育缺陷。这些情况被推测在高龄孕妇前置胎盘的发生过程中有可能起重要作用[6]。

（4）产次与前置胎盘的关系：前置胎盘好发于经产妇在过去为人们广泛认同，有些学者认为每次妊娠不论结局如何，都可以造成胎盘种植部位的子宫内膜损伤，其结果使下次妊娠时不利胎盘种植，而使胎盘种植的部位移向子宫下段，也有人认为是反复的妊娠使这些部位的子宫内膜血供减少，为使再次妊娠时，绒毛间隙获得充足的血供，必须增加胎盘附着的面积，从而增加了发生前置胎盘的危险性[9]。

总之，上述这些因素引起子宫内膜炎或子宫内膜受损，使子宫蜕膜生长不全，当受精卵着床后，血液供给不足，为摄取足够营养，胎盘伸展到子宫下段。

2. 胎盘面积过大和胎盘异常·胎盘大小异常如在双胎或多胎妊娠时，胎盘的面积较单胎的面积增大而达到子宫下段，有报道双胎的前置胎盘发生率较单胎高 1 倍。胎盘形态异常，主要指副胎盘、膜状胎盘等，当副胎盘时，主胎盘虽在宫体部，而副胎盘则可位于子宫下段近宫颈内口处。膜状胎盘大而薄，直径达 30 cm，能扩展到子宫下段，其原因可能与胚囊在子宫内膜种植过深，使包蜕膜绒毛持续存在有关[6]。

3. 吸烟·许多研究已表明，孕妇吸烟将增加发生前置胎盘的危险性。研究发现，吸烟孕妇发生前置胎盘的危险性增加了 2 倍。亦有研究报道，吸烟的数量与前置胎盘的发生具有明显的相关性，吸烟量每天<10 支时发生前置胎盘的可能性为 0.8；吸烟量每天>40 支时，发生前置胎盘的可能性为 3.1。其发生的机制，考虑由于孕妇吸烟时暴露于尼古丁与一氧化碳中导致低氧血症，从而引起胎盘肥大，由此增加了胎盘种植于子宫下段的危险性，导致前置胎盘的发生[10,11]。

三、风险评估及围手术期危险分级

1. 风险评估·出血带来的血流动力学不稳定是前置胎盘产妇围手术期面临的最大风险。由于大多数产妇心功能尚属正常，血容量决定了循环的稳定，因此正确判断或预计出血量对围手术期管理至关重要。以下内容有助于对此进行判断。

（1）病史：妊娠晚期或临产时突然发生无诱因的无痛性反复阴道流血，应考虑为前置胎盘，若出血早而且量多，则完全性前置胎盘的可能性大。

（2）体征：根据失血量而不同，多次出血呈贫血貌，而急性大量出血可发生休克。除胎先露有时高浮外，腹部检查与正常妊娠相同，失血过多可出现胎儿宫内缺氧，严重者胎死宫内，有时可于耻骨联合上方可听到胎盘杂音，但当胎盘附着在子宫下段后壁时则听不到。

（3）阴道检查：一般只做阴道窥诊及穹窿部扪诊，以免使附着该处的胎盘剥离引起大出血，若为完全性前置胎盘，甚至危及生命，阴道检查适用于终止妊娠前为明确诊断并决定分娩方式,必须在有输液、输血及手术的条件下方可进行,若诊断已明确或流血过多不应再作阴道检查,近年广泛采用 B 型超声检查,已很少再做阴道检查。

(4)超声检查:B 超可清楚看到子宫壁、胎先露部、胎盘和宫颈的位置,并根据胎盘边缘与宫颈内口的关系进一步明确前置胎盘的类型,胎盘定位准确率高达 95%以上,并可重复检查,近年国内外均已广泛应用,基本上取代了其他方法,如放射性同位素扫描定位、间接胎盘造影等[11]。B 型超声诊断前置胎盘时须注意妊娠周数,妊娠中期胎盘占据宫腔一半的面积,因此,胎盘近宫颈内口或覆盖内口的机会较多,至妊娠晚期胎盘占宫腔的面积减少到 1/3 或 1/4;同时子宫下段形成及伸展增加了宫颈内口与胎盘边缘之间的距离,故原似在子宫下段的胎盘可随子宫体上移而改变为正常位置胎盘,因此若妊娠中期 B 型超声检查发现胎盘位置低置者,不要过早作前置胎盘的诊断,应定期随访若无阴道流血症状,妊娠 34 周前一般不作前置胎盘的诊断[12]。

(5)产后检查胎盘及胎膜:对产前出血患者,于产后应仔细检查娩出的胎盘,以便核实诊断,前置部位的胎盘有黑紫色陈旧血块附着,若胎膜破口距胎盘边缘距离<7 cm 则为部分性前置胎盘。

2. 围手术期危险分级·凡胎盘覆盖子宫颈内口或紧靠子宫颈内口者,称为前置胎盘,前置胎盘的分级有 2 种。

(1)4 级分级法

1)完全性前置胎盘(complete placenta previa):子宫颈内口完全为胎盘所覆盖。

2)部分性前置胎盘(partial placenta previa):子宫颈内口部分为胎盘所覆盖。

3)边缘性前置胎盘(marginal placenta previa):胎盘的边缘恰位于子宫颈口旁。

4)胎盘低置(low-lying placenta):胎盘种植于子宫下段,其边缘虽未达子宫颈内口,但与其相靠甚近。

(2)3 级分级法

1)完全性前置胎盘(complete placenta previa):子宫颈内口完全为胎盘所覆盖。

2)部分性前置胎盘(partial placenta previa):子宫颈内口部分为胎盘所覆盖。

3)边缘性前置胎盘(marginal placenta previa):胎盘种植于子宫下段,其边缘不超越子宫颈内口,以上 2 种分级法,因胎盘低置在临床上影响较小,与边缘性前置胎盘易混淆,因之目前常用 3 级分级法。

前置胎盘的类型及分级可以帮助评估围手术期出血量。完全性前置胎盘常常导致大量出血,其中完全性前置胎盘的产前出血率可达 57%,是其他等级前置胎盘病例的 3 倍[5],因此完全性前置胎盘的麻醉管理策略中应该积极考虑完善循环方面的检测和快速大静脉输注通道的建立[13]。

四、并发症和预后

1. 围手术期意外和并发症

(1)胎盘植入:胎盘植入导致胎儿娩出后的胎盘剥离成为十分棘手的抉择。研究发现,有前置胎盘患者因剖宫产术中发现胎盘与子宫前壁下段原子宫瘢痕处深层植入,且达子宫浆膜层,血管增生怒张如蚓状,估计完整剥离胎盘困难大,且剥离胎盘将致大量产后出血[14]。

（2）出血和凝血功能障碍：有研究提示前置胎盘产后出血发生率为21%~35%,平均出血量可达1 000 mL以上[3]。分娩后由于子宫下段肌组织菲薄收缩力较差,附着于此处的胎盘剥离后血窦一时不易缩紧闭合,故常发生产后出血[15]。凝血功能障碍常继发于大量出血,严重者更会诱发DIC。前置胎盘诱发DIC的概率可达23%[16]。因此,术前备血、严密监测出血量和凝血功能、适时纠正凝血功能异常是十分必要的。

（3）低体温：剖宫产切口面积较大,加之前置胎盘患者大出血后,有以下因素导致低体温发生率高：大出血本身带走机体的大量热量；机体微循环障碍导致供氧供能不足,产热下降；短时间内需要大量补充低温的血制品和其他溶液[17]。

2. 对预后影响的循证分析·前置胎盘孕产妇及围生儿总的妊娠结局差于正常孕产妇,但新生儿死亡率不会升高。完全性、不完全性、边缘性及低置胎盘4种不同类型前置胎盘在孕产妇及围生儿总的妊娠结局无差别。对产妇而言,产后出血发生率明显升高,可达34.35%；对于围生儿而言,早产儿发生率最高,可达57.25%。对于终止妊娠方式而言,剖宫产率明显升高,可达94.66%。凶险型与非凶险型前置胎盘在孕产妇及围生儿总的妊娠结局有差别,产妇在产后出血、胎盘植入、子宫切除方面概率明显升高。产后出血及1 min Apgar评分≤7分方面前置胎盘患者发生率高[14]。

五、麻醉决策和处理

1. 前置胎盘产妇对麻醉的影响·前置胎盘产妇常因术前失血而导致贫血,引起围手术期血流动力学的不稳定,对于麻醉的耐受性较差,并且麻醉医师麻醉前准备时间较为仓促,提前制定好麻醉抢救预案是明智之举[18]。

2. 建立在临床研究基础上的围手术期处理建议

（1）术前准备：处理要点如下[19,20]。

1）住院治疗,绝对卧床休息,左侧卧位,注意外阴消毒及卫生。

2）定时、间断给氧,以提高胎儿的血氧供应,禁止性交及阴道检查,避免过多的腹部检查等局部刺激,保持大便通畅,减少屏气。

3）临床监护,除注意一般的血尿常规及生命体征变化外,须严密观察阴道出血量、次数及阴道排液情况,注意胎心,记数胎动,定期系统地进行尿雌三醇（E3）的测定和生物物理评分,以监测胎儿、胎盘功能及胎儿宫内情况。

4）B超声检查,了解胎盘附着部位、大小、厚度、有无植入等情况,以便估计期待的期限；Hul等[21]的研究显示,对前置胎盘并发胎盘植入者,术前明确诊断行择期剖宫产术终止妊娠者预后最佳。对前次剖宫产术后再次妊娠、胎盘位置异常者应进行充分术前评估。Dwyer等[22]提出,超声检查对胎盘植入的准确率为80%,但MRI在肥胖者及后壁胎盘患者的诊断中较超声检查更具明显优势,且MRI可更准确地判断胎盘植入深度。

5）根据病情使用止血、宫缩抑制剂。

6）积极输血,纠正贫血。

（2）麻醉的选择：应该根据母体的情况及胎心情况考虑。Hong等研究发现与全麻相比,行硬膜外麻醉的前置胎盘四级孕妇术中血流动力学更加平稳,术中输液需求量较少,术后血细胞比容下降程度低,失血量和 Apgar 评分(1 min 和 5 min)无差别[23]。但凡母体有活动性出血、低血容量休克,有明确的凝血功能异常或 DIC,全身麻醉是唯一安全的选择,如母体和胎儿的安全要求在 5~10 min 内进行剖宫产,全麻亦是最佳选择。母体情况尚好而胎儿宫内窘迫时,应将产妇迅速送入手术室,经吸纯氧行胎儿监护,如胎心恢复稳定,可选用椎管内阻滞;如胎心更加恶化应选择全身麻醉[24,25]。

有创监测:孕妇行剖宫产手术时,采用有创直接动脉血压监测技术[26],能较及时、准确地反映血压的变化,以便及时采取有效措施维持血压的稳定,对保障产妇生命安全具有重要意义。同时动脉测压导管还是动脉血标本采集的理想途径,避免对患者反复穿刺而造成伤害。采用颈内静脉置管,一方面可以通过中心静脉输液补充血容量,另一方面可以测定中心静脉压,指导输液。开通静脉通路后,先补充一定的液体,以补充基础生理需要量,同时可有效维持术中循环功能稳定,优化血液流变状态,改善微循环灌注,提高患者对失血的耐受性,减少手术时不必要的异体血输注。

(3)麻醉药物的使用:对前置胎盘产妇如果没有活动性出血可考虑实施腰硬联合麻醉,给予的药物剂量可酌情减少;对于急性大出血前置胎盘孕妇,常常是一经发现将立即实施剖宫产术,不完善的术前准备使得全身麻醉成为首选方式。针对前置胎盘剖宫产的临床研究报道较少:有报道使用异戊巴比妥 200 mg、琥珀酰胆碱 60 mg,诱导行气管插管,60% 笑气维持开始剖宫产,胎儿娩出后静脉泵注异丙酚 3~5 mg/(kg·h),该方案患者无明显疼痛和神经并发症,胎儿 Apgar 正常[27]。

(4)术中治疗及保护:临床医师应对凶险型前置胎盘引起高度重视。建立 2 条以上畅通的静脉通路,同时行中心静脉置管,术前即可开始输血补液提高血容量。

1)手术切口位置应尽量避开胎盘主体附着处,甚至可采用古典剖宫产术式行体部切口。

2)准备充足血源,寻求经验丰富的麻醉医师及重症监护室的积极配合:完全性前置胎盘孕妇行剖宫产术时,术中出血一般较急,出血量大,几分钟内可达数百毫升甚至上千毫升,而且止血较困难[28,29]。因此,术前要配好一定量血液,以免术中出血凶猛,病情发展迅速。当患者出现大出血时,首选胶体液和晶体液共同输入快速扩容。大量输入等渗晶体液,短时间内晶体液会转移至组织间隙,可能在血容量尚未完全纠正时出现周围组织水肿。适时补充胶体液可弥补单纯晶体液的不足,具有扩容迅速、输液量小、作用持续时间长等优点,对凝血机制影响轻,改善微循环效果明显。在没有充足血源的情况下使用,可减少术中血液有效成分的丢失,保持有效循环容量,维持血流动力学稳定[30]。

3)大量输血的凝血功能管理:同时应重视对大出血患者凝血功能的监测。当外科操作无法控制出血或活化部分凝血酶时间高于正常 1.5 倍以上时,应根据血浆丢失量适量补充新鲜冰冻血浆,同时输入凝血酶原复合物[31]。大失血时的丢失、消耗及大量输血的稀释使体内纤维蛋白原和血小板减少,应及时输注纤维蛋白原和血小板。血小板 ≥50×10^9/L、纤维蛋白 > 1.0 g/L 即可维持正常凝血功能[32]。

4)血液回收机的应用。

(作者　邢纪斌,审校　黑子清)

参考文献

[1] Jauniaux E, Collins S, Burton GJ. Placenta accreta spectrum: pathophysiology and evidence-based anatomy for prenatal ultrasound imaging [J]. Am J Obstet Gynecol, 2018, 218(1): 75 - 87.

[2] Kayem G, Keita H. Management of placenta previa and accreta[J]. J Gynecol Obst Bio R, 2014, 43(10): 1142 - 1160.

[3] Fuglsang K, Petersen LK. New local hemostatic treatment for postpartum hemorrhage caused by placenta previa at cesarean section[J]. Acta Obstet Gynecol Scand, 2010, 89(10): 1346 - 1349.

[4] Sparic R, Mirkovic L, Ravilic U, et al. Obstetric complications of placenta previa percreta [J]. Vojnosanit Pregl, 2014, 71 (12): 1163 - 1166.

[5] Mastrolia SA, Baumfeld Y, Loverro G, et al. Placenta previa associated with severe bleeding leading to hospitalization and delivery: a retrospective population-based cohort study[J]. J Matern Fetal Neonatal Med, 2016, 29(21): 3467 - 3471.

[6] Yang Q, Wen SW, Phillips K, et al. Comparison of maternal risk factors between placental abruption and placenta previa[J]. Am J Perinatol, 2009, 26(4): 279 - 286.

[7] Abu-Heija AT, El-Jallad F, Ziadeh S. Placenta previa: effect of age, gravidity, parity and previous caesarean section[J]. Gynecol Obstet Invest, 1999, 47(1): 6 - 8.

[8] Liang-Kun M, Na N, Jian-Qiu Y, et al. Clinical analysis of placenta previa complicated with previous caesarean section[J]. Chin Med Sci J, 2012, 27(3): 129 - 133.

[9] Rosenberg T, Pariente G, Sergienko R, et al. Critical analysis of risk factors and outcome of placenta previa[J]. Arch Gynecol Obstet, 2011, 284(1): 47 - 51.

[10] Ananth CV, Savitz DA, Luther ER. Maternal cigarette smoking as a risk factor for placental abruption, placenta previa, and uterine bleeding in pregnancy[J]. Am J Epidemiol, 1996, 144(9): 881 - 889.

[11] Lodhi SK, Khanum Z, Watoo TH. Placenta previa: the role of ultrasound in assessment during third trimester[J]. J Pak Med Assoc, 2004, 54(2): 81 - 83.

[12] Knauf S, Exner C, Hospes R, et al. Transabdominal ultrasonography as a monitoring tool for pregnancy in Alpine marmots (Marmota marmota)[J]. Journal of zoo and wildlife medicine: official publication of the American Association of Zoo Veterinarians, 2009, 40(4): 796 - 798.

[13] Orbach-Zinger S, Weiniger CF, Aviram A, et al. Anesthesia management of complete versus incomplete placenta previa: a retrospective cohort study[J]. J Matern Fetal Neonatal Med, 2018, 31(9): 1171 - 1176.

[14] Heidari Z, Sakhavar N, Mahmoudzadeh-Sagheb H, et al. Stereological analysis of human placenta in cases of placenta previa in comparison with normally implanted controls[J]. J Reprod Infertil, 2015, 16(2): 90 - 95.

[15] Kondoh E, Kawasaki K, Kawamura A, et al. Successful management of intraoperative hemorrhage from placenta previa accreta: intrauterine tamponade balloons brought out through the abdominal wall[J]. J Matern Fetal Neona, 2014, 27(3): 309 - 311.

[16] Chen M, Xie L. Clinical evaluation of balloon occlusion of the lower abdominal aorta in patients with placenta previa and previous cesarean section: A retrospective study on 43 cases[J]. Int J Surg, 2016, 34: 6 - 9.

[17] Sparic R, Mirkovic L, Ravilic U, et al. Obstetric complications of placenta previa percreta [J]. Vojnosanitetski pregled, 2014, 71 (12): 1163 - 1166.

[18] Matsuoka K, Kawabata T, Yoza K. Anesthetic management of patients with placenta previa accreta for cesarean section: a 7-year single-center experience[J]. Masui The Japanese journal of anesthesiology, 2015, 64(1): 70 - 76.

[19] Walker MG, Allen L, Windrim RC, et al. Multidisciplinary management of invasive placenta previa[J]. J Obstet Gynaecol Can, 2013, 35 (5): 417 - 425.

[20] Kayem G, Keita H. Management of placenta previa and accreta. Prise en charge des placenta praevia et accreta[J]. J Gynecol Obstet Biol Reprod (Paris), 2014, 43(10): 1142 - 1160.

[21] Hull AD, Resnik R. Placenta accreta and postpartum hemorrhage[J]. Clin Obstet Gynecol, 2010, 53(1): 228 - 236.

[22] Dwyer BK, Belogolovkin V, Tran L, et al. Prenatal diagnosis of placenta accreta: sonography or magnetic resonance imaging[J]? Journal of ultrasound in medicine: official journal of the American Institute of Ultrasound in Medicine, 2008, 27(9): 1275 - 1281.

[23] Hong JY, Jee YS, Yoon HJ, et al. Comparison of general and epidural anesthesia in elective cesarean section for placenta previa totalis: maternal hemodynamics, blood loss and neonatal outcome[J]. International journal of obstetric anesthesia, 2003, 12(1): 12 - 16.

[24] Furuta K, Tokunaga S, Furukawa S, et al. Acute and massive bleeding from placenta previa and infants' brain damage[J]. Early Hum Dev, 2014, 90(9): 455 - 458.

[25] Lee JW, Song IA, Ryu J, et al. Anesthetic management of a parturient with placenta previa totalis undergoing preventive uterine artery embolization before placental expulsion during cesarean delivery: a case report[J]. Korean journal of anesthesiology, 2014, 67(4): 279 - 282.

[26] Nagy CJ, Wheeler AS, Archer TL. Acute normovolemic hemodilution, intraoperative cell salvage and PulseCO hemodynamic monitoring in a Jehovah's Witness with placenta percreta[J]. Int J Obstet Anesth, 2008, 17(2): 159 - 163.

[27] Nagashima M, Nagashima K, Endo A, et al. Anesthetic management for elective cesarean section due to placenta previa in a patient with

moyamoya disease[J]. Masui The Japanese journal of anesthesiology, 2002, 51(12): 1349 - 1351.

[28] Kato S, Tanabe A, Kanki K, et al. Local injection of vasopressin reduces the blood loss during cesarean section in placenta previa[J]. The journal of obstetrics and gynaecology research, 2014, 40(5): 1249 - 1256.

[29] Peng Q, Zhang W. Uterine arterial embolization to assist induction of labor among patients with complete placenta previa[J]. International journal of gynaecology and obstetrics: the official organ of the International Federation of Gynaecology and Obstetrics, 2015, 130(2): 132 - 136.

[30] Kocaoglu N, Gunusen I, Karaman S, et al. Management of anesthesia for cesarean section in parturients with placenta previa with/without placenta accreta: A retrospective study[J]. Ginekologia Polska, 2012, 83(2): 99 - 103.

[31] Lam H, Pun TC, Lam PW. Successful conservative management of placenta previa accreta during cesarean section[J]. Int J Gynecol Obstet, 2004, 86(1): 31 - 32.

[32] Smith KA, Spielman FJ, Fecho K, et al. Management of parturients with placenta previa and accreta: A survey of soap members[J]. Anesthesiology, 2007, 106(5): B78.

第八章

其他特殊情况

第一节
高龄患者的风险评估及处理

相比于 WHO 定义 65 岁及以上为老年人,85 岁及以上为高龄老人,《中国健康老年人标准》定义 60 岁及以上为老年人,80 岁及以上为高龄老人[1]。本章节就广泛定义的老年患者的风险评估及处理进行阐述。

一、流 行 病 学

2014 年年底,中国的老年人口数量达到 2.12 亿人,据调查,住院患者年龄分布如下:2010 年全国住院患者年龄>60 岁为 11 058 149 人次,占总数的 30.5%[2]。因各种疾病需手术治疗的高龄患者也随之增多,据调查,老年人占住院总数的 58.27%~60.52%,老年患者手术占全部手术的 45.6%~52%,以腹部、泌尿系统、骨科疾病为主[3]。

80 岁及以上高龄患者每增加 1 岁,与麻醉和手术相关的死亡率(即手术后 30 日以内的死亡率[4])增加 5%[1]。据文献报道,60~69 岁的手术患者死亡率为 2.2%,70~79 岁为 2.9%,80 岁以上为 5.87%~6.2%,90 岁以上为 8.4%[5]。

二、功 能 评 估

术前脏器功能的评估:详见本书相关章节。

三、围手术期危险分级

由于高龄患者各脏器代偿功能和机体免疫力下降,围手术麻醉期危险性增加,因此老年患者术前访视与评估是实施麻醉手术前至关重要的一环,其目的是客观评价老年患者对麻醉手术的耐受力及其风险,同时对患者的术前准备提出建议,包括是否需要进一步完善检查、调整用药方案、功能锻炼,甚至延迟手术麻醉,在条件允许的情况下尽可能地提高患者对麻醉、手术的耐受力,降低围手术期并发症和死亡风险。

(一) ASA 分级

ASA 分级及患者年龄可以初步预测围手术期死亡率,ASA 分级与围手术期死亡率之间的关系见表 8-1-1。文献报道大于 80 岁的患者接受大中型非心脏手术时,年龄每增加 1 岁,围手术期死亡率增加 5%。

表 8-1-1　ASA 分级与围手术期死亡率之间的关系[6]

ASA 分级	围手术期死亡率（%）	ASA 分级	围手术期死亡率（%）
Ⅰ	0.06~0.08	Ⅳ	7.80~23.00
Ⅱ	0.27~0.40	Ⅴ	9.40~54.70
Ⅲ	1.82~4.30		

（二）老年患者术前用药与既往用药医嘱

对老年患者术前病史的询问包括用药的种类、剂量、疗效等。

总的来说，由于各脏器代偿功能下降，以及可能合并的内科疾病增多，高龄患者围手术麻醉期危险性增加。但目前尚无针对高龄患者制定的围手术期危险评级标准。仍建议老年患者术前应当根据美国麻醉医师协会（ASA）分级、代谢当量水平、营养状况、是否存在可疑困难气道、视力状况、精神/认知状况、言语交流能力、肢体运动状况、是否急症手术、近期急性气道疾患、过敏史、脑卒中病史、心脏疾病病史、肺疾病病史、内分泌疾病病史、用药史（包括抗凝药物等）、头颈部放疗史、既往外科病史等对患者进行评估，以期全面掌握患者的身体状态。必要时，邀请相应多科专家参与讨论手术时机、方案及相应的术前准备。

四、高龄可能引起围手术期意外和并发症的循证分析

病史和体检临床资料表明 70 岁及以上患者围手术期合并 1 种合并症者为 50%，合并 2 种合并症者为 30%；其中 40%~50% 为高血压，35% 为冠心病，12%~15% 为糖尿病，9% 为术后认知功能障碍。老年患者有其他合并症，可导致器官功能进行性下降和代偿功能不全，对麻醉药物、手术可出现难以预计的反应[7,8]。

围手术期主要并发症是肺部感染、谵妄、心力衰竭、呼吸衰竭、严重心律失常、急性心肌梗死、脑血管意外、肾功能衰竭、多器官功能障碍（MODS）、深静脉血栓等。老年患者并发症即使轻微，也可迅速升级为严重不良事件。并发症是生存率降低的最重要预测因素，高龄患者无围手术期并发症者，30 日死亡率为 4%；而合并 1 种以上并发症者，围手术期 30 日死亡率为 26%。引起高龄患者死亡率增高的并发症有心搏骤停（88%），急性肾功能衰竭（52%），急性心肌梗死（MI）（48%）[1]。

（一）心脏并发症

心脏事件是非心脏手术围手术期严重并发症及死亡的重要原因[9]。国内刘子嘉等[10]研究发现老年冠心病患者行骨科手术，围手术期主要心脏事件（MACE）的危险因素为半年内不稳定型心绞痛史、术前血细胞比容≤35%、术前心电图示心律失常及室壁运动异常。

围手术期主要心脏事件（MACE）包括以下内容。

1. 急性心肌梗死、心肌缺血·老年手术患者最常见的心脏并发症为心肌梗死和心肌缺血。赵玉生[11]等通过分析 1 658 例 60 岁以上患者行非心脏手术围手术期心肌缺血、急性心肌梗死的发生率分别为 8.3% 和 0.8%。Jin F[4]等研究表明，冠心病患者围手术期心肌梗死发生

率为 4.1%,再次心肌梗死率 65 岁以上者为 5.5%,大型非心脏手术的术后第 1 周心肌缺血发生率为 24%~41%,而普通人群为 3.5%~4.2%。心肌梗死通常发生于手术后前 3 日,特别是术后第 1 日。由于手术后镇痛和残余的麻醉作用,很多术后心肌梗死缺乏特征性 Q 波,使其难以被发现和诊断。

2. **心力衰竭** · 术前心功能不全,麻醉、手术应激,补液过多过快可致围手术期心力衰竭。

3. **心律失常** · 包括房性期前收缩、室性期前收缩、心房扑动、心房颤动等。

4. **心源性死亡** · 定义为由急性心肌梗死、恶性心律失常、充血性心力衰竭导致的死亡或猝死。

改良心脏风险指数(revised cardiac risk index,RCRI)简单明了,在老年患者术后重大心血管事件的预测中具有重要作用,见表 8 - 1 - 2。

表 8 - 1 - 2　RCRI[12]

次 序	危 险 因 素	次 序	危 险 因 素
1	缺血性心脏病史	4	需要胰岛素治疗的糖尿病
2	充血性心力衰竭病史	5	慢性肾脏疾病(血 Cr>0.02 g/L)
3	脑血管疾病史(脑卒中或 TIA)	6	腹股沟以上血管、胸腔、腹腔手术

注:合并以上危险因素时发生的主要心血管并发症(心肌梗死、肺水肿、心室颤动或原发性心搏骤停、完全性心脏传导阻滞)的风险为:合并 0 个危险因素为 0.4%,合并 1 个危险因素为 0.9%,合并 2 个危险因素为 6.6%,大于 3 个危险因素为 11%

(二) 肺部并发症

老年人肺代偿能力和呼吸肌力量减退,年龄每增长 10 岁用力呼气末 1 秒率减少 8%~10%,通气/血流不匹配,弥散障碍,解剖分流增加使动脉氧分压进行性降低。老年患者手术后肺部并发症(postoperative pulmonary complication,PPC)包括肺不张、肺炎、支气管炎、呼吸功能不全。

其发生率因年龄、手术部位和麻醉方式等因素而不同。一项大型多中心回顾性调查表明,60 岁以上老年髋关节手术患者 PPC 发生率为 19%,其中呼吸衰竭的发生率为 2.6%[13]。伴有慢性阻塞性肺疾病(COPD)的患者有更高的 PPC 发生率,Wong DH 等[14]研究发现 105 例严重 COPD 患者中,37% 发生了 PPC。国内谭为民等[15]统计 4 年间手术治疗的 60 岁以上结、直肠癌患者术后 PPC 发生的情况,结果显示 PPC 发生率为 21.80%。PPC 发生率与高危因素相关:年龄>80 岁者 PPC 发生率为 42.30%;体重指数>25 者为 27.38%;有吸烟史者为 37%;合并 COPD 者为 33.56%;手术时间>2 h 者为 24%。

故择期手术患者可采取 Arozullah 术后呼吸衰竭预测评分、美国外科医师协会 NSQIP 术后呼吸衰竭预测模型,利用 5 个因素(手术类型、ASA 分级、是否急诊手术、患者功能状态和有无脓毒症表现)预测心血管和非心血管手术后呼吸衰竭风险,见表 8 - 1 - 3、表 8 - 1 - 4。

表 8-1-3　Arozullah 术后呼吸衰竭预测评分[16]

预 测 因 子	分 值	预 测 因 子	分 值
腹主动脉瘤手术	27	尿素氮>0.3 g/L	8
胸科手术	21	部分或完全的依赖性功能状态	7
神经外科、上腹部、外周血管手术	14	COPD 病史	6
颈部手术	11	年龄>70 岁	6
急诊手术	11	年龄 60~69 岁	4
白蛋白<30 g/L	9	手术时间>180 min	10

表 8-1-4　Arozullah 评分预测术后急性呼吸衰竭

Arozullah 评分	术后急性呼吸衰竭的发生率(%)	Arozullah 评分	术后急性呼吸衰竭的发生率(%)
≤10	0.5	28~40	10.1
11~19	1.8	>40	26.6
20~27	4.2		

（三）脑部并发症

1. 脑血管疾病·脑梗死、脑出血等,在手术结束停止麻醉后,患者出现苏醒延迟或异常神经系统表现,如偏瘫、截瘫、单瘫、偏身感觉障碍、偏盲等,应请神经科会诊。

2. 术后认知功能障碍(POCD)、术后谵妄·POCD 发生率可高达 10%~40%[17],多发生在手术后 2~7 日。一项大样本前瞻性研究认为,长期的 POCD 与年龄有关,高龄是致病的决定因素[18]。年龄越大 POCD 的发生率越高,POCD 持续时间越长,远期恢复效果越差。特别是年龄超过 70 岁以上,术后第 2 日 POCD 发生率可高达 47%[19]。

术后谵妄的特点是思维和语言不连贯,定向力障碍,记忆和注意力的损害。文献报道老年患者术后谵妄发生率为 5.1%~61.3%,变化之大可能与诊断标准、研究人口和观察方法不同有关[20]。通常表现为第 1 日或更长时间的间歇性谵妄,晚上加剧。这种术后认知力障碍在大多数老年手术患者是一种可逆的情况,仅有 1% 的患者术后认知力障碍持续 1~2 年。

（四）术后低温

老年患者因体温调节能力降低,术后低体温较为普遍和持久。麻醉药和环境温度都可导致低体温。术后早期阶段,轻度低体温可升高血浆去甲基肾上腺素浓度而增加外周血管的收缩性,导致心肌缺血和心律失常[21]。低体温也可能增加全髋置换术的失血量和切口感染的危险。麻醉药和环境温度都可导致低体温,据报道围手术期体温在 35.4~36.7℃可减少术后早期阶段心脏病发病率[4]。

（五）术后疼痛

术后疼痛可增加老年患者心脏缺血、心动过速、高血压和缺氧发生率。

五、高龄对麻醉的影响

任何一种麻醉方法均有其优缺点,局部麻醉对老年人生理功能干扰小,麻醉后恢复迅速;椎管内麻醉对循环和呼吸容易产生抑制,导致低血压、呼吸抑制,特别是高平面、广范围的阻滞;全身麻醉对于全身情况差、心肺功能严重受损及并存症复杂的老年患者应用更加普遍,术中易控制、管理,但全麻后认知功能障碍的发生率增加。采用全身麻醉与神经阻滞或硬膜外阻滞联合应用,可取得良好效果,且较平稳[22],但也有研究认为全麻较椎管内麻醉术中血流动力学更平稳。

王志波等[23]对≥80岁行下肢骨科手术的120例高龄患者进行研究,发现椎管内麻醉可以降低高龄患者术后呼吸道感染率、术后认知功能障碍发生率,减少平均住院日及术后转入ICU的机会,且能提供更加完善的术后镇痛,利于患者术后恢复,且术中低血压发生率低于全麻组,这与国外Martyr J W的研究一致[24]。

刘俊等[25]选择66例行胸腰椎椎体后凸成形术的80岁以上高龄患者,研究发现全麻组手术时间、出血量均低于局麻组,且术中生命体征更加平稳,患者感觉更加舒适,但全麻组麻醉时间、住院时间延长,增加了患者的住院费用,术后认知功能障碍发生率高,因此,在临床上应根据患者的具体情况及外科医师具体要求选择合适的麻醉方式,在保证患者围手术期安全的前提下提供良好的诊疗方式。

一项前瞻性随机对照研究结果表明,外周神经阻滞麻醉联合静脉快通道麻醉用于高龄患者下肢骨科手术较单纯全麻具有血流动力学稳定、术毕清醒快及术后并发症少等优点[26]。

六、建立在临床研究基础上的围手术期处理建议

(一) 术前准备

由于高龄患者各脏器代偿功能和机体免疫力下降,围手术麻醉期危险性增加,确保老年患者手术麻醉安全一直是临床关注焦点[1]。对于高龄手术患者术前应对其全身状况进行充分的术前评估,了解其全身状况和合并症,针对原有合并症进行合理治疗,使各个重要脏器功能调整到稳定状态。

1. 心脏·心脏传导异常、室上性和室性心律失常在老年患者中较多见,术前必须对其潜在疾病或原发病进行研究。例如患者合并Ⅱ~Ⅲ度房室传导阻滞,择期手术前必须安置临时性或永久性心脏起搏器。

患有临床不稳定型缺血性心脏病或严重冠状动脉狭窄的老人是发生围手术期心肌梗死的高危患者,接受大手术前应做预防性冠状动脉再成形术(PCI)。

2. 肺·高龄患者是肺部并发症的易发高发人群,必须做充分的术前准备。吸烟者术前1周应停止吸烟,以减少呼吸道分泌物、支气管痉挛及局部肺不张。术前应进行用力咳嗽、肺膨胀以及与呼吸机配合的训练,避免术后机械通气期间的不适。慢性阻塞性肺疾病的患者,术前应接受化痰和支气管扩张剂的预防性治疗。围手术期肺部物理治疗和有效控制肺部感染,可降低术后肺部并发症的发生率。

3. 老年患者术前用药与既往用药医嘱·应询问用药的种类、剂量、疗效等。

（1）抗胆碱药物已列为影响术后认知功能的慎用药物，尤其是东莨菪碱和长托宁。

（2）术前服用作用于中枢神经系统的药物（如地西泮等），也可能诱发术后谵妄或认知改变。

（3）术前使用β受体阻滞剂的患者应当继续服用，但是需要严密监测心率、血压。

（4）术前使用血管紧张素转化酶抑制剂（angiotensin converting enzyme inhibitors，ACEIs）的患者，应当至少于术前 10 h 停药。

（5）如果患者术前长期使用麻醉性镇痛药物，应当于围手术期进行适当调整以防止耐药性。

（6）抗凝药物的停用与否应当根据疾病状态权衡处理，推荐发生急性冠状动脉综合征或植入支架的患者终身服用阿司匹林。植入金属裸支架后应服用两种血小板凝集抑制剂至少4~6 周，而植入药物洗脱支架后，时间应延长至少 12 个月。择期手术应延期至停用氯吡格雷5~7 日后，术后应尽早恢复双药物抗血小板治疗。但对于限期手术（如肿瘤外科患者），在术前停用抗血小板药物期间，可以改用短效抗血小板药物（如替罗非班），或者低分子量肝素行替代治疗；对于急诊手术，应该准备血小板，以应对意外的外科出血。术后应尽早恢复抗血小板治疗。

（二）术中治疗及保护

麻醉方法的选择应在满足临床需要的前提下，以麻醉医师的经验水平选择熟悉、安全的方法，尽量避免尝试新的麻醉药物及使用不熟练掌握的技术。气管内插管全麻只要掌握得当，对血流动力学干扰轻，且便于维持呼吸道通畅和充分给氧，有利于维持和改善重要脏器功能。麻醉中加强中枢神经系统、血流动力学、呼吸功能及内环境的监测，为良好的麻醉管理提供及时准确的客观参数，减少重要脏器功能的损害，有利于维护重要脏器功能的稳定，降低并发症和手术麻醉风险。

1. 心肌保护·Urban[27]等行一项前瞻性随机对照研究，纳入 107 例行全膝关节置换术患者，实验组在手术当天及术后 48 h 应用美托洛尔使心率控制在<80 次/min，结果发现美托洛尔组患者心肌缺血的发生率低于对照组。同样地，国内赖仁纯等[28]的研究结果表明，美托洛尔能降低老年食管癌患者围手术期心脏并发症。

2. 肺保护·一项前瞻性随机对照研究[29]，通过纳入 202 例行腹部手术的老年患者，进行不同的干预，结果表明，布地奈德混悬液联合氨溴索雾化吸入（布地奈德混悬液 2 mg、氨溴索30 mg、生理盐水 5 mL，在术前 3 日开始雾化吸入，2 次/日，术后清醒后立即给予雾化吸入 1次，以后 2 次/日，共 3 日）较传统的地塞米松加糜蛋白酶、庆大霉素雾化吸入效果更佳，能改善患者术后咳嗽、咳痰症状及肺部氧合功能，且能降低术后肺部并发症发病率。

Bavaro P 等[30]研究发现，应用氨溴索 1 g 能够降低老年患者术后呼吸系统并发症。

叶俊文等[31]研究表明，静脉应用中等剂量沐舒坦（90 mg/次，每天 3 次，连续 5 日）可降低老年患者术后肺部并发症的发生率。

薛峰等[32]进行一项前瞻性随机对照研究，纳入>65 岁行非体外循环冠脉搭桥术老年患者60 例，结果表明，麻醉诱导前静脉输注右美托咪啶（dexmedetomidine，DEX）负荷量 0.6 μg/kg，术中以 0.4 μg/(kg·h)的速率维持输注对老年患者术后肺部感染具有一定的预防效果。

3. 脑保护·邓金和等[33]研究发现,在椎管内麻醉下行髋关节置管术的老年患者,应用 DEX 使患者术后认知功能 MoCA 评分高于对照组,具有一定的脑保护效应,且具有剂量依赖性,即以 1.0 μg/(kg·h)速度输注的作用更明显。

王羲凤等[34]研究发现,DEX 能降低老年脊柱手术患者术后认知功能障碍的发生率。

张奕文等[35]研究发现,DEX 能降低老年患者腹腔镜下结直肠癌手术术后早期 POCD 的发生率,且以中等剂量 0.5 μg/(kg·h)的速率输注 Dex 效果好,不良反应少。

Liu Y 等[36]研究发现,电针刺激具有对丙泊酚诱导的术后认知功能障碍的保护作用。

Chen K 等[37]研究发现,全麻诱导后 1 mg/kg 负荷剂量的利多卡因静注,并以 1.5 mg/(kg·h)的速度持续泵注至术毕,对老年患者术后早期认知功能障碍具有保护作用。

Haljan G 等[38]研究发现,人重组促红细胞生成素在冠状动脉搭桥手术中具有神经保护作用,可减少术后 2 个月的认知功能障碍。

Hudetz JA 等[39]研究发现,氯胺酮通过其抗兴奋性毒性和抗炎机制,对术后脑功能起到保护作用,降低术后认知功能障碍的发生率。

Bhudia SK 等[40]研究发现,硫酸镁可安全地用于心脏手术后改善术后短期神经功能,特别是短期记忆功能。

4. 术中低体温的预防·对于老年人尤其中大型手术,术中需密切监测体温,发现体温低者,应予保暖措施,包括:室温的调节至 24～25℃,也可予保温毯、鼓风机等予以加温;对静脉输注的液体、血制品及术中灌注液进行加温。

5. 合并症处理

(1)高血压:应维持血压稳定 1 周以上,降压药持续到术晨,血压控制在 150/90 mmHg 以下。麻醉中应维持适当的麻醉深度,血压控制在患者平时血压±20%。

(2)冠心病:近 3 个月未发生不稳定型心绞痛,没有明确的心绞痛症状,冠心病用药持续到术晨。术中加强血流动力学监测,维持适当的麻醉深度,心率低于 90 次/min,密切观察心电图 ST 段变化及血流动力学变化,尽量维持心肌的氧供需平衡,必要时给予硝酸甘油等缓解冠脉痉挛的药物,以及其他血管活性药维持血流动力学稳定。

(3)呼吸系统疾病:术前进行充分呼吸道准备,如戒烟、雾化吸入、呼吸功能锻炼、使用支气管扩张药物、适量应用抗生素等。合并慢性支气管肺炎肺气肿的患者术中加强呼吸道管理,维持气道通畅,及时清理呼吸道分泌物,必要时给予药物抑制呼吸道分泌物,全麻患者要确保气管导管、双腔插管在准确位置,维持合理的机械通气,密切观察 SpO_2、$ETCO_2$ 及气道压变化,根据血气结果及时调整呼吸机参数。

(4)陈旧性脑梗死:术前应了解脑梗死的病变情况,明确是否合并意识障碍、语言功能及肢体活动受限等并发症。维持血压稳定,避免术中长时间低血压引起的脑血流灌注不足,甚至加重脑血管病变,高血压患者尽量维持收缩压在 130 mmHg 以上,并加强脑功能的监测及保护。

(5)糖尿病:术前应控制血糖稳定,术中定期监测血糖,将血糖维持在 3.9～5.6 mmol/L。

(作者　潘婧儒,审校　蔡珺)

参考文献

[1] 方琰. 高龄患者围手术期风险评估与优化管理[J]. 老年医学与保健,2014,20(5):288 - 290.

[2] 郭建新,周国栋,田萍. 全国 2010 年住院患者系统疾病统计及年龄分布[J]. 基层医学论坛,2015(19):2599 - 2601.

[3] 陆文良,塞力思,郑松柏. 住院老年手术病人及其围手术期死亡情况分析[J]. 2013 第二届中国老年医学和老年健康产业大会论文集,2013.

[4] Jin F, Chung F. Minimizing perioperative adverse events in the elderly[J]. Br J Anaesth, 2001, 87(4):608 - 624.

[5] Pedersen T, Eliasen K, Henriksen E. A prospective study of mortality associated with anaesthesia and surgery:risk indicators of mortality in hospital[J]. Acta Anaesthesiol Scand, 1990, 34(3):176 - 182.

[6] 中华医学会麻醉学分会老年人麻醉学组. 中国老年患者围手术期麻醉管理指导意见[J]. 国际麻醉学与复苏杂志,2014,35(10):870 - 881,901.

[7] Shenkin SD, Russ TC, Ryan TM, et al. Screening for dementia and other causes of cognitive impairment in general hospital in-patients[J]. Age Ageing, 2014, 43(2):166 - 168.

[8] Sellke FW, Fitzgerald NAN, Thourani VH, et al. Patient safety in the cardiac operating room:human factors and teamwork:a scientific statement from the American Heart Association[J]. Circulation, 2013, 128(10):1139 - 1169.

[9] Davenport DL, Ferraris VA, Hosokawa P, et al. Multivariable predictors of postoperative cardiac adverse events after general and vascular surgery:results from the patient safety in surgery study[J]. J Am Coll Surg, 2007, 204(6):1199 - 1210.

[10] 刘子嘉,于春华,许力,等. 老年冠心病患者行骨科手术围手术期心脏事件的危险因素[J]. 中华麻醉学杂志,2013,33(4):402 - 405.

[11] 赵玉生,王士雯,马艳梅,等. 老年非心脏手术围手术期心血管并发症危险因素分析[J]. 中华老年多器官疾病杂志,2002,1(2):93 - 96.

[12] Lee TH, Marcantonio ER, Mangione CM, et al. Derivation and prospective validation of a simple index for prediction of cardiac risk of major noncardiac surgery[J]. Circulation, 1999, 100(10):1043 - 1049.

[13] Lawrence VA, Hilsenbeck SG, Noveck H, et al. Medical complications and outcomes after hip fracture repair[J]. Arch Intern Med, 2002, 162(18):2053 - 2057.

[14] Wong DH, Weber EC, Schell MJ, et al. Factors associated with postoperative pulmonary complications in patients with severe chronic obstructive pulmonary disease[J]. Anesth Analg, 1995, 80(2):276 - 284.

[15] 谭卫民,莫隽全,邓伟雄,等. 老年结、直肠癌术后肺部并发症危险因素分析[J]. 中国普通外科杂志,2006,15(2):150 - 152.

[16] Arozullah AM, et al. Multifactorial risk index for predicting postoperative respiratory failure in men after major noncardiac surgery[J]. Ann Surg, 2000, 232(2):242 - 253.

[17] Sato N, Sanuki M, Matsumoto C, et al. Perioperative temporal profile of cognitive function in elderly patients undergoing hip surgery[J]. J Geriatr Psychiatry Neurol, 2000, 13(4):206 - 209.

[18] Fearn SJ, Pole R, Wesnes, et al. Cerebral injury during cardiopulmonary bypass:emboli impair memory[J]. J Thorac Cardiovasc Surg, 2001, 121(6):1150 - 1160.

[19] Browne SM, Halligan PW, Wade DT, et al. Postoperative hypoxia is a contributory factor to cognitive impairment after cardiac surgery[J]. J Thorac Cardiovasc Surg, 2003, 126(4):1061 - 1064.

[20] Dai YT, Lou MF, Yip PK, et al. Risk factors and incidence of postoperative delirium in elderly Chinese patients[J]. Gerontology, 2000, 46(1):28 - 35.

[21] Frank SM, Higgins MS, Breslow MJ, et al. The catecholamine, cortisol, and hemodynamic responses to mild perioperative hypothermia. A randomized clinical trial[J]. Anesthesiology, 1995, 82(1):83 - 93.

[22] 王敏,谭振超. 腰硬联合麻醉和静吸全麻在高龄高危患者人工关节置换术中的对比[J]. 中国医药指南,2015(16):79 - 80.

[23] 王志波,范英龙,王海. 超高龄患者下肢骨科手术麻醉方法的选择与比较[J]. 浙江实用医学,2013(3):162 - 164.

[24] Martyr JW, Clark MX. Hypotension in elderly patients undergoing spinal anaesthesia for repair of fractured neck of femur. A comparison of two different spinal solutions[J]. Anaesth Intensive Care, 2001, 29(5):501 - 505.

[25] 刘俊,梁佳佳,杨光. 不同麻醉方式用于高龄椎体后凸成形术患者围手术期安全性对比[J]. 四川医学,2015(7):976 - 978.

[26] 贺雅琳,丁志刚,梁华. 外周神经阻滞联合静脉快通道麻醉在高龄下肢骨科手术中的应用[J]. 实用医学杂志,2013,29(6):935 - 937.

[27] Urban MK, Markowitz SM, Gordon MA, et al. Postoperative prophylactic administration of beta-adrenergic blockers in patients at risk for myocardial ischemia[J]. Anesth Analg, 2000, 90(6):1257 - 1261.

[28] 赖仁纯,许梅曦,黄文起,等. 美托洛尔对老年食管癌患者围手术期心脏功能的保护作用[J]. 癌症,2006,25(5):609 - 613.

[29] 李东,谢华,吴志勇. 不同雾化吸入方案对老年腹部手术后肺部并发症影响的疗效观察[J]. 老年医学与保健,2014,20(1):52 - 55.

[30] Bavaro P, Biscari P. Prophylaxis and treatment of bronchopulmonary complications with ambroxol administered by infusion in elderly patients undergoing surgery[J]. G Chir, 1989, 10(10):605 - 609.

[31] 叶俊义,黄美近,蔡永华,等. 沐舒坦预防老年患者腹腔镜低位直肠癌术后肺部并发症的研究[J]. 广州医学院学报,2012,40(3):26 - 29.

[32] 薛峰,褚海辰,张伟. 右美托咪定对非体外循环冠状动脉旁路移植术老年患者术后肺部并发症的预防效果[J]. 中华麻醉学杂志,2014,34(11):1407 - 1408.

[33] 邓金和,招伟贤. 不同剂量右美托咪定对老年髋部手术老年患者脑保护的影响[J]. 2014 国际麻醉学基础与临床研究论坛,2014.

[34] 王羲风,华福洲,刘伟成,等. 不同剂量右美托咪定对老年脊柱手术患者免疫功能及认知功能的影响[J]. 广东医学,2015(2):308 - 310.

［35］张奕文,邢祖民,徐颖华,等.不同剂量右美托咪定对老年患者腹腔镜下结直肠癌手术术后早期认知功能障碍的影响［J］.南方医科大学学报,2014(5):743-746.

［36］Liu Y, Xin-Juan Wang, Na Wang, et al. Electroacupuncture Ameliorates Propofol-Induced Cognitive Impairment via an Opioid Receptor-Independent Mechanism［J］. Am J Chin Med, 2016, 44(4):705-719.

［37］Li J. Neuroprotective effects of intravenous lidocaine on early postoperative cognitive dysfunction in elderly patients following spine surgery ［J］. Med Sci Monit, 2015, 21:1402-1407.

［38］Haljan G, Maitland A, Buchan A, et al. The erythropoietin neuroprotective effect: assessment in CABG surgery (TENPEAKS): a randomized, double-blind, placebo controlled, proof-of-concept clinical trial［J］. Stroke, 2009, 40(8):2769-2775.

［39］Hudetz JA. Ketamine attenuates post-operative cognitive dysfunction after cardiac surgery［J］. Acta Anaesthesiol Scand, 2009, 53(7):864-872.

［40］Bhudia SK, Delos M. Cosgrove, Rrchard I. Naugle, et al. Magnesium as a neuroprotectant in cardiac surgery: a randomized clinical trial ［J］. J Thorac Cardiovasc Surg, 2006, 131(4):853-861.

第二节
颅脑创伤风险评估及处理

由于现代创伤的高发病率、高死亡率和高残疾率,创伤被称为"现代社会疾病"或"发达社会病"[1],而颅脑创伤更是致死和致残的首要原因,在美国大约 30.5% 的创伤相关性死亡都是由颅脑创伤导致。颅脑创伤已经成为全球一项严重的公共卫生问题,并得到了社会各界的广泛关注。

一、流 行 病 学

据统计全球每年大约有 1 000 万例的颅脑创伤受害者。在美国每年大约有 1 700 万人遭遇了颅脑创伤,其中 1 360 万人得到治疗并活着离开急诊科,27.5 万人住院得到治疗并活着出院,以及 52 000 人死亡[2]。近年来,随着中国社会经济的不断发展,各类创伤处于高发状态,但仅于 1983 年和 1985 年先后统计了城市与乡村的颅脑创伤发病率,城市和农村的年发病率分别为 55/10 万和 64/10 万,死亡率分别为 6.3/10 万和 9.7/10 万[3]。目前,我国在全国范围内的颅脑创伤流行病学报道仍然缺乏。

颅脑创伤的关键治疗是切除导致颅内压增高以及局部治疗效应的广泛损伤[4],比如在发生占位病变(如颅内血肿)的初期进行手术治疗,但需要进一步行外科手术治疗的比例目前仍未见报道。

二、病　　因

导致颅脑创伤的病因包括交通(机动车)事故相关伤和非交通伤,其中机动车事故相关伤是导致颅脑创伤的最常见的原因[5-7];非交通伤又可分为平地跌倒伤、高处坠落伤、训练与运动伤、被他人暴力伤、重物打砸撞击伤、利器穿刺伤、火器伤、机械致伤等[8,9]。

颅脑创伤又可分为闭合性(钝性)或开放性(穿透)伤,以及进一步分为原发性损伤和继发性损伤,这种分类方法在考虑治疗和预防策略对临床更为有用[8]。

颅脑创伤之后,原发性脑损伤是由最初的机械冲击造成的,具有不可逆性,其严重性是决定颅脑创伤患者预后的主要因素。具体分为以下几种。

1. 弥漫性脑损伤

(1)脑震荡(意识丧失<6 h)。

(2)弥漫性轴索损伤(意识丧失>6 h)。

2. 局部脑损伤

(1)脑挫伤。

（2）硬膜外血肿。

（3）硬膜下血肿。

（4）脑内血肿。

继发性脑损伤（又称二次脑损伤）包括了患者全身情况（如低氧血症、低血压等），有无颅内血肿形成及增大，持续的颅内高压症状等（表 8 - 2 - 1）[10]。

表 8 - 2 - 1　颅脑创伤后二次脑损伤的时间进程和机制

二次脑损伤	早 期 原 因	迟 发 原 因
低氧血症	吸引术 呼吸暂停 气胸 肺挫伤 支气管内插管 神经源性肺水肿	成人呼吸窘迫综合征 机械通气获得性肺炎 输血相关性肺损伤 肺栓塞
低血压	高位脊髓损伤 长骨骨折 胸/腹部出血	休克 感染
高碳酸血症	呼吸暂停 脑干损伤 通气不足	医源性（阿片类药物） 肺炎
低碳酸血症	不需要的过度通气	不需要的过度通气
高糖血症	应激	持续/新发
癫痫	电解质异常 低血糖	抗利尿激素异常分泌综合征
血管痉挛	—	创伤性蛛网膜下腔出血患者
颅内高压	质量效应的血肿形成 脑疝	脑水肿

原发性损伤的严重性是决定颅脑创伤患者预后的主要因素，而由病理生理过程（二次脑损伤）导致的脑组织的继发性损伤会进一步恶化患者的结局。

三、功能评估及危险分级

颅脑创伤患者的神经功能评估非常重要，目前常见的神经功能评估方法有以下几种。

（一）格拉斯哥评分（Glasgow coma scale，GCS）

GCS 已经成为评估颅脑损伤患者神经状态的标准和规范[11]，它是一个 3~15 分的评价体系，主要由三部分组成（表 8 - 2 - 2），对大脑皮质、脑干和网状激活系统进行了评估。其中睁眼反应监测了脑干觉醒机制，言语反应监测了大脑皮质和脑干的整合，运动反应监测了大脑皮质和脊髓的完整性[12]。但 GCS 评分也有一定的局限性，比如没有考虑到脑干反射和眼睛运动情况。根据总评分可分为：重度颅脑创伤（总分 3~8 分）、中度颅脑创伤（总分 9~13 分）、轻度颅脑创伤（总分 14~15 分）[13]。

最近有研究表明，GCS 评分中的运动反应部分（GCS - m）是一个更确切和简单的评估手段。与 GCS-m 评分相比,对于严重创伤的诊断,GCS 总分≤13 分可能更为敏感但特异性较低;两者之间小的差异并没有大的临床意义,但 GCS-m 评分在临床工作中更容易实施。

表 8-2-2　格拉斯哥评分(GCS)

项　目	状　态		评　分
睁眼反应	自动睁眼		4
	呼唤睁眼		3
	刺痛睁眼		2
	无反应		1
运动反应	指令运动	遵从	6
	对疼痛反应	定位	5
		躲避	4
		去皮质屈曲反应	3
		伸肌反应	2
		无反应	1
言语反应	回答正确		5
	时有混淆		4
	不确切		3
	不理解		2
	无反应		1

(二)简明损伤评分(abbreviated injury scale,AIS)

简明损伤评分是另一个评估颅脑创伤严重性的重要工具。与 GCS 相反,AIS 是一个纯解剖的评分系统,它通过神经放射学或手术发现,把每一个解剖区域的损伤给予数字化,每一损伤严重程度分为 6 级,对单发伤的 AIS 评分分别是:轻度损伤为 1 分,中度损伤为 2 分,较重度损伤为 3 分,重度损伤为 4 分,危重度损伤为 5 分,最危重是 6 分(目前不可救治,存活可能性极小)[11]。需要注意的是不能因外伤死亡而将其 AIS 值定为 6,某一器官 AIS 值介于二者之间时,应取低值。AIS 可以作为预测严重颅脑创伤结局的一个有用的预测指标,特别是在最初的 GCS 评分准确性不确定的情况下[14]。然而,在上述研究中并没有通过 AID 评分对严重颅脑创伤进行定义,在其他一些研究中,有学者把 AIS≥3 分定义为严重颅脑创伤[13-15],此外也有学者把 AIS≥4 分定义为严重颅脑创伤[16,17]。

(三)意识丧失(loss of consciousness,LOC)

意识丧失(LOC)持续时间是另一个评估颅脑创伤严重性的评分标准[18],具体评分如下。

(1)轻度:精神状态改变或 LOC<30 min。

(2)中度:精神状态改变或 LOC 在 30~60 min。

(3)重度:精神状态改变或 LOC>6 h。

(四)简化运动评分(simplified motor score,SMS)

简化运动评分使用 GCS 运动评分的三个组成部分,分为 3 分去评估颅脑创伤的严重性(表 8-2-3),在多个实验中被认为在临床评估中的作用等同于 GCS 评分。Thompson DO 等对 19 408 例颅脑创伤患者进行观察发现 SMS 和 GCS 评分在院外预测颅脑创伤结局的作用是相似的[19]。在另一个 52 412 例患者的回顾性综述中表明,SMS 和 GCS 评分对于颅脑创伤所有的结局在敏感性、特异性和受试者操作特征曲线下面积都是相似的。SMS 和 GCS 评分的死亡率的敏感度分别是 72.2% 和 74.6%,颅脑创伤的敏感度分别是 40.8% 和 45.4%,神经外科手术干预的敏感度是 52.9% 和 60.0%[20]。

表 8-2-3　简化运动评分

最 佳 运 动 反 应	评　分
对疼痛反应躲避或更差	0
能定位疼痛反应	1
遵从指令运动	2

四、并发症和预后

(一) 围手术期意外和并发症

颅脑创伤后凝血功能障碍是一种常见的并发症。凝血功能障碍可能由颅脑创伤引起,还会导致继发性脑损伤。据报道,颅脑创伤后凝血功能障碍的发病率为 10%~97%[21,22],在重度颅脑创伤患者中发生率超过 60%[22],凝血功能障碍的存在会导致死亡率和不良的结局增加。最近的一项前瞻性研究表明,颅脑创伤后凝血功能障碍的独立风险因素是 GCS≤8,损伤严重程度评分(ISS)≥16,以及合并脑水肿、蛛网膜下腔出血和中线移位[23]。颅脑创伤后,由于脑组织的损伤及血脑屏障功能的破坏,组织因子释放,凝血激酶激活并大量释放进入体血液循环,首先激活凝血因子Ⅶ而启动外源性凝血途径,并可直接激活颅脑动脉、脉络丛及脑膜血管中的纤溶酶活化素,引起脑局部的凝血障碍和纤维蛋白溶解,激活纤溶系统,导致凝血和纤溶系统紊乱。同时,凝血纤溶的变化与颅脑创伤后脑组织释放的组织因子的量有关,与患者损伤的严重程度无明显相关。

颅脑创伤后损伤脑组织的代谢增加,以及感染、药物反应等因素,围手术期高体温的发生率非常高。高体温的发生不仅会促进颅脑创伤后继发性脑损伤的发生,还与围手术期发热及神经预后变差密切相关[24,25];此外,动物实验还证明高的脑温会加剧神经元损伤,增加自由基产生,加剧血脑屏障紊乱和增加炎症介质活性,从而导致神经损伤。一项对因颅脑创伤入住ICU 之后 6 个月的患者进行回顾性、多中心队列研究表明,在 ICU 第 1 日和第 14 日每天体温>37℃的时间比例分别是 56% 和 89%,每天体温>38℃的时间在第 1 日最小是 11%,第 14 日最大是 25%,每天最高体温>37℃的比例在第 1 日和第 13 日分别是 73.2% 和 97.4%,证明了颅脑创伤后高体温的发生率非常高[26]。

据相关研究,在 ICU 内 80%~90% 的严重颅脑创伤患者合并非神经系统功能障碍,这可能会加重神经系统损伤并且易被忽视而延误治疗。在重度颅脑创伤死亡者中因非神经源性原因引起的接近 2/3[27]。在围手术期,颅脑创伤患者需要到 ICU 救治的脓毒症及呼吸衰竭的发生率高,而且颅脑创伤患者 ICU 病死率和 ICU 住院天数都比非颅脑创伤患者高。研究发现 GCS评分、肝功能不全、心功能不全、ALI/ARDS 是 ICU 内颅脑创伤患者死亡的独立危险因素[28]。一旦患者发展为 MODS 甚至 MOF,其死亡率极高,病情难以逆转,因此关键在进展为 MODS 之前打断不良病理过程,去除恶性因素,才能降低病死率的发生。发生 MODS 的相关因素研究较多,一般包括复苏不充分或延迟复苏、感染/炎症病灶持续存在、营养不良、肠道缺血性损伤、基础脏器功能失常、年龄≥55 岁、糖尿病、应用糖皮质激素、恶性肿瘤、反复大量输血、创伤严重度评分(ISS)≥25、高血糖、高乳酸血症等,颅脑创伤患者有其特殊的病理生理反应,预后相关性研究也较为复杂。

(二) 颅脑创伤对预后的影响

尽管颅脑创伤的发生率高,但因为个体对创伤的反应不一样,以及对每一个个体来说影响因素也不一样,因此导致了颅脑创伤后的结局难以预测。

颅脑创伤的急性期预后与很多因素密切相关,如年龄、病因、损伤部位、损伤范围、病情轻重程度、其他器官组织损伤情况、并发症、伤后是否救治及时得当等,目前关于颅脑创伤的预后报道差异很大。

GCS 评分是影响预后的最主要因素,是颅脑创伤后住院死亡率[29]、昏迷和创伤后失忆持续时间[30]、6 个月格拉斯哥结局评分的强有力的预测因子[31]。多项研究表明 GCS 评分与颅脑创伤患者的结局成正相关关系[4,32],Guerra 等研究表明术后第 1 日 GCS 评分是最好的预测预后的因素[33]。

围手术期高糖血症的发生与预后有一定关系,据报道高糖血症会增加颅脑创伤患者的死亡率和延长住院时间,此外高糖血症的程度可以作为颅脑创伤预后的一个预测因子[34]。Liu‐DeRyke X 等研究表明颅脑创伤患者入院后头 24 h 血糖水平≥8.8 mmol/L(160 mg/dL)与预后不良密切相关,而且这与损伤的严重程度无关,提示我们在颅脑创伤后早期给予干预以改善临床结局[35]。

此外,国内研究发现,87 例重度颅脑创伤伴不同程度血糖升高的患者,随 GCS 评分下降,血糖越高,预后越差;此外,血糖升高持续时间越长,预后越差[36]。

现有证据表明,贫血和红细胞输血与颅脑创伤后不良的神经结局密切相关[37,38]。贫血与患者住院死亡率增加、出院 GCS 评分和 GOS 评分降低密切相关;而红细胞输血与急性肺损伤、ICU 和住院天数延长以及死亡率增高相关[39]。

一项来源于外伤昏迷资料库的数据分析证实低血压和低氧血症与重度颅脑创伤发病率和死亡率增加有关[40]。一项有关 8 721 例患者的 Meta 分析发现,低血压和缺氧与 6 个月的不良结局显著相关[41]。另一项有关围手术期低血压和预后关系的研究表明,围手术期合并低血压的患者的死亡率比血压正常的患者增加了 3 倍[42]。此外,术中低血压持续时间的长短也与预后密切相关[42]。

此外,颅脑创伤的预后还与手术时间长短[4]、术前 INR 和 PTT 水平[4]、高钠血症、高体温和颅内高压[43]等有关。

五、麻醉决策和处理

(一) 颅脑创伤对麻醉决策的影响

大多数颅脑创伤都需要急诊进行手术治疗,对麻醉决策的影响主要表现在以下几个方面:① 麻醉管理的目标;② 如何进行气道管理;③ 麻醉药物的选择;④ 围手术期如何进行监护;⑤ 相关并发症的预防与处理。

1. 颅脑创伤麻醉管理的主要目标

（1）维持脑灌注压。

（2）治疗颅内高压。

（3）提供最佳手术状态。

（4）避免继发性脑损伤，如低氧血症、高/低二氧化碳血症、高/低糖血症，以及低血压等。

（5）提供合适的镇痛和麻醉。

2. 气道管理·需要行手术治疗的颅脑创伤患者必然需要气管插管。事实上，大多数患者可能在到达手术室前已经完成气管插管。然而，部分患者，特别是硬膜外血肿仍然有自发意识和自主呼吸的患者，如果留置气管导管可能在运输过程中导致支气管插管甚至导管脱出；因此，必须确认导管的位置合适。对于尚未准备好气管插管的患者，气道管理具有复杂性，主要影响因素包括：情况紧急（因为缺氧状态的存在或者恶化）、颈椎状态的不确定性、气道的不确定性（由于口腔内血液、呕吐物等的存在，咽喉损伤或颅底骨折）、饱胃、颅内高压等不确定状态。所有创伤性脑损伤患者需要紧急手术必须考虑到饱胃状态以及气道管理必须考虑可能存在潜在颈椎损伤。虽然有报道表明颅脑创伤患者颈椎损伤的发病率与普通创伤人群类似，但最近也有证据表明颅脑创伤患者颈椎损伤的发生率更高，尤其是那些低 GCS 评分和无意识的严重颅脑损伤患者中[44]。

气管插管技术的选择是由紧迫性、个人专业知识/技能以及可利用的资源等决定[45]。直接喉镜明视下经口气管内插管是紧急情况下确保气道通畅的首选方法，操作时尽可能稳定颈椎，并适当压迫环状软骨防止空气进入胃以及胃内容物反流。经鼻插管禁用于颅底骨折、严重的面部骨折或出血倾向患者。在任何情况下，建议做好困难插管的准备，并考虑到由低氧血症和高碳酸血症导致的脑血流量增加及颅内压增高造成的重大风险。

3. 麻醉药物的选择·静脉和挥发性麻醉药物之间存在的重要的药效学和药代动力学差异。静脉麻醉药，如硫喷妥钠、异丙酚和依托咪酯等会导致大脑血管收缩、减少脑血流量（CBF）、脑血容量（CBV）、脑氧代谢率（$CMRO_2$）及颅内压等[46]。阿片类药物在机械通气的状态下对脑血流动力学没有直接影响[47]。所有挥发性麻醉药物（异氟烷、七氟醚、地氟醚等）降低 $CMRO_2$，可能会导致大脑血管扩张，从而导致 CBF 增加和颅内压增高。但在浓度小于 1MAC 时，脑血管舒张作用最小，因此低浓度的吸入麻醉药可以用于颅脑创伤患者[48]。

然而，麻醉药物（吸入麻醉药 vs. 静脉麻醉药）对颅脑创伤的结局的作用目前尚未被证实。由于缺乏确凿的证据，选择任何一种麻醉技术都是可行的。此外，更重要的是，麻醉管理的原则应该坚持当前的严重颅脑创伤管理指南。

（二）建立在临床研究基础上的围手术期处理意见

1. 围手术期监护

（1）常规监测：在围手术期，除了常规的生命体征监测，建议留置动脉导管进行动脉血压监测以及进行血气分析和血糖监测。此外，中心静脉压（CVP）的监测也可能是有用的，尤其是在需要使用血管活性药的复苏过程。

（2）神经功能监测

1）颅内压监测：根据当前的指南，在以下情况下推荐进行颅内压（ICP）监测：严重颅脑创伤患者（GCS 评分<9）合并异常 CT 扫描（如血肿、挫伤、肿胀、疝形成或基底池受压等）；或者严重颅脑创伤患者虽然 CT 扫描正常，但合并以下 2 个或 2 个以上的特征：年龄>40 岁、单侧或双侧运动姿态、SBP<90 mmHg[49]。Khalili 等对 1 级创伤中心 2 年内共 248 例严重颅脑创伤（GCS 评分 3~8 分）患者进行了队列研究，并通过脑室引流术进行了颅内压监测，结果发现年龄、入院时 GCS、高颅内压以及围手术期记录到的 ICP 最大值是决定颅脑创伤患者结局的重要影响因素，并提示 ICP 监测有利于协助我们靶向治疗和管理严重颅脑创伤患者[50]。另一项研究表明颅内压监测有利于降低老年严重颅脑创伤患者的住院期间死亡率以及改善 6 个月的结局[51]。

2）脑组织氧监测：颅脑创伤可引起脑微循环障碍，导致脑组织的氧代谢异常，而氧代谢异常是造成继发性脑损伤的重要原因。以往研究表明，即使颅内压和脑灌注压正常的情况下，严重颅脑创伤患者脑组织缺氧的情况仍时常发生[52]。此外，对颅脑创伤死亡患者的尸检结果表明，脑组织缺血、缺氧的发生率高达 90% 以上。因此，临床上监测脑组织的氧代谢情况可及早发现脑组织缺血缺氧的情况，对降低患者的病死率、提高生存质量具有重要意义[53]。临床上监测脑组织氧代谢的方法有以下几种：颈内静脉血氧饱和度（$SjvO_2$）、脑组织氧分压（$PbtO_2$）、近红外光谱脑氧饱和度（NIRS）等。

颈内静脉血氧饱和度（$SjvO_2$）是临床上最早使用的脑组织氧代谢监测方法，也是目前较常用的方法，主要反映整个大脑半球脑组织氧代谢的状况。该方法通过利用颈内静脉逆向插管，将导管的末端放置在颈内静脉球部，并通过采集混合脑静脉血进行血氧分析。研究认为 $SjvO_2$ 的正常值是 62%，范围是 55%~70%；当 $SjvO_2$>75% 时，表明氧供超出脑代谢所需，提示过度灌注；而当 $SjvO_2$<54% 时，表明氧供不能满足脑代谢所需，提示脑供氧不足[54,55]。但是，由于 $SjvO_2$ 监测的导管探头容易发生移位、需要反复校准、光敏度弱、连续监测时间短、容易受到颅外静脉回流的影响等原因，测定结果的准确性下降。此外，$SjvO_2$ 作为颅脑创伤患者氧代谢的监测指标目前仍然存在争议[56]。

脑组织氧分压（$PbtO_2$）是通过插入脑组织中的单电极或者多参数传感器测得的脑组织的氧分压，可以直接反映监测部位脑组织的氧代谢情况。正常人 $PbtO_2$ 的范围是 15~40 mmHg，当监测值在 10~15 mmHg 为轻度缺氧，<10 mmHg 为重度缺氧，而<5 mmHg 的患者死亡率接近 100%[57,58]。近年研究表明，对颅脑创伤患者，持续监测 $PbtO_2$，并根据监测结果指导治疗可以显著降低患者的死亡率，而且治疗效果优于传统根据颅内压/脑灌注压进行指导的治疗[59]。$PbtO_2$ 监测是目前脑氧监测最直接、最可靠的方法之一，可直接获得脑组织氧合与代谢指标，被一些学者认为是评价疗效的金标准[60]。

近红外光谱脑氧饱和度（NIRS）是一种无创、连续和实时的光学检测方法。一般认为，脑氧饱和度正常值为 60%~75%。该方法具有一定的局限性，而且正常值在个体内和个体间存在 10% 的变异率，因此该法更适用于监测脑氧变化的趋势，用监测值来判定大脑缺血缺氧时应审慎。部分学者研究认为，NIRS 监测提供的脑氧代谢信息与 $PbtO_2$ 是一致的[61]；采用 NIRS 监测的脑氧饱和度结果与 $PbtO_2$ 有显著相关性，但其精确性较 $PbtO_2$ 差，尚不能取代有创的 $PbtO_2$ 监测在临床上应用。

2. 通气管理·术中通气应调整以保证足够的氧合和气体交换。吸入氧浓度应调整到维

持 PaO_2 >60 mmHg。文献推荐监测动脉二氧化碳分压,因为呼气末二氧化碳监测可能不可靠。在围手术期,麻醉管理应该避免高碳酸血症,但是低碳酸血症的使用也需要谨慎[62]。过度换气过度可能导致大脑血管收缩,从而导致缺血[62]。因此,过度通气应该理性地用于短期控制颅内压以及在颅骨切开术进行手术暴露时创造更好的手术条件。而在硬脑膜的关闭前应该恢复正常的二氧化碳水平,以避免张力性气颅的发展。当需要长时间使用过度通气时,推荐监测脑氧合状态[49,63]。在围手术期,我们可以监测颈内静脉血氧饱和度,以及在术后监测 $PbtO_2$ 或 CBF(如使用经颅多普勒超声)等了解通气的情况[49]。

3. 输液、血压管理·颅脑创伤后低血压可能影响脑血流动力学,甚至造成脑缺血。因此,围手术期血压管理,包括液体复苏和血管收缩药的选择至关重要。颅脑创伤的管理指南建议避免低血压(SBP<90 mmHg)和维持 CPP 在 50~70 mmHg[64,65]。对于颅脑创伤患者来说,温暖、不含葡萄糖的等张晶体液是可取的,而胶体液的作用目前是有争议的。一项研究有关生理盐水与白蛋白相比的因果分析研究表明,使用白蛋白进行复苏的死亡率更高,同时更不利于24 个月内的神经结局[66]。高渗生理盐水可能对颅脑创伤患者的液体复苏更有益,这主要是因为高渗生理盐水可以增加血管内液体以及降低 ICP。目前研究证实在送往医院之前使用高渗生理盐水进行复苏可以降低血清生物标志物水平(S100B、神经元特异性烯醇酶、膜碱性蛋白),这都有利于患者的结局[67]。然而,也有双盲随机对照试验发现使用高渗生理盐水和标准液体对颅脑创伤患者进行液体复苏,6 个月的神经结局并没有明显区别[68]。

血管收缩药通常用于治疗低血压或增强 CPP。然而,目前比较常用血管收缩药对颅脑创伤患者有效性的研究有限,而且这些研究的结果也互相矛盾。三个小的前瞻性随机交叉试验比较了去甲肾上腺素和多巴胺对颅脑创伤患者升压的有效性,发现尽管这两种升压药对脑血流速度[69,70]和脑氧合/代谢[71]没有明显差异,但去甲肾上腺素与预期的效果更一致[70],而多巴胺的使用会导致更高的 ICP[69]。最近一项单中心回顾性研究发现,对于使用了苯肾上腺素、去甲肾上腺素或多巴胺进行治疗的重度颅脑创伤患者来说,使用苯肾上腺素后 MAP 和 CPP 从基础值增高幅度最大;此外,尽管目前仍不清楚使用了升压药能否改善 MAP/CPP 以及改善 CBP 或者氧合,但三组的 ICP 水平没有明显差异[72]。总的来说,目前仍没有证据支持某种血管收缩药优于同类其他药物。

4. 输血·贫血与颅脑创伤患者住院死亡率增加[73]以及更差的结局[37,38]密切相关。然而,目前几乎没有证据支持颅脑创伤患者用于纠正贫血的红细胞输血实践标准。虽然有些研究表明,与其他危重患者相比,颅脑创伤患者可能并不受益于较高的输血阈值[37],但仍有学者提示不要在颅脑创伤患者中随意输血[38]。鉴于目前没有确切的有关颅脑创伤患者最佳的血红蛋白(Hb)水平,有学者建议红细胞输注以神经生理作为标准可能更为合理,并建议逐步取代以 Hb 为基础的输血方式[74]。

红细胞输血可能通过一系列潜在机制影响颅脑创伤患者的脑氧合。红细胞输注不仅能增加血液的携氧体能力,还增加循环血量以及增加颅脑创伤后继发的大脑自动调节功能受损患者的 CBF。近年来,红细胞输血对颅脑创伤患者 $PbtO_2$ 的作用越来越受到重视,更为有趣的是,$PbtO_2$ 水平可能发展为输血的触发指标[75,76]。然而,大多数评估 $PbtO_2$ 对神经外科患者输血的作用的研究由于样本量较小受到了限制,同时未能证明与输血一致和把 $PbtO_2$ 的变化作为输血的预测指标[77,78]。

现有证据表明,贫血和红细胞输血与颅脑创伤后不良的神经结局密切相关[37,38]。贫血与患者住院死亡率增加、出院 GCS 评分和 GOS 评分降低密切相关;而红细胞输血与急性肺损伤、ICU 和住院天数延长以及死亡率增高相关[39]。目前颅脑创伤患者最佳的 Hb 水平仍未明确,但是在中度到重度颅脑创伤患者使用自由输血策略(当 Hb<100 g/L 时进行输血)并没有益处,因此不推荐[38]。

5. 凝血管理·目前,没有有关颅脑创伤后凝血障碍的管理指南。目前常被用于治疗颅脑创伤后的凝血障碍的止血药物包括抗纤溶药物(如氨甲环酸)和促凝药物[如重组激活因子Ⅶ(rFⅦa)]。一个 Cochrane 综述中提到两个随机对照试验评估了 rFⅦa 的作用,但都因为样本量过小,不足以得到 rFⅦa 对颅脑创伤患者是否有效的结论[79]。另一项有关抗纤溶药物治疗明显出血的临床随机安慰剂对照试验评估了氨甲环酸对成人颅脑创伤患者死亡率、血管闭塞事件和输血的作用,证实了氨甲环酸与死亡率的下降明显相关(RR 0.91, 95% CI 085~0.97, P=0.003 5),同时显著降低因为出血导致的死亡风险(RR 0.85, 95% CI 0.76~096, P=0.007 7)[80]。

6. 颅内高压治疗·甘露醇是用于颅内高压的常用药物,推荐的剂量是 0.25~1 g/kg。甘露醇主要通过影响血清渗透压来发挥作用,但由于渗透性利尿会导致血容量减少和低血压,目前建议只有当有小脑幕疝迹象或者当不归因于颅外因素的神经系统恶化时使用[81]。对于甘露醇治疗效果欠佳的严重颅脑创伤和颅内压显著升高的患者,可以使用 7.5% 高渗盐水作为二线治疗,可以增加脑氧合和改善大脑和全身血流动力学[82]。

7. 血糖控制·2001 年,有学者报道强化胰岛素治疗(目标血糖 4.44~6.1 mmol/L)与危重患者较低死亡率有关[83]。然而,最近的研究发现强化胰岛素治疗不仅不能降低死亡率,还增加了低血糖的风险[84,85]。Billotta 等将 97 例严重颅脑创伤患者随机分为强化胰岛素治疗组(控制血糖在 4.44~6.66 mmol/L)和常规胰岛素治疗组(控制血糖<12.21 mmol/L),结果发现两组 6 个月的死亡率、神经系统的结局及感染的发生率相似;此外,尽管强化胰岛素治疗组 ICU 停留时间较短,但低血糖(血糖<4.44 mmol/L)的发生率显著升高[85]。

因此,严格的血糖控制与强化胰岛素治疗仍然是有争议的。虽然有很多研究调查了不同环境下颅脑创伤患者的高血糖情况(入院 vs. ICU,短时间 vs. 永久,早期 vs. 晚期等);但是没有具体针对围手术期进行调查和研究,以及围手术期高血糖症的患病率、术前血糖情况与成人颅脑创伤的关系尚不清楚。因为高血糖的发生归因于最初损伤的应激反应[86,87],以及麻醉状态下非糖尿病患者血糖水平升高[88],因此全麻和手术期间应激的加强可能会进一步加重高血糖和导致更差的结局。此外,个别麻醉药物已被证明对血和脑的葡萄糖水平具有不同的影响[89,90]。一项研究表明,对于因为颅脑创伤行颅骨切开术的成人患者,围手术期高糖血症(葡萄糖>11.1 mmol/L)的发生很常见(发生率约 15%),而低血糖(血糖<3.3 mmol/L)现象尚未发现[91];同时其他研究证实术中高血糖的独立风险因素包括了重度颅脑创伤、硬脑膜下血肿、术前高血糖以及年龄≥65 岁,术中高血糖患者的住院死亡率更高[92]。鉴于目前有关围手术期血糖控制对颅脑创伤的证据,建议血糖控制在 4.44~10 mmol/L 似乎是合理的。

8. 治疗性低体温·低体温在应激期间可以降低脑代谢,减少兴奋性神经递质释放,减轻血脑屏障通透性。几十年前,治疗性低体温已被用于在颅脑创伤患者的脑保护;然而有关死亡率和功能结局的临床证据目前仍不明确。2008 年一项 Meta 分析报道,颅脑创伤的低体温不能显著降低死亡率和增加良好的神经结局;虽然持续降低体温超过 48 h 可能带来更大的好处,但低体温带来的潜在好处同时会被肺炎发生风险显著提高所抵消[93],这与最近的一项系统性回顾分析结果是一致的[94]。此外,最近一项重要的多中心随机对照试验发现,对复杂性颅内高压(颅内压>20 mmHg)的患者使用轻到中度治疗性低体温(32~35℃),基于 6 个月 GOS 评分的良好预后比例更少(26%),而对照组高达 37%($P=0.03$);该试验提示在颅脑创伤患者相对于传统的低体温治疗,目标体温管理[控制正常体温或超温和低体温(36℃)]更为实用[95]。BTF/AANS 指南建议在成人颅脑创伤患者中可选择和谨慎使用低体温(Level Ⅲ)。

表 8-2-4　2007 年严重颅脑创伤管理指南建议

生 理 参 数	建　　　　　议
血压	监测和避免低血压(SBP<90 mmHg)(Level Ⅱ)
氧合	监测和避免缺氧(PaO_2<60 mmHg 或者 SpO_2<90%)(Level Ⅲ)
过度通气	不推荐预防性过度通气($PaCO_2$≤25 mmHg)(Level Ⅱ) 过度通气推荐作为降低升高的颅内压力的权益措施(Level Ⅲ)
高渗治疗	甘露醇(0.25~1.0 g/kg)能有效地控制增高的颅内压力,避免低血压(Level Ⅱ) 当患者有小脑幕切迹疝或不由颅外因素引起的进行性神经系统恶化征象,在颅内压力监测之前限制甘露醇使用(Level Ⅲ)
颅内压力	在以下情况下推荐进行颅内压监测:严重颅脑创伤患者合并异常 CT 扫描;或者严重颅脑创伤患者虽然 CT 扫描正常,但合并以下两个或两个以上的特征:年龄>40 岁、单侧或双侧运动姿态、SBP<90 mmHg(Level Ⅲ) 当颅内压力>20 mmHg 时,需要开始进行治疗(Level Ⅱ)
体温	预防性低体温与死亡率降低无明显关系(Level Ⅲ)
脑灌注压	维持脑灌注压在 50~70 mmHg 避免过度使用液体和升压药去维持脑灌注压>70 mmHg(Level Ⅱ) 避免脑灌注压<50 mmHg(Level Ⅲ)
脑氧合	当颈内静脉血氧饱和度<50%或脑组织氧压<15 mmHg 时进行治疗(Level Ⅲ)
类固醇	中到重度颅脑创伤患者,高剂量甲基泼尼松龙与死亡率增高相关,禁用(Level Ⅰ)

(作者　葛缅,审校　罗晨芳)

参考文献

[1] 王正国. 发达社会疾病——创伤[J]. 中华外科杂志,2004,42(1): 24-26.

[2] Coronado VG, McGuire LC, Sarmiento K, et al. Trends in Traumatic Brain Injury in the U. S. and the public health response: 1995-2009 [J]. Journal of Safety Research, 2012, 43(4): 299-307.

[3] 袁强,胡锦. 颅脑创伤经济负担研究进展[J]. 中国预防医学杂志,2012,13(2): 159-162.

[4] Fujii T, Moriel G, Kramer DR, et al. Prognostic factors of early outcome and discharge status in patients undergoing surgical intervention following traumatic intracranial hemorrhage[J]. Journal of Clinical Neuroscience, 2016, 31: 152-156.

[5] Hyder AA, Wunderlich CA, Puvanachandra P, et al. The impact of traumatic brain injuries: a global perspective[J]. NeuroRehabilitation, 2007, 22(5): 341-353.

[6] Myburgh JA, Cooper DJ, Finfer SR, et al. Epidemiology and 12-month outcomes from traumatic brain injury in australia and new zealand [J]. The Journal of trauma, 2008, 64(4): 854-862.

[7] Wu X, Hu J, Zhuo L, et al. Epidemiology of traumatic brain injury in eastern China, 2004：a prospective large case study[J]. The Journal of trauma 2008, 64(5)：1313 - 1319.

[8] Chowdhury T, Kowalski S, Arabi Y, et al. Pre-hospital and initial management of head injury patients：An update[J]. Saudi Journal of Anaesthesia, 2014, 8(1)：114 - 120.

[9] 张溢华,邱俊,周继红,等. 19 821 例 0~18 岁儿童颅脑创伤临床分析[J]. 第三军医大学学报,2015,37(5)：480 - 484.

[10] Sharma D, Vavilala MS. Perioperative management of adult traumatic brain injury[J]. Anesthesiology clinics, 2012, 30(2)：333 - 346.

[11] Adams VI, Carrubba C. The abbreviated injury scale (AIS)[J]. American Journal of Forensic Medicine & Pathology, 1998, 19(3)：246 - 251.

[12] Prasad K. The Glasgow Coma Scale：a critical appraisal of its clinimetric properties[J]. Journal of clinical epidemiology, 1996, 49(7)：755 - 763.

[13] Grote S, Bocker W, Mutschler W, et al. Diagnostic value of the Glasgow Coma Scale for traumatic brain injury in 18,002 patients with severe multiple injuries[J]. Journal of neurotrauma, 2011, 28(4)：527 - 534.

[14] Walder AD, Yeoman PM, Turnbull A. The abbreviated injury scale as a predictor of outcome of severe head injury[J]. Intensive care medicine, 1995, 21(7)：606 - 609.

[15] Tuma M, El-Menyar A, Abdelrahman H, et al. Prehospital intubation in patients with isolated severe traumatic brain injury：a 4-year observational study[J]. Crit Care Res Pract, 2014, 2014：135986.

[16] Davis DP, Peay J, Sise MJ, et al. The impact of prehospital endotracheal intubation on outcome in moderate to severe traumatic brain injury [J]. The Journal of trauma, 2005, 58(5)：933 - 939.

[17] Warner KJ, Cuschieri J, Copass MK, et al. The impact of prehospital ventilation on outcome after severe traumatic brain injury[J]. The Journal of trauma, 2007, 62(6)：1330 - 1338.

[18] Greenwald BD, Burnett DM, Miller MA. Congenital and acquired brain injury. 1. Brain injury：epidemiology and pathophysiology[J]. Arch Phys Med Rehabil, 2003, 84(3 Suppl 1)：S3 - 7.

[19] Thompson DO, Hurtado TR, Liao MM, et al. Validation of the Simplified Motor Score in the out-of-hospital setting for the prediction of outcomes after traumatic brain injury[J]. Annals of emergency medicine, 2011, 58(5)：417 - 425.

[20] Caterino JM, Raubenolt A. The prehospital simplified motor score is as accurate as the prehospital Glasgow coma scale：analysis of a statewide trauma registry[J]. EMJ, 2012, 29(6)：492 - 496.

[21] Stein SC, Smith DH. Coagulopathy in traumatic brain injury[J]. Neurocritical Care, 2004, 1(4)：479 - 488.

[22] Harhangi BS, Kompanje EJ, Leebeek FW, et al. Coagulation disorders after traumatic brain injury[J]. Acta Neurochirurgica, 2008, 150 (2)：165 - 175.

[23] Talving P, Benfield R, Hadjizacharia P, et al. Coagulopathy in severe traumatic brain injury：a prospective study[J]. The Journal of Trauma, 2009, 66(1)：55 - 61.

[24] Geffroy A, Bronchard R, Merckx P, et al. Severe traumatic head injury in adults：which patients are at risk of early hyperthermia? [J]. Intensive Care Medicine, 2004, 30(5)：785 - 790.

[25] Suz P, Vavilala MS, Souter M, et al. Clinical features of fever associated with poor outcome in severe pediatric traumatic brain injury[J]. Journal of neurosurgical anesthesiology, 2006, 18(1)：5 - 10.

[26] Saxena MK, Taylor C, Hammond N, et al. A multicentre audit of temperature patterns after traumatic brain injury[J]. Critical Care and Resuscitation, 2015, 17(2)：129 - 134.

[27] Kemp CD, Johnson JC, Riordan WP, et al. How we die：the impact of nonneurologic organ dysfunction after severe traumatic brain injury [J]. The American Surgeon, 2008, 74(9)：866 - 872.

[28] Mascia L, Sakr Y, Pasero D, et al. Extracranial complications in patients with acute brain injury：a post-hoc analysis of the SOAP study[J]. Intensive Care Medicine, 2008, 34(4)：720 - 727.

[29] Arbabi S, Jurkovich GJ, Wahl WL, et al. A comparison of prehospital and hospital data in trauma patients[J]. The Journal of Trauma, 2004, 56(5)：1029 - 1032.

[30] Sherer M, Struchen MA, Yablon SA, et al. Comparison of indices of traumatic brain injury severity：Glasgow Coma Scale, length of coma and post-traumatic amnesia[J]. Journal of Neurology, Neurosurgery, and Psychiatry, 2008, 79(6)：678 - 685.

[31] Marmarou A, Lu J, Butcher I, et al. Prognostic value of the Glasgow Coma Scale and pupil reactivity in traumatic brain injury assessed pre-hospital and on enrollment：an IMPACT analysis[J]. Journal of Neurotrauma. 2007, 24(2)：270 - 280.

[32] Howard JL, Cipolle MD, Anderson M, et al. Outcome after decompressive craniectomy for the treatment of severe traumatic brain injury[J]. The Journal of Trauma, 2008, 65(2)：380 - 385.

[33] Guerra WK, Gaab MR, Dietz H, et al. Surgical decompression for traumatic brain swelling：indications and results [J]. Journal of Neurosurgery, 1999, 90(2)：187 - 196.

[34] Rovlias A, Kotsou S. The influence of hyperglycemia on neurological outcome in patients with severe head injury[J]. Neurosurgery, 2000, 46(2)：335 - 342.

[35] Liu-DeRyke X, Collingridge DS, Orme J, et al. Clinical impact of early hyperglycemia during acute phase of traumatic brain injury [J]. Neurocritical Care, 2009, 11(2)：151 - 157.

[36] 万青,崔益钿,宋洋,等. 血糖升高对重型颅脑损伤患者预后的影响[J]. 山东医药,2006,46(14)：41.

[37] Carlson AP, Schermer CR, Lu SW. Retrospective evaluation of anemia and transfusion in traumatic brain injury[J]. The Journal of Trauma, 2006, 61(3)：567 - 571.

[38] Salim A, Hadjizacharia P, DuBose J, et al. Role of anemia in traumatic brain injury[J]. Journal of the American College of Surgeons, 2008, 207(3): 398 – 406.

[39] Chaiwat O, Lang JD, Vavilala MS, et al. Early packed red blood cell transfusion and acute respiratory distress syndrome after trauma[J]. Anesthesiology, 2009, 110(2): 351 – 360.

[40] Marshall LF, Becker DP, Bowers SA, et al. The National Traumatic Coma Data Bank. Part 1: Design, purpose, goals, and results[J]. Journal of neurosurgery, 1983, 59(2): 276 – 284.

[41] McHugh GS, Engel DC, Butcher I, et al. Prognostic value of secondary insults in traumatic brain injury: results from the IMPACT study[J]. Journal of neurotrauma, 2007, 24(2): 287 – 293.

[42] Pietropaoli JA, Rogers FB, Shackford SR, et al. The deleterious effects of intraoperative hypotension on outcome in patients with severe head injuries[J]. The Journal of Trauma, 1992, 33(3): 403 – 407.

[43] Bonds BW, Hu P, Li Y, et al. Predictive value of hyperthermia and intracranial hypertension on neurological outcomes in patients with severe traumatic brain injury[J]. Brain Injury, 2015, 29(13 – 14): 1642 – 1647.

[44] Holly LT, Kelly DF, Counelis GJ, et al. Cervical spine trauma associated with moderate and severe head injury: incidence, risk factors, and injury characteristics[J]. Journal of Neurosurgery, 2002, 96(3 Suppl): 285 – 291.

[45] Crosby ET. Airway management in adults after cervical spine trauma[J]. Anesthesiology, 2006, 104(6): 1293 – 1318.

[46] Turner BK, Wakim JH, Secrest J, et al. Neuroprotective effects of thiopental, propofol, and etomidate[J]. AANA, 2005, 73(4): 297 – 302.

[47] Schregel W, Weyerer W, Cunitz G. Opioids, cerebral circulation and intracranial pressure[J]. Der Anaesthesist, 1994, 43(7): 421 – 430.

[48] Engelhard K, Werner C. Inhalational or intravenous anesthetics for craniotomies? Pro inhalational[J]. Current Opinion in Anaesthesiology, 2006, 19(5): 504 – 508.

[49] Brain Trauma F, American Association of Neurological S, Congress of Neurological S, et al. Guidelines for the management of severe traumatic brain injury. X. Brain oxygen monitoring and thresholds[J]. Journal of Neurotrauma, 2007, 24 Suppl 1: S65 – 70.

[50] Khalili H, Sadraei N, Niakan A, et al. Role of Intracranial Pressure Monitoring in Management of Patients with Severe Traumatic Brain Injury: Results of a Large Level I Trauma Center in Southern Iran[J]. World Neurosurgery, 2016, 94: 120 – 125.

[51] You W, Feng J, Tang Q, et al. Intraventricular intracranial pressure monitoring improves the outcome of older adults with severe traumatic brain injury: an observational, prospective study[J]. BMC Anesthesiology, 2016, 16(1).

[52] Stiefel MF, Spiotta A, Gracias VH, et al. Reduced mortality rate in patients with severe traumatic brain injury treated with brain tissue oxygen monitoring[J]. Journal of Neurosurgery, 2005, 103(5): 805 – 811.

[53] Helmy A, Vizcaychipi M, Gupta AK. Traumatic brain injury: intensive care management[J]. British Journal of Anaesthesia, 2007, 99(1): 32 – 42.

[54] Clay HD. Validity and reliability of the SjO_2 catheter in neurologically impaired patients: a critical review of the literature[J]. The Journal of Neuroscience Nursing, 2000, 32(4): 194 – 203.

[55] 陈琦, 尤新民. 脑氧监测进展[J]. 中国急救医学, 2004, 24(1): 44 – 45.

[56] Maloney-Wilensky E, Gracias V, Itkin A, et al. Brain tissue oxygen and outcome after severe traumatic brain injury: a systematic review[J]. Critical Care Medicine, 2009, 37(6): 2057 – 2063.

[57] Gopinath SP, Valadka AB, Uzura M, et al. Comparison of jugular venous oxygen saturation and brain tissue Po2 as monitors of cerebral ischemia after head injury[J]. Critical Care Medicine, 1999, 27(11): 2337 – 2345.

[58] 包映晖, 朱诚, 江基尧. 脑组织氧分压监测在颅脑外伤中的应用[J]. 国外医学神经病学神经外科学分册, 2000, 27(2): 104 – 107.

[59] Narotam PK, Morrison JF, Nathoo N. Brain tissue oxygen monitoring in traumatic brain injury and major trauma: outcome analysis of a brain tissue oxygen-directed therapy[J]. Journal of Neurosurgery, 2009, 111(4): 672 – 682.

[60] Bhatia A, Gupta AK. Neuromonitoring in the intensive care unit. II. Cerebral oxygenation monitoring and microdialysis[J]. Intensive Care Medicine, 2007, 33(8): 1322 – 1328.

[61] Leal-Noval SR, Cayuela A, Arellano-Orden V, et al. Invasive and noninvasive assessment of cerebral oxygenation in patients with severe traumatic brain injury[J]. Intensive Care Medicine, 2010, 36(8): 1309 – 1317.

[62] Brain Trauma F, American Association of Neurological S, Congress of Neurological S, et al. Guidelines for the management of severe traumatic brain injury. XIV. Hyperventilation[J]. Journal of Neurotrauma, 2007, 24 Suppl 1: S87 – 90.

[63] Schaffranietz L, Heinke W. The effect of different ventilation regimes on jugular venous oxygen saturation in elective neurosurgical patients[J]. Neurological Research, 1998, 20 Suppl 1: S66 – 70.

[64] Brain Trauma F, American Association of Neurological S, Congress of Neurological S, et al. Guidelines for the management of severe traumatic brain injury. I. Blood pressure and oxygenation[J]. Journal of Neurotrauma, 2007, 24 Suppl 1: S7 – 13.

[65] Brain Trauma F, American Association of Neurological S, Congress of Neurological S, et al. Guidelines for the management of severe traumatic brain injury. IX. Cerebral perfusion thresholds[J]. Journal of Neurotrauma, 2007, 24 Suppl 1: S59 – 64.

[66] Myburgh J, Cooper DJ, Finfer S, et al. Saline or albumin for fluid resuscitation in patients with traumatic brain injury[J]. The New England Journal of Medicine, 2007, 357(9): 874 – 884.

[67] Baker AJ, Rhind SG, Morrison LJ, et al. Resuscitation with hypertonic saline-dextran reduces serum biomarker levels and correlates with outcome in severe traumatic brain injury patients[J]. Journal of Neurotrauma, 2009, 26(8): 1227 – 1240.

[68] Cooper DJ, Myles PS, McDermott FT, et al. Prehospital hypertonic saline resuscitation of patients with hypotension and severe traumatic brain injury: a randomized controlled trial[J]. Jama, 2004, 291(11): 1350 – 1357.

[69] Ract C, Vigue B. Comparison of the cerebral effects of dopamine and norepinephrine in severely head-injured patients[J]. Intensive Care Medicine, 2001, 27(1): 101 – 106.

[70] Steiner LA, Johnston AJ, Czosnyka M, et al. Direct comparison of cerebrovascular effects of norepinephrine and dopamine in head-injured patients[J]. Critical care medicine, 2004, 32(4): 1049 – 1054.

[71] Johnston AJ, Steiner LA, Chatfield DA, et al. Effect of cerebral perfusion pressure augmentation with dopamine and norepinephrine on global and focal brain oxygenation after traumatic brain injury[J]. Intensive care medicine, 2004, 30(5): 791 – 797.

[72] Sookplung P, Siriussawakul A, Malakouti A, et al. Vasopressor use and effect on blood pressure after severe adult traumatic brain injury[J]. Neurocritical care, 2011, 15(1): 46 – 54.

[73] Alvarez M, Nava JM, Rue M, et al. Mortality prediction in head trauma patients: performance of Glasgow Coma Score and general severity systems[J]. Critical care medicine, 1998, 26(1): 142 – 148.

[74] Leal-Noval SR, Munoz-Gomez M, Murillo-Cabezas F. Optimal hemoglobin concentration in patients with subarachnoid hemorrhage, acute ischemic stroke and traumatic brain injury[J]. Current opinion in critical care, 2008, 14(2): 156 – 162.

[75] Leal-Noval SR, Rincon-Ferrari MD, Marin-Niebla A, et al. Transfusion of erythrocyte concentrates produces a variable increment on cerebral oxygenation in patients with severe traumatic brain injury: a preliminary study[J]. Intensive care medicine, 2006, 32(11): 1733 – 1740.

[76] Zygun DA, Nortje J, Hutchinson PJ, et al. The effect of red blood cell transfusion on cerebral oxygenation and metabolism after severe traumatic brain injury[J]. Critical care medicine, 2009, 37(3): 1074 – 1078.

[77] Sharma D, Vavilala MS. Transfusion improves cerebral oxygenation ... but not always[J]. Critical care medicine, 2009, 37(3): 1166 – 1167.

[78] Sharma D, Vavilala MS. Should brain tissue oxygenation be the transfusion trigger in traumatic brain injury? [J]. Pediatric critical care medicine, 2010, 11(3): 420 – 421.

[79] Perel P, Roberts I, Shakur H, et al. Haemostatic drugs for traumatic brain injury[J]. The Cochrane database of systematic reviews, 2010 (1): CD007877.

[80] collaborators C-t, Shakur H, Roberts I, et al. Effects of tranexamic acid on death, vascular occlusive events, and blood transfusion in trauma patients with significant haemorrhage (CRASH – 2): a randomised, placebo-controlled trial[J]. Lancet, 2010, 376(9734): 23 – 32.

[81] Brain Trauma F, American Association of Neurological S, Congress of Neurological S, et al. Guidelines for the management of severe traumatic brain injury. II. Hyperosmolar therapy[J]. Journal of neurotrauma, 2007, 24 Suppl 1: S14 – 20.

[82] Oddo M, Levine JM, Frangos S, et al. Effect of mannitol and hypertonic saline on cerebral oxygenation in patients with severe traumatic brain injury and refractory intracranial hypertension[J]. Journal of neurology, neurosurgery, and psychiatry, 2009, 80(8): 916 – 920.

[83] van den Berghe G, Wouters P, Weekers F, et al. Intensive insulin therapy in critically ill patients[J]. The New England journal of medicine, 2001, 345(19): 1359 – 1367.

[84] Investigators N-SS, Finfer S, Chittock DR, et al. Intensive versus conventional glucose control in critically ill patients[J]. The New England journal of medicine, 2009, 360(13): 1283 – 1297.

[85] Bilotta F, Caramia R, Cernak I, et al. Intensive insulin therapy after severe traumatic brain injury: a randomized clinical trial[J]. Neurocritical care, 2008, 9(2): 159 – 166.

[86] Young B, Ott L, Dempsey R, et al. Relationship between admission hyperglycemia and neurologic outcome of severely brain-injured patients [J]. Annals of surgery, 1989, 210(4): 466 – 472.

[87] Lipshutz AK, Gropper MA. Perioperative glycemic control: an evidence-based review[J]. Anesthesiology, 2009, 110(2): 408 – 421.

[88] Bower WF, Lee PY, Kong AP, et al. Peri-operative hyperglycemia: a consideration for general surgery? [J]. American journal of surgery, 2010, 199(2): 240 – 248.

[89] Diltoer M, Camu F. Glucose homeostasis and insulin secretion during isoflurane anesthesia in humans[J]. Anesthesiology, 1988, 68(6): 880 – 886.

[90] Kitamura T, Ogawa M, Kawamura G, et al. The effects of sevoflurane and propofol on glucose metabolism under aerobic conditions in fed rats[J]. Anesthesia and analgesia, 2009, 109(5): 1479 – 1485.

[91] Sharma D, Jelacic J, Chennuri R, et al. Incidence and risk factors for perioperative hyperglycemia in children with traumatic brain injury[J]. Anesthesia and analgesia, 2009, 108(1): 81 – 89.

[92] Curry P, Viernes D, Sharma D. Perioperative management of traumatic brain injury[J]. International journal of critical illness and injury science, 2011, 1(1): 27 – 35.

[93] Peterson K, Carson S, Carney N. Hypothermia treatment for traumatic brain injury: a systematic review and meta-analysis[J]. Journal of neurotrauma, 2008, 25(1): 62 – 71.

[94] Georgiou AP, Manara AR. Role of therapeutic hypothermia in improving outcome after traumatic brain injury: a systematic review[J]. British journal of anaesthesia, 2013, 110(3): 357 – 367.

[95] Andrews PJ, Harris BA, Murray GD. Hypothermia for Intracranial Hypertension after Traumatic Brain Injury[J]. The New England journal of medicine, 2016, 374(14): 1385.

第三节
重度肥胖风险评估及处理

　　肥胖症是一种由多种原因引起的慢性代谢性疾病,以体内脂肪细胞的体积和细胞数增加致体脂占体重的百分比异常增高,并在局部沉积过多脂肪为特点。

　　肥胖症的判断标准包括标准体重、体重指数、腰围体脂率等。在临床上,常用体质指数[body mass index,BMI,即体重(kg)/身高的平方(m²)]来作为成人肥胖症的诊断标准(表 8-3-1)。

表 8-3-1　WHO 对成人 BMI 的划分

分　类	BMI(kg/m²)	健　康　风　险
低体重(营养不足)	<18.50	增加
正常范围	18.5~24.9	在平均范围
超重	≥25.0	—
肥胖前状态	25.0~29.9	增加
一级肥胖(肥胖)	30.0~34.9	中度增加
二级肥胖(重度肥胖)	35.0~39.9	严重增加
三级肥胖(极重度肥胖)	≥40.0	非常严重增加

一、流 行 病 学

　　根据世界卫生组织(WHO)最新流行病学调查所做的一些全球统计数据显示:全球肥胖流行率在 1980—2014 年翻了 1 倍以上。2014 年,有 39% 的 18 岁(含)以上成年人(男性 38%,妇女 40%)超重,有 13% 的成年人(男性 11%,妇女 15%)肥胖,即逾 19 亿 18 岁(含)以上成年人超重,其中有 6 亿多人肥胖。2013 年,5 岁以下儿童超重或肥胖人数达 4 200 万人。超重和肥胖,曾经被视为主要存在于发达国家中的问题,如今在中低收入国家,尤其是城市环境中,呈上升的趋势。在新型经济体发展中国家,儿童期超重和肥胖的增长率甚至高出发达国家 30%以上[1]。

　　在我国,根据国家卫健委发布的最新数据显示:从 2002 年到 2012 年 10 年间,成人超重率从 22.8% 上升至 30.1%,成人肥胖率由 7.1% 上升至 11.9%。儿童青少年超重率由 4.5% 上升至 9.6%,肥胖率由 2.1% 上升到 6.4%。据统计,目前我国二级以上肥胖者仅占人口总数的约

2%,但上升趋势已十分显著,且地域分布极不均衡[2]。

二、病　　因

1. 单纯性肥胖·无明显疾病导致的肥胖,通常以热量摄入过多,脂肪合成增加为主要原因,同时遗传对其有一定影响。

2. 继发性肥胖·继发性肥胖症的病因主要有以下几类:① 内分泌代谢紊乱性疾病:如下丘脑垂体疾病、肿瘤、创伤、炎症或肥胖性生殖无能综合征、胰岛 B 细胞瘤、皮质醇增多症、甲状腺功能减退、性腺功能低下、多囊卵巢综合征等疾病;② 遗传性疾病:如性幼稚-色素性视网膜炎,多指(趾)畸形综合征等;③ 药物因素:如胰岛素、雌激素、口服避孕药和糖皮质激素等均可导致继发性肥胖症的发生。

三、功能评估及危险分级

(一) 器官功能评估

肥胖症患者围手术期评估,除常规的病史采集、体格检查以及必要的实验室、影像学检查外,还应重点对患者的重要器官功能进行评估。

1. 呼吸系统·肥胖症患者麻醉前应仔细进行气道评估,以确定有无面罩通气和气管插管困难。术前气道评估应包括:头与颈的屈、伸和旋转度,下颌的活动度和张口度,口咽和牙齿的检查,鼻孔开放的检查。同时应仔细询问患者病史,如有无伴或不伴呼吸暂停的严重打鼾,白天嗜睡等症状,以及有无既往手术麻醉过程困难气道的病史。有以上病史的肥胖症患者极有可能出现严重的困难气道[3]。此外,甲状软骨水平颈围、甲颏距离、上切牙是否前突,以及 Mallampati 评分和 Wilson 危险因子评分对气道评估同样重要,Brodsky 等认为甲状软骨水平颈围与 Mallampati 评分对预测肥胖症患者困难插管更为重要,当颈围达 40 cm 困难插管率约 5%,颈围达 60 cm 时困难插管率约 35%[4]。肥胖症患者术前可行肺功能检测以及血气分析,帮助评估患者对麻醉手术的耐受性。

2. 心血管系统·术前应详细了解患者的活动情况,进行详细而全面的心血管系统体检,完善相关的检查如心电图、胸片等,必要时可行心脏彩超、超声心动图、冠脉造影等检查。对合并有高血压、肺动脉高压及左、右心室功能不全等疾病的肥胖症患者术前应请心血管专科医师会诊治疗。

3. 其他方面·肥胖症患者糖耐量降低,常并发非胰岛素依赖性糖尿病,术前应了解空腹血糖、糖耐量,如发现有糖尿病或酮血症时,应该在术前给予治疗;注意询问患者入院前及住院期间的用药史,部分新型减肥药具有一定的拟交感作用或内源性儿茶酚胺耗竭作用,使患者在麻醉诱导和维持中循环功能的变化难以预料,出现严重低血压或高血压的可能性增加,对麻黄碱等常用血管活性药物的反应性明显降低[5]。

(二) 围手术期危险分级

WHO 对肥胖状态的分级、肥胖相关健康风险,以及相关疾病危险性、肥胖者发生肥胖相关疾病或症状的相对危险度的划分如下(表 8 - 3 - 2、表 8 - 3 - 3[6])。

表 8 - 3 - 2　亚洲成年人不同体重指数和腰围水平时的相关疾病危险性

分　类	BMI (kg/m²)	相关疾病危险性	
		腰围(cm)：男<90,女<80	腰围(cm)：男≥90,女≥80
正常范围	18.5~22.9	平均水平	增加
超重	≥23.0	—	—
肥胖前期	23.0~24.9	增加	中度增加
一级肥胖(肥胖)	25.0~29.9	中度增加	严重增加
二级肥胖(重度肥胖)	≥30.0	严重增加	非常严重增加

表 8 - 3 - 3　肥胖者发生肥胖相关疾病或症状的相对危险度

危险性显著增高 (相对危险度大于3)	危险性中等增高 (相对危险度2~3)	危险性稍增高 (相对危险度1~2)
2型糖尿病	冠心病	女性绝经后乳腺癌,子宫内膜癌
胆囊疾病	高血压	男性前列腺癌,结肠直肠癌
血脂异常	骨关节病	生殖激素异常
胰岛素抵抗	高尿酸血症和痛风	多囊卵巢综合征
气喘	脂肪肝	生育功能受损
阻塞性睡眠呼吸暂停		背下部疼痛 麻醉并发症

而根据《中国成人超重和肥胖症预防控制指南》,中国成人判断超重和肥胖程度的界限值,以及结合腰围来判断相关疾病的危险度详见表 8 - 3 - 4[7]。

表 8 - 3 - 4　中国成人超重和肥胖的体重指数及腰围界限值与相关疾病危险关系

分　类	体重指数 (kg/m²)	腰围(cm)		
		男：<85 女：<80	男：85~95 女：80~90	男：≥95 女：≥90
体重过低	<18.5	—	—	—
体重正常	18.5~23.9	—	增加	高
超重	24.0~27.9	增加	高	极高
肥胖	≥28	高	极高	极高

相关疾病是指高血压、糖尿病、血脂异常和危险因素聚集;体重过低可能预示有其他健康问题。

四、并发症和预后

(一)围手术期意外和并发症

很多研究表明,肥胖症患者围手术期不良事件的发生率比非肥胖患者高,肥胖症患者的

BMI 和外科手术后严重并发症的产生密切相关[6]。

1. 围手术期呼吸系统并发症 · 包括插管失败、拔除气管导管后呼吸道梗阻和阿片类药物及镇静药物应用后呼吸抑制[7]。另一大样本的研究提示合并 OSAS 的肥胖症患者气管插管的失败率为 5%,是普通体质量手术患者的 100 倍[8]。

2. 围手术期心血管不良事件 · 包括高血压、心律失常、肺动脉高压、缺血性心脏病和心力衰竭等。有研究提示肥胖症患者心脏手术后新发心房颤动的风险增高,肥胖症患者的 BMI 每增加 1kg/m^2,心房颤动的发生率增加 1%[9]。

3. 电解质及代谢异常 · 肥胖症患者伴有代谢紊乱,机体代偿功能小,遇到手术应激时,容易发生电解质紊乱和假性糖尿病[10]。

4. 切口疝及伤口感染 · 全身麻醉拔管、吸痰等刺激使肥胖症患者发生呛咳,腹内压升高易致缝线断裂发生切口疝。肥胖症患者常合并糖尿病,皮下厚积脂肪的抗感染能力差,术后常发生切口感染。

5. 术后入住 ICU 的时间延长 · 研究显示,肥胖症患者需要入住外科 ICU 的比例高至 26.7%,病态肥胖症患者的机械通气时间和 ICU 停留时间延长更多[11-13]。

6. 其他 · 椎管内穿刺困难或失败,深静脉血栓形成甚至肺栓塞等。

（二）肥胖症对预后的影响

目前对于重度肥胖对术后预后的影响无统一的意见。有研究表明,在非血管、胸科、减肥手术、移植手术的择期手术中,肥胖不是一个独立的影响围手术期并发症的因素,肥胖与非肥胖患者术后死亡率无明显差异[14]。

但是,也有一些研究表明,在肝癌手术、肝移植手术术后,非肥胖症患者与肥胖症患者之间无论在总生存率还是无瘤生存率上都有明显的差异,即肥胖症患者预后明显更差,肥胖症患者肝癌术后肝功能恢复明显慢于正常体重组[15]。另外,有研究表明,在脊柱手术中,肥胖症患者术中失血过多,手术时间更长,术后手术部位感染率以及发生静脉血栓栓塞的风险更高[16]。

五、麻醉决策和处理

（一）肥胖症对麻醉决策的影响

（1）肥胖症患者常合并呼吸、循环、内分泌等系统疾病,术前应完善相关检查,并请相关科室行专科会诊、治疗,使患者的各种器官功能、水电解质、血糖水平等在术前调整到最佳状态。

（2）对于肥胖症患者麻醉方式的选择,在满足手术要求的前提下,尽量选择对患者呼吸、循环系统影响较小的麻醉方式。

1）区域阻滞:肥胖症患者行神经阻滞可避免全麻带来的多种风险。但由于肥胖症患者大量脂肪堆积和骨性标志不明显,增加了神经阻滞的操作难度,而采用周围神经刺激仪和超声引导定位,可提高了神经阻滞的成功率。

肥胖症患者的椎管内阻滞操作较非肥胖者困难。肥胖症患者腰部脊柱中线的脂肪要比两侧的相对少而薄,因此取坐位穿刺容易成功。硬膜外阻滞时,由于肥胖患者的腹内压较高,下腔静脉血被推向硬膜外腔使硬膜外腔静脉丛怒张,易发生穿刺出血。同时,肥胖症患者硬膜外腔相对变窄,局麻药用量应为正常人用量的 2/3。腰硬联合麻醉由于其起效迅速,效果确切,可长时间提供较为完善的神经阻滞,不失为一种理想的麻醉方式。

2）全身麻醉:有研究表明,病理性肥胖接受上腹部手术的患者全麻插管困难的发生率高达24%,而需清醒插管的比例为8%[17]。

麻醉前高度怀疑有困难插管的患者,可采用快速诱导插管或清醒插管。采用快通道插管时,由于肥胖症患者功能残气量及肺活量较正常人低,缺氧耐受时间短,应在诱导前充分给氧去氮,缩短插管时间,尽量避免反复试插。采用清醒插管时,插管前必须要有完善的上呼吸道表面麻醉或神经阻滞麻醉。使用纤维支气管镜可降低插管难度,减少插管损伤和意外。

肥胖症患者行气管插管后,采用听诊法可能因胸腹部脂肪过厚而难于鉴别气管导管是否在位,可采用呼气末二氧化碳分压监测帮助判断。

肥胖症患者应严格掌握肥胖患者的拔管指征,包括:患者完全清醒;肌松药及阿片类药残余作用完全消失;吸入40%氧气时,$PaO_2 > 80$ mmHg 或 $SpO_2 > 80\%$。$PaCO_2 < 50$ mmHg;呼吸肌显示的最大吸气力至少达到 $25 \sim 30$ cmH$_2$O,潮气量>5 mL/kg;循环功能稳定[17]。

（二）　建立在临床研究基础上的围手术期处理意见

1. **术前准备**·为了纠正体内代谢异常、改善各重要脏器功能和增强机体对手术麻醉的耐受性,术前的准备包括以下内容。

（1）控制体重:择期手术应该控制体重,尽可能改善术前机体的生理状况。

（2）控制血糖:肥胖症患者常常合并高血糖或糖尿病,术前应采用口服降糖药或皮下注射胰岛素等方法控制血糖。推荐正常饮食的患者控制餐前血糖≤7.8 mmol/L,餐后血糖和随机血糖≤10.0 mmol/L;禁食期间血糖≤10.0 mmol/L。不建议过于严格的血糖控制,术中和术后血糖控制在7.8~10.0 mmol/L,在麻醉复苏室过渡期间血糖达到4.0~12.0 mmol/L范围可送回病房。

（3）控制血压:肥胖症患者常合并高血压,术前合理使用降压药以控制血压,提高患者对手术的耐受性。

（4）纠正水电解质和代谢异常。

（5）术前用药:术前应用M胆碱受体阻滞剂以减少气道分泌物,但禁用阿片类药物,防止呼吸抑制;对合并OSAS的肥胖症患者应慎用镇静剂并予监测,防止加重患者的低通气。术前使用H2受体阻滞剂可减少误吸的风险。

（6）病态肥胖患者术后常发生深静脉血栓(deep venous thrombosis,DVT)形成,建议患者术前即应开始行适当的抗凝治疗。目前美国减重手术预防DVT的最常用方法是:肝素5 000 U 每8~12 h 重复皮下注射加下肢(推荐膝以下)充气加压袋包扎。

（7）术前麻醉仪器的准备:肥胖症患者多伴有困难气道情况,应充分备好应对困难插管的物品,包括口咽通气管、鼻咽通气管、纤维支气管镜、可视喉镜等。对预计困难气道的肥胖症患者,做好困难插管的充分准备,应在保留自主呼吸的清醒状态下行气管插管,保证患者的气道通畅[18]。

2. **术中治疗及保护**·包括完善各项监测、预防术中并发症的发生及对各重要脏器的保护。

（1）加强呼吸管理,防止低氧血症。有研究主张对无反流性疾病患者诱导后,使用机械通气经面罩给氧去氮,同时给 10 cmH$_2$O 的呼气末正压通气(PEEP),可以有效阻止和减少肺不张的发生,从而降低肺内分流,改善氧合,延长对无通气期缺氧的耐受时间[19];保证患者术中的通气通畅,应定时监测呼吸末 CO$_2$,防止低氧血症及高碳酸血症的发生。

(2)合理应用麻醉药物尽量应用短效麻醉药,短效药可使患者呼吸功能更快恢复到基础水平。给药剂量应根据标准体质量而非实际体质量,防止用药过量,延迟苏醒。

(3)酌情采用有创动脉压监测,肥胖症患者无创测压时因袖套等原因,血压测不出或无创血压值不可信时,应采用有创动脉压监测。大手术时应行中心静脉穿刺,以监测心功能及急救给药补液,过度肥胖症患者可在超声引导下行中心静脉穿刺。

(4)定时监测水电解质及血糖水平,及时纠正水电解质紊乱,防止血糖过高或过低。

(5)维持循环稳定,密切监测血压、心电图改变,必要时经食管心电图监测,及时处理心律失常等。

(6)术中注意患者发生受压部位损伤的可能,此类患者较易出现压痛和神经损伤。

3. 术后并发症的防护

(1)严格掌握术后拔管指征。困难插管患者应在意识完全清醒下拔管,以免引起低氧血症。合并高血压和冠心病的肥胖症患者,围拔管期适当给予血管舒张药物或 β 受体阻滞剂以消除心血管不良反应。

(2)足够镇痛减少手术切口裂开和切口疝的发生。采用自控镇痛(PCA)技术可让止痛药物浓度维持在最低有效镇痛范围,达到最佳止痛效果。静脉 PCA 镇痛应防止镇痛药物引起呼吸系统的不良反应。硬膜外 PCA 镇痛可以减少这种不良后果,同时使术中缩小的肺容量迅速恢复。

(3)鼓励患者术后尽早下床活动,减少肺不张、肺部感染、深静脉血栓等并发症的发生。

(作者 李显龙,审校 罗晨芳)

参考文献

[1] 世界卫生组织. 肥胖和超重[EB/OL]. [2018-02-16]. https://www. who. int/zh/news-room/fact-sheets/detail/obesity-and-overweight.

[2] 中华人民共和国国家卫生和计划生育委员会. 中国居民营养与慢性病状况报告(2015 年)[R/OL]. [2015-06-30]. http://www. nhfpc. gov. cn/jkj/s5879/201506/4505528e65f3460fb88685081ff158 a2. shtml

[3] Adams JP, Murphy PG. Obesity in anaesthesia and intensive care[J]. British Journal of Anaesthesia, 2000, 85(1): 91-108.

[4] Brodsky JB, Lemmens HJ, Brock-utne JG, et al. Morbid obesity and tracheal intubation[J]. Anesth Analg, 2002, 94: 732-736.

[5] 倪文,邓小明. 病态肥胖患者的麻醉与围手术期处理:中华医学会全国麻醉学术年会报告[R]. 中华医学会,2008.

[6] Lee CT, Dunn RL, Chen BT, et al. Impact of body mass index on radical cystectomy[J]. J Urol, 2004, 172(4 Pt 1): 1281-1285.

[7] Benumof JL. Obstructive sleep apnea in the adult obese patient: implications for airway management[J]. J Clin Anesth, 2001, 13(2): 144-156.

[8] Lofsky A. Sleep Apnea and Narcotic Postoperative Pain Medication: A Morbidity and Mortality Risk[C]. APSF Newsletter, 2004, 17: 24.

[9] Zacharias A, Schwann TA, Riordan CJ, et al. Obesity and risk of new-onset atrial fibrillation after cardiac surgery[J]. Circulation, 2005, 112(21): 3247-3255.

[10] Nishikawa N, Kurabayashi T, Tomita M. Use of the abdominal wall fat index detemined ultrasongraphically for assessing the resk of post-operative pulmonary embolism[J]. Int J Gynaecol Obstet, 2000, 68(3): 241-247.

[11] Goulenok C, Monchi M, Chiche JD, et al. Influence of overweight on ICU mortality[J]. Chest, 2004, 125(4): 1441-1445.

[12] Nasrway SA, Albert M, Donnelly AM, et al. Morbid obesity is an independent determinant of death among surgical critically ill patients[J]. Crit Care Med, 2006, 34(4): 964-970.

[13] Helling TS, Willouggby TL, Maxfield DM, et al. Determinants of the need for intensive care and prolonged mechanical ventilation in patients

undergoing bariatric surgery[J]. Obes Surg, 2004, 14(8): 1036 - 1041.

[14] Daniel D. Obesity in general elective surgery[J]. Lancet, 2003, 361: 2032 - 2033.

[15] 王嘉译,周成,吴越,等. 肥胖对肝癌患者肝切除术预后的影响[J]. 肝胆胰外科杂志,2013,25(4): 275 - 278.

[16] Jiang J, Teng YJ, FAN ZZ, et al. Does Obesity affect the surgical outcome and complication rates of spinal surgery? A meta-analysis[J]. Clin Orthop Relat Res, 2014, 472: 968 - 975.

[17] 崔苏扬,姚凤珍. 肥胖与麻醉:第七次华东六省一市麻醉学学术会议暨浙江省麻醉学术年会论文汇编[C]. 浙江:浙江省科技技术协会,2008.

[18] 马化鑫,周少丽. 肥胖症患者术前风险评估及围手术期处理[J]. 新医学,2011,34(1): 13 - 14.

[19] Coussa M, Proletti S, Schnyder P, et al. Prevention of atelectasis formation during the induction of general anesthesia in morbidly obese patients[J]. Anesth Analg, 2004, 98(5): 1491 - 1495.

第四节

阻塞性睡眠呼吸暂停低通气综合征风险评估及处理

阻塞性睡眠呼吸暂停低通气综合征(obstructive sleep apnea syndrome,OSAS)是一种以睡眠打鼾伴呼吸暂停和白天嗜睡为主要临床表现的睡眠呼吸疾病,由于呼吸暂停引起间歇性低氧、高碳酸血症以及睡眠结构紊乱,可导致高血压、冠心病、心律失常、脑血管病、认知功能障碍、2 型糖尿病等多器官多系统损害,甚至可引起夜间猝死,因此,OSAS 是一种值得社会及临床医师重视的疾病。

一、流 行 病 学

在美国,OSAS 的发病率为 2%~25%[1],之所以有如此巨大的差异,是因为定义标准的差异,如果定义为睡眠呼吸暂停低通气指数(AHI)≥5/h,那么 OSAS 的发病率男性为 24%,女性为 9%;如果定义为 AHI≥5/h 和白天嗜睡,OSAS 的发病率男性为 4%,女性为 2%[1];而美国国家睡眠基金会于 2005 年发现[2],通过柏林问卷调查,将近 25% 的美国成年人属于 OSAS 的高危人群。我国尚缺乏大样本的流行病学资料,保守估计 OSAS 在中年男性中的患病率在 2%~4%,中年女性在 1%~2%,但一些小样本调查,如 2005 年北京城区 40 岁以上女性的 OSAS 患病率为 22%,随着中国人口老龄化和肥胖化程度的不断提高,其发病率会大幅增加[3,4]。我国 2000—2017 年成人 OSAS 总患病率为 3.93%。亚组分析显示:在性别上,男女 OSAS 患病率分别为 5.19%、2.17%;各年龄段患病率:20~29 岁为 2.28%,30~39 岁为 2.70%,40~49 岁为 4.91%,50~59 岁为 5.05%,60~69 岁为 2.55%[5]。

多项国外的调查显示,超过 70% 的减肥手术患者为 OSAS 高危人群[6,7],而对普通手术患者的调查显示,OSAS 的发病率从 24% 至 70% 不等,发病率的高低也跟诊断标准和疾病类型相关,另外,有超过 80% 的患者在手术前并不知道自己是 OSAS 患者。有研究表明:阻塞性睡眠呼吸暂停低通气综合征在全麻手术患者中患病率高达 33% 以上[8]。国内目前欠缺大样本的调查。由于此类患者围手术期有发生上呼吸道梗阻的危险,且多伴有肥胖、高血压或心脏病,故不论所施行的手术是否与矫正 OSAS 有关,该类患者都应被列为麻醉的高危患者。

二、病　因

OSAS 的直接发病机制是上呼吸道的狭窄及阻塞,主要表现为气道塌陷,原因可分为解剖和神经因素、内分泌因素、不良生活习惯[9]。

1. 解剖因素·如鼻中隔弯曲、扁桃体及增殖腺肥大、巨舌症、软腭过长、下颌弓狭窄、下颌后缩畸形、颞下颌关节强直、小下颌畸形等引起上呼吸道狭窄的先天性和获得性病变，或者因肥胖、上气道组织黏液性水肿，口咽或下咽部肿瘤等引起解剖异常。

2. 神经因素·一般认为与睡眠时气道肌肉基础张力降低、上呼吸道肌肉放电丧失或放电与膈肌收缩不协调等引起其上呼吸道口径明显狭小或顺应性异常增加，发生吸气时气道陷闭，形成 OSAS。

3. 内分泌因素·与 OSAS 关系密切的内分泌疾病包括有糖尿病、甲状腺功能减低、肢端肥大症、库欣综合征等。

4. 不良生活习惯·吸烟是 OSAS 的危险因素，其具体发生机制尚不明确，可能与吸烟导致的气道炎症影响气道功能有关。饮酒与 OSAS 发病密切相关，其发生原因可能为酒精降低了上气道的中枢驱动，使咽部肌肉活性降低，导致上气道塌陷，发生呼吸暂停，并且使呼吸暂停时间变长和低氧血症加重。体位与 OSAS 发病相关，由于重力作用，仰卧位睡眠会加重舌根后坠，导致或者加重 OSAS[9]。

三、功能评估及危险分级

（一）功能评估

结合 OSAS 患者围手术期管理的专家共识（2014）的建议[4]，我们对 OSAS 手术患者术前应进行以下 3 方面的评估。

1. OSAS 的严重性和围手术期风险评估·麻醉科医师应在术前对疑似 OSAS 的患者进行详细的病史回顾、了解睡眠情况、进行体格检查等，并参考手术医师的专科评估，如多导睡眠监测等。根据患者夜间打鼾、频繁体动、多次憋醒、白天嗜睡情况及睡眠研究确定 OSAS 的严重程度，结合致病原因、外科手术部位、创伤程度和术后疼痛等情况，来确定其围手术期风险性，制定详细的麻醉、监测和术后镇痛方案，并与患者、家属及手术医师沟通，知晓围手术期可能存在的各种风险。

2. 气道评估·OSAS 患者往往伴有上呼吸道解剖结构异常，给围手术期气道管理带来困难。麻醉医师在麻醉前需对 OSAS 患者气道进行全面细致的评估，了解有无困难气道，如有无颜面部畸形、上呼吸道解剖异常等，并结合 Mallampati 分级、喉镜检查、影像学检查等结果综合判断。一般来说，OSAS 患者均应将其视为困难气道患者。对拟行气管插管全身麻醉的患者，应术前设计气道处理方案，了解双侧鼻腔的通畅情况，准备好相应的插管工具（口咽通气管、鼻咽通气管、经鼻异型气管导管、视频喉镜、纤维喉镜、喉罩、紧急气管切开装置等）。术前会诊时应向患者做好充分解释，使其理解和配合可能要在清醒镇静状态下完成气管内插管。

3. 重要器官、系统功能评估·OSAS 患者可合并心、脑、肾等重要器官功能受损、内分泌系统紊乱等情况，应注意对患者合并症，如高血压、心律失常、冠心病、右心室肥厚、肺动脉高压、脑血管疾病、肾功能不全、糖尿病等疾病的严重程度进行评估，同时进行相应的治疗，使患者术前达到最佳功能状态[10]。

（二）围手术期危险分级

OSAS 患者可能存在的困难气道及其累及重要脏器功能无疑增加了围手术期危险，表 8 - 4 - 1 ~ 表 8 - 4 - 4 提供了对 OSAS 病情的严重程度进行判断的常用诊断依据及评分。

表 8-4-1　2009 年中华医学会耳鼻咽喉头颈外科学分会 OSAS 病情程度和诊断依据

OSAS 严重程度	AHI(次/h)	最低血氧饱和度 SaO₂(%)
轻度	5~15	85~90
中度	>15~30	65~<85
重度	>30	<65

注：AHI 为睡眠呼吸暂停低通气指数，即睡眠中平均每小时呼吸暂停+低通气次数

表 8-4-2　2007 年中华医学会耳鼻咽喉科学分会儿童 OSAS 病情程度和诊断依据[11]

OSAS 严重程度	AHI 或 OAI(次/h)	最低血氧饱和度 SaO₂(%)
轻度	5~10 或 1~5	85~91
中度	11~20 或 6~10	75~84
重度	>20 或>10	<75

注：AHI 为睡眠呼吸暂停低通气指数，即睡眠中平均每小时呼吸暂停+低通气次数；OAI 为阻塞性呼吸暂停指数，即睡眠中平均每小时呼吸暂停次数

表 8-4-3　STOP-BANG 评分[12]

S=snoring 是否打鼾？比讲话声音大，或在隔壁房间可以听到
T=tired 是否经常疲倦？或白天嗜睡
O=observed apnea 是否有人观察到睡眠中呼吸暂停？
P=pressure 是否高血压？
B=BMI>35 kg/m²
A=年龄>50 岁
N=颈围>40 cm
G=男性

≥3 个问题回答"是"：OSHAS 高危；<3 个问题回答"是"：OSAS 低危

表 8-4-4　Berlin 问卷[13]

姓　名	身高(m)	体重(kg)	年　龄	男/女	序　号

项目 1
（1）是否打鼾？　a. 是　b. 否　c. 不知道
　　如果打鼾：
　　鼾声：
　　a. 比呼吸音略大　b. 和说话声音一样大　c. 比说话声音大　d. 非常大,在隔壁房间可以听到
（2）打鼾频率？
　　a. 几乎每天　b. 3~4 次/周　c. 1~2 次/周　d. 1~2 次/月　e. 从不或几乎不
（3）打鼾是否打扰到别人？　a. 是　b. 否　c. 不知道
（4）是否有人观察到你睡眠中有呼吸暂停？
　　a. 几乎每天　b. 3~4 次/周　c. 1~2 次/周　d. 1~2 次/月　e. 从不或几乎不

项目 2
（5）多久你会在睡眠后感到疲乏？
　　a. 几乎每天　b. 3~4 次/周　c. 1~2 次/周　d. 1~2 次/月　e. 从不或几乎不
（6）在清醒的时候,你是否感到疲劳、乏力或者没精神？
　　a. 几乎每天　b. 3~4 次/周　c. 1~2 次/周　d. 1~2 次/月　e. 从不或几乎不

姓　名	身高(m)	体重(kg)	年　龄	男/女	序　号

(7) 在开车时有打盹或睡着的时候吗?　a. 是　b. 否

如果"是"

发生频率?

　　a. 几乎每天　b. 3~4 次/周　c. 1~2 次/周　d. 1~2 次/月　e. 从不或几乎不

项目 3

是否有高血压? a. 是　b. 否　c. 不知道

Berlin 问卷评分

项目与评分:

项目 1 包括问题 1、2、3、4、5

问题 1: 如果回到"是",记 1 分

问题 2: 如果选 c 或 d,记 1 分

问题 3: 如果选 a 或 b,记 1 分

问题 4: 如果选 a,记 1 分

问题 5: 如果选 a 或 b,记 1 分

如果项目 1 总分≥2 分,即项目 1 为阳性

项目 2 包括问题 6、7、8(问题 9 应分开记录)

问题 6: 如果选 a 或 b,记 1 分

问题 7: 如果选 a 或 b,记 1 分

问题 8: 如果选 a,记 1 分

如果项目 2 总分≥2 分,即项目 2 为阳性

如果问题 10 的问答是或者 BMI>30 kg/m^2,项目 3 即为阳性

高危 OSAS: 有 2 个项目或以上评分阳性者

低危 OSAS: 仅 1 个项目评分阳性或无项目评分阳性者

此外,有研究表明体脂率可以作为一个新兴的预测 OSAS 严重程度的指标,尤其是在女性人群中。在女性 OSAS 患者中,与 BMI、颈围和年龄等因素相比,体脂率在女性与 AHI 的相关性最大;与 BMI、颈围和年龄相比,体脂率对预测中重度 OSAS(AHI>15 次/h) 具有决定性作用[14]。

四、并发症和预后

OSAS 患者围手术期意外的发生与手术操作及麻醉息息相关,有时可引起严重症状,甚至引起患者死亡。文献报道 OSAS 手术的早期并发症发生率 0~21.2%[15,16],Friedman 等[16] 报道其总发生率为 5.98%,死亡率 0.15%;就 UPPP 而言,并发症发生率为 2.19%,死亡率为 0.09%。有研究 Meta[17] 分析了 1991—2010 年间发表的 OSAS 患者手术研究文章,发现患者平均年龄 41.7 岁,男性占 63%,92% 为择期手术,33.3% 为全麻手术,37.5% 为耳鼻喉手术。46%的并发症发生于手术室内,21% 发生于术中,33% 发生于麻醉后复苏室,最常见的并发症为未监护情况下患者呼吸暂停、插管及拔管期的困难气道管理,38% 的并发症与阿片类药物使用相

关,58%并发症与全身麻醉相关。而 Friedman 等报道 OSAS 患者围手术期总的并发症发生概率为5.98%。其中呼吸道并发症(包括延长的机械通气、非计划气管插管、肺炎、肺栓塞)为0.9%;心血管并发症(包括心肌梗死、深静脉血栓、中风/脑血管意外)为0.26%;感染性疾病(包括伤口裂开、浅表部、深部手术部位感染、器官间隙手术部位感染、败血症、感染性休克、尿路感染)为1.27%;其他(再次手术、再次操作)为3.4%。

我国尚缺乏 OSAS 患者围手术期并发症发生率、死亡率大样本流行病学数据,根据程蕾蕾等[15]回顾性分析了四川大学华西医院277例 OSAS 患者行改良悬雍垂腭咽成形术的临床资料,分析手术并发症发生的相关因素。结果共有15例(5.4%)患者出现并发症,其中术后出血12例(4.3%),术中术后气道阻塞2例(0.7%)行气管切开术,心动过缓1例(0.4%),无死亡病例。

五、麻醉决策和处理

(一)对麻醉决策的影响

对麻醉决策的影响主要表现在手术时机、术前准备、麻醉方式、麻醉药物、复苏拔管这几个方面[4]。

对做出临床诊断或疑似的高危 OSAS 患者,麻醉医师术前应对其进行详尽评估,如遇特殊情况,手术当日才进行的术前评估,麻醉医师需与手术科医师共同决定是否推迟手术,以便完善睡眠呼吸监测分析等检查,接受必要的术前治疗及干预。

对重度 OSAS 患者,术前应考虑使用睡眠时经鼻罩持续气道正压通气(continuous positive airway pressure,CPAP)辅助呼吸,或在患者可耐受下使用下颌前移矫正器、口腔矫治器,以及减轻体重。对 CPAP 反应不佳的患者,可考虑使用经鼻罩无创正压通气(non invasive positive pressure ventilation,NIPPV)或双水平正压通气(bi-level positive airway pressure,BIPAP)。通常经3个月的 CPAP 或 NIPPV 治疗,可缓解 OSAS 导致的心血管功能紊乱和代谢异常。对于术前用药方面,一般来说 OSAS 患者对各类中枢抑制药均较敏感,使用镇静药、镇痛药后有发生呼吸暂停、上呼吸道阻塞、过度镇静等危险,应慎用。如需应用镇静药,应做好气管插管准备,并给予小剂量药物,且监测 SpO_2 和通气状态[18]。

OSAS 患者行非 OSAS 相关的矫治手术时,如满足手术要求,可选择区域阻滞麻醉,避免术中和术后使用镇静、镇痛药物或降低其用量,易于保持呼吸道通畅,增加患者的安全性。对于创伤大、操作复杂、出血多、伴有大量体液丢失及转移等的手术,以及对患者呼吸、循环功能影响大的手术,均应选择气管内插管全身麻醉。而 OSAS 患者行悬雍垂腭咽成形术应选择全身麻醉。

OSAS 患者行区域阻滞麻醉时,应慎用镇静、镇痛药物,并严密监测患者通气和氧合状态,患者进行全身麻醉时,可选用起效迅速、作用时间短的强效吸入麻醉药、静脉麻醉药和麻醉性镇痛药,辅助中作用时间的非去极化肌肉松弛药维持麻醉。

对 OSAS 患者进行拔除气管导管时,可采用头高位,患者应该定向力完全恢复、对指令有反应,呛咳和吞咽反射恢复,且神经肌肉传导功能完全恢复。拔管时应准备好合适的口咽或鼻咽通气道,并做好面罩辅助通气及再次气管插管的准备。对于行 OSAS 矫正术的患者,拔管前还应吸尽咽喉部的分泌物,确保手术野无活动性出血。对不确定拔管后是否能良好地通气且对重新插管没有把握的患者,应预先放置气管插管引导导管再行拔管。如拔管早期患者自主呼吸欠佳,可考虑采用 CPAP 通气以确保上呼吸道开放,逐步降低吸入氧气浓度直至过渡到吸入空气维持。

(二) 建立在临床研究基础上的围手术期处理意见

根据 Madeline J 等[18]发表在 JAMA 的一篇最新综述,制定了 OASA 患者进行上呼吸道手术的围手术期相关处理建议及其证据强度,可供参考。

1. 术前建议

问题	建　　议	证据质量	推荐强度
1.1	腭裂手术:常见并发症是呼吸窘迫(11%)、出血(需要手术,高达 8%)、再入院(18%)、再插管(1.3%)或气管切开术(0.6%)	中等	弱
1.2	扁桃体切除术:最重要和最常见的并发症术后出血,发生率 8%	中等	弱
1.3	舌根手术:最重要和最常见的并发症是出血(33%)、水肿(100%)、术后气道并发症(30%)及误吸(24%)	极低	弱
1.4	会厌手术:最重要的并发症为出血(7%)	极低	弱
1.5	舌骨手术:最重要的并发症再插管(8%)、感染(8%)和血肿(8%)	极低	弱
1.6	颌面外科:最重要并发症感染(54%)和出血(4%)	中等	弱
1.7	上呼吸道刺激术:围手术期最重要的并发症包括血肿(5%)、感染(2%)和暂时舌头麻木(18%)	中等	弱
1.8	气管切开术:最重要的并发症为套管移位、肺水肿(高达 66%)、口周感染(15%)和出血(5%)	极低	弱
1.9	围手术期应用气道正压通气(PAP)可降低 OSAS 患者术后气道并发症	极低	弱
1.10	已经接受 PAP 治疗的 OSAS 患者术前继续 PAP 治疗	极低	弱
1.11	目前尚不清楚术前接受 PAP 治疗的具体疗程;此外,患者接受上呼吸道手术往往是因为他们通常不能忍受或坚持 PAP 治疗	极低	弱
1.12	最佳的 PAP 治疗装置是患者在家正在使用的装置,新的 PAP 治疗的类型取决于临床判断和专业知识	极低	弱

2. 术中建议

问题	建　　议	证据质量	推荐强度
2.1	术前不应常规使用镇静药,如果需要,应谨慎	极低	强
2.2	阿片类药物应尽量减少或避免使用,建议在非阿片类药物无效或存在禁忌证时候使用。如果给药,应在监护下给予阿片类药物初始药量,以评估安全性	低	强
2.3	围手术期考虑多模式疼痛管理方案,以减少阿片类药物使用	中等	强
2.4	OSAS 是面罩通气困难的相对危险因素,应考虑并实施困难气道管理流程	极低	强
2.5	OSAS 是困难插管的相对危险因素,应考虑并实施困难气道管理流程	低	弱
2.6	OSA 和上呼吸道手术都是拔管困难的危险因素,因此,建议拔管后监测	低	强

3. 术后建议

问题	建 议	证据质量	推荐强度
3.1	术后避免仰卧位	极低	弱
3.2	术后抬高床头	极低	弱
3.3	上呼吸道手术后患者 OSAS 程度是否加重尚无定论	极低	弱
3.4	除了标准的术后监护,还应该对 OSAS 患者呼吸进行监测	极低	强
3.5	减少水肿的方法,如术后使用类固醇、床头抬高和冷敷伤口	极低	弱
3.6	PAP 治疗	极低	弱
3.7	如果不能耐受 PAP,应考虑其他方法,如抬高床头、口腔敷贴、体位治疗,甚至鼻道支架	极低	弱
3.8	鼻腔手术术后 OSAS 患者推荐使用全罩型面罩进行 PAP	极低	弱
3.9	颌面外科手术术后不建议进行 PAP 治疗	极低	强
3.10	患者术后住院、出院情况应该考虑患者 OSAS 严重程度	极低	强
3.11	在接受侵袭性手术的患者中,可以考虑临时气管切开术	极低	弱
3.12	不推荐单根据 OSAS 严重程度而行临时气管切开术	极低	弱
3.13	建议不要常规使用阻塞性鼻填塞物	极低	弱
3.14	鼻手术可以在日间手术室下进行,具体取决于临床外科医师和(或)麻醉师的判断	极低	弱
3.15	鼻腔手术本身并不是术后监护的指征	极低	弱
3.16	腭部和(或)舌根的微创手术无禁忌证时可在日间手术室进行	低	弱
3.17	微创手术本身并不是术后监护的指征	极低	弱
3.18	侵入性腭裂手术需要过夜观察,当外科医师或麻醉师认为安全时,可选定病例的日间手术室进行	低	弱
3.19	侵入性腭裂手术一般不需要延长术后监护	低	弱
3.20	建议行低位咽部手术后应过夜监护	极低	强
3.21	建议行低位咽部气道手术后的 OSA 患者延长术后监护	极低	强
3.22	舌下神经刺激经外科医师/麻醉师评估可在下日间手术室进行	极低	强
3.23	接受舌下神经刺激手术的 OSA 患者如无必要,一般不需延长术后监护	极低	强
3.24	建议颌面外科手术后应过夜监护	极低	强
3.25	建议接受上颌骨前移手术的 OSA 患者应该延长术后监测	极低	强

(作者 李显龙,审校 沈宁)

参考文献

[1] Young T, Palta M, Dempsey J, et al. The occurrence of sleep-disordered breathing among middle-aged adults[J]. N Engl J Med, 1993, 328: 1230 - 1235.

[2] Hiestand DM, Britz P, Goldman M, et al. Prevalence of symptoms and risk of sleep apnea in the US population: Results from the national

sleep foundation sleep in America 2005 poll[J]. Chest, 2006, 130: 780 - 786.

[3] 中华医学会耳鼻咽喉头颈外科学分会咽喉学组.阻塞性睡眠呼吸暂停低通气综合征诊断和外科治疗指南[J].中华耳鼻咽喉头颈外科杂志,2009,44(2): 95.

[4] 中华医学会麻醉学分会.2014 版中国麻醉学指南与专家共识[M].北京:人民卫生出版社,2014.

[5] 潘悦达.我国成人阻塞性睡眠呼吸暂停低通气综合征患病率的 Meta 分析[J].医学信息,2019,32(7): 73 - 81.

[6] Frey WC, Pilcher J. Obstructive sleep-related breathing disorders in patients evaluated for bariatric surgery[J]. Obes Surg, 2003, 13: 676 - 683.

[7] O'Keeffe T, Patterson EJ. Evidence supporting routine polysomnography before bariatric surgery[J]. Obes Surg, 2004, 14: 23 - 26.

[8] Vasu TS, Grewal R, Doghramji K. Obstructive sleep apnea syndrome and perioperative complications: a systematic review of the literature [J]. Clin Sleep Med, 2012, 8(2): 199 - 207.

[9] 刘来艳,刘少峰.阻塞性睡眠呼吸暂停低通气综合征的病因研究进展[J].牡丹江医学院学报,2019,40(4): 95 - 97.

[10] 李小忠.阻塞性睡眠呼吸暂停综合征的临床研究进展[J].临床医药文献电子杂志,2019,6(44): 184.

[11] 中华医学会耳鼻喉咽头颈外科学分会.儿童阻塞性睡眠呼吸暂停综合征诊疗指南草案(乌鲁木齐)[J].中华耳鼻咽喉头颈外科杂志,2007.42(2): 83 - 84.

[12] Chung F, Subramanyam R, Liao P, et al. High STOP-BANG score indicates a high probability of obstructive sleep apnoea[J]. British Journal of Anaesthesia, 2012, 108: 768 - 775.

[13] Chung F, Yegeswaran B, Liao P, et al. Validation of the Questionnaire and American Society of Anesthesiologists Checklist as screening tools for obstructive sleep apnea in surgical patients[J]. Anesthesiology, 2008, 108(5): 822 - 830.

[14] 李涛,姚子明,陶立元,等.体脂率在阻塞性睡眠呼吸暂停低通气综合征评估中的作用.中国睡眠研究会第十届全国学术年会汇编[C].北京:中国睡眠研究会,2018.

[15] 程蕾蕾,许凤,周光耀.改良悬雍垂腭咽成形术围手术期手术风险分析[J].中华耳鼻咽喉头颈外科,2018,25(6): 321 - 325.

[16] Friedman JJ, Salapatas AM, Bonzelaar LB, et al. Changing Rates of Morbidity and Mortality in Obstructive Sleep Apnea Surgery[J]. Otolaryngol Head Neck Surg, 2017, 157(1): 123 - 127.

[17] Fouladpour N, Jesudoss R, Bolden N, et al. Perioperative Complications in Obstructive Sleep Apnea Patients Undergoing Surgery: A Review of the Legal Literature[J]. Anesthesia & Analgesia, 2016, 122(1): 145 - 151.

[18] Ravesloot MJL, de Raaff CAL, van de Beek MJ, et al. Perioperative Care of Patients With Obstructive Sleep Apnea Undergoing Upper Airway Surgery: A Review and Consensus Recommendations[J]. JAMA Otolaryngol Head Neck Surg, 2019, doi: 10.1001.

第五节
低蛋白血症风险评估及处理

　　低蛋白血症(hypoproteinemia)是指由各种原因引起血浆总蛋白质,特别是血浆白蛋白减少的一组临床综合征。血浆蛋白种类繁多(表8-5-1),而血浆白蛋白是最主要的一种,因此临床中常见低蛋白血症主要指低白蛋白血症。

　　低蛋白血症多见于老年人、营养不良患者,以及与一些严重的疾病状态相关,如脓毒血症、失代偿肝硬化、肾病综合征、晚期恶性肿瘤等,为住院患者尤其是危重患者常见的伴随临床症状[1]。

表8-5-1　血浆蛋白的分类

种　　类	血　浆　蛋　白
载体蛋白	白蛋白、脂蛋白、运铁蛋白、铜蓝蛋白等
免疫防御系统蛋白	IgG、IgM、IgA、IgD、IgE 和补体 C1~C9 等
凝血及纤溶蛋白	凝血因子Ⅶ、Ⅷ,凝血酶原,纤溶酶原等
酶	卵磷脂:胆固醇酰基转移酶等
蛋白酶抑制剂	α1 抗胰蛋白酶、α2 巨球蛋白等
激素	促红细胞生成素、胰岛素等
炎症应答的蛋白	C 反应蛋白、α2 酸性糖蛋白等

一、流行病学

　　不同疾病的人群其发生率不同[1]。Brook F 报道超过 70% 住院的老年人存在着低蛋白血症[2]。恶性肿瘤容易影响蛋白质的摄入和消耗,易出现恶病质,因此成为低蛋白血症的高发人群,低蛋白血症甚至影响肿瘤的大小[3];结直肠癌患者较其他癌更容易发生低蛋白血症,发生率高达 27.8%[4,5]。头颈部癌症患者因侵犯上消化道,影响进食,低蛋白血症发生率高达 35%~50%,如果同时合并肝硬化其低蛋白血症发病率增加 33.3%[6];心力衰竭的患者也是低蛋白血症的高发人群,发生率高达 27.3%~56%[7,8];多项研究表明几乎所有手术后患者的白蛋白水平会不同程度降低,术后发生低蛋白血症程度与手术类型相关[9-12]。

二、病　　因

其病因主要有以下几方面原因：蛋白摄入不足或吸收不良、蛋白质合成障碍、长期大量蛋白质丢失、蛋白质分解加速、蛋白分布异常等；表8-5-2详细列出了主要低蛋白血症病因出现的临床情况[1]。

表8-5-2　根据主要发病机制低白蛋白的病因

病　　因	临　床　情　况
减少合成	基因异常(基因突变引起的无白蛋白血症、白蛋白合成基因缺失)、肝硬化、急性肝衰竭、急慢性肝炎、吸收不良综合征、低蛋白饮食引起的营养缺乏、危重患者、糖尿病、慢性代谢性酸中毒
增加分解代谢	感染、脓毒血症、癌症、发热、甲状腺功能亢进
分布改变	血液稀释(如妊娠)、减少的淋巴清除(如大手术后)、毛细血管通透性增加(如大手术、创伤、心力衰竭、液体丢失、血管炎、糖尿病、心脏搭桥手术、感染、脓毒血症、休克、缺血/再灌注、甲状腺功能减退、烧伤、广泛的皮肤疾病)
增加通过肾、皮肤、肠道的丢失	肾病综合征、广泛的烧伤、广泛的皮肤病、蛋白丢失的肠下垂

三、病情评估及危险分级

（一）病情评估

1. **实验室方法**·具体指血清总蛋白低于60 g/L或者白蛋白低于35 g/L则可诊断为低蛋白血症。临床上将白蛋白低于25 g/L诊断为显著性低蛋白血症。

2. **非实验室方法**·低蛋白血症不是一个独立的疾病，而是各种原因所致氮负平衡的结果，可结合以下临床表现评估并且诊断：患者日益消瘦，严重者呈恶病质状态；食欲差、疲乏、无力，体力下降，反应渐趋迟钝，记忆力衰退；多有轻、中度贫血，经常头晕，可有直立性低血压和心动过缓、浮肿；还可有性功能减退、闭经、骨质疏松、机体抵抗力差等；血浆纤维蛋白原减少者可有出血倾向；儿童蛋白质营养不足，不仅影响其身体发育和智力发育，还会使整个生理处于异常状态，免疫功能低下，对传染病的抵抗力下降[1]。

（二）危险分级

临床上通常将低蛋白血症分为轻度、中度、重度。白蛋白30 g/L~35 g/L为轻度低蛋白血症，25 g/L~30 g/L为中度低蛋白血症，<25 g/L为重度低蛋白血症[1]；白蛋白作为一项指标在CHILD分级中进行肝功能评价时，也分为三个等级：白蛋白>35 g/L为Ⅰ级(正常)，28 g/L~35 g/L为Ⅱ级，<28 g/L为Ⅲ级；这是评价肝功能的重要依据之一[12,13]。血清白蛋白浓度还常被用作评价营养状况的指标，低白蛋白血症被认为是营养不良-全身炎症反应综合征(SIRS)的标志之一，血清白蛋白水平与病情严重程度和病死率有密切关系[14,15]。临床上，低蛋白血症和C反应蛋白(CRP)联合评估，不仅用于评估急性感染程度，血清白蛋白降低，往往提示病情凶险、预后不良[15]，还用于评估癌症的预后，两者组成评分称为改良Glasgow预后分数(mGPS)，将患者分为低危、中危、高危，研究发现与低危患者比较，高危患者增加3倍肿瘤复

发危险(OR 2.906，95% CI 1.055～8.001)，增加 4 倍死亡风险(HR 3.722，95%CI 1.046～13.245)，AUC=0.813[16]。见表 8-5-3。

表 8-5-3 改良 Glasgow 预后分数(mGPS)评价肾癌的预后

分　级	改良 Glasgow 预后评分	CRP(>10 mg/L) 白蛋白(<35 g/L)	预　后	
			肿瘤复发率	死 亡 率
低危	0	两项均为否	7.2%	5.2%
中危	1	其中一项为是	7.7%	15.4%
高危	2	两项均为是	45.5%	39.4%

四、并发症和预后

多项研究已证实术前低蛋白血症是导致术后发生死亡和并发症的独立危险因素[7,10,17]。一项包含 90 项研究 291 433 例患者的 Meta 分析显示，血清白蛋白对于预后的预测是呈剂量依赖的，血清白蛋白浓度每下降 10 g/L，患者的发病率上升 137%，病死率上升 89%，入住加强监护病房(ICU)的时间和住院时间分别延长 28%、71%，治疗费用增加 66%[18]。严重低蛋白血症<16 g/L，常提示预后不良，也是术后死亡的重要指标[19]。亦有研究发现白蛋白仅<20 g/L，其病死率就可接近 100%[20]。低蛋白血症和感染互为因果，创伤或感染 3～7 日内白蛋白就可下降 10～15 g/L，低蛋白血症也是术后发生感染的重要危险因素。血清白蛋白浓度每增加 5 g/L，相对成功救治率将增加 1.1 倍[21]。

老年并不是低蛋白血症的直接原因，但 Meta 分析显示，老年人白蛋白低于 38 g/L 的髋关节手术具有高的危险性发生外科并发症，尤其是感染，增加病死率[22]。低白蛋白血症是老年人获得性肺炎的独立危险因素，白蛋白低于 35 g/L 的老年人，肺炎危险值增加 12.19 倍[23]。Wilson J 等发现低蛋白血症不仅仅是老年人术后并发症的独立危险因素，在小于 65 岁的行下肢整形创伤手术的患者低蛋白血症增加术后并发症(9.3% vs. 2.6%；aRR 1.63)，包括增加死亡率(3.2% vs. 0.4%；aRR 4.86，95%CI 2.66～8.87)、脓毒血症(1.5% vs. 0.5%，aRR 2.35)、再次插管率(2.3% vs. 0.4%；aRR 3.84)、再次手术率(5.5% vs. 2.6%，aRR 1.74)、再次入院率(11.4% vs. 4.1%；aRR 2.53)[10]。

Huang-Kai Kao 等对头颈部癌症合并肝硬化患者进行观察发现术后并发症总发生率高达 63.2%，其中外科并发症发生率为 52.6%，包括皮瓣脱落、血管闭塞、颈部肿胀、瘘管形成、伤口感染；内科并发症发生率为 38.6%，包括肺部并发症、心血管并发症、消化道出血、急性肾衰竭、脓毒血症、脑病等，术前白蛋白低于 35 g/L 的患者易发生内科并发症，危险值为 4.84 倍($P=0.02$)，且术前具有较低 BMI，需要较长的 ICU 时间和住院时间；而术后白蛋白低于 27 g/L 则较易发生外科并发症，危险值是 4.79 倍($P=0.02$)，该研究中低白蛋白血症患者发生最高的并发症是胸腔积液，发生率高达 38.3%[6]。另一项研究证明术前低蛋白血症与非低蛋白血症直肠癌患者术后并发症发生率为 37.5% vs. 21.3%($P=0.014$)，低蛋白血症影响恶性肿瘤的生长大小，影响肿瘤的复发[24]。术后低蛋白血症不仅是心脏手术术后谵妄，也是老年人非心脏手术术后谵妄的独立危险因素[25]。

Meta 分析显示,低蛋白血症是急性肾损伤(acute kidney injury,AKI)发生及死亡的重要预测因素,血清白蛋白浓度每下降 10 g/L,患者 AKI 的发病率上升 137%,OR 为 2.34(95%CI 1.74~3.14),AKI 病死率上升 147%,OR 2.47,95%CI 1.51~4.05)[26]。术后早期的低蛋白血症也是肝移植术后 AKI 的独立危险因素[27]。

五、麻醉决策和处理

(一) 对麻醉药药代学的影响

低白蛋白血症主要对某些酸性药物有影响,比如90%的芬太尼、舒芬太尼、布比卡因、利多卡因、咪唑安定、华法林、洋地黄毒苷等与血浆白蛋白结合而失去活性,一旦患者血浆白蛋白减少,其药物分布容积增大,体内由于非蛋白结合药物部分增多,潜在毒性增强[28]。因此,麻醉及围手术期低蛋白血症患者使用这些药物应考虑到其潜在的毒性,必要时减少用量。

右旋美托咪啶在血浆也有94%与白蛋白结合,但研究发现只要血浆白蛋白不低于25 g/L,虽然轻中度低蛋白血症较正常白蛋白血症者分布容积增加 40.5%、血浆最大浓度减少 21.2%、半衰期减少 33.5%,但镇静程度、不良反应、血流动力学均不受影响[28]。

异丙酚虽然是弱酸性麻醉药物,但其98%~99%与血浆蛋白相结合;研究表明,对于肾功能异常的低蛋白血症患者,由于其贫血和高动力循环因素,增加的药物分布容积需要更大量的异丙酚量达到与正常肾功能患者相同的 BIS 值,因此对这类患者减少麻药用量的同时要注意避免术中知晓的发生[29]。

基于以上原因,重度低蛋白血症(尤其是白蛋白低于 20 g/L)患者对麻药敏感性增强,应减少麻醉药物的用量,并且尽量术前纠正。有文献报道低蛋白血症(白蛋白仅低于 24 g/L)因增加未结合罗哌卡因浓度,引起其浓度超量,增加其毒副作用,成为引起患者心律失常导致死亡的主要原因[23]。

(二) 对循环容量的影响

对于毛细血管渗漏综合征所引起的低蛋白血症患者,目前并无证据显示全麻和硬膜外哪种麻醉方式更具优势。但研究证实,低蛋白血症患者麻醉中维持血流动力学的稳定对低蛋白引起的预后有改善作用。围手术期进行手术的患者血容量存在较大的变化,手术及麻醉过程中需要大量输液,尤其是使用人工胶体如羟乙基淀粉等进行扩容,因此多存在稀释性低蛋白血症,术中补液应注意过量的羟乙基淀粉会引起的医源性低蛋白血症,从而引起对药物及术后恢复的影响[30]。

有研究报道,对于行硬膜外麻醉的患者,术前白蛋白只要低于 27 g/L,就有液体超负荷的风险,液体超负荷高峰期发生在硬膜外管置入后的 2 日内,因此提示留有硬膜外镇痛的低蛋白血症患者需尽早使用血管活性药物控制,避免液体超负荷所带来的差的预后[31]。

(三) 气管插管风险

低蛋白血症合并恶病质患者多存在食管及气管狭窄等病变增加困难插管的风险,需麻醉前做好充分的准备,可使用纤维支气管镜,使用去极化的肌松药,如琥珀胆碱,无不良反应[32]。低蛋白血症是全麻后重新气管插管的独立危险因素。因此这类患者应严格掌握拔管指征,避免过早拔管[10]。

（四）输注外源性白蛋白的循证分析

目前尚无充分的循证依据提供具体干预措施、剂量及使用时机降低低蛋白血症患者的死亡率及并发症。这部分还处于探索阶段，值得进行大样本研究。

研究已表明，每提高 0.01 g/L 的白蛋白浓度，死亡率就能降低 54%，因此是否积极输注外源性人白蛋白一直具有争议，有研究认为白蛋白虽然有提高血浆胶体渗透压及抗凝作用，可以提高组织间隙静水压及毛细血管的通透性，但是液体的快速交换可能引起对机体不利的血流动力学改变，增加危重病患者死亡率，不建议使用白蛋白[33]。一项关于脓毒血症患者 Meta 分析显示，无论合不合并低蛋白血症，无论低蛋白血症有无纠正，输注白蛋白对脓毒血症的危重病患者并不能改善其预后，对死亡率无影响，因此没有证据支持人白蛋白在脓毒血症患者中的常规临床使用[34]。同样另一项 Meta 分析显示对于低血容量、烧伤、低蛋白血症的危重病患者而言，人白蛋白与生理盐水比较，对提高生存率并无优势[35]。多次输注白蛋白可诱发 IgE 介导的速发型变态反应，用药时需严密观察[19]。尤其对老年人、体质衰弱及既往有异性蛋白过敏史者，在使用白蛋白的时候要格外小心。对于对利尿剂抵抗的低蛋白血症患者，Meta 分析显示呋塞米合用白蛋白在用药后短期内 8 h 可增加总尿量平均 231 mL（95% CI：135.5 ~ 326.5）及钠的排泄量 15.9 mEq，然而 24 h 后作用无差别[36]。以上 Meta 分析表明在上述危重病患者输注白蛋白似乎没有优势，但其研究对象均为未进行手术的危重病患者群体。

对于肝硬化腹水的患者输注外源性白蛋白具有双重优势，不仅有利于维持血浆胶体渗透压、减少低钠血症的发生、维持循环稳定，还具有维持内源性及外源性有害物质清除转运的解毒功能及使用药物的稳定性。Bernardi 等研究发现需要大容量穿刺腹水的肝硬化患者，尤其是腹水量超过 5 L 的患者，与各种人工胶体及高渗盐水相比较，接受白蛋白治疗有利于维持循环的稳定、减少低钠血症等术后并发症及死亡率。白蛋白与血管收缩药的联合应用是 1 型肝肾综合征等待肝移植患者的首选治疗[37,38]。

Mathias Opperer 等研究发现接受关节置换术患者围手术期输注 5% 白蛋白较 6% 羟乙基淀粉明显减少急性肾损伤及其他并发症及死亡率[39]。一项 Meta 分析提示最少要将白蛋白水平提高到 30 g/L 以上方能显著减少术后并发症的发生[18]。白蛋白的输注浓度选择依赖于同时输注的液体，尤其是胶体，如 20%（20 g/100 mL）白蛋白溶液同时给予 500 mL 生理盐溶液相当于 3.3%（20 g/600 mL）白蛋白溶液。但对于已经存在的水肿，高浓度的白蛋白是较好的选择，以减少过多的钠和氯化物的负荷[40]。

（作者　李晓芸，审校　罗晨芳）

参考文献

[1] Gatta A, Verardo A, Bolognesi M. Hypoalbuminemia[J]. Intern Emerg Med, 2012, 7 Suppl 3：S193 - 199.

[2] Brock F, Bettinelli LA, Dobner T, et al. Prevalence of hypoalbuminemia and nutritional issues in hospitalized elders[J]. Rev Lat Am Enfermagem, 2016, 24：e2736.

[3] Truong A, Hanna MH, Moghadamyeghaneh Z, et al. Implications of preoperative hypoalbuminemia in colorectal surgery[J]. World J Gastrointest Surg, 2016, 8(5)：353 - 362.

[4] Yang F, Wei L, Huo X, et al. Effects of early postoperative enteral nutrition versus usual care on serum albumin, prealbumin, transferrin,

围手术期器官功能评估与麻醉决策   280

time to first flatus and postoperative hospital stay for patients with colorectal cancer: A systematic review and meta-analysis[J]. Contemp Nurse, 2018, 54(6): 561-577.

[5] Hu WH, Chen HH, Lee KC, et al. Assessment of the Addition of Hypoalbuminemia to ACS-NSQIP Surgical Risk Calculator in Colorectal Cancer[J]. Medicine (Baltimore), 2016, 95(10): e2999.

[6] Kao HK, Chen WF, Chen CH, et al. The roles of albumin levels in head and neck cancer patients with liver cirrhosis undergoing tumor ablation and microsurgical free tissue transfer[J]. PLoS One, 2012, 7(12): e52678.

[7] Yatsu S, Kasai T, Matsumoto H, et al. Relationship between Hypoalbuminemia on Admission and Long-term Mortality in Patients with Acute Decompensated Heart Failure[J]. Intern Med, 2019, 58(12): 1695-1702.

[8] Wei XB, Jiang L, Liu YH, et al. Prognostic value of hypoalbuminemia for adverse outcomes in patients with rheumatic heart disease undergoing valve replacement surgery[J]. Sci Rep, 2017, 7(1): 1958.

[9] Shin KH, Han SB. Early postoperative hypoalbuminemia is a risk factor for postoperative acute kidney injury following hip fracture surgery [J]. Injury, 2018, 49(8): 1572-1576.

[10] Wilson JM, Lunati MP, Grabel ZJ, et al. Hypoalbuminemia is an Independent Risk Factor for 30-Day Mortality, Postoperative Complications, Readmission, and Reoperation in the Operative Lower Extremity Orthopedic Trauma Patient[J]. J Orthop Trauma, 2019, 33 (6): 284-291.

[11] Safiri S, Mansourpour H, Ayubi E. Comments on preoperative severe hypoalbuminemia is associated with an increased risk of postoperative delirium in elderly patients: Results of a secondary analysis[J]. J Crit Care, 2018, 44: 469.

[12] Sonohara F, Yamada S, Tanaka N, et al. Perioperative and prognostic implication of albumin-bilirubin-TNM score in Child-Pugh class A hepatocellular carcinoma[J]. Ann Gastroenterol Surg, 2019, 3(1): 65-74.

[13] Zou H, Yang X, Li QL, et al. A Comparative Study of Albumin-Bilirubin Score with Child-Pugh Score, Model for End-Stage Liver Disease Score and Indocyanine Green R15 in Predicting Posthepatectomy Liver Failure for Hepatocellular Carcinoma Patients[J]. Dig Dis, 2018, 36 (3): 236-243.

[14] Di Napoli M, Behrouz R, Topel CH, et al. Hypoalbuminemia, systemic inflammatory response syndrome, and functional outcome in intracerebral hemorrhage[J]. J Crit Care, 2017. 41: 247-253.

[15] Xu H, Hu L, Wei X, et al, The Predictive Value of Preoperative High-Sensitive C-Reactive Protein/Albumin Ratio in Systemic Inflammatory Response Syndrome After Percutaneous Nephrolithotomy[J]. J Endourol, 2019, 33(1): 1-8.

[16] Tai CG, Johnson TV, Abbasi A, et al. External validation of the modified Glasgow prognostic score for renal cancer[J]. Indian J Urol, 2014, 30(1): 33-37.

[17] Ryan S, Politzer C, Fletcher A, et al. Preoperative Hypoalbuminemia Predicts Poor Short-term Outcomes for Hip Fracture Surgery[J]. Orthopedics, 2018. 41(6): e789-e796.

[18] Vincent JL, Dubois MJ, Navickis RJ, et al, Hypoalbuminemia in acute illness: is there a rationale for intervention? A meta-analysis of cohort studies and controlled trials[J]. Ann Surg, 2003, 237(3): 319-334.

[19] Imamura T, Kinugawa K, Nitta D, et al, Perioperative Hypoalbuminemia Affects Improvement in Exercise Tolerance After Left Ventricular Assist Device Implantation[J]. Circ J, 2015, 79(9): 1970-1975.

[20] Boldt J. Is correction of severe hypoalbuminemia necessary in the critically ill? [J]. Chin Med J (Engl), 2008, 121(22): 2360-2362.

[21] Safavi M, Honarmand A. The impact of admission hyperglycemia or hypoalbuminemia on need ventilator, time ventilated, mortality, and morbidity in critically ill trauma patients[J]. Ulus Travma Acil Cerrahi Derg, 2009. 15(2): 120-129.

[22] Cabrerizo S, Cuadras D, Gomez-Busto F, et al. Serum albumin and health in older people: Review and meta analysis[J]. Maturitas, 2015, 81(1): 17-27.

[23] Calenda E, Baste JM, Hajjej R, et al. Toxic plasma concentration of ropivacaine after a paravertebral block in a patient suffering from severe hypoalbuminemia[J]. J Clin Anesth, 2014, 26(2): 149-151.

[24] Lohsiriwat V, Lohsiriwat D, Boonnuch W, et al. Pre-operative hypoalbuminemia is a major risk factor for postoperative complications following rectal cancer surgery[J]. World J Gastroenterol, 2008, 14(8): 1248-1251.

[25] Zhang DF, Su X, Meng ZT, et al. Preoperative severe hypoalbuminemia is associated with an increased risk of postoperative delirium in elderly patients: Results of a secondary analysis[J]. J Crit Care, 2018, 44: 45-50.

[26] Wiedermann CJ, Wiedermann W, Joannidis M. Hypoalbuminemia and acute kidney injury: a meta-analysis of observational clinical studies [J]. Intensive Care Med, 2010, 36(10): 1657-1665.

[27] Sang BH, Bang JY, Song JG, et al. Hypoalbuminemia Within Two Postoperative Days Is an Independent Risk Factor for Acute Kidney Injury Following Living Donor Liver Transplantation: A Propensity Score Analysis of 998 Consecutive Patients[J]. Crit Care Med, 2015, 43(12): 2552-2561.

[28] Zhang T, Deng Y, He P, et al. Effects of mild hypoalbuminemia on the pharmacokinetics and pharmacodynamics of dexmedetomidine in patients after major abdominal or thoracic surgery[J]. J Clin Anesth, 2015, 27(8): 632-637.

[29] Goyal P, Puri GD, Pandey CK, et al. Evaluation of induction doses of propofol: comparison between endstage renal disease and normal renal function patients[J]. Anaesth Intensive Care, 2002, 30(5): 584-587.

[30] Alderson P, Bunn F, Li Wan H. Human albumin solution for resuscitation and volume expansion in critically ill patients[J]. Cochrane Database Syst Rev, 2011, 2011(11): CD001208.

[31] Malhotra K, Axisa B. Low plasma albumin linked to fluid overload in postoperative epidural patients[J]. Ann R Coll Surg Engl, 2009, 91 (8): 703-707.

［32］Griffin RP, Mayou BJ. The anaesthetic management of patients with dystrophic epidermolysis bullosa. A review of 44 patients over a 10 year period［J］. Anaesthesia, 1993, 48(9)：810－815.

［33］Kato TS, Cheema FH, Yang J, et al. Preoperative serum albumin levels predict 1-year postoperative survival of patients undergoing heart transplantation［J］. Circ Heart Fail, 2013, 6(4)：785－791.

［34］Patel A, Laffan MA, Waheed U, et al, Randomised trials of human albumin for adults with sepsis：systematic review and meta-analysis with trial sequential analysis of all-cause mortality［J］. BMJ, 2014, 349：g4561.

［35］Sun L, Zou L, Chen M, et al. Meta-analysis of statin therapy in maintenance dialysis patients［J］. Ren Fail, 2015, 37(7)：1149－1156.

［36］Kitsios GD, Mascari P, Ettunsi R, et al. Co-administration of furosemide with albumin for overcoming diuretic resistance in patients with hypoalbuminemia：a meta-analysis［J］. J Crit Care, 2014, 29(2)：253－259.

［37］Arroyo V. Human serum albumin：not just a plasma volume expander［J］. Hepatology, 2009, 50(2)：355－357.

［38］Bernardi M, Caraceni P, Navickis RJ, et al. Albumin infusion in patients undergoing large-volume paracentesis：a meta-analysis of randomized trials［J］. Hepatology, 2012, 55(4)：1172－1181.

［39］Opperer M, Poeran J, Rasul R, et al. Use of perioperative hydroxyethyl starch 6% and albumin 5% in elective joint arthroplasty and association with adverse outcomes：a retrospective population based analysis［J］. BMJ, 2015, 350：h1567.

［40］Vincent JL, Russell JA, Jacob M, et al. Albumin administration in the acutely ill：what is new and where next？［J］. Crit Care, 2014, 18(4)：231.

第六节
高胆红素血症风险评估及处理

　　正常情况下,血液中衰老红细胞和骨髓中未成熟红细胞内的血色素会代谢成为胆红素(间接胆红素),经肝脏转化为直接胆红素,并由胆管排至十二指肠中,最后大部分随着粪便排出体外。间接胆红素与直接胆红素之和称为总胆红素,正常血清总胆红素浓度为 1.7~17.1 μmol/L,血浆中总胆红素浓度由其产生和清除速率决定,代谢过程中任何一个环节出现障碍,都会导致胆红素水平升高,称为高胆红素血症。

一、流 行 病 学

　　高胆红素血症是外科术后常见的并发症之一,目前国内外大样本临床研究报道的发生率为 17.6%~65.4%[1-4]。

　　Bhutani VK 研究报道,新生儿黄疸的发生率高达 84%[5],是导致新生儿住院治疗的最常见疾病[6],其中严重的高胆红素血症发生率为 2%(血清总胆红素水平>342.1 μmol/L),可导致新生儿核黄疸的发生(慢性胆红素性脑病)及永久性的神经发育延迟,因此对新生儿高胆红素血症的系统评估及预防治疗十分必要[7]。统计发现,新生儿高胆红素血症的发生风险与社会等级无明显相关性,而与初产妇(OR 1.59;95% CI 1.26~2.00),院外生产(OR 6.42;95% CI 1.76~23.36),ABO 溶血(OR 4.01;95% CI 2.44~6.61),Rh 溶血(OR 20.63;95% CI 3.95~107.65),G6PD 缺乏(OR 8.01;95% CI 2.09~30.69),UGT1A1 多态性(OR 4.92;95% CI 1.30~18.62),低胎龄(OR 1.71;95% CI 1.40~2.11),低体重儿(OR 6.26;95% CI 1.23~31.86),脓毒血症(OR 9.15;95% CI 2.78~30.10),高水平经皮胆红素(OR 1.46;95% CI 1.10~1.92)因素明显相关,新生儿高胆红素血症可能造成机体多器官功能严重损伤,已经引起麻醉科、产科、新生儿科等相关科室医师的充分重视[8,9]。

二、病 因 及 分 类

　　以直接胆红素升高为主要表现的肝胆胰系统疾病,和以间接胆红素升高为主要表现的各类溶血、遗传性胆红素代谢紊乱、恶性疾病等。

　　1. **按病因发病学分类**·溶血性黄疸、肝细胞性黄疸、胆汁淤积性黄疸、先天性非溶血性黄疸。

　　2. **按胆红素的性质分类**·以非结合胆红素增高为主的黄疸:① 胆红素生成过多;② 胆红素摄取障碍;③ 胆红素结合障碍。以结合胆红素增高为主的黄疸,可由胆红素在肝细胞内转运、排泄障碍或同时有胆红素摄取、结合和排泄障碍引起。

三、功能评估及危险分级

（一）胆红素增高症功能评估

（1）查体：皮肤和巩膜呈浅黄至深金黄色，皮肤有时有瘙痒。

（2）血清总胆红素（TBIL）、间接胆红素（UBIL）、直接胆红素（DBIL）的水平检测。

（3）尿胆红素（+/-）、尿胆原水平的检测（在疾病高峰时，因肝内淤胆可表现为尿胆原减少）。

（4）可配合行血清转氨酶水平、肝炎病毒标志物检测，以及肝活组织检查。

（二）围手术期危险分级

成年人根据血清胆红素水平分为轻度（<68.4 μmol/L）和重度（>68.4 μmol/L）。

新生儿高胆红素血症定义为早产儿血清胆红素>171 μmol/L（10 mg/dL），或足月儿血清胆红素>256 μmol/L（15 mg/dL）。高胆红素血症可以是生理性的，或由特殊的原发疾病引起的，如败血症、肝外胆管闭锁等。

对于手术患者，术前右心衰竭、低血压或低血氧、肝功能不全、总胆红素水平、合并瓣膜置换或感染性心内膜炎、术中失血增多、术中或术后早期输血等是术后出现高胆红素血症的危险因素，并与手术与麻醉时间延长密切相关。高卿[10]等人的多因素分析表明，只有术前血清总胆红素水平（OR 1.440,95% CI 1.216~1.706,P=0.000）和手术时间的延长（OR 5.745,95% CI 1.143~28.877,P=0.034）是术后高胆红素血症的独立危险因素。除此之外，高胆红素血症与术后肾衰竭、深部纵隔感染、呼吸系统并发症的发生率增高存在显著相关[1-4]。

四、并发症和预后

（一）围手术期意外和并发症

1. 中枢神经系统毒性·梗阻性黄疸，主要是由肝内、外胆管梗阻造成胆汁排泄障碍形成的胆汁淤积，机体经常处于高胆红素血症、脓毒血症、酸中毒、低蛋白血症等病理状态。Kaplan M 研究发现，这些因素不仅促成了血中游离胆红素的升高，还改变了血脑屏障的状态，使游离胆红素更容易透过血脑屏障影响中枢神经系统[11]。Ayyappan S 研究证实，新生儿高胆红素血症会促进机体氧化应激的发生，抑制抗氧化酶活性，导致中枢神经毒性[12]。

2. 对肝移植手术预后的影响·Han SB 研究表明，轻中度的以游离胆红素升高为主的高胆红素血症，其肝脏作为活体供肝，行肝脏移植手术后，对供体及受体的肝功能、住院时间、移植成功率等长短期预后影响不大。但高胆红素血症的肝脏供体可导致受体术后胆红素升高，以及住院时间稍延长[13]。

3. 对循环稳定性的影响·Song JG 研究报道，梗阻性黄疸的患者压力感受器敏感性下降，导致对低血压、肾衰竭、内毒素的毒性作用更加易感，发病率及病死率升高[14]。麻醉诱导前后血压变化明显、术中血流动力学不稳定，对麻醉药物的敏感性增高，耐受性下降。

4. 对心脏功能的影响·Rege RV 研究报道，高胆红素血症引起心血管系统功能抑制，容易发生低血压及心律失常[15]；另一方面，有研究提出血清胆红素浓度过低是 CHD 新的独立危险因素,Breimer LH[16] 观察到在一定的范围内,血清胆红素的含量较低,则发生缺血性心脏病的危险性增加。Erdogan D[17] 等报告,"健康"人低血清胆红素水平状态下,会出现动脉粥样硬化的早期表现。

5. 免疫系统·临床资料表明,胆红素对免疫系统的多种功能包括特异性体液免疫、细胞调节免疫及非特异性免疫等具有抑制作用[18,19];高胆红素血症可能抑制 NF－κB 信号通路的活化,加剧炎症反应,引起免疫抑制和炎症瀑布的暴发,最终导致免疫功能障碍[20]。

6. 对痛阈的影响·血中游离胆红素浓度的增高与大鼠机械痛阈的升高密切相关,苗青等的实验证实,由于胆红素抑制了脊髓背角神经元的兴奋性,从而减少疼痛信息的上传,导致疼痛不敏感。而且证实,脑脊液中的胆红素是导致吸入麻醉药的敏感性增高的主要原因[21]。

7. 对肠黏膜屏障的影响·肠源性内毒素血症是高胆红素血症很对并发症的基础,高胆红素血症(特别是梗阻性黄疸)通过改变肠黏膜的各种屏障(机械屏障、免疫屏障、生物屏障和化学屏障)引起细菌易位和内毒素(endotoxin,ET)血症的发生[22]。

8. 对肾脏的影响·高胆红素血症是造成肾损害甚至急性肾功能衰竭的重要因素[23],Uman 等研究提示直接胆红素能增加肾脏对缺血损害的敏感性[24],临床研究也已证实,梗阻性黄疸可引起肾小球滤过率下降,且肾小球功能和肾小管重吸收功能受损程度与血清胆红素水平呈正相关。我们课题组在细胞实验证实,高胆红素血症对肾脏细胞的毒性损伤通过缝隙连接介导[25]。

(二) 胆红素增高对预后的影响

高胆红素血症显著延长全麻术后机械通气时间、ICU 停留时间及术后总住院时间,并与术后高死亡率存在显著关联[1-4]。

TBIL≥170 μmol/L 的重度黄疸可以引起凝血功能的下降、肝脏受损和全身多器官的病理生理改变。血清胆红素水平 TBIL≥170 μmol/L 和术前黄疸持续时间≥30 日是影响胰十二指肠切除术并发症发生的独立危险因素。

五、麻醉决策和处理

(一) 胆红素增高症对麻醉决策的影响

1. 术前准备·尽量纠正术前异常指标,抗感染及营养支持。

2. 麻醉方式的选择·根据原发病及并发症的发生,有无重要器官功能损伤,及手术需要确定。

3. 麻醉管理·高胆红素血症对全身多器官系统的影响较大。宋金超等研究证实,尤其是术前胆道梗阻时间长、胆红素极度增高的患者,诱导前后血压变化明显、术中血流动力学不稳定,对麻醉药物的敏感性增高,耐受性下降[26]。车洪彬等研究证实,全身麻醉复合神经阻滞,可减少全麻药物对器官功能及循环的影响,术中更容易管理,并改善患者预后[27]。

高胆红素血症患者常伴肝肾功能异常,肝功能异常血清白蛋白减少,使游离肌松药的血药浓度增加,也可引起药物转化异常,麻醉药物本身或者活性代谢产物代谢受阻导致作用时间延长,所以术中麻醉药物的选择很重要[28]。

(1) 吸入麻醉药:高胆红素血症患者对吸入性麻醉药的敏感性升高[29],表现为患者血浆胆红素含量越高,MAC-awake 越低,这除了与肝脏功能本身的损害相关,脑脊液中的胆红素是导致吸入麻醉药的敏感性增高的主要原因,以及疾病本身造成的内毒素血症和高胆红素血症改变了中枢神经系统内 5-HT 神经递质[30]。研究表明,梗阻性黄疸患者七氟烷麻醉术后苏醒时间明显延长,胆红素水平与延长的苏醒时间无明显相关性[31]。因此,高胆红素血症患者的吸入麻醉药物用量应相对减少,尤其对于应用单纯吸入麻醉的患者应加强术中监测。

（2）肌松药的选择:阿曲库铵和顺式阿曲库铵是肝功能不全引起高胆红素血症患者的首选,两者代谢不依赖肝肾功能,其在体内 80% 以 Hofmann 方式降解,很小一部分经酯解代谢,其余约 15% 以原型经肾排泄[32,33]。而且,顺式阿曲库铵肌松强度是阿曲库铵的 4 倍,在等效剂量时其代谢产物(N-甲基四氢罂粟碱)仅为阿曲库铵的 1/3。Cammu G 研究证实,严重肝功能损害的患者该药的分布容积较肝功能正常患者有所增大[34]。高胆红素血症会对罗库溴铵的药代动力学可产生明显的影响,主要表现在药效时间的延长和术后 TOFR 恢复时间的延长,因此,肝功能异常患者使用罗库溴铵时,追加药物时间可适当延长[35]。

（3）静脉镇静药:静脉镇静药的选择对于肝功能不全引起高胆红素血症患者的全麻诱导及术中维持都很重要。目前丙泊酚靶控输注 TCI 麻醉仍是首选,Apfel 等[36]发现丙泊酚静脉麻醉与其他吸入麻醉相比,术后恶心和呕吐发生率降低近 20%。且中链脂肪乳穿过线粒体膜时较少依赖肉毒碱(主要在肝脏合成),故氧化速度较长链脂肪乳快,不在脂肪组织中贮存,较少发生肝脂肪浸润,因此丙泊酚中长链脂肪乳用于梗阻性黄疸患者行胆管探查术患者影响较小,安全性高。

（二）建立在临床研究基础上的围手术期处理意见

1. 术前准备

（1）胆道引流:目前,国内专家学者认为血清总胆红素水平<170 μmol/L 身体状态较好的梗阻性黄疸患者术前可不行减黄治疗,明确诊断后应尽早手术[37],而对于重度黄疸患者胆红素>170 μmol/L 主张术前行经皮肝胆道引流术 PTCD 或内镜下逆行胰胆管造影 ERCP 引流术待黄疸消退全身情况好转后行二次手术。

（2）营养支持和液体治疗:围手术期适当的营养支持和液体治疗对改善患者预后有明显意义,包括白蛋白、血浆、中长链脂肪乳、胶体液或晶体液,使用时注意用量。

（3）凝血功能的改善。

（4）心血管系统功能评估。

（5）血流动力学最优化[38]。

2. 术中治疗及保护

（1）血压调控:总胆红素水平对血压影响很大,血清总胆红素>200 μmol/L 组术中低血压的发生率为 67.6%,明显高于总胆红素<200 μmol/L 组的发生率 29.4%(P<0.01)[39]。胆盐可使儿茶酚胺、5-羟色胺、心肌抑制因子的释放增多,导致小动脉和小静脉痉挛性收缩,毛细血管扩张淤血,通透性增加,致心肌受损,心肌收缩力下降,使血流动力学发生变化。β 肾上腺受体功能障碍,从而使外周血管阻力降低,对内源性或外源性加压素反应不敏感。梗阻性黄疸的患者 NO 生成增多[40],引起血压下降。此外,梗阻性黄疸患者术前常伴有营养不良、低血容量、低蛋白血症等,使得常规剂量的全麻诱导药即引起血压的明显波动,术中应监测循环,使用

对循环影响小的麻醉药物,对预计出现的情况进行预防和预处理,及时补充血容量,给予血管活性药物维持血压。

(2)心律失常:杨海松等[41]报道,60%的老年梗阻性黄疸患者伴有各种心律失常,35%有不同程度的心肌缺血、心动过缓,可能是胆盐的作用及胆红素造成的迷走神经张力增高所致,胆汁酸可直接或通过迷走神经兴奋引起心脏的负性肌力作用。另外,术中牵拉胆囊胆总管时引起胆心反射,导致心率减慢、冠状动脉痉挛。因此,术中严密监测血压和心电图变化,一旦发生心律失常应暂停手术,并在必要时给予血管活性药物纠正。此外,胆汁酸引起的心律失常中以窦性心动过速、室性心动过速和心室颤动最为严重,发生率虽然不高,但危险性很大,更应加以重视。

(3)肾功能:梗阻性黄疸(obstructive jaundice,OJ)患者肾功能衰竭的发生率为3.4%,总胆红素>200 μmol/L组少尿发生率为12.5%,明显高于总胆红素<200 μmol/L组的3.9%($P<$0.01)[42]。高胆红素血症使肾脏对缺血的耐受力降低,并对血管收缩物质十分敏感,这就增强了肾脏的缺血损害。Uslu等[43]证实OJ患者术前的水化作用和内毒素灭活能够明显降低术后肾功能衰竭的发生率,术中给予利尿药,保持尿量1 mL/(kg·h),术后应及时补充血容量,维持肾脏的正常滤过压,对血压难以维持者可选用多巴胺静脉滴注,既可增加心排血量又可扩张肾动脉,增加肾血流量及肾小球滤过率。

(4)凝血功能:Padopoulos V研究证实,腹腔内出血是OJ患者术后较常见的并发症,主要原因是手术造成大量凝血物质消耗,凝血因子不足或继发性纤溶亢进[44]。OJ时由于肠道内缺乏胆汁酸,脂溶性维生素包括维生素K的吸收发生障碍,此外,肝细胞本身功能的损坏使凝血因子(如Ⅰ、Ⅱ、Ⅴ、Ⅶ、Ⅷ、Ⅸ、Ⅹ)生成减少,凝血酶原含量减少致凝血功能障碍[45]。术前可给予维生素K每日注10~20 mg,共3日,一般可使凝血酶原时间恢复正常,如凝血时间仍比正常值延长10 s以上,就可能同时存在肝细胞性疾病,可以输注新鲜冰冻血浆以补充凝血因子,使凝血酶原时间恢复正常,术中要加强凝血功能监测及时予以纠正。

(5)内环境的调控:OJ患者常伴有营养不良,肾功能损害继发感染等均可导致水电解质失衡,术前应尽可能改善,术中加强监测及时纠正,并应注意酸碱平衡失调的影响。总胆红素高于200 μmol/L时低钾血症发生率显著升高[26],严重低钾血症需同时补给镁制剂,以减少肾小管排钾量,低钾患者亦不易长时间过度通气,避免因低碳酸血症而导致血钾进一步降低。

(6)苏醒延迟:总胆红素>200 μmol/L组苏醒延迟发生率明显高于总胆红素<200 μmol/L组($P<0.01$)[46],OJ患者常伴有血浆蛋白浓度降低,药物的血浆蛋白结合率下降,使血浆中游离的药物浓度增高,导致苏醒延迟,尤其是经肝肾代谢的去极化肌松药术后4个成串刺激肌松监测恢复时间会有所延长,临床使用时应注意加强肌松监测,术后拔除气管内导管时应以TOFR恢复达90时为宜,以防拔管后出现呼吸抑制,因此术中应酌情减少麻醉药的用量。此外,低温也可使药物代谢和清除减慢,对于手术时间延长的病例,为避免低温引起的苏醒延迟,术中应监测体温,注意保暖,尽量避免室温过低及输入冷库血冷水腹腔冲洗,对于术中出现缺氧、电解质紊乱、代谢性酸中毒等应及时诊断,及早予以纠正。

3. 术后并发症的预防

(1)常见并发症:阻塞性黄疸引起的高胆红素血症患者,行外科手术术后并发症发生率为 37%～66%,死亡率为 8%～28%[47]。术后常见并发症有:① 肾功能衰竭,Allisson 报道 60%～75% 黄疸患者术后发生肾小球滤过率下降,9% 发生肾功能衰竭,死亡率 50%;② 上消化道出血,发病率 6%～14%,死亡率 45%;③ 腹腔内感染,发病率 5%,死亡率 28%;④ 切口感染,发病率 9.7%,死亡率 8.3%;⑤ 败血症,发病率 6.4%,死亡率 25%;⑥ 胰腺炎,发病率 3.8%,死亡率 14.3%[48]。

　　(2)防治原则:在于积极术前综合评估及术前准备,纠正各种病理生理状态,控制内毒素血症,术前口服胆盐、乳果糖,改善营养状况,预防性使用抗生素,缩短手术时间,术中加强监护、针对性的合理调控,维持循环及内环境稳定,加强器官功能保护等措施。

(作者　王艳玲,审校　黑子清)

参考文献

[1] Chu CM, Chang CH, Liaw YF, et al. Jaundice after open heart surgery:a prospective study[J]. Thorax, 1984, 39:52 - 56.

[2] Wang MJ, Chao A, Huang CH, et al. Hyperbilirubinemia after cardiac operation. Incidence, risk factors, and clinical significance[J]. J Thorac Cardiovasc Surg, 1994, 108:429 - 436.

[3] Hosotsubo KK, Nishimura M, Nishimura S. Hyperbilirubinaemia after major thoracic surgery:comparison between open-heart surgery and oesophagectomy[J]. Crit Care, 2000, 4:180 - 187.

[4] An Y, Xiao YB, Zhong QJ. Hyperbilirubinemia after extracorporeal circulation surgery:a recent and prospective study[J]. World J Gastroenterol, 2006, 12:6722 - 6726.

[5] Bhutani VK, Stark AR, Lazzeroni LC, et al. Initial Clinical Testing Evaluation and Risk Assessment for Universal Screening for Hyperbilirubinemia Screening Group. Predischarge screening for severe neonatal hyperbilirubinemia identifies infants who need phototherapy [J]. J Pediatr, 2013, 162(3):477 - 482.

[6] Muchowski KE. Evaluation and treatment of neonatal hyperbilirubinemia[J]. Am Fam Physician, 2014, 89(11):873 - 878.

[7] Zheng J, Wei C, Zhao M, et al. Phototherapy is associated with the decrease in serum globulin levels in neonatal hyperbilirubinemia[J]. Biomed Rep, 2019, 10(1):63 - 69.

[8] Weng YH, Chiu YW, Cheng SW, et al. Risk assessment of gene variants for neonatal hyperbilirubinemia in Taiwan[J]. BMC Pediatr, 2016, 16(1):144.

[9] Olusanya BO, Osibanjo FB, Slusher TM. Risk factors for severe neonatal hyperbilirubinemia in low and middle-income countries:a systematic review and meta-analysis[J]. PLoS One, 2015, 10(2):e0117229.

[10] 高卿,李辉,陈生龙,等. 心脏外科术后高胆红素血症及危险因素分析[J].北京医学,2015,37(4),333 - 336.

[11] Kaplan M, Bromiker R, Hammerman C. Hyperbilirubinemia, hemolysis, and increased bilirubin neurotoxicity[J]. Semin Perinatol, 2014, 38(7):429 - 437.

[12] Ayyappan S. Antioxidant status in neonatal jaundice before and after phototherapy[J]. J Pharm Bioallied Sci, 2015, 7(Suppl 1):S16 - 21.

[13] Han SB, Kim GS, Choi SJ, et al. Liver transplantation using grafts of living donors with isolated unconjugated hyperbilirubinemia:a matched case-control study[J]. Transpl Int, 2013, 26(6):623 - 630.

[14] Song JG, Cao YF, Sun YM, et al. Baroreflex sensitivity is impaired in patients with obstructive jaundice[J]. Anesthesiology, 2009, 111 (3):561 - 565.

[15] Rege RV. Adverse effects of biliary obstruction:implications for treatment of patients with obstructive jaundice[J]. AJR Am J Roentgenol, 1995, 164:287e93.

[16] Breimer LH, Wannamethee G, Ebrahim S, et al. Serum bilirubin and risk of ischemic heart disease in middle-aged British men[J]. Clin Chem, 1995, 41(10):1504 - 1508.

[17] Erdogan D, Gullu H, Yildirim E, et al. Low serum bilirubin levels are independently and inversely related to impaired flow-mediated vasodilation and increased carotid intima-media thickness in both men and women[J]. Atherosclerosis, 2006, 184(2):431 - 437.

[18] 孙茜,徐敬.黄疸婴儿淋巴细胞凋亡、T 细胞亚群、Fas 基因、CD23+变化的临床观察[J].临床儿科杂志,2003,21(5):305.

[19] 梁小明,邵天伟,陈昌辉.静脉注入胆红素对新生大鼠脾 MyD88、磷酸化 p38MAPK 蛋白表达及凋亡的影响[C].中国医师协会全国新生儿科医师大会,2013.

[20] Liu M, Chen S, Yueh MF, et al. Cadmium and arsenic override NF - κB developmental regulation of the intestinal UGT1A1 gene and control of hyperbilirubinemia[J]. Biochem Pharmacol, 2016, 110 - 111:37 - 46.

[21] 苗青.梗阻性黄疸对大鼠痛阈和吸入麻醉敏感性影响的研究[D].第二军医大学,2010.

[22] Chen S, Lu W, Yueh MF, et al. Intestinal NCoR1, a regulator of epithelial cell maturation, controls neonatal hyperbilirubinemia[J]. Proc Natl Acad Sci U S A, 2017, 114(8):E1432 - E1440.

[23] Mortada I. Hyperbilirubinemia, Hypertension, and CKD: the Links[J]. Curr Hypertens Rep, 2017, 19(7): 58.

[24] Uman OH. Mechanical jaundice caused by a large size kidney stone[J]. Panminerva Med, 1965, 7(11): 454-455.

[25] YL Wang, QF Zhu, CF Luo, et al. Dual effects of bilirubin on the proliferation of rat renal NRK52E cells by differentially affecting gap junction[J]. Dose Response, 2013, 11(2), 220-237.

[26] 宋金超,俞卫锋,杨立群,等.梗阻性黄疸患者术中血流动力学变化规律的临床分析[J].临床麻醉学杂志,2005,21(7):495-496.

[27] 车洪彬,颜红军,温东辉,等.梗阻性黄疸手术应用单纯全麻与全麻复合硬膜外阻滞疗效比较[J].中国现代手术学杂志,2007,11(1):60-62.

[28] 杜威,冯泽国.梗阻性黄疸与麻醉[J].北京医学,2012,34(8),733-735.

[29] Song JG, Cao YF, Yang LQ, et al. Awakening concentration of desflurane is decreased in patients with obstructive jaundice[J]. Anesthesiology, 2005, 102: 562-565.

[30] Jones EA, Bergasa NV. The pruritus of cholestasis[J]. Hepatology, 1999, 29: 1003-1006.

[31] Chen SQ, Ye HR, Chen YJ, et al. MAC(EI) and MAC(awake) of sevoflurane in infants with obstructive jaundice[J]. Paediatr Anaesth, 2014, 24(3): 282-289.

[32] Adamus M, Gabrhelik T, Marek O. Influence of gender on the course of neuromuscular block following a single bolus dose of cisatracurium or rocuronium[J]. Eur J Anaesthesiol, 2008, 25: 589-595.

[33] Melloni C, Devivo P, Launo C, et al. Cisatracurium versus vecuronium a comparative, double blind randomized multicenter study in adult patients under propofol fentanyl N20 anesthesia[J]. Minerva Anestesionl, 2006, 72: 299-308.

[34] Cammu G, Bossuyt CT, De Baerdemaeker L, et al. Dose requirements and recovery profile of an infusion of cisatracurium during liver transplantation[J]. J Clin Anesth, 2002, 14: 135-139.

[35] Wang ZM, Zhang P, Lin MJ, et al. Influence of obstructive jaundice on pharmacodynamics of rocuronium[J]. PLoS One, 2013, 8(10): e78052.

[36] Apfel CC, Kranke P, Piper S, et al. Nausea and vomiting in the postoperative phase. Expert- and evidence-based recommendations for prophylaxis and therapy[J]. Anaesthesist, 2007, 56(11): 1170-1180.

[37] 吴兴达,郭克建,赵梅芬,等.恶性梗阻性黄疸术前减黄的临床研究[J].中国医科大学学报,2010,39:308-310.

[38] Wang L, Yu WF. Obstructive jaundice and perioperative management[J]. Acta Anaesthesiol Taiwan, 2014, 52(1): 22-29.

[39] 何文政,林成新,胡振快.梗阻性黄疸患者围麻醉期并发症的防治[J].广西医学,2005,27(2):221-222.

[40] Pak JM, Lee SS. Vasoactive effects of bile salts in cirrhotic rats in vivo and in vitro studies[J]. Hepatology, 1993, 18(5): 1175-1181.

[41] 杨海松,宁国礼,吴桂芬.老年梗阻性黄疸心肺功能的围手术期处理[J].第四军医大学吉林军医学院学报,2000,22:156-157.

[42] Ryan M, Lazar I, Nadasdy GM, et al. Acute kidney injury and hyperbilirubinemia in a young male after ingestion of Tribulus terrestris[J]. Clin Nephrol, 2015, 83(3): 177-183.

[43] Uslu A, Cayci M, Nart A, et al. Renal failure in obstructive jaundice[J]. Hepatogastroenterology, 2005, 52: 52-54.

[44] Padopoulos V, Filippou D, Manolis E, et al. Haemostasis improvement in patients with obstructive jaundice[J]. J Gastrointestin Liver Dis, 2007, 16: 177-186.

[45] Cakir T, Cingi A, Yeğen C. Coagulation dynamics and platelet functions in obstructive jaundiced patients[J]. J Gastroenterol Hepatol, 2009, 24(5): 748-751.

[46] 赵树恩,陈静,徐亚梅.梗阻性黄疸患者围麻醉期并发症及其防治[J].疑难病杂志,2006,5:208-209.

[47] Pitt HA, Cameron JL, Postier RG, et al. Factors affecting mortality in biliary tract surgery[J]. Am J Surg, 1981, 141(1): 66-72.

[48] 赵浩亮.影响阻塞性黄疸手术死亡率的因素和防治[J].山西医药杂志,1990,19(3),169-170.

第七节

安置人工心脏起搏器的风险评估及处理

人工心脏起搏器是通过起搏器发出一定能量的脉冲电流,通过电极导线传到心肌带动心搏,从而替代正常心脏起搏点,引起心脏搏动的一种方法。从 1932 年美国纽约贝斯-大卫医院胸科医师 Hyman 设计制作人类第一台心脏起搏器以来,经过数代科学家和医学家的不懈努力,人工心脏起搏器的制作技术日趋成熟,其在临床中的应用也日趋广泛。然而,随着人工起搏器的适应证不断拓宽,围手术期不良事件却时有发生。因此,完善人工心脏起搏器的围手术期的风险评估,规范临床管理很有意义。

一、流 行 病 学

1958 年,以电池为电源的起搏器(pacemaker,PM)革新了对致命性电传导异常的治疗。1980 年,植入性心电复律-除颤器(implantable cardioverter-defibrillator,ICD)首次用于抗快速性心律失常或休克,并于 1985 年得到美国 FDA 认可,ICD 除了兼有心脏起搏的功能,还具有抗快速性心律治疗功能。作为一种电子产品,PM 或 ICD 均可能存在隐形装置故障或显性装置故障,这无疑为患者带来很多不确定的危险。尤其是随着一系列研究的展开,人工起搏器的适应证不断拓宽。Buxton 等[1]研究认为,对于室性心动过速或心室颤动患者而言,ICD 可明显减少死亡率,并且优于抗心律失常药物的治疗。Moss 等[2]进行的一项多中心临床研究推荐无快速性心律失常表现患者也可预防性放置 ICD。这些研究使得 ICD 植入适应证数量明显增加。

围手术期麻醉监护、外科手术使用的很多设备均可能对 ICD 带来一些影响。例如,若给安装起搏器的患者用常规放置磁体的方法来收集心电图,所放置磁体可使波士顿科技、佳腾和 CPI 公司的一些 ICD 装置永久失活[3]。其次,ICD 在放置磁体后其慢心率起搏功能将不会转为非同步模式。因此,对许多 ICD 而言,是否适合放置磁体还不肯定。

Maisel 等[4]研究了 FDA 的 1990—2002 年数据库,发现每 1 000 例植入患者中有 4.6 个 PM 和 20.7 个 ICD 由于电池耗竭之外的故障而取出。研究期间,有 225 万个 PM 和 415 780 个 ICD 被植入,其中有 30 个 PM 植入患者和 31 个 ICD 植入患者由于装置功能失常直接导致死亡。

二、病 因

人工起搏器围手术期出现功能障碍时极为凶险,可导致患者出现严重心律失常,甚至死亡。常表现为预置起搏频率的改变(加速或减慢)、不规律起搏、感知失灵。有资料报道[5],围手术期人工心脏起搏器出现功能障碍的原因如下。

1. 非电源因素·首先,如血液酸碱度、血内氧分压及电解质变化等导致起搏阈值改变。其次,深吸气、用力咳嗽产生的膈肌收缩,可暂时抑制按需型起搏器功能;另外,心脏原发病变发展也可能影响起搏器的功能。影响起搏器阈值的常见因素见表8-7-1。

表 8-7-1　影响起搏器阈值的常见因素

因　　素	药　　物
升高起搏阈值的因素	① 硫喷妥钠;② 琥珀胆碱;③ 血钾升高至 4.0~7.1 mmol/L;④ 碱剩余 ≤-15 或 ≥+15;⑤ 睡眠;⑥ 钾-胰岛素-糖输注
降低起搏阈值的因素	① 运动;② 交感胺;③ 缺氧;④ 缺血;⑤ 心肌梗死;⑥ 肾上腺素;⑦ 麻黄碱;⑧ 皮质激素
不影响起搏阈值的因素	① 普鲁卡因胺;② 阿托品;③ 吗啡;④ 洋地黄;⑤ 钙剂;⑥ 利多卡因

2. 电源因素

(1) 直接因素:电池耗竭、电池移位、穿孔或电极导管断裂等。

(2) 间接因素:如雷达、遥测装置、高频装置等电磁波干扰。电凝器可干扰起搏器的正常工作。

1) 如电凝的部位接近起搏器,后者的内部线路可能被破坏。

2) 当电凝电流沿着心脏起搏电极传入时可诱发心室颤动。

3) 接触起搏电极前端的心肌可被灼伤,继而可致起搏无效。

4) 电凝引起骨骼肌收缩所产生的肌电活动可抑制起搏器起搏,出现心脏停搏。

5) 电凝的脉冲辐射频率变化可改变起搏器的功能。

三、功能评估及危险分级

(一) 人工起搏器术前功能评估

1. 非实验室方法·人工起搏器患者术前应进行以下评估: ① 复习病史及既往检查(如胸部 X 线、心电图、心脏彩超、心脏 CT 等);② 详细进行心血管专科体检;③ 了解起搏器的类型(厂家、型号);④ 起搏器放置时间、放置过程是否顺利;⑤ 放置起搏器前后患者症状改善情况;⑥ 目前起搏器工作情况如何?

2. 实验室方法

(1) 对安装常规起搏器的患者术前无须特殊的实验室检查或 X 线检查。

(2) 使用双室起搏器(或 ICD)的患者可能需要胸片确认一下冠状窦(CS)电极的位置,尤其是计划中心静脉置管时,因为可能会出现自发性冠状窦电极移位[6]。

(3) 日常评估:关于 PM 的评估,北美心脏起搏和电生理学会(NASPE)和医疗保健 Medicare 公布的对 PM 的指南包括了每隔 4~12 周(根据装置的类型和年限)进行电话(磁体)评估,每年至少进行一次用程序仪进行全面的装置检测[7]。目前关于 ICD 的评估没有发表公认的标准,根据厂商的资料提示至少每隔 4 个月应对装置评估一次。

(4) 术前装置检测:至于对装置的末次检测和手术之间的时间间隔目前尚无统一标准,AHA/ACC 指南建议术前 6 个月内检测过就可以接受。也有研究认为[8],术前所有 PM 和 ICD

都应在麻醉前 30 日内到诊室进行彻底的正规检测。并注意以下事项。

1）获得检测报告的拷贝，确保装置在适当的安全范围起搏心脏。

2）当患者计划行大手术或在发生器 25 cm 范围内手术时，在接近更换期限内可考虑更换装置。

3）判断患者的自主心律／心率，决定其是否需要起搏支持。

4）如果有磁体模式存在，并计划使用磁体时，确认磁体存在时的心率和心律。

5）通过程序关闭所有心率增强功能。

6）考虑增加起搏心率以优化大手术时的组织氧供，如果是除颤器应关闭抗快速心律治疗功能。

（二）围手术期危险分级

Goldman 对大量患者进行总结，制定出围手术期危险因素评分方法（表 8 - 7 - 2）[9]。这些危险因素可分为三类：可纠正的、较难纠正的和不可能纠正的。在 53 分中有 28 分是可以控制的。

表 8 - 7 - 2　围手术期 Goldman 危险因素评分

危　险　因　素	评分（总分 53 分）
病史 　年龄>70 岁 　6 个月内曾发生心肌梗死	5 分 10 分
体征 　S3 奔马律或颈静脉怒张 　明显的主动脉瓣狭窄	11 分 3 分
心电图 　术后最后一次心电图非窦性心律或有房性期前收缩 　术前任何时候心电图检查均示室性期前收缩>5 次／min	7 分 7 分
全身状况 　有下列情况之一：PO_2<8.0 kPa（60 mmHg）或 PCO_2>6.67 kPa（50 mmHg）；血钾<3.0 mmol／L 或 HCO^{2-}<20 mmol／L；血 BUN>17.85 mmol／L 或肌酐>265 μmol／L	3 分
手术 　腹腔、胸腔或主动脉手术 　急症手术	3 分 4 分

根据 Goldman 危险评分，将患者的心脏危险度分为 4 个等级（表 8 - 7 - 3）：1 级（0~5 分）和 2 级（6~12 分）围手术期使用人工起搏器的危险度较小，3 级（13~25 分）的危险度较大；4 级（>26 分）的危险度极大。

表 8 - 7 - 3　心脏危险度分级及并发症发生率和病死率

等　级	评分（分）	并发症发生率（%）	病死率（%）	危险度（%）
1 级	0~5	0.7	0.2	0.9
2 级	6~12	5.0	1.6	6.6

（续　表）

等　级	评分（分）	并发症发生率（%）	病死率（%）	危险度（%）
3级	13~25	11.5	2.3	13.8
4级	26~53	22.2	55.6	77.8

四、人工心脏起搏器可能引起的围手术期意外和预后

（一）围手术期意外和并发症的循证分析

关于 PM 或 ICD 是否增加围手术期并发症或死亡率的风险,目前业界尚无统一意见。

现代手术中电刀、电凝大量地应用于术中切割、止血,而大多数起搏器都是同步的,具有感知功能,因而易受外来影响,故电烙术对起搏器的干扰日益引起人们的重视。有研究报道[10]术中高频电刀可造成心脏起搏器故障,诱发恶性心律失常、心室颤动甚至心脏停搏。另有研究证实核磁、蜂窝式移动电话也可干扰、损坏心脏起搏器功能[11]。

Levine 等[12] 报道,某些胸科手术可引起起搏阈值(导致心肌去极化的能量)增高。Badrinath 等[13] 对 14 787 例眼科手术病例进行回顾分析,发现无论采用何种麻醉技术,植入起搏器的患者术后 6 周内发生致死事件的概率显著增高。Pili-Floury 等[14] 报道 65 例起搏器植入患者接受非心脏大手术后,在随后 30 个月随访中 2 例(3.1%)由于心脏原因出现术后死亡,并且有 12% 和 7.8% 需要在术前和术后对心脏起搏器进行调整。Rozner 等[15] 对 149 例接受开放性手术的患者进行随访,发现有 5 例心室起搏阈值增高,1 例心房起搏阈值增高,1 例 PM 电重置;进一步分析原因,所有这些病例可能与围手术期单极电刀的使用有关。

（二）人工心脏起搏器对预后影响的循证分析

关于人工心脏起搏器对预后的影响,主要分为短期预后和中长期预后两个方面。

关于短期预后方面,目前普遍认为,人工心脏起搏器虽能提高心率、改善循环功能,但对手术的创伤、出血或麻醉对血流动力学改变不能起到相应代偿反应。其次,人工心脏起搏器本身也可产生一些并发症,对术后预后产生影响。有研究[16]发现术后可出现人工心脏起搏器综合征,发生率为 15.7%,原因在于心室起搏的患者,由于心房和心室收缩的不同步,可使心室充盈量减少,致心搏量减少、血压降低、脉搏减弱,伴有一系列症状,如果症状明显需换用心房同步或房室收缩型起搏器。另外,还可能导致颅内静脉窦血栓及右心房、心室血栓形成,继而发生脑血管栓塞。除此之外,还有一些少见并发症,如上腔静脉综合征(SVCS)[17],原因在于上腔静脉血栓形成,导致通过上腔静脉回流到右心房的血流部分或完全受阻,患者急性或亚急性呼吸困难和面颈肿胀,检查可见面颈、上肢和胸部淤血,水肿,进而发展为缺氧和颅内压增高,需要紧急处理。

对于中长期预后,目前研究主要集中在患者术后生活质量方面。Lelakowska-Piela 等[18] 用一般健康调查表(SF-36)与杜克活动问卷指数(DASI)来评价植入 ICD 或 CRT-D 的晚期心力衰竭患者术后 6 个月的生活质量变化。结果显示,从 NYHA 分级和左心室射血分数两个评价指标来看,心脏再同步治疗(CRT-D)可以显著改善术后生活质量,而植入式心律转复除颤器(ICD)则不能显著改善术后生活质量。刘中梅等[19] 通过对植入 ICD 来干预室性心动过速

或心室颤动的患者进行长达 15 个月的随访后发现,ICD 组累计病死率和心脏事件发生率明显低于非 ICD 组,ICD 组病死率为零,而非 ICD 组病死率为 20.8%。从而证实 ICD 可降低心脏性猝死高危人群心脏不良事件的发生率,显著提高患者的生存率并且改善生活质量。尽管目前多数研究结果均提示,起搏器植入者术后生活质量明显优于术前,但是以往的研究结果大多都是针对单一量表进行评价,国内报道尚未见用 2 个甚至是多个量表对起搏器植入术后患者生活质量进行综合评价。

五、麻醉决策与处理

(一) 人工心脏起搏器对麻醉决策的影响

1. 麻醉方法的选择·因放置人工起搏器的患者多为老年人,对麻醉药耐受力差,无论哪种麻醉方法、麻醉药物均应以低浓度、小剂量为宜。

2. 全身麻醉·研究显示[20],适量芬太尼可减轻肌颤反应和气管插管的心血管不良反应,还能有效改善窦房结起搏与传导功能,有利于窦房结功能改善;但是阿片类药如剂量过大,则有心动过缓之虑。硫喷妥钠对循环和呼吸抑制强,易出现低血压,并可升高起搏阈值,应避免使用。可选用咪唑安定、依托咪酯或异丙酚作麻醉诱导。氯胺酮可增快心率,应避免使用。吸入麻醉宜使用七氟醚或异氟醚,氟烷直接抑制窦房结功能,有可能发生窦房传导阻滞,且对冠脉血流和心肌都有抑制作用,故应避用。安氟醚有兴奋房室传导作用,心率可能加快,故应注意。上述这些因素对带起搏器的患者都具有特殊性,应加以重视。对肌松药应选用对心率、血压影响小的非去极化型肌松药,如罗库溴铵、维库溴胺等。一般不用琥珀胆碱,因能提高起搏阈值,若反复使用可致心动过缓,甚至停搏;有人报道琥珀胆碱引起的肌肉成束颤动,可阻抑按需起搏器的功能而导致心跳停止,故有一定的危险性。

3. 椎管内麻醉·对于硬膜外麻醉,局麻药应小剂量、分次给药,易于调节,这样能使下半身血管扩张,回心血量减少,从而减轻心脏负担。如椎管内麻醉阻滞平面过高,可致血压下降、心率减慢,此时利用起搏器维持一定的心率,有助于循环动力的维持,故椎管内麻醉并非绝对禁忌,但必须严格控制最小的阻滞范围,以保证安全。

(二) 建立在临床研究基础上的围手术期处理建议

1. 术前准备

(1) 术前对装置进行检测:根据美国心脏协会指南和美国麻醉医师协会的临床指南[21],对装有 PM 或 ICD 患者,术前必须让有资格的权威机构对起搏器或除颤器进行正规、彻底的专业检测。对之前发现过问题的患者更应给予特别关注,尤其是发生器或导联曾被警示或召回、患者的症状或身体条件发生改变、经常受到植入的 ICD 的抗快速心律治疗的患者。

(2) 围手术期程序重设:2007 年 ACC/AHA 指南并不包括围手术期程序重设,然而在某些情况下可能需要重设起搏功能程序(表 8 - 7 - 4)。具有机械心率感应器的 PM 或 ICD 在起搏/除颤器受压或在胸壁操作时可能会增加起搏心率。为了避免术中不必要的治疗,尤其是每分通气量感应器存在时,通常应该关闭心率增强或心率感知装置。

表 8 - 7 - 4　可能需要重设起搏功能程序的情况

任何心率应答装置(问题明确,心率被误解后对患者有潜在伤害;FDA 颁布对每分通气量感应器装置的警示)
特殊起搏适应证(肥厚性心肌病、扩张性心肌病、小儿患者)
起搏器依赖性患者
胸部或腹部大手术
心率强化作用存在,但应当取消者
特殊手术(碎石术、经尿道或宫腔镜的切除术、电休克治疗、使用琥珀胆碱、磁共振成像)

(3) 对带起搏器的患者,麻醉前应了解:① 患者心脏病的诊断和现状;② 带起搏器前后的血流动力学和心律情况;③ 起搏器的种类和性能;④ 手术中需准备的急救特殊药物。

(4) 麻醉手术对起搏器的影响及应注意的问题:带起搏器的患者术前可能存在的问题[8]如下。

1) 洋地黄:许多带起搏器的患者已用洋地黄治疗,如果心功能尚可者,术前以停用洋地黄为妥;如果心功能不良,则可继续洋地黄治疗。

2) 普萘洛尔等 β 肾上腺素能阻滞药:是否适用,目前尚未统一。有人主张术前 24 h 停用普萘洛尔;有人认为麻醉手术中存在内源性儿茶酚胺释放,继续应用普萘洛尔可能产生一定的有利作用。

3) 颠茄类药:有人认为阿托品引起自发心率增快,可能与起搏器频率产生竞争而导致心律失常。但作为麻醉前用药仍有使用的必要,为避免心率增快,可用东莨菪碱。

4) 对需要带临时起搏器的患者,静脉起搏导线最好在 2 日前插入,以期使导线与皮下等组织之间形成一定的粘连,从而使导线不易从心室壁脱落。此外,在搬运患者,或安置麻醉和手术体位过程中,应特别注意避免对导线有任何牵拉动作。

5) 带永久性起搏器者,在安装后 2 周至 3 个月期间,起搏阈值尚未稳定,因此最好在阈值稳定以后再手术。

6) 麻醉前用药应根据患者的精神状态、循环功能等情况而定,以不使呼吸、循环抑制为准,可用安定和东莨菪碱。

2. 术中治疗及保护

(1) 监测与急救:对带起搏器的手术患者需常规监测心电图、脉搏波、动脉血压、中心静脉压,并备妥急救药品和除颤器等。ECG 仪最好用带起搏按钮的心电图仪,以便同时显示 ECG 波形和起搏刺激信号。如用普通心电图仪,因 R 波外,起搏刺激信号也触发计数器,故心率显示的误差可能很大。注意关闭 ECG 监测仪的"干扰过滤"作用。

(2) 术中体位:宜取适当头低体位,以利于静脉回流。在搬动患者或安置手术体位时,除应避免低血压外,还要特别注意起搏导线和电极不受任何牵扯或张力,防止电极与起搏器或与患者脱离。

(3) 外来电源和电磁波与起搏器之间存在一定的关系,应予重视。外来电源和电磁波可能干扰起搏器正常工作,尤以电灼器、电刀或电凝器对起搏器的影响为明显。一般来讲,双极和固定频率起搏器不易受外界电磁波干扰,可保持其固有频率,但仍应警惕在连续的强电磁干扰下,有可能使多数同步起搏器转变成非同步起搏器。近年高质量起搏器都已安置滤器装置,可除去外界电磁干扰,或于强磁波干扰下转变为固定频率型起搏器,但仍有在电烧或电切情况下发生室性期前收缩和心室颤动的可能。因此,应强调以下几点。

1)在应用电灼、电凝时,其电极板应尽量远离起搏器,手术部位也应远离起搏器。

2)在应用除颤器时,应酌情尽量选用低电能除颤,且在除颤时,除颤器电极与起搏器电极之间应构成直角,以防相互干扰。

3)对术中所用的各种电器设备和监测仪,应特别注意防止漏电,因外界来的微弱漏电电流,可通过起搏导线电极传至心内膜,具有诱发心室颤动的危险。1 mA 60 Hz 以下的电流,对人的手指皮肤可毫无感受,但心脏在接受 200 mA 60 Hz 微弱电流刺激时,即足以诱发心室颤动。为安全计,对带起搏器的患者,手术中以尽量避用电烧和电刀为宜。

4)电刀使用方面:应避免单极电刀的使用;如有可能,使用双极电刀;如不可能,"单纯切割"(单极电刀)比"混合"或者"电凝"好;如果电刀导致室性过感知,起搏静止或快速心律,应限制无节律期或对心脏起搏/除颤器进行程序重设。

(4)麻醉操作方面:胸部中心静脉导管置入时,应在心电图严密监护下进行,对于 ICD 应关闭抗快速型心律失常治疗功能。因为有报道不恰当的电击可导致患者损伤[22]。

(5)药物准备方面:备好各类抗心律失常药物,备用新起搏器及除颤设备。一旦起搏器失灵,可使用药物补救。如备好异丙肾上腺素等抢救药物,当起搏器失灵时,可用异丙肾上腺素 20~100 μg 静脉推注或 1~20 μg/min 静脉滴注。无效者可选择胸外无创体外心脏起搏作为术中保护性起搏。电流沿室腔起搏器导线或电极传入时可诱发心房颤动。

3. 术后并发症的预防

(1)ICD 患者应监护至抗快速心律治疗恢复为止。

(2)术后装置检测:术后由有资格的权威机构进行装置检测,某些心律增强可以重新启动,确定最佳心率和起搏参数。任何通过程序关闭快速型心律失常治疗功能的带 ICD 病例术后必须监测装置,这也应该成为对受到过电磁干扰患者的处理标准。对于不使用单极电刀、无输血、少量输液治疗、无重大问题发生的病例,作者在实际工作中也不要求术后对起搏/除颤器进行检测。

4. 干预措施对患者围手术期死亡率和并发症发生率的影响·经术前对心脏功能充分评估,采取应急措施,选择良好的麻醉,术中安全使用电设备,保障起搏器功能稳定,发现心律失常及时处置,一般均可顺利完成手术。然而,应认识到心脏起搏器虽能提高心率、改善循环功能,但对手术的创伤、出血或麻醉对血流动力学改变不能起到相应代偿反应。相关资料指出,术后相关干预措施应注意[23]。

(1)术后继续监测心电图 24~48 h,对于安装永久起搏器的患者,术后即刻或 24~48 h 测试起搏器功能;对于安装临时起搏器的患者,术后心电图监测 24 h 未发现严重缓慢型心律失常,自主心率维持在 55 次/min 以上,即可关闭起搏器。术后 48~72 h 如心电图稳定就可拆除起搏器。拆除起搏器后应常规进行监护,注意生命体征变化,继续进行护心、扩冠、支持等治疗。

(2)指导患者自我监测:首先教会患者自我检查脉搏,每天至少早晚各 1 次,脉搏若比原起搏心率少 6 次以上,如感到胸闷、心悸、头晕、头胀、水肿、乏力及其他不适,则应立即告知医护人员。

(3)适当控制输液量和速度,一般每日输液量不超过 2 500 mL,滴速不超过 3 mL/min。

(4)注意使用镇痛药,一般用至术后 24 ~ 36 h 或放置止痛泵,避免过强疼痛影响心脏功能。

(5)预防起搏器植入后的并发症,如感染、栓塞、起搏器综合征、起搏器频率奔放,以及电极移位、断裂等并发症。一旦出现,应立即给予相应处理。

(6)研究认为,起搏器放置时间越长,起搏器依赖、感染、栓塞等并发症的概率越高。注意保持人工心脏起搏器埋植处及导线引出处皮肤清洁、干燥,并避免撞击。

(作者　刘德昭,审校　关健强)

参考文献

[1] Buxton AE, Lee KL, Fisher JD, et al. A randomized study of the prevention of sudden death in patients with coronary artery disease. Multicenter unsustained Tachycardia Trial Investigators[J]. N Engl J Med, 1999, 341(25): 1882 – 1890.

[2] Moss AJ, Zareba W, Hall WJ, et al. Multicenter Automatic Defibrillator Implantation Trial II Investigators. Prophylactic implantation of a defibrillator in patients with myocardial infarction and reduced ejection fraction[J]. N Engl J Med, 2002, 346(12): 877 – 883.

[3] Rasmussen MJ, Friedman PA, Hammill SC, et al. Unintentional deactivation of implantable cardioverter-defibrillators in health care settings [J]. Mayo Clin Proc, 2002, 295(16): 877 – 883.

[4] Maisel WH, Moynahan M, Zuckerman BD, et al. Pacemaker and ICD generator malfunctions: analysis of Food and Drug Administration annual reports[J]. JAMA, 2006, 295(16): 1901 – 1906.

[5] 陈协辉,黄小平,许文敏,等. 临时心脏起搏器围手术期的临床应用[J].中国医师杂志,2010,12(1):95 – 97.

[6] Valls-Bertault V, Mansourati J, Gilard M, et al. Adverse events with transvenous left ventricular pacing in patients with severe heart failure: early experience from a single centre[J]. Europace, 2001, 3(1): 60 – 63.

[7] Epstein AE, DiMarco JP, Ellenbogen KA, et al. ACC/AHA/HRS 2008 Guidelines for Device-Based Therapy of Cardiac Rhythm Abnormalities: a report of the American College of Cardiology/American Heart Association Task Force on Practice Guidelines (Writing Committee to Revise the ACC/AHA/NASPE 2002 Guideline Update for Implantation of Cardiac Pacemakers and Antiarrhythmia Devices) developed in collaboration with the American Association for Thoracic Surgery and Society of Thoracic Surgeons[J]. J Am Coll Cardiol, 2008, 51(21): e1 – 62.

[8] Toprak V, Yentur A, Sakarya M. Anaesthetic management of severe bradycardia during general anaesthesia using temporary cardiac pacing [J]. Br J Anaesth, 2002, 89(4): 655 – 657.

[9] ICarlton EW, Khattab A, Greaves K. Identifying Patients Suitable for Discharge After a Single-Presentation High-Sensitivity Troponin Result: A Comparison of Five Established Risk Scores and Two High-Sensitivity Assays[J]. Ann Emerg Med, 2015, 66(6): 635 – 645.

[10] Perissat J, Vitale GC. Laparoscopic cholecystectomy: gateway to the future[J]. Am J Surg, 1991, 161(3): 408.

[11] Verma A, Ha AC, Dennie C, et al. Canadian Heart Rhythm Society and Canadian Association of Radiologists consensus statement on magnetic resonance imaging with cardiac implantable electronic devices[J]. Can Assoc Radiol J, 2014, 65(4): 290 – 300.

[12] Levine PA, Balady GJ, Lazar HL, et al. Electrocautery and pacemakers: Management of the paced patient subject to electrocautery[J]. Ann Thorac Surg, 1986, 41(3): 313 – 317.

[13] Badrinath SS, Bhakaran S, Sundararaj I, et al. Mortality and mobidity associated with ophthalmic surgery[J]. Opthalmic Surg Lasers, 1995, 26(6): 535 – 541.

[14] Pili-Floury S, Farah E, Samain E, et al. Perioperative outcome of pacemaker patients undergoing noncardiac surgery[J]. Eur J Anaesthesiol, 2008, 25: 514 – 516.

[15] Rozner MA, Roberson J, Nguyen AD. Unexpected high incidence of serious pacemaker problems detected by pre- and postoperative interrogations: a two-year experience[J]. J Am Coll Cardiol, 2004, 43(5): 113A.

[16] Proclemer A, Zecchin M, D'Onofrio A, et al. The pacemaker and implantable cardioverter-defibrillator registry of the Italian Association Arrhythmology Cardiac Pacing and cardiac pacing-annual report 2013[J]. G Ital Cardiol (Rome), 2014, 15(11): 638 – 650.

[17] Fu HX, Huang XM, Zhong L, et al. Outcome and management of pacemaker-induced superior vena cava syndrome[J]. Pacing Clin Electrophysiol, 2014, 37(11): 1470 – 1476.

[18] Lelakowska-Piela M, Pudlo J, Rydlewska A, et al. Quality of life in patients after anti-arrhythmic devices implantation[J]. Pol Merkur Lekarski, 2013, 35(210): 331 – 338.

[19] 刘中梅,郭涛,黄伟,等. 埋藏式自动复律除颤器干预室性心动过速或心室颤动患者预后的前瞻性研究[J].中华心血管病杂志,2008,4:

309－312.

[20] Unal Y, Dogan AT, Ozkose Z, et al. Anesthetic management of a patient with Seckel syndrome and implanted pacemaker[J]. Paediatr Anaesth, 2008, 18(7): 676－677.

[21] American Society of Anesthesiologists. Practice advisory for the perioperative management of patients with cardiac implantable electronic devices: pacemakers and implantable cardioverter-defibrillators: an updated report by the american society of anesthesiologists task force on perioperative management of patients with cardiac implantable electronic devices[J]. Anesthesiology, 2011, 114(2): 247－261.

[22] Verma N, Cunningham D, Falk R. Central venous access resulting in selective failure of ICD defibrillation capacity[J]. Pacing Clin Electrophysiol, 2001, 24(3): 394－395.

[23] 熊云川,蔡宏伟,徐道妙. 安装心脏起搏器患者围手术期的管理[J]. 中国普通外科杂志,2002,11(10): 635－636.

第八节

器官移植患者行非移植手术的风险评估及处理

一、器官移植患者行非移植手术的流行病学

近年来,随着越来越多器官移植患者得以长期生存,其行非移植手术的机会逐渐增多,其中麻醉医师最可能遇到的是肾移植患者再手术,因肾移植是世界上所有器官移植中应用最普遍的[1]。近半个世纪以来,依托于现代外科手术、器官保存和围手术期处理技术的迅猛发展及移植免疫学的飞速进步,器官移植技术已经形成了一套较为成熟的技术程序。器官移植免疫学迅速发展,出现了许多有效的抗排斥药物;高效广谱抗细菌药物、抗真菌药物、抗病毒(巨细胞病毒、肝炎病毒等)药物的涌现为移植患者的康复创造了有利条件;危重患者心肺监护、麻醉、输血等的进步,外科技术、手术器械、缝线材料的开发和应用对移植手术的成功亦起着十分重要的保证作用。

(一) 器官移植的现状

自 1967 年 Bernard 完成人类首例同种原位心脏移植术以来,心脏移植术已成为终末期心力衰竭患者的常规疗法,尤其是 20 世纪 80 年代末随着免疫抑制领域的全面发展,心脏移植(HT)的成活率明显提高。1982—2008 年全世界注册的 HT 手术已经达 8 万例。我国大陆虽然从 20 世纪 70 年代就开始了 HT 的尝试,但早期进展缓慢,直到近十年来,随着我国社会经济发展水平的提高,国内为数不多的医院连续开展手术,总体 HT 数量约有 700 例。但由于国内没有统一的 HT 注册系统,各家 HT 中心患者的适应证的掌握情况、存活率、影响存活的危险因素不得而知。从 1982 年开始注册登记以来,成人及儿童 HT 后中位存活时间一般为 10 年,那些存活超过 1 年的患者中位生存期为 13 年。中位生存时间呈现稳定的提高,从 1980 年代的 8.3 年至 1990 年的 10.4 年,2000 年又得到进一步提高。

1963 年 6 月,首例人体肺移植手术在美国密西西比大学获得成功。1983 年加拿大多伦多大学单肺移植术的成功,标志着肺移植正式进入临床应用阶段。1986 年其又完成了世界上第一例双肺移植;20 世纪 90 年代肺移植出现了快速的发展,出现双侧序贯肺移植术、心肺联合移植术。国际心肺移植协会(The International Society for Heart & Lung Transplantation,ISHLT)登记的肺移植例数在 1985 年仅为 14 例,而在 2005 年达到历史最高的 2 196 例。从 1988 年起,术后生存率明显提高。在对术后 1 年、5 年死亡危险因素的回归分析中,移植年代仍然是一个显著的独立影响因素,提示肺移植术后医疗在持续改善。尤其是 2000 年之后,手术早期医疗的改善非常明显。ISHLT 对比 1995—1999 年与 2000 年后的两个时期,1 年生存率从 74%

增至 81%,5 年生存率从 47%增至 54%[2]。

自 1963 年 Stazrl 行第一例肝移植手术后,肝移植技术得到了迅速的发展,在实质性大脏器移植中,已跃居第二位,累积例数仅次于肾移植,1 年存活率已达 80%~90%,5 年存活率可达 75%左右。肝癌肝移植 1 年存活率超过 80%,2 年存活率超过 50%。到 2002 年 10 月底,全球有记载的肝移植数目已达到 100 000 例,并以每年 10 000 例的速度递增。Kim 等报告了 1987—1994 年在 Baylor 大学医学中心和 Mayo Clinic 的 143 例患者肝移植效果[3],患者随访到 1995 年 12 月,平均随访时间为 35.8 个月,患者肝移植术后 1 年生存率 93%,2 年生存率 90%,5 年生存率 88%。我国自 20 世纪 90 年代后,随着新一代强力免疫抑制剂药物的出现,术后 ICU 水平的提高,使肝移植在我国日益成为一种普通的例行手术,成功率达 95%,良性肝病肝移植后 1 年存活率可达 90%,3 年存活率为 80.5%。

肾脏移植是众多器官移植中最早开展并获得成功的器官。至 2005 年年底,全球完成 68 万多例同种肾移植,每年进行约 3 万例肾移植。我国肾移植工作开始于 20 世纪 60 年代,至今已开展近 7 万例。由于外科技术的进步、新的免疫抑制药物及方案的应用,使肾移植术后患者的存活率显著提高,存活时间大大延长[4]。移植后一年肾存活率已从 50%上升至 90%以上,最长的移植肾存活已达 20 余年。

（二） 移植状态患者行非移植手术的流行病学

目前尚无文章回顾移植状态患者行非移植手术的原因,从有限的资料中获知：心脏移植状态患者非移植手术原因依次为急腹症（含择期）、妊娠及外伤;肺移植患者可能因活动受限暂无非移植手术的相关资料;肝移植患者非移植手术的原因依次为肝外肿瘤、胆道并发症、妇科疾病;肾移植患者相关资料较多,非移植手术原因为：其他脏器肿瘤（15%）、疝气（15%）、妇科疾病（15%）。

二、移植器官的功能状态评估

（一） 心脏移植

目前全世界 300 多个心脏中心进行心脏移植,总例数已超过 7 万例,每年 3 000 多例,30 日手术死亡率 5%~10%。国际心肺移植学会（ISHLT）2009 年对心脏移植统计结果表明,术后受者平均手术存活率 95%,1 年、3 年、5 年存活率为 84.5%、78.0%、71.4%[5],以后每年以 4%死亡率递减,最长存活病例已超过 30 年。根据国际多中心研究结果显示死亡原因 22%为急性心力衰竭,22%为感染,15%为排斥反应,随着移植时间延长冠状动脉病变和恶性肿瘤等也是主要死亡原因。手术后 6 个月内感染和排斥是大部分死亡原因,增加死亡率的其他相关因素为机械呼吸依赖、再次心脏移植、手术前应用心室辅助装置或球囊反搏、受体年龄>65 岁、供体年龄>50 岁、受体或供体为女性。对移植心脏进行功能评估时,以下因素应予考虑。

（1）心脏移植物血管病变（CAV）是影响心脏移植物长期存活的主要因素。冠脉造影结果显示,移植术后 1 年、5 年、8 年、10 年 CAV 的罹患率为 8%、32%、43%、52%[5,6]。CAV 是一种加速型冠状血管阻塞性疾病,其组织学特点主要是冠状动脉内膜呈加速性、弥漫性同心圆样增厚,从而导致冠状动脉管腔狭窄,最终引起移植心脏供血不足[7],病变内膜中伴有从血管中层迁移而来并增殖的平滑肌细胞和浸润的单核炎症细胞,如淋巴细胞、巨噬细胞。病变主要影响移植心脏的动脉、小动脉、毛细血管和静脉,而不累及受者的其他血管。

因为移植心脏为去神经心脏,仅靠体液机制调节,供体心脏与受者之间无有效的疼痛反射弧,故 CAV 往往无心肌缺血或心肌梗死相关的心绞痛发作,症状常表现为室性心律失常、充血性心力衰竭及猝死等。因此,病史的诊断价值就显得有限。目前对 CAV 尚无特异性诊断指南。当前的诊断方法主要有侵入性和非侵入性两大类,侵入性诊断手段多为在移植后进行年度的常规冠状动脉造影,造影发现冠状动脉主要分支的任何一支,或其第一级分支管腔内径减少达 50% 以上时,即可以诊断为 CAV。非侵入性诊断手段可改善诊断率,较为敏感的方法包括了多巴酚丁胺超声心动图负荷试验和运动核素显像。CTA 和 MRI 在分级中的应用价值,使其在未来的研究中也具有积极的作用。

(2)免疫排斥反应是影响心脏移植术后存活率的最重要因素,应用免疫抑制剂具有不同的毒副作用,患者需终身服药,这不仅会导致严重的机会感染和恶性肿瘤的发生,而且长期使用免疫抑制剂所引起的移植器官血管病变将最终导致移植物功能丧失。关于免疫抑制剂对麻醉决策的影响将在下文详述。

(3)关于冠脉疾病及心功能不全患者的评估详见本书有关章节,本文不另赘述。

(二) 肺移植

国际上肺移植的手术病死率 <10%,ISHLT 公布的基准生存率分别为:3 个月 88%、1 年 78%、3 年 63%、5 年 51%、10 年 28%;总体半寿期 5.2 年,存活超过 1 年者的半寿期 7.3 年。值得提出 COPD 的肺移植取得较好的生存率,COPD 受体 1 年、3 年、5 年、10 年生存率分别是 79.19%、62.14%、46.18% 和 33.17%,双肺移植受体的 5 年生存率达 66.17%±4.0%。至于生存质量,根据 ISHLT 的统计,在那些报告功能状态数据齐全的中心,超过 80% 的生存受者在 1 年、3 年、5 年、10 年报告没有活动受限,超过 35% 的受者在移植后 3 年、5 年仍在工作。

1. **缺血再灌注损伤** · 在临床上大约 25% 的肺移植受体发生严重的缺血再灌注损伤(I/RI)。I/RI 以非心源性肺水肿为典型表现,发生于肺移植的 12 h 内。它是早期死亡和长期 ICU 的最常见原因。发生 I/RI 的患者采用保护性呼吸机支持、利尿和吸入 NO 等。在紧急情况下可用 ECMO。美国华盛顿 B - J 医院在 12 个患者中应用 ECMO,存活了 7 例,7 例患者均是在不可逆的肺损伤发生前、移植后 24 h 内开始使用 ECMO 的。

2. **急性排斥** · 尽管肺移植免疫抑制剂的剂量和药物浓度水平均超过了其他的实质性器官移植的水平,经活检证实肺移植后的 1 年急性排斥反应发生率仍高达 80%。急性排斥的病理学特征是血管周围淋巴细胞浸润。急性排斥反应的治疗是基于病情的严重程度、复发和患者的状态。典型的处理是前 3 日静脉给予甲强龙(20 mg/kg),以后调整到维持剂量。

3. **慢性移植体失去功能和细支气管阻塞综合征(BOS)** · 慢性移植体失去功能是组织学上以细支气管阻塞为特征的临床病理综合征。临床表现为移植后 3 个月或更长时间排除支气管肺感染原因出现的进行性严重呼吸困难。肺移植 1 年、3 年、5 年的无 BOS 分别是 85%、65%、47%。BOS 是成人肺移植术后移植肺功能不全的主要原因。在生存超过 1 年后,80% 以上的死亡是肺的原因引起的,其中 30% 是由于支气管阻塞,许多患者不能从肺感染中恢复是由于严重的气道阻塞,或是治疗 BOS 相关的免疫抑制的结果,对 BOS 治疗的限制正在改变免疫抑制药物的选择。BOS 是免疫介导过程的积累,是由慢性排斥反应引起的。

综上所述,移植肺功能的评估主要涉及 2 个因素:肺动脉高压及细支气管阻塞综合征。因移植肺丧失了神经调节,体液因素如肺动脉血 PH 对肺循环起主要调节作用,因而术前应高度重视患者肺部感染状态。细支气管阻塞综合征表现与 COPD 相似,其功能评估可参考本书相关章节。

(三)肝移植

虽然目前国内外肝脏移植的技术不断提高,围手术期死亡率降低和受体生存率升高,但长期生存率和术后生活质量与人们的期望仍有较大差距,患者获得 80% 的一年存活率和更低的长期存活率,所付出的是巨额医药费用和长期服用免疫抑制剂等药物,同时可能有各种移植术后的并发症发生,生活质量较差。国内外已有多项回顾性研究分析影响肝脏移植受体术后生存时间的主要因素,所分析的范围为受体术前、术中、术后各种影响移植术后生存的因素如受体术前状况、供肝质量、手术时机、供受体免疫学配型、术中处理方法、免疫抑制剂使用、术后并发症等。

(1)移植术前受体肝功能 Child 分级每增加 1 级,其相对危险度为前者的 1.676 倍,但 PS(移植前状态 UNOS 分级)的差异无显著性,移植术前受体肝功能状况是影响术后生存时间的一个重要因素,尽量选择在患者肝功能较好时,或者当患者肝功能差时通过人工肝等措施使患者肝功能水平恢复到较好的程度可能有助于患者术后生存时间的延长。人工肝脏支持系统(artificial liver support system,ALSS)应用人工合成或设计的材料和方法对肝脏功能进行替代,对于晚期重型肝炎患者而言,有必要采用人工肝支持系统来暂时地发挥肝功能支持作用、改善内环境,延长患者的安全等待时间,提高手术耐受性,为肝移植提供桥梁性的过渡[8,9]。进行 ALSS 治疗后,肝功能获得改善,血胆红素、内毒素水平明显下降,水、电解质紊乱得以恢复正常,机体术前的内环境失衡得到纠正,从而有效地改善了患者的一般情况,可以更好地耐受手术,为移植创造条件,术后对于移植肝功能发挥欠佳者为供肝细胞功能的恢复提供时间。发生急性排斥反应时,同时可以去除抗原及免疫复合物,帮助渡过排斥反应期,有利于移植肝功能的恢复。

(2)术后出现急性排斥反应的患者的相对危险度是没有出现急性排斥反应的 2.537 倍,故合理地选择免疫抑制剂,制定个体化的免疫抑制剂治疗方案,预防和控制急性排斥反应的发生,有利于受体获得较长的术后生存时间。20 世纪 90 年代,充满了 CsA 和 FK506 谁优之争,但没有结论,结果是出现两种方案即 CsA+AZa+Pred 及 FK506+Asa+Pred 并驾齐驱,任人选择。以后出现了晓悉(即 MMF),其优点是和 CsA、FK506 都有协同作用,没有骨髓抑制作用,不引起高血压、糖尿病,目前几乎替代了 AZa,使移植物慢性失功能减少到 3%,形成了新的标准方案,即 CsA + MMF+Pred 或 FK506+MMF+Pred。随着移植术后长期存活者的增加,移植肝和联合移植的肾、肠功能丧失也增加,其常见原因是慢性排斥反应[10]。现在使用免疫抑制剂的观念有两点转变,一是改变急性排斥的"逆转"用药为"防止"用药,因为急性排斥发生次数越多,越容易增加慢性排斥的发生,二是在长期应用免疫抑制剂时,着眼于防止慢性排斥。

(3)经典原位肝移植需要把病肝连同肝后下腔静脉一并切除,同时要阻断门静脉的血流,这会导致部分患者严重的血流动力学和代谢功能的紊乱。患者在术前和术中是高排低阻型血流动力学障碍,在术前慢性肝病患者引起肺血管舒张,使肺循环阻力降低,同时伴有心排血量增加,无肝期前部分患者出现容量依赖性的肺动脉高压[11]。在无肝期间静脉回心血量减少引起血压下降,心排血量减少;肠道淤血、肠壁水肿;肾脏淤血可加重原有的肾功能损害;细胞无氧代谢加强,酸性代谢产物增加;门静脉压力的进一步升高,增加手术中的失血量等,术后循环阻力均增高,肺循环阻力比体循环阻力增高更显著。在无肝期中静脉-静脉转流时,由于离心泵的作用,体循环阻力显著下降,反射性地引起肺动脉高压,新肝期开始后,由于回心血量的增加,有严重的肺水肿倾向,易导致术后的呼吸功能不全和肺部感染。

(四) 肾移植

影响移植肾长期功能主要是由于免疫或非免疫等因素造成慢性移植物肾病导致的慢性移植肾失功能(chronic allografts dysfunction,CAD)。有研究发现移植后 1 年时的肾小球滤过率小于 45 mL/min 的患者及移植物的长期生存率很低[12,13]。大量的研究表明,早期和反复多次发生急性排斥反应是 CAD 的易感因素。冷缺血时间、移植肾功能延迟恢复、PRA 滴度过高等免疫和非免疫因素可增加急性排斥反应的发生率,从而影响移植肾长期存活[14]。与 CAD 相关的非免疫因素还包括:供肾的肾单位数量不足、缺血时间延长、缺血再灌注损伤导致的急性肾衰(延迟肾功恢复)、CsA 和 TAC 毒性,以及高血压、高脂血症[14]。有学者统计,CAD 的发生率为 27.43%,是肾移植失败的首要原因。急性排斥、冷缺血时间、延迟肾功恢复、ATN、术后肌酐恢复时间及恢复情况、术后并发症和感染的发生等因素均可对移植肾的早期和远期存活产生重要影响。

CAD 主要的临床表现为慢性肾功能不全,其评估可参见本书相关章节。

三、围手术期器官移植患者的相关风险

心脏移植患者术后第 5 年时冠状动脉病变发生率 33%,这也可由于移植因素(如长时间缺血)、吸烟、高血压低血糖及高脂血症而加重。

现在主流的肺移植术式为单侧肺移植加对侧减容术,即使很好的移植肺也与正常肺存在生理差别,动脉高碳酸血症可持续至术后 1 个月。而且支气管吻合处神经末梢缺失会导致咳嗽反射和气道自动调节功能消失。移植肺黏膜纤毛清洁功能障碍伴随免疫抑制及咳嗽变弱,使得患者围手术期肺炎的发生率大大增加。且患者淋巴回流功能障碍,更易出现肺水肿。

肝移植术后患者术后的治疗主要为支持治疗,常见的再次手术原因为胆道疾病。新肝的合成能力通常在肝移植术后 2 周内恢复到正常水平,但是肝酶谱和血清胆红素则需要更长的时间才能恢复到正常水平。若肝移植术后短期内再次手术可能会引起肝功能的明显恶化,术前患者麻醉评估除肝功能外,应包括但不限于肾功能及神经系统评估。

大约有 50% 的接受尸体肾移植的患者 6 个月后肾小球滤过率(GFR)约为 50 mL/min,大约 50% 的患者在随后的几年中 GFR 将逐渐降低,但 30% 的患者维持一个稳定的 GFR。如果肾移植术后患者生存质量得到改善,那么快速进展的心血管病变也将得到缓解,但不可能完全终止疾病进程。这些患者与一般患者相比,仍存在很高的心脏风险。

四、麻醉决策和处理

（一）麻醉前评估

对于移植患者,麻醉前评估的目的主要是以下 4 点:① 需要外科治疗的器官与移植器官的关系及功能评估;② 免疫抑制剂的不良反应;③ 免疫抑制剂和麻醉药发生相互作用的可能性;④ 围手术期排斥反应及感染风险。器官功能评估前文已较完整地进行了介绍,本章着重介绍免疫抑制的不良反应、对麻醉决策的影响及围手术期排斥反应及感染风险。

1. 免疫抑制剂的不良反应·移植后的免疫抑制用药是门极为高深和难以掌握的艺术。临床移植免疫抑制的目标不仅仅在于防止宿主免疫系统攻击移植器官,防止移植器官发生排斥,而且还应包括防止过度免疫抑制所带来的并发症(如感染和恶性肿瘤)和降低免疫抑制药物的非免疫系统毒性作用(如肾毒性、高脂血症、骨髓抑制及库欣效应)。目前,临床上使用的免疫抑制药及其用药组合大多数还是依赖于医师的经验和直觉,许多免疫抑制药物由于其复杂的毒性机制,使得移植物和患者的长期存活受到了影响。因此,通过对免疫药物和治疗方案的个体化,调整免疫抑制药物的免疫系统和非免疫系统反应是非常值得优先探讨的课题。作为临床移植学家,必须同时考虑最好的移植效果和最低的药物毒性。1998 年美国得克萨斯休斯敦的 BarryKahan 教授在意大利的佛罗伦萨预言,新世纪免疫抑制治疗将不再应仅仅满足于患者和移植物的存活,而要追求实现三个"C"的治疗方案,即合并的疾病(生活质量)、方便、价格(co-morbidity,convenience and cost)。目前,常用的免疫抑制剂为硫唑嘌呤、环孢素 A、霉酚酸酯、他克莫司、雷帕霉素等化学免疫抑制剂和生物制剂类免疫抑制剂。临床应根据不同个体对不同的免疫抑制剂耐受情况及经济承受能力等来选择不同的药物组合(表 8 - 8 - 1)。

表 8 - 8 - 1 常用免疫制剂的不良反应

作用机制	不良反应
T 细胞抑制剂	
泼尼松龙	与所有甾体类:骨质疏松、向心性肥胖、青光眼、应激性溃疡、感染
Orthoclone(OKT3)	发热、淋巴组织增生、肺水肿、过敏反应、瘤形成
脱氧精胍素	骨髓抑制、胃肠道功能紊乱、感觉异常
黏附分子抑制剂	
抗胸腺细胞蛋白	发热
恩莫单抗	发热、高血压、寒战、恶心、呕吐
白细胞合成抑制剂	
环孢素 A(CSA)/他克莫司(FK506)	肾毒性、肝毒性、神经毒性、高脂血症、高血压、高血糖、肥胖、毛发增生、震颤、牙龈增生(其中最严重的是肾损害)
雷帕霉素(西罗莫司)	高脂血症、白细胞减少、血小板减少、间质性肺炎或非感染性肺炎、囊状淋巴管瘤、关节痛和伤口愈合异常等,均为可逆性不良反应
白细胞介素-2 受体抗体(巴利昔单抗、达利珠单抗)	无明显不良反应

（续　表）

作 用 机 制	不 良 反 应
DNA 合成抑制剂	
霉酚酸酯（MMF）	胃肠道反应、骨髓造血抑制及某些机会性感染等,减量或停药后可消失。霉酚酸酯可能有致畸作用,孕妇忌用[15]。还有报道指出,霉酚酸酯会增加器官移植后的巨细胞病毒感染概率[16]

2. 免疫抑制剂对麻醉决策的影响·有关麻醉剂和免疫抑制剂相互作用的研究不多。其中研究发现,环孢素 A 的使用能增强或延长维库溴铵、泮库溴铵、阿曲库铵的神经肌肉阻滞作用,其机制尚不明确。有作者[17]报道了一 6 岁 OLT 后患儿在氯胺酮麻醉过程中出现惊厥,认为使用了环孢素的患者应慎用氯胺酮。另外,有报道指出环孢素 A 能减少巴比妥类、芬太尼和异氟烷的用量,其机制可能和 P –糖蛋白相关。另外,FK506 有显著的血管毒性,可使血管对肾上腺素的敏感性上升,降低对乙酰胆碱和硝普钠的敏感性。长期服用免疫抑制剂可能导致血管脆性增加,从而增加手术难度及围手术期出血量;其另一不良反应为血小板减少,这可能增加硬膜外麻醉和区域阻滞的风险。

3. 围手术期排斥反应及感染风险·目前主流观点认为移植状态患者术前无须改变免疫抑制治疗方案。有医院在围手术期通过在术中静脉给 500 mg 甲泼尼龙琥珀酸钠及术后连续 3 日静脉给予 150 mg 甲泼尼龙琥珀酸钠的方法来抑制免疫排斥反应,同时可以发挥其在术中抗炎、抗过敏的作用。通过持续的免疫抑制治疗,术中排斥反应被有效地控制。其术后 5 日的相关血清指标较术前无明显差异[18]。

在免疫抑制治疗中,非移植手术是否增加排斥和感染的机会,或者影响伤口愈合,目前尚无相关报道[19,20]。目前确定的是术前应排除感染的存在,虽然器官移植手术感染引起的死亡率已经下降,但感染仍然是移植受体发病和死亡的主要原因[1],主要为细菌和巨细胞病毒感染。大量免疫抑制剂的使用导致感染的征象不规则,发热往往是感染和排斥反应的主要特征,只有在彻底排除感染后才能考虑非感染因素。

（二）围手术期管理的相关建议

1. 麻醉方式的选择·移植术后长期生存的患者一般无椎管内麻醉的禁忌证,选择复合麻醉方式有助于减少静脉麻醉药用量,有助于保护移植物功能。此外,应根据手术部位、术式及患者的身体状况,来选择麻醉方法。

2. 术中管理的一般建议·移植术后早期的患者移植器官状态不稳定,术中应避免低血压引起的器官灌注不足。因此,需要通过合理的容量治疗和血管活性药物的使用来维持正常的血供和氧合。避免长时间的低灌注引起多器官功能衰减。移植术后中长期的患者一般病情较稳定,各脏器功能基本恢复,再次手术时主要防治长期应用免疫抑制剂引起的并发症,患者往往预后较好。因患者长期应用免疫抑制剂,患者易并发感染,术中任何有创的操作均应注意无菌术,特别是气管插管、动脉穿刺和中心静脉穿刺术,应严格掌握适应证。在围手术期,广谱抗生素的使用也是麻醉医生要考虑的方面。人工通气更易增加肺部感染的机会,对喉镜和呼吸环路严格消毒和更换,使用人工鼻或其他呼吸滤过器,术中加强吸痰,及早拔除气管导管。乌司他丁围手术期的使用可以抑制 IL－6 和 IL－8 和 TNF－a 等促炎性细胞因子的生成和释放，及减少氧自由基的产生[21]。

（作者　宋福荣，审校　关健强）

参考文献

[1] 古妙宁，刘怀琼，陈仲清. 器官移植的麻醉及围手术期处理[M]. 北京：人民军医出版社，2002.

[2] Christie JD, Edwards LB, Aurora P, et al. Registry of the International Society for Heart and Lung Transplantation：twenty-fifth official adult lung and heart／lung transplantation report － 2008 [J]. The Journal of heart and lung transplantation：the official publication of the International Society for Heart Transplantation, 2008, 27(9)：957－969.

[3] Kim WR, Wiesner RH, Therneau TM, et al. Optimal timing of liver transplantation for primary biliary cirrhosis[J]. Hepatology (Baltimore, Md), 1998, 28(1)：33－38.

[4] UNOS：Health Resources and Services Administration, Division of Organ Transplantation, 1994.

[5] Stehlik J, Edwards LB, Kucheryavaya AY, et al. The Registry of the International Society for Heart and Lung Transplantation：twenty-seventh official adult heart transplant report － 2010 [J]. The Journal of heart and lung transplantation：the official publication of the International Society for Heart Transplantation, 2010, 29(10)：1089－1103.

[6] Schmauss D, Weis M. Cardiac allograft vasculopathy：recent developments[J]. Circulation, 2008, 117(16)：2131－2141.

[7] Suzuki J, Isobe M, Morishita R, et al. Characteristics of chronic rejection in heart transplantation：important elements of pathogenesis and future treatments[J]. Circulation journal：official journal of the Japanese Circulation Society, 2010, 74(2)：233－239.

[8] Bjoro K, Ericzon BG, Kirkegaard P, et al. Highly urgent liver transplantation：possible impact of donor-recipient ABO matching on the outcome after transplantation[J]. Transplantation, 2003, 75(3)：347－353.

[9] Palmes D, Qayumi AK, Spiegel HU. Liver bridging techniques in the treatment of acute liver failure[J]. J Invest Surg, 2000, 13(6)：299－311.

[10] Riordan SM, Williams R. Extracorporeal support and hepatocyte transplantation in acute liver failure and cirrhosis [J]. Journal of gastroenterology and hepatology, 1999, 14(8)：757－770.

[11] King PD, Rumbaut R, Sanchez C. Pulmonary manifestations of chronic liver disease[J]. Digestive diseases (Basel, Switzerland), 1996, 14(2)：73－82.

[12] Remuzzi G, Perico N. Protecting single-kidney allografts from long-term functional deterioration[J]. Journal of the American Society of Nephrology：JASN, 1998, 9(7)：1321－1332.

[13] Salvadori M, Rosati A, Bock A, et al. Estimated one-year glomerular filtration rate is the best predictor of long-term graft function following renal transplant[J]. Transplantation, 2006, 81(2)：202－206.

[14] Danovitch G M. Choice of immunosuppressive drugs and individualization of immunosuppressive therapy for kidney transplant patients[J]. Transplantation proceedings, 1999, 31(8a)：2s－6s.

[15] Barshes NR, Annambhotla S, Bechara C, et al. Endovascular repair of hemodialysis graft-related pseudoaneurysm：an alternative treatment strategy in salvaging failing dialysis access[J]. Vascular and endovascular surgery, 2008, 42(3)：228－234.

[16] Song AT, Abdala E, Bonazzi PR, et al. Does mycophenolate mofetil increase the risk of cytomegalovirus infection in solid organ transplant recipients? － A mini-review[J]. The Brazilian journal of infectious diseases：an official publication of the Brazilian Society of Infectious Diseases, 2006, 10(2)：132－138.

[17] Agarwal A, Raza M, Dhiraaj S, et al. Is ketamine a safe anesthetic for percutaneous liver biopsy in a liver transplant recipient immunosuppressed with cyclosporine? [J]. Anesthesia and analgesia, 2005, 100(1)：85－86.

[18] Defraigne JO, Meurisse M, Limet R. Valvular and coronary surgery in renal transplant patients[J]. The Journal of cardiovascular surgery, 1990, 31(5)：581－583.

[19] Snell GI, Westall GP, Paraskeva MA. Immunosuppression and allograft rejection following lung transplantation：evidence to date[J]. Drugs, 2013, 73(16)：1793－1813.

[20] Legris T, Picard C, Moal V, et al. Humoral immunity after kidney transplantation：impact of two randomized immunosuppressive protocols [J]. Annals of transplantation, 2013, 18：622－634.

[21] 张欢，乔青，杨拔贤，等. 乌司他丁对原位肝移植术患者围手术期促炎性细胞因子和氧自由基代谢的影响[J]. 中华麻醉学杂志，2003，(05)：4－6.